건강을 위한
한방약 조제법

— 감수 유승원 —

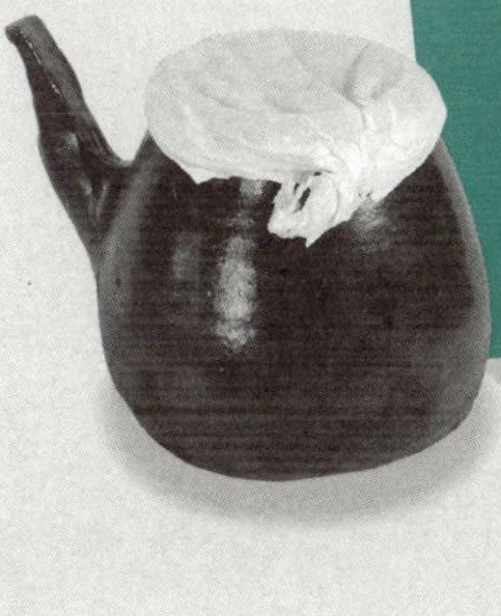

아이템북스

건강을 위한
한방약 조제법

초판1쇄 인쇄 2007년 5월 15일
초판3쇄 인쇄 2011년 12월 10일

감 수 유승원
편 집 설혜경
마케팅 박기준
디자인 홍효연

펴낸곳 아이템북스
펴낸이 박효완

등 록 2001년 8월 7일 제2-3387호
주 소 서울 마포구 서교동 444-15 1층 101호
전 화 02) 3141-4337
팩 스 02) 3141-4347

잘못된 책은 바꿔 드립니다.

監修辭

    한의학(韓醫學)에서는 질병의 발생 요인을 주로 사람의 기운, 즉 정기(正氣)가 허약해져서 사기(邪氣)를 방어하지 못하기 때문이라고 생각하여 정기의 보강에 주력하게 되며, 인체의 저항 능력이 약화되어 질병이 발생한다고 본다. 또한 어느 질병의 발생을 단순히 몸의 일부분에 국한된 것으로 보지 않고, 몸 전체의 생리적인 부조화, 즉 인체 내의 음(陰)과 양(陽)의 불균형으로 보고 있다.
    그러므로 한의학은 사람의 질병을 인식하는 질병관(疾病觀)이 서양의학과는 상당히 다르며, 사람의 체질에 따라 적응방식도 여러 가지로 나타나므로 그에 맞는 치료법도 차이가 있다.

    이러한 한의약의 특징이라 할 수 있는 한방약의 처방 방법은 생약(生藥)의 배합(配合)이라 할 수 있다. 한방약을 처방할 때에는 한방고유(韓方固有)의 진단에 따라 써야 하며, 적당히 민간약(民間藥)을 복용해서는 안 된다.
    한방약은 진찰·처방하는 의사, 조제하고 달이는 사람, 먹는 사람, 이렇게 세 사람의 정성이 합해져야 환자의 질병을 올바르게 치료할 수 있다. 이처럼 한약의 가장 기본적인 처방은 생약(生藥)의 배합(配合)으로 만들어진 정성이라 하겠다.

이 책은 이러한 생약(生藥)의 기본을 토대로 하는 동의학에 의한 국내 최초의 한방약처방법으로 조제 방법, 복용 방법 등을 증상별로 〈처방〉〈목표〉〈활투〉로 나누어 정확히 명시하는데 주안점을 둔 것이 많은 사람들에게 도움이 될 것으로 믿는다.

아울러 한눈에 알 수 있는 〈신체의 구조도〉, 〈쉽게 찾는 약이름·식물이름〉, 〈알기 쉽게 풀이한 한방용어해설〉, 〈가나다 색인으로 찾는 한방약조제〉 등을 함께 수록하여 편리함을 도모한 것 또한 이 책의 장점으로 볼 수 있다.

아무쪼록 이 책이 한방관련 종사자뿐만 아니라 한의학을 배우는 모든 분들께 도움이 되었으면 한다.

| 민간요법 정강원 연구원
잠실 유승원 한의원장

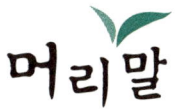

머리말

▌한방약(韓方藥)의 지식과 쓰는 법

한방약(韓方藥)을 처방할 때에는 반드시 한방고유(韓方固有)의 진단에 따라 써야 한다. 그저 적당히 민간약(民間藥)을 복용하듯 해서는 안 된다.

한방약이 생약(生藥)의 배합(配合)이라는 점은 실로 중요한 의미를 가지고 있다. 생약은 글자 그대로 한때 생명이 있었던 것이기에, 살아가기 위해 필요했던 조화(調和)된 성질을 갖추고 있다. 그러한 생약(生藥)을 배합한 한방약은 하나의 처방 중에 여러 가지 성분(成分)이 있어 그것들이 서로 조화를 이루고 있다.

한방약은 오직 병의 치료만을 위하여 효과를 발휘하며 부작용을 내는 일은 없다. 그러나 한방약(韓方藥)에도 약점은 있다. 성분(成分)을 알 수 없는 것과, 어째서 효과가 있는지 설명할 수 없는 것이 많다는 것이다. 예를 들면 갈근(葛根)에는 근육(筋肉)의 긴장을 완화하는 작용이 있는데, 그 주성분인 전분(澱粉)으로는 이 작용을 설명할 수가 없다.

또한 한방치료에 있어서는 같은 병(病)에 대해서도 병자(病者)의 개인차에 따라 쓰이는 처방이 전혀 다르게 되므로 아주 정확한 처방은 곤란하다. 예를 들면 혈청간염(血淸肝炎)인 경우 모든 환자에게 한결같이 인진호탕(茵蔯蒿湯)을 쓰는 것으로 되어 있다면, 효과

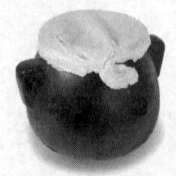

(效果)의 판정(判定)도 그렇게 어렵지는 않으나, 같은 혈청간염인 경우에도 그 사람의 체질(體質)이나 증상(症狀)의 차이에 따라, 인진오령산(茵蔯五苓散)이 듣는 경우도 있으며, 소시호탕(小柴胡湯)이 좋은 경우도 있다.

이상에서 본 바와 같이, 어째서 한방약이 듣는가에 대해서는 오늘날과 같이 발달된 의학(醫學)·약학(藥學)으로도 그 설명이 매우 어렵다. 그런데도 1,700년 이전에 나온 『상한론』에는 마황은 마디(節)를 떼고 쓰며, 부자(附子)는 포(泡)해서 쓰고, 감초(甘草)는 불에 구워 쓴다는 것까지도 지시되어 있다. 이러한 손질을 '수치(修治)'라 부르는데, 하나의 약초(藥草)에도 여러 가지 작용이 있어서 어떤 것은 불에 굽거나, 물이나 술에 담그거나 하면 약(藥)의 작용이 온화(溫和)해진다든가, 중독(中毒)의 우려가 없어진다든가 한다. 그것을 『상한론(傷寒論)』에서 정확하게 가르쳐 주고 있다.

2005. 5.

목 차

1 풍(風)

중풍｜中風 ·· 3
　소속명탕(小續命湯) 3
중부｜中腑 ·· 4
　소풍탕(疎風湯) 4
중장이변폐｜中臟二便閉 ··· 4
　자윤탕(滋潤湯) 4
중부중장｜中腑中臟 ··· 5
　강활유풍탕(羌活愈風湯) 5
구급｜救急 ·· 6
　우황청심원(牛黃淸心元) 6 / 성향정기산(星香正氣散) 7
폭음｜暴瘖 ·· 8
　신력탕(腎瀝湯) 8 / 지황음자(地黃飮子) 8 / 도담탕(導淡湯) 9
　십전대보탕(十全大補湯) 9 / 양격산(涼膈散) 10
와사｜喎斜 ·· 10
　견정산(牽正散) 10 / 이기거풍산(理氣祛風散) 11
비두통｜鼻頭痛 ··· 11
　서각승마탕(犀角升麻湯) 11
탄탄｜癱瘓 ·· 12
　가미대보탕(加味大補湯) 12 / 사물탕(四物湯) 12
　육군자탕(六君子湯) 13 / 독활기생탕(獨活寄生湯) 14
담성｜痰盛 ·· 14
　도담탕(導痰湯) 14 / 양격산(涼膈散) 15
열증｜熱症 ·· 15
　방풍통성산(防風通聖散) 15
허증｜虛症 ·· 16
　만금탕(萬金湯) 16 / 팔보회춘탕(八寶廻春湯) 17
조기｜調氣 ·· 18

오약순기산(烏藥順氣散) *18*
통치 | 通治 ··· 18
　　　목향보명단(木香保命丹) *18* / 오약순기산(烏藥順氣散) *19*
　　　육미지황원(六味地黃元) *19*
풍비 | 風痺 ··· 20
　　　행습유기산(行濕流氣散) *21* / 향소산(香蘇散) *21*
　　　만금탕(萬金湯) *21*
역절풍 | 歷節風 ··· 22
　　　대강활탕(大羌活湯) *22* / 소풍활혈탕(疎風活血湯) *23*
　　　영선제통음(靈仙際痛飮) *23*
파상풍 | 破傷風 ··· 24
　　　과루지실탕(瓜蔞枳實湯) *24* / 구미강활탕(九味羌活湯) *24*

② 한(寒)

태양 | 太陽 ··· 25
　　　구미강활탕(九味羌活湯) *25*
양명 | 陽明 ··· 26
　　　갈근해기탕(葛根解肌湯) *26* / 백호탕(白虎湯) *26*
소양 | 少陽 ··· 26
　　　소시호탕(小柴胡湯) *27*
태음 | 太陰 ··· 27
　　　이중탕(理中湯) *27*
소음 | 少陰 ··· 28
　　　진무탕(眞武湯) *28*
삼음 | 三陰 ··· 28
　　　사역탕(四逆湯) *28*
음증 | 陰症 ··· 29
　　　오적산(五積散) *29* / 불환금정기산(不換金正氣散) *30*
　　　인삼양위탕(人蔘養胃湯) *30* / 이음전(理陰煎) *31*
　　　곽향정기산(藿香正氣散) *32*
표증 | 表症 ··· 33
　　　향소산(香蘇散) *33* / 십신탕(十神湯) *33*

　　　　　　　　　　　　　　　　　　　　　　① 풍(風) / ② 한(寒)

　　　　인삼패독산(人蔘敗毒散) 33 / 향갈탕(香葛湯) 34
　　　　삼소음(蔘蘇飮) 35 / 소청룡탕(小靑龍湯) 35
　　이증ㅣ裡症 ·· 35
　　　　대시호탕(大柴胡湯) 36 / 소승기탕(小承氣湯) 36
　　　　대승기탕(大承氣湯) 37 / 조위승기탕(調胃承氣湯) 37
　　반표리ㅣ半表裡 ·· 37
　　　　소시호탕(小柴胡湯) 37
　　음극사양ㅣ陰極似陽 ·· 38
　　　　사역탕(四逆湯) 38 / 이중탕(理中湯) 38
　　양극사음ㅣ陽極似陰 ·· 39
　　　　대시호탕(大柴胡湯) 39 / 백호탕(白虎湯) 39
　　번조ㅣ煩燥 ·· 40
　　　　치시탕(梔豉湯) 40
　　번갈ㅣ煩渴 ·· 40
　　　　오령산(五苓散) 40 / 사령산(四苓散) 41
　　번열ㅣ煩熱 ·· 41
　　　　진사오령산(辰砂五令散) 42
　　동계ㅣ動悸 ·· 42
　　　　도씨승양산화탕(陶氏升陽散火湯) 42
　　발광ㅣ發狂 ·· 42
　　　　진사오령산(辰砂五令散) 43
　　섬어ㅣ譫語 ·· 43
　　　　황련해독탕(黃連解毒湯) 43 / 진사익원산(辰砂益元散) 43
　　혈결ㅣ血結 ·· 44
　　　　도인승기탕(桃仁承氣湯) 44
　　대양ㅣ戴陽 ·· 44
　　　　이중탕(理中湯) 44
　　전율ㅣ戰慄 ·· 45
　　　　이중탕(理中湯) 45 / 사역탕(四逆湯) 46
　　자리ㅣ自利 ·· 46
　　　　시령탕(柴苓湯) 46
　　허리ㅣ虛利 ·· 46
　　　　전씨이공산(錢氏異功散) 47 / 백출산(白朮散) 47
　　괴증ㅣ壞症 ·· 48

삼호작약탕(蔘胡芍藥湯) 48
비기 | 痞氣 ··· 48
길경지각탕(桔梗枳殼湯) 48
토회 | 吐蚘 ··· 49
안회이중탕(安蚘理中湯) 49 / 소시호탕(小柴胡湯) 49
결흉 | 結胸 ··· 50
오적산(五積散) 50
장부정한 | 臟腑停寒 ··· 51
부자이중탕(附子理中湯) 51 / 사주산(四柱散) 51
노복 | 勞復 ··· 51
맥문동탕(麥門冬湯) 51
식복 | 食復 ··· 52
도씨평위산(陶氏平胃散) 52
여로복 | 女勞復 ·· 52
인삼소요산(人蔘逍遙散) 53
잉부상한 | 孕婦傷寒 ··· 53
궁소산(芎蘇散) 53 / 자소음(紫蘇飮) 53 / 양격산(涼膈散) 54
이중탕(理中湯) 54
중한 | 中寒 ··· 55
부자이중탕(附子理中湯) 55
감모 | 感冒 ··· 55
구미강활탕(九味羌活湯) 55 / 화해음(和解飮) 56
승마갈근탕(升麻葛根湯) 56 / 정시호음(正柴胡飮) 57
마계음(麻桂飮) 57
내상외감 | 內傷外感 ··· 57
보중익기탕(補中益氣湯) 58 / 백출산(白朮散) 59
육미지황원(六味地黃元) 60 / 보음익기전(補陰益氣煎) 61
이음전(理陰煎) 61 / 쌍화탕(雙和湯) 62
식적유상한 | 食積類傷寒 ··································· 62
도씨평위산(陶氏平胃散) 62
온역 | 瘟疫 ··· 63
인삼패독산(人蔘敗毒散) 63 / 십신탕(十神湯) 63
신계향소산(神契香蘇散) 64 / 마계음(麻桂飮) 64
대두온 | 大頭瘟 ·· 64
형방패독산(荊防敗毒散) 64 / 방풍통성산(防風通聖散) 65

2 한(寒) / 3 서(暑) / 4 습(濕)   11

3 서(暑)

중서 | 中暑 ··· 66
    이향산(二香散) 66 / 육화탕(六和湯) 66 / 여곽탕(茹藿湯) 67
중갈 | 中暍 ··· 67
    인삼백호탕(人蔘白虎湯) 68 / 창출백호탕(蒼朮白虎湯) 68
서풍 | 暑風 ··· 68
    이향산(二香散) 68 / 소서패독산(小暑敗毒散) 69
    곽향정기산(藿香正氣散) 69 / 육화탕(六和湯) 70
    향유산(香薷散) 71 / 인삼강활산(人蔘羌活散) 71
서체 | 暑滯 ··· 71
    향유양위탕(香薷養胃湯) 72
보기 | 補氣 ··· 72
    생맥산(生脈散) 72 / 청서익기탕(淸暑益氣湯) 73
번갈 | 煩渴 ··· 73
    익원산(益元散) 73 / 춘택탕(春澤湯) 74
    인삼백호탕(人蔘白虎湯) 74 / 제호탕(醍醐湯) 74
토사 | 吐瀉 ··· 75
    육화탕(六和湯) 75 / 청서육화탕(淸暑六和湯) 75
    축비음(縮脾飮) 76 / 여곽탕(茹藿湯) 76 / 이중탕(理中湯) 77
복서 | 伏暑 ··· 77
    주증황련환(酒蒸黃連丸) 77
주하 | 注夏 ··· 78
    삼귀익원탕(蔘歸益元湯) 78 / 보중익기탕(補中益氣湯) 78
    생맥산(生脈散) 79
통치 | 通治 ··· 80
    향유산(香薷散) 80 / 사군자탕(四君子湯) 80 / 향평산(香平散) 81

4 습(濕)

무로 | 霧露 ··· 82
    신출산(新朮散) 82

중습 | 中濕 ·· 82
　승습탕(勝濕湯) 82 / 오령산(五苓散) 83
풍한습 | 風寒濕 ·· 83
　삼기음(三氣飮) 84 / 오적산(五積散) 84
종습 | 腫濕 ·· 85
　불환금정기산(不換金正氣散) 85 / 평위산(平胃散) 86
　곽향정기산(藿香正氣散) 86 / 보중익기탕(補中益氣湯) 87
　시령탕(柴苓湯) 89
습온 | 濕溫 ·· 89
　창출백호탕(蒼朮白虎湯) 89 / 오령산(五苓散) 90 / 백호탕(白虎湯) 90
습열 | 濕熱 ·· 91
　방풍통성산(防風通聖散) 91
습비 | 濕痺 ·· 92
　행습유기산(行濕流氣散) 92
통치 | 通治 ·· 92
　승양제습탕(升陽除濕湯) 92 / 오령산(五苓散) 93 / 평위산(平胃散) 93

5 조(燥)

통치 | 通治 ·· 95
　당귀승기탕(當歸承氣湯) 95 / 생혈윤부음(生血潤膚飮) 95

6 화(火)

상초열 | 上焦熱 ·· 96
　구미청심원(九味淸心元) 96
하초열 | 下焦熱 ·· 96
　팔정산(八正散) 97 / 오령산(五苓散) 97
심열 | 心熱 ·· 98
　성심산(醒心散) 98
적열 | 積熱 ·· 98
　양격산(涼膈散) 98

④ 습(濕) / ⑤ 조(燥) / ⑥ 화(火) / ⑦ 내상(內傷)   13

조열 | 潮熱 ··· 99
　소요산(逍遙散) 99 / 보중익기탕(補中益氣湯) 99
　삼소음(蔘蘇飮) 101 / 인삼양영탕(人蔘養榮湯) 101
　복령보심탕(茯苓補心湯) 101 / 인삼청기산(人蔘淸氣散) 102

골증 | 骨蒸 ··· 102
　인삼청기산(人蔘淸氣散) 103 / 사물탕(四物湯) 103

허열 | 虛熱 ··· 104
　당귀보혈탕(當歸補血湯) 104 / 진음전(鎭飮煎) 104
　이음전(理陰煎) 105 / 십전대보탕(十全大補湯) 105

기허열 | 氣虛熱 ·· 106
　보중익기탕(補中益氣湯) 106 / 사군자탕(四君子湯) 107

혈허열 | 血虛熱 ·· 108
　자음강화탕(滋飮降火湯) 108

양허오한 | 陽虛惡寒 ·· 108
　사군자탕(四君子湯) 108

음허오한 | 陰虛惡寒 ·· 109
　이진탕(二陳湯) 109

음허 | 陰虛 ··· 109
　자음강화탕(滋陰降火湯) 110 / 청리자감탕(淸离滋坎湯) 110

음허화동 | 陰虛火動 ·· 111
　육미지황원(六味地黃元) 111 / 사물탕(四物湯) 112

⑦ 내상(內傷)

식상 | 食傷 ··· 113
　평위산(平胃散) 113 / 향사평위산(香砂平胃散) 114
　인삼양위탕(人蔘養胃湯) 114 / 내소산(內消散) 115
　대화중음(大和中飮) 116 / 지출환(枳朮丸) 116 / 소체환(消滯丸) 117
　입효제중단(立效濟衆丹) 117 / 천금광제환(千金廣濟丸) 117

담체 | 痰滯 ··· 118
　정전가미이진탕(正傳加味二陳湯) 118 / 지출환(枳朮丸) 119

냉체 | 冷滯 ··· 119
　후박온중탕(厚朴溫中湯) 119 / 오적산(五積散) 120

숙체 | 宿滯 ·· 121
    보화환(保和丸) 121
비허 | 脾虛 ·· 121
    이공산(異功散) 122 / 향사양위탕(香砂養胃湯) 122
도포 | 倒飽 ·· 122
    향사육군자탕(香砂六君子湯) 122
보익 | 補益 ·· 123
    전씨이공산(錢氏異功散) 123 / 삼출건비탕(蔘朮健脾湯) 123
    육군자탕(六君子湯) 124 / 보중익기탕(補中益氣湯) 125
주상 | 酒傷 ·· 126
    대금음자(對金飮子) 126 / 소조중탕(小調中湯) 126
    대조중탕(大調中湯) 127 / 팔물탕(八物湯) 127
노상 | 勞傷 ·· 128
    보중익기탕(補中益氣湯) 128 / 익위승양탕(益胃升陽湯) 129
    황기건중탕(黃芪建中湯) 130 / 쌍화탕(雙和湯) 130
구열 | 久熱 ·· 130
    응신산(凝神散) 130 / 보화환(保和丸) 131
탄산 | 吞酸 ·· 131
    증미이진탕(增味二陳湯) 132
조잡 | 嘈雜 ·· 132
    향사평위산(香砂平胃散) 132
애기 | 噯氣 ·· 132
    이진탕(二陳湯) 133 / 육군자탕(六君子湯) 133
조보 | 調補 ·· 134
    삼령백출산(蔘苓白朮散) 134 / 태화환(太和丸) 134
    구선왕도고(九仙王道糕) 135
유상한 | 類傷寒 ··· 135
    도씨평위산(陶氏平胃散) 135

8 허로(虛勞)

음허 | 陰虛 ·· 137
    대조환(大造丸) 137 / 사물탕(四物湯) 138

자음강화탕(滋陰降火湯) 138 / 청리자감탕(淸离滋坎湯) 139
양허 | 陽虛 ··· 139
　　용부탕(茸附湯) 139 / 녹용대보탕(鹿茸大補湯) 140
　　사군자탕(四君子湯) 140 / 익위승양탕(益胃升陽湯) 141
음양허 | 陰陽虛 ·· 141
　　쌍화탕(雙和湯) 141 / 팔물탕(八物湯) 142 / 십전대보탕(十全大補湯) 142
　　인삼양영탕(人蔘養榮湯) 142 / 고진음자(固眞飮子) 143
　　고암심신환(古庵心腎丸) 143 / 구원심신환(究原心腎丸) 144
심허 | 心虛 ··· 144
　　고암심신환(古庵心腎丸) 145 / 구원심신환(究原心腎丸) 145
간허 | 肝虛 ··· 146
　　공진단(拱辰丹) 146 / 사물탕(四物湯) 146 / 쌍화탕(雙和湯) 147
비허 | 脾虛 ··· 147
　　귤피전원(橘皮煎元) 147 / 삼령백출산(蔘苓白朮散) 148
신허 | 腎虛 ··· 149
　　육미지황원(六味地黃元) 149 / 팔미원(八味元) 150
　　신기환(腎氣丸) 150 / 증익귀용환(增益歸茸丸) 151
통치 | 通治 ··· 151
　　쌍보환(雙補丸) 151 / 소건중탕(小建中湯) 152
　　이신교제단(二神交濟丹) 152 / 우귀음(右歸飮) 153 / 대영전(大營煎) 153
　　정원음(貞元飮) 154 / 양의고(兩儀膏) 154 / 경옥고(瓊玉膏) 155

9 곽란(霍亂)

토사 | 吐瀉 ··· 156
　　회생산(回生散) 156
전근 | 轉筋 ··· 157
　　목유산(木萸散) 157 / 평위산(平胃散) 157
　　이중탕(理中湯) 158 / 사물탕(四物湯) 159
서곽 | 暑霍 ··· 159
　　육화탕(六和湯) 159 / 향유산(香薷散) 160
식비토식 | 食痺吐食 ·· 160
　　불환금정기산(不換金正氣散) 161

10 구토(嘔吐)

허구 | 虛嘔 ··· 162
    비화음(比和飮) *162*
건구 | 乾嘔 ··· 162
    생강귤피탕(生薑橘皮湯) *163* / 이진탕(二陳湯) *163*
    이중탕(理中湯) *163* / 육군자탕(六君子湯) *164*
오심 | 惡心 ··· 165
    이진탕(二陳湯) *165*
반위 | 反胃 ··· 165
    소감원(蘇感元) *165*
열격 | 噎膈 ··· 166
    신향산(神香散) *166*

11 해수(咳嗽)

노수 | 勞嗽 ··· 167
    육미지황원(六味地黃元) *167* / 고암심신환(古庵心腎丸) *168*
    공진단(拱辰丹) *169* / 육군자탕(六君子湯) *169*
    사물탕(四物湯) *170* / 경옥고(瓊玉膏) *170*
풍수 | 風嗽 ··· 171
    삼소음(蔘蘇飮) *171*
한수 | 寒嗽 ··· 172
    이진탕(二陳湯) *172* / 삼요탕(三拗湯) *172*
    이중탕(理中湯) *173* / 삼소음(蔘蘇飮) *173*
풍한수 | 風寒嗽 ·· 174
    삼요탕(三拗湯) *174* / 금수육군전(金水六君煎) *174*
    육안전(六安煎) *175* / 오과다(五果茶) *175* / 행소탕(杏蘇湯) *176*
울수 | 鬱嗽 ··· 176
    청금강화탕(淸金降火湯) *176* / 자음강화탕(滋飮降火湯) *177*
    사백산(瀉白散) *177* / 신기환(腎氣丸) *177*
열수 | 熱嗽 ··· 178

⑩ 구토(嘔吐) / ⑪ 해수(咳嗽) 17

　　진사익원산(辰砂益元散) *178* / 소조중탕(小調中湯) *178*
습수│濕嗽 ··· 179
　　오령산(五苓散) *179* / 불환금정기산(不換金正氣散) *180*
건수│乾嗽 ··· 180
　　사물탕(四物湯) *180*
화수│火嗽 ··· 181
　　청금강화탕(淸金降火湯) *181*
기수│氣嗽 ··· 181
　　소자강기탕(蘇子降氣湯) *181* / 가미사칠탕(加味四七湯) *182*
　　삼자양친탕(三子養親湯) *182*
혈수│血嗽 ··· 183
　　인삼백합탕(人蔘百合湯) *183* / 사물탕(四物湯) *183*
폐창폐위│肺脹肺痿 ··· 184
　　소청룡탕(小靑龍湯) *184* / 사물탕(四物湯) *184*
폐실│肺實 ··· 185
　　사백산(瀉白散) *185*
야수│夜嗽 ··· 185
　　육미지황원(六味地黃元) *186*
식적급담수│食積及痰嗽 ··· 187
　　이진탕(二陳湯) *187*
주수구수│酒嗽久嗽 ··· 187
　　신기환(腎氣丸) *187*
수해│水咳 ··· 188
　　소청룡탕(小靑龍湯) *188*
화천│火喘 ··· 188
　　백호탕(白虎湯) *188* / 도담탕(導淡湯) *189*
　　자음강화탕(滋飮降火湯) *189*
담천기천│痰喘氣喘 ··· 190
　　천민도담탕(千緡導痰湯) *190* / 정천화담탕(定喘化痰湯) *190*
　　소자강기탕(蘇子降氣湯) *190* / 소자도담강기탕(蘇子導痰降氣湯) *191*
　　삼요탕(三拗湯) *191* / 신보원(神保元) *192* / 사칠탕(四七湯) *192*
음허천│陰虛喘 ··· 192
　　사물탕(四物湯) *192*
위허천│胃虛喘 ··· 193
　　생맥산(生脈散) *193* / 이중탕(理中湯) *193*

풍한천 | 風寒喘 ··· 194
　　삼요탕(三拗湯) *194* / 팔미원(八味元) *195*
　　소청룡탕(小靑龍湯) *195* / 곽향정기산(藿香正氣散) *195*
효후 | 哮吼 ··· 196
　　정천탕(定喘湯) *196* / 청상보하환(淸上補下丸) *197*
　　해표이진탕(解表二陳湯) *197* / 천민도담탕(千緡導痰湯) *198*
해역 | 咳逆 ··· 198
　　정향시체산(丁香柿蔕散) *198* / 귤피죽여탕(橘皮竹茹湯) *198*
　　인삼복맥탕(人蔘復脈湯) *199*
이후한얼 | 痢後寒噦 ··· 199
　　보중익기탕(補中益氣湯) *199*

12 적취(積聚)

육울 | 六鬱 ··· 201
　　육울탕(六鬱湯) *201*
식적 | 食積 ··· 202
　　평위산(平胃散) *202*
주적 | 酒積 ··· 203
　　대금음자(對金飮子) *203*
어해적 | 魚蟹積 ··· 203
　　향소산(香蘇散) *203*
과채적 | 果菜積 ··· 204
　　평위산(平胃散) *204*
수적 | 水積 ··· 205
　　궁하탕(芎夏湯) *205*
혈적 | 血積 ··· 205
　　도인승기탕(桃仁承氣湯) *205*
충적 | 蟲積 ··· 206
　　자금정(紫金錠) *206*
적취 | 積聚 ··· 206
　　보화환(保和丸) *206* / 대칠기탕(大七氣湯) *207*
　　소적정원산(消積正元散) *207*

11 해수(咳嗽) / 12 적취(積聚) / 13 부종(浮腫) / 14 창만(脹滿)

냉적 | 冷積 ·· 208
   이중탕(理中湯) 208 / 계강양위탕(桂薑養胃湯) 209
   오적산(五積散) 209

13 부종(浮腫)

음수 | 陰水 ·· 211
   실비산(實脾散) 211 / 장원탕(壯原湯) 211 / 복원단(復元丹) 212
   금궤신기환(金匱腎氣丸) 213 / 이중탕(理中湯) 213
종천 | 腫喘 ·· 214
   분심기음(分心氣飮) 214
서종 | 暑腫 ·· 214
   청서육화탕(淸暑六和湯) 214
창종 | 瘡腫 ·· 215
   적소두탕(赤小豆湯) 215
풍종 | 風腫 ·· 215
   대강활탕(大羌活湯) 215
통치 | 通治 ·· 216
   보중치습탕(補中治濕湯) 216 / 곽령탕(藿苓湯) 216
   사령오피산(四苓五皮散) 217

14 창만(脹滿)

곡창 | 穀脹 ·· 218
   대이향산(大異香散) 218
기창 | 氣脹 ·· 218
   삼화탕(三和湯) 219
혈창 | 血脹 ·· 219
   인삼궁귀탕(人蔘芎歸湯) 219
한창 | 寒脹 ·· 220
   중만분소탕(中滿分消湯) 220
열창 | 熱脹 ·· 220

칠물후박탕(七物厚朴湯) 220
고창 | 蠱脹 ……………………………………………………………… 221
　　　소창음자(消脹飮子) 221
탁기 | 濁氣 ……………………………………………………………… 221
　　　목향순기탕(木香順氣湯) 221

15 소갈(消渴)

상소 | 上消 ……………………………………………………………… 223
　　　청심연자음(淸心蓮子飮) 223 / 생진양혈탕(生津養血湯) 224
　　　인삼백호탕(人蔘白虎湯) 224 / 백출산(白朮散) 224
중소 | 中消 ……………………………………………………………… 225
　　　조위승기탕(調胃承氣湯) 225
하소 | 下消 ……………………………………………………………… 225
　　　육미지황원(六味地黃元) 226
실열 | 實熱 ……………………………………………………………… 227
　　　인삼백호탕(人蔘白虎湯) 227
통치 | 通治 ……………………………………………………………… 227
　　　활혈윤조생진음(活血潤燥生津飮) 227
　　　생혈윤부음(生血潤膚飮) 228 / 사물탕(四物湯) 228
예방옹저 | 豫防癰疽 …………………………………………………… 229
　　　익원산(益元散) 229

16 황달(黃疸)

습열 | 濕熱 ……………………………………………………………… 230
　　　인진오령산(茵陳五苓散) 230 / 대분청음(大分淸飮) 230
　　　가감위령탕(加減胃苓湯) 231
주달 | 酒疸 ……………………………………………………………… 231
　　　주증황련환(酒蒸黃連丸) 231
여달 | 女疸 ……………………………………………………………… 232
　　　자신환(滋腎丸) 232

음황 | 陰黃 ·· 232
　　인진사역탕(茵蔯四逆湯) 233 / 육미지황원(六味地黃元) 233
　　팔미원(八味元) 234 / 군령탕(君苓湯) 234 / 이중탕(理中湯) 235

17 학질(瘧疾)

태양 | 太陽 ·· 236
　　오적산(五積散) 236 / 과부탕(果附湯) 237
양명 | 陽明 ·· 237
　　시령탕(柴苓湯) 237
소양 | 少陽 ·· 238
　　오약순기산(烏藥順氣散) 238 / 인삼패독산(人蔘敗毒散) 238
　　삼소음(蔘蘇飮) 239
태음 | 太陰 ·· 240
　　이공산(異功散) 240 / 이중탕(理中湯) 240
소음 | 少陰 ·· 241
　　소시호탕(小柴胡湯) 241
궐음 | 厥陰 ·· 241
　　소건중탕(小建中湯) 241 / 사물탕(四物湯) 242
한학 | 寒瘧 ·· 242
　　과부탕(果附湯) 243 / 보음익기전(補陰益氣煎) 243
　　마계음(麻桂飮) 243 / 인삼양위탕(人蔘養胃湯) 244
습학 | 濕瘧 ·· 245
　　오령산(五苓散) 245
열학 | 熱瘧 ·· 246
　　쟁공산(爭功散) 246 / 소시호탕(小柴胡湯) 246
　　백호탕(白虎湯) 247
담학 | 痰瘧 ·· 247
　　시평탕(柴平湯) 247 / 이진탕(二陳湯) 247 / 시진탕(柴陳湯) 248
　　냉부탕(冷附湯) 248 / 사수음(四獸飮) 249 / 노강음(露薑飮) 249
식학 | 食瘧 ·· 250
　　인삼양위탕(人蔘養胃湯) 250 / 청비음(淸脾飮) 251
　　평진탕(平陳湯) 251 / 청서육화탕(淸暑六和湯) 252

노학 | 勞瘧 ··· 252
　궁귀별갑산(芎歸鱉甲散) 252 / 노강음(露薑飮) 252
풍학 | 風瘧 ··· 253
　소시호탕(小柴胡湯) 253 / 사청환(瀉靑丸) 253
허학 | 虛瘧 ··· 254
　육군자탕(六君子湯) 254 / 보중익기탕(補中益氣湯) 255
　십전대보탕(十全大補湯) 256 / 귤피전원(橘皮煎元) 256
구학 | 久瘧 ··· 257
　노강양위탕(露薑養胃湯) 257 / 귤피전원(橘皮煎元) 258
　십장군환(十將軍丸) 258 / 휴학음(休瘧陰) 259
　우슬전(牛膝煎) 259 / 추학음(追瘧飮) 260 / 하인음(何人飮) 260
장학 | 瘴瘧 ··· 260
　쌍해음자(雙解飮子) 261 / 불환금정기산(不換金正氣散) 261
통치 | 通治 ··· 261
　육화탕(六和湯) 261 / 정시호음(正柴胡飮) 262
　시평탕(柴平湯) 262 / 인출탕(茵朮湯) 263
　가감청비음(加減淸脾飮) 263

18 사수(邪祟)

통치 | 通治 ··· 264
　성향정기산(星香正氣散) 264 / 자금정(紫金錠) 265
　소합향원(蘇合香元) 265

19 신형(身形)

익수 | 益壽 ··· 267
　경옥고(瓊玉膏) 267 / 반룡환(班龍丸) 268
노인요삭 | 老人尿數 ··· 268
　신기환(腎氣丸) 268

17 학질(瘧疾) / 18 사수(邪崇) / 19 신형(身形) / 20 정(精) / 21 기(氣)   23

20 정(精)

화동 | 火動 ·· 269
　황련청심음(黃連淸心飮) 269 / 고암심신환(古庵心腎丸) 269
　청심연자음(淸心蓮子飮) 270
습담 | 濕痰 ·· 270
　가미이진탕(加味二陳湯) 271
습열 | 濕熱 ·· 271
　사령산(四苓散) 271 / 대분청음(大分淸飮) 271
선천부족과복냉약 | 先天不足過服冷藥 ··· 272
　우귀음(右歸飮) 272 / 팔미원(八味元) 272
고정 | 固精 ·· 273
　비원전(秘元煎) 273
매촉유정 | 每觸遺精 ··· 273
　귀비탕(歸脾湯) 274
척열몽유 | 脊熱夢遺 ··· 274
　우황청심원(牛黃淸心元) 274
백음 | 白淫 ·· 275
　청심연자음(淸心蓮子飮) 276

21 기(氣)

7기 | 七氣 ··· 277
　칠기탕(七氣湯) 277 / 분심기음(分心氣飮) 277
　사칠탕(四七湯) 278 / 사마탕(四磨湯) 278
9기 | 九氣 ··· 278
　정기천향탄(正氣天香湯) 279
중기 | 中氣 ·· 279
　팔미순기산(八味順氣散) 279 / 성향정기산(星香正氣散) 279
상기역기 | 上氣逆氣 ··· 280
　자음강화탕(滋飮降火湯) 280 / 팔물탕(八物湯) 281
단기 | 短氣 ·· 281

신기환(腎氣丸) 281 / 인삼양영탕(人蔘養榮湯) 282

소기 | 少氣 ··· 282
사군자탕(四君子湯) 282 / 정원음(貞元飮) 283
거원전(擧元煎) 283 / 생맥산(生脈散) 283
보중익기탕(補中益氣湯) 284 / 익위승양탕(益胃升陽湯) 285

기체 | 氣滯 ··· 286
귤피일물탕(橘皮一物湯) 286

기통 | 氣痛 ··· 286
신보원(神保元) 286 / 삼화산(三和散) 287
길경탕(桔梗湯) 287 / 반총산(蟠葱散) 287

기울 | 氣鬱 ··· 288
교감단(交感丹) 288 / 이진탕(二陳湯) 288

통치 | 通治 ··· 289
소합향원(蘇合香元) 289

22 신(神)

담허 | 膽虛 ··· 290
인숙산(仁熟散) 290

경계 | 驚悸 ··· 290
가미온담탕(加味溫膽湯) 291 / 가미사칠탕(加味四七湯) 291
오령산(五苓散) 292 / 궁하탕(芎夏湯) 292

정충 | 怔忡 ··· 293
사물안신탕(四物安神湯) 293 / 십전대보탕(十全大補湯) 293
이음전(理陰煎) 294 / 소요산(逍遙散) 294

건망 | 健忘 ··· 295
귀비탕(歸脾湯) 295

전간 | 癲癇 ··· 295
추풍거담환(追風祛痰丸) 296 / 용뇌안신환(龍腦安神丸) 296

전광 | 癲狂 ··· 297
당귀승기탕(當歸承氣湯) 297 / 도인승기탕(桃仁承氣湯) 297
방풍통성산(防風通聖散) 297 / 우황청심원(牛黃淸心元) 298

21 기(氣) / 22 신(神) / 23 혈(血)   25

23 혈(血)

육혈 | 衄血 ··· 300
 사궁산(莎芎散) 300 / 박하전원(薄荷煎元) 300
 서각지황탕(犀角地黃湯) 301
적열토혈 | 積熱吐血 ··· 301
 소조중탕(小調中湯) 301 / 소자강기탕(蘇子降氣湯) 302
양허토혈 | 陽虛吐血 ··· 302
 이중탕(理中湯) 302
음허토혈 | 陰虛吐血 ··· 303
 삼령백출산(蔘苓白朮散) 303 / 사군자탕(四君子湯) 303
 진음전(鎭飮煎) 304
노상토혈 | 勞傷吐血 ··· 304
 복령보심탕(茯苓補心湯) 305 / 귀비탕(歸脾湯) 305
해타객혈 | 咳唾喀血 ··· 306
 자음강화탕(滋飮降火湯) 306 / 팔물탕(八物湯) 306
 육군자탕(六君子湯) 307 / 가미소요산(加味逍遙散) 307
적혈토혈 | 積血吐血 ··· 308
 칠생탕(七生湯) 308 / 도인승기탕(桃仁承氣湯) 308
요혈 | 尿血 ··· 309
 사물탕(四物湯) 309 / 도적산(導赤散) 309
 팔정산(八正散) 310 / 청장탕(淸腸湯) 310
 신기환(腎氣丸) 311 / 육미지황원(六味地黃元) 311
변혈 | 便血 ··· 312
 평위지유탕(平胃地楡湯) 312 / 후박전(厚朴煎) 313
 익위승양탕(益胃升陽湯) 313 / 불환금정기산(不換金正氣散) 314
 주증황련환(酒蒸黃連丸) 314 / 평위산합이중탕(平胃散合理中湯) 314
 평위산(平胃散) 315 / 보중익기탕(補中益氣湯) 315
 황기건중탕(黃芪建中湯) 317
치설육 | 齒舌衄 ··· 317
 녹포산(綠袍散) 317 / 우황고(牛黃膏) 317
 조위승기탕(調胃承氣湯) 318 / 팔미원(八味元) 318
구규출혈 | 九竅出血 ··· 318
 십전대보탕(十全大補湯) 318

실혈현훈 | 失血眩暈 ·· 319
  궁귀탕(芎歸湯) *319* / 전생활혈탕(全生活血湯) *319*
통치 | 通治 ·· 320
  사물탕(四物湯) *320*

24 몽(夢)

불수 | 不睡 ·· 321
  온담탕(溫膽湯) *321* / 귀비탕(歸脾湯) *321*
  육군자탕(六君子湯) *322*

25 성음(聲音)

풍한실음 | 風寒失音 ·· 323
  삼소음(蔘蘇飮) *323* / 이진탕(二陳湯) *323*
  소청룡탕(小靑龍湯) *324* / 금수육군전(金水六君煎) *324*
  삼요탕(三拗湯) *325* / 형소탕(荊蘇湯) *325*
색상 | 色傷 ·· 326
  팔미원(八味元) *326*
병후 | 病後 ·· 326
  신기환(腎氣丸) *326*
중풍 | 中風 ·· 326
  소속명탕(小續命湯) *327*
산후 | 産後 ·· 327
  복령보심탕(茯苓補心湯) *327*
노급허인 | 老及虛人 ·· 328
  십전대보탕(十全大補湯) *328*

26 진액(津液)

자한 | 自汗 ·· 329
　옥병풍산(玉屛風散) *329* / 보중익기탕(補中益氣湯) *329*
　소건중탕(小建中湯) *331* / 팔물탕(八物湯) *331*
　인삼양영탕(人蔘養榮湯) *332*
도한 | 盜汗 ·· 332
　당귀육황탕(當歸六黃湯) *332* / 소시호탕(小柴胡湯) *333*
　육미지황원(六味地黃元) *333* / 십전대보탕(十全大補湯) *334*

27 담음(痰飮)

풍담 | 風痰 ·· 335
　도담탕(導淡湯) *335* / 소청룡탕(小靑龍湯) *335*
한담 | 寒痰 ·· 336
　반하온폐탕(半夏溫肺湯) *336* / 화위이진전(和胃二陳煎) *336*
　오적산(五積散) *337* / 이중탕(理中湯) *338*
　이진탕(二陳湯) *338* / 팔미원(八味元) *339*
습담 | 濕痰 ·· 339
　이진탕(二陳湯) *339*
열담 | 熱痰 ·· 339
　소조중탕(小調中湯) *340* / 대조중탕(大調中湯) *340*
울담 | 鬱痰 ·· 341
　과루지실탕(瓜蔞枳實湯) *341* / 사칠탕(四七湯) *341*
기담 | 氣痰 ·· 342
　가미사칠탕(加味四七湯) *342* / 십육미유기음(十六味流氣飮) *342*
식담 | 食痰 ·· 343
　정전가미이진탕(正傳加味二陳湯) *343*
주담 | 酒痰 ·· 343
　소조중탕(小調中湯) *343* / 대금음자(對金飮子) *344*
경담 | 驚痰 ·· 344
　곤담환(滾痰丸) *344*

유주 | 流注 ··· 345
   공연단(控涎丹) 345 / 통순산(通順散) 345
담궐 | 痰厥 ··· 346
   곽향정기산(藿香正氣散) 346 / 소자강기탕(蘇子降氣湯) 347
담괴 | 痰塊 ··· 348
   죽력달담환(竹瀝達痰丸) 348 / 개기소담탕(開氣消痰湯) 348
담음통치 | 痰飮通治 ·· 349
   이진탕(二陳湯) 349 / 궁하탕(芎夏湯) 349
   육군자탕(六君子湯) 350 / 곤담환(滾痰丸) 350
   도담탕(導淡湯) 351 / 소청룡탕(小靑龍湯) 351

28 충(蟲)

회궐 | 蛔厥 ··· 352
   오매환(烏梅丸) 352 / 건리탕(健理湯) 352
   안회이중탕(安蛔理中湯) 353 / 삼원음(蔘圓飮) 353
   이중탕(理中湯) 353 / 온장환(溫臟丸) 354 / 연진당(楝陳湯) 355
흉통 | 胸痛 ··· 355
   수점산(手佔散) 355 / 후박온중탕(厚朴溫中湯) 356
   인삼양위탕(人蔘養胃湯) 356

29 소변(小便)

불리 | 不利 ··· 358
   도적산(導赤散) 358 / 청심연자음(淸心蓮子飮) 358
   사물탕(四物湯) 359
불통 | 不通 ··· 359
   팔정산(八正散) 359 / 우공산(禹功散) 360
   대분청음(大分淸飮) 360 / 보중익기탕(補中益氣湯) 361
   자신환(滋腎丸) 362 / 팔물탕(八物湯) 362
   자음강화탕(滋飮降火湯) 363 / 팔미원(八味元) 363
   도담탕(導淡湯) 363 / 도적산(導赤散) 364

27 담음(痰飮) / 28 충(蟲) / 29 소변(小便)

신보원(神保元) 364 / 이진탕(二陳湯) 365
육미지황원(六味地黃元) 365 / 삼출음(蔘朮飮) 366

기허요삽 | 氣虛尿澁 ········· 366
보중익기탕(補中益氣湯) 367

관격 | 關格 ········· 368
지축이진탕(枳縮二陳湯) 368 / 팔정산(八正散) 368

불금 | 不禁 ········· 369
축천환(縮泉丸) 369 / 삼기탕(蔘芪湯) 369
보중익기탕(補中益氣湯) 370 / 육미지황원(六味地黃元) 371
이중탕(理中湯) 372 / 귀비탕(歸脾湯) 373
우귀음(右歸飮) 373 / 팔미원(八味元) 374

소아유뇨 | 小兒遺尿 ········· 374
계장산(鷄腸散) 374

열림 | 熱淋 ········· 374
대분청음(大分淸飮) 375 / 팔정산(八正散) 375
도적산(導赤散) 375 / 청심연자음(淸心蓮子飮) 376

혈림 | 血淋 ········· 376
증미도적산(增味導赤散) 376 / 사물탕(四物湯) 377
익원산(益元散) 377 / 팔물탕(八物湯) 378
보중익기탕(補中益氣湯) 378 / 팔미원(八味元) 380

통치 | 通治 ········· 380
오림산(五淋散) 380 / 사령산(四苓散) 380

적백탁 | 赤白濁 ········· 381
비해분청음(萆薢分淸飮) 381 / 청심연자음(淸心蓮子飮) 381
이진탕(二陳湯) 382 / 사물탕(四物湯) 382

경중양통 | 莖中痒痛 ········· 382
육미지황원(六味地黃元) 383 / 팔미원(八味元) 384
보중익기탕(補中益氣湯) 384 / 청심연자음(淸心蓮子飮) 385
도적산(導赤散) 386 / 용담사간탕(龍膽瀉肝湯) 386

교장증 | 交腸症 ········· 387
오령산(五苓散) 387 / 사물탕(四物湯) 388
보중익기탕(補中益氣湯) 388

음즉소변 | 飮卽小便 ········· 389
보중익기탕(補中益氣湯) 390

30 대변(大便)

체설 | 滯泄 ·· 392
    인삼양위탕(人蔘養胃湯) 392 / 위령탕(胃苓湯) 393
    평위산(平胃散) 393 / 곽향정기산(藿香正氣散) 394

습설 | 濕泄 ·· 395
    위풍탕(胃風湯) 395 / 위령탕(胃苓湯) 396
    삼백탕(三白湯) 396 / 만병오령산(萬病五苓散) 397
    사습탕(瀉濕湯) 397 / 오령산(五苓散) 397

한설 | 寒泄 ·· 398
    사주산(四柱散) 398 / 육주산(六柱散) 399 / 이중탕(理中湯) 399
    치중탕(治中湯) 399 / 춘택탕(春澤湯) 400

서설 | 暑泄 ·· 400
    유령탕(薷苓湯) 400 / 향유산(香薷散) 401
    청서육화탕(淸暑六和湯) 401 / 익원산(益元散) 401
    청서익기탕(淸暑益氣湯) 402 / 승마갈근탕(升麻葛根湯) 402
    시령탕(柴苓湯) 403

풍설 | 風泄 ·· 403
    위풍탕(胃風湯) 404 / 사청환(瀉靑丸) 404

허설 | 虛泄 ·· 405
    승양제습탕(升陽除濕湯) 405 / 전씨이공산(錢氏異功散) 405
    군령탕(君苓湯) 406 / 사군자탕(四君子湯) 406
    백출산(白朮散) 407 / 삼령백출산(蔘苓白朮散) 407

담설 | 痰泄 ·· 408
    이진탕(二陳湯) 408 / 육군자탕(六君子湯) 408

활설 | 滑泄 ·· 409
    팔주산(八柱散) 409 / 보중익기탕(補中益氣湯) 409

주상신설 | 酒傷晨泄 ·· 410
    이중탕(理中湯) 411 / 평위산(平胃散) 411
    주증황련환(酒蒸黃連丸) 412

손설 | 飧泄 ·· 412
    창출방풍탕(蒼朮防風湯) 413 / 오덕환(五德丸) 413

비신설 | 脾腎泄 ·· 413
    사신환(四神丸) 413 / 이신환(二神丸) 414 / 삼신환(三神丸) 414

위관전(胃關煎) 414 / 신기환(腎氣丸) 415 / 오적산(五積散) 415
황기건중탕(黃芪建中湯) 416
적리 | 赤痢 ·········· 416
  도적지유탕(導赤地楡湯) 416 / 수련환(茱連丸) 417
적백리 | 赤白痢 ·········· 417
  진인양장탕(眞人養臟湯) 417 / 익원산(益元散) 418
  보화환(保和丸) 418 / 육미지황원(六味地黃元) 419
농혈리 | 膿血痢 ·········· 420
  황금작약탕(黃芩芍藥湯) 420 / 도체탕(導滯湯) 420
  도인승기탕(桃仁承氣湯) 421
금구리 | 噤口痢 ·········· 421
  창름탕(倉廩湯) 421 / 삼령백출산(蔘苓白朮散) 422
풍리 | 風痢 ·········· 422
  창름탕(倉廩湯) 423 / 위풍탕(胃風湯) 423
휴식리 | 休息痢 ·········· 424
  팔물탕(八物湯) 424 / 보중익기탕(補中益氣湯) 424
  삼령백출산(蔘苓白朮散) 425 / 진인양장탕(眞人養臟湯) 426
한리 | 寒痢 ·········· 426
  이중탕(理中湯) 426 / 불환금정기산(不換金正氣散) 427
  오적산(五積散) 427
습리 | 濕痢 ·········· 428
  당귀화혈탕(當歸和血湯) 428
열리 | 熱痢 ·········· 429
  창름탕(倉廩湯) 429 / 도체탕(導滯湯) 430
  주증황련환(酒蒸黃連丸) 430 / 황금작약탕(黃芩芍藥湯) 430
기리 | 氣痢 ·········· 431
  수련환(茱連丸) 431 / 육마탕(六磨湯) 431
허리 | 虛痢 ·········· 432
  조중이기탕(調中理氣湯) 432 / 보중익기탕(補中益氣湯) 432
  전씨이공산(錢氏異功散) 434 / 이중탕(理中湯) 434
  진인양장탕(眞人養臟湯) 435 / 사물탕(四物湯) 435
냉리 | 冷痢 ·········· 436
  위관전(胃關煎) 436
구리 | 久痢 ·········· 436
  실장산(實腸散) 436 / 귤피전원(橘皮煎元) 437

수자목향고(水者木香膏) 437 / 보중익기탕(補中益氣湯) 438
적리 | 積痢 ·· 439
　　감응원(感應元) 439 / 소감원(蘇感元) 440
　　만억환(萬億丸) 440 / 생숙음자(生熟飮子) 441
　　보화환(保和丸) 441 / 신보원(神保元) 442
역충오색리 | 疫蟲五色痢 ·· 442
　　강다탕(薑茶湯) 442 / 인삼패독산(人蔘敗毒散) 443
복통리 | 腹痛痢 ·· 443
　　향련환(香連丸) 444
통치 | 通治 ·· 444
　　육신환(六神丸) 444 / 창름탕(倉廩湯) 445
　　대승기탕(大承氣湯) 445 / 조위승기탕(調胃承氣湯) 445
변폐 | 便閉 ·· 445
　　통유탕(通幽湯) 446 / 삼화산(三和散) 446
혈결폐 | 血結閉 ·· 446
　　도인승기탕(桃仁承氣湯) 446 / 당귀승기탕(當歸承氣湯) 447
기결폐 | 氣結閉 ·· 447
　　사마탕(四磨湯) 447 / 길경지각탕(桔梗枳殼湯) 448
열폐 | 熱閉 ·· 448
　　방풍통성산(防風通聖散) 448 / 사물탕(四物湯) 449
이변폐 | 二便閉 ·· 449
　　방풍통성산(防風通聖散) 449 / 양격산(涼膈散) 450
노인비 | 老人秘 ·· 451
　　제천전(濟川煎) 451 / 윤혈음(潤血飮) 451
　　교밀탕(膠蜜湯) 451

31 두(頭)

두풍 | 頭風 ·· 452
　　소풍산(消風散) 452 / 양혈거풍탕(養血祛風湯) 453
담훈 | 痰暈 ·· 453
　　반하백출천마탕(半夏白朮天麻湯) 453 / 청훈화담탕(淸暈火痰湯) 454
허훈 | 虛暈 ·· 454

보중익기탕(補中益氣湯) 454 / 자음건비탕(滋陰健脾湯) 456
기훈 | 氣暈 ··· 456
　　칠기탕(七氣湯) 456
열훈 | 熱暈 ··· 457
　　방풍통성산(防風通聖散) 457
혈훈 | 血暈 ··· 457
　　궁귀탕(芎歸湯) 458
노인훈 | 老人暈 ·· 458
　　십전대보탕(十全大補湯) 458
편두통 | 偏頭痛 ·· 458
　　청상견통탕(淸上蠲痛湯) 459 / 이진탕(二陳湯) 459
　　사물탕(四物湯) 459 / 대승기탕(大承氣湯) 460
담궐통 | 痰厥痛 ·· 460
　　반하백출천마탕(半夏白朮天麻湯) 460 / 궁신도담탕(芎辛導痰湯) 461
　　이진탕(二陳湯) 461 / 육안전(六安煎) 462
음허통 | 陰虛痛 ·· 462
　　팔미원(八味元) 462 / 육미지황원(六味地黃元) 463
양허통 | 陽虛痛 ·· 464
　　이중탕(理中湯) 464 / 이음전(理陰煎) 464
　　보중익기탕(補中益氣湯) 465
기혈통 | 氣血痛 ·· 466
　　순기화중탕(順氣和中湯) 466
혈허통 | 血虛痛 ·· 467
　　당귀보혈탕(當歸補血湯) 467 / 궁오산(芎烏散) 467
열궐통 | 熱厥痛 ·· 468
　　청상사화탕(淸上瀉火湯) 468
화사통 | 火邪痛 ·· 468
　　백호탕(白虎湯) 468
풍한통 | 風寒痛 ·· 469
　　궁지향소산(芎芷香蘇散) 469
습열통 | 濕熱痛 ·· 469
　　방풍통성산(防風通聖散) 469
변조혈옹 | 便燥血壅 ··· 470
　　대승기탕(大承氣湯) 470

미릉골통 | 眉稜骨痛 ·· 471
    이진탕(二陳湯) 471
두생백설 | 頭生白屑 ·· 471
    소풍산(消風散) 471

32 면(面)

면열 | 面熱 ··· 473
    승마황련탕(升麻黃連湯) 473 / 조위승기탕(調胃承氣湯) 473
면한 | 面寒 ··· 474
    승마부자탕(升麻附子湯) 474 / 부자이중탕(附子理中湯) 474
음허면부 | 陰虛面浮 ·· 474
    위관전(胃關煎) 475 / 팔미원(八味元) 475
    삼령백출산(蔘苓白朮散) 475 / 귀비탕(歸脾湯) 476
위풍 | 胃風 ··· 477
    승마위풍탕(升麻胃風湯) 477 / 소풍산(消風散) 477
    형방패독산(荊防敗毒散) 478 / 청위산(淸胃散) 478
실열면부 | 實熱面浮 ·· 479
    백호탕(白虎湯) 479 / 대분청음(大分淸飮) 479
풍열 | 風熱 ··· 479
    서각승마탕(犀角升麻湯) 480 / 청상방풍탕(淸上防風湯) 480
면대양 | 面戴陽 ··· 481
    사역탕(四逆湯) 481
풍자 | 風刺 ··· 481
    서시옥용산(西施玉容散) 481

33 안(眼)

내장 | 內障 ··· 482
    보중익기탕(補中益氣湯) 482 / 십전대보탕(十全大補湯) 483
외장 | 外障 ··· 484
    사청환(瀉靑丸) 484 / 사물용담탕(四物龍膽湯) 484

32 면(面) / 33 안(眼) / 34 이(耳) / 35 비(鼻)

    석결명산(石決明散) 485 / 소풍산(消風散) 485
    세간명목탕(洗肝明目湯) 486 / 백강잠산(白殭蠶散) 486
안동 | 眼疼 ·· 487
    하고초산(夏枯草散) 487
안혼 | 眼昏 ·· 487
    가미자주환(加味磁朱丸) 487
세안 | 洗眼 ·· 488
    세안탕(洗眼湯) 488
점안 | 點眼 ·· 488
    산호자금고(珊瑚紫金膏) 488 / 칠침고(七鍼膏) 489
통치 | 通治 ·· 490
    사물탕(四物湯) 490

34 이(耳)

이롱 | 耳聾 ·· 491
    자석양신환(磁石羊腎丸) 491 / 소풍산(消風散) 492
풍열이명 | 風熱耳鳴 ·· 492
    방풍통성산(防風通聖散) 492
정농 | 聤膿 ·· 493
    만형자산(蔓荊子散) 493 / 형개연교탕(荊芥連翹湯) 494

35 비(鼻)

비연비구 | 鼻淵鼻鼽 ··· 495
    소풍산(消風散) 495 / 시진탕(柴陳湯) 496
    방풍통성산(防風通聖散) 496
비사 | 鼻齄 ·· 497
    청혈사물탕(淸血四物湯) 497
비색비통 | 鼻塞鼻痛 ·· 497
    삼소음(蔘蘇飮) 497 / 이진탕(二陳湯) 498
    여택통기탕(麗澤通氣湯) 498 / 보중익기탕(補中益氣湯) 499

비치비창 | 鼻痔鼻瘡 ··· 500
   사백산(瀉白散) 500 / 승습탕(勝濕湯) 500
   황금탕(黃芩湯) 501 / 방풍통성산(防風通聖散) 501

36 구설(口舌)

폐열구신 | 肺熱口辛 ··· 503
   감길탕(甘桔湯) 503 / 사백산(瀉白散) 503
심열구고 | 心熱口苦 ··· 504
   양격산(涼膈散) 504
신열구함 | 腎熱口鹹 ··· 504
   자신환(滋腎丸) 504
간열구고 | 肝熱口苦 ··· 505
   소시호탕(小柴胡湯) 505
구미 | 口糜 ··· 505
   이열탕(移熱湯) 505 / 사백산(瀉白散) 506
   회춘양격산(回春涼膈散) 506 / 우황양격원(牛黃涼膈元) 506
   양격산(涼膈散) 507 / 이중탕(理中湯) 507
   사물탕(四物湯) 508 / 보중익기탕(補中益氣湯) 508
설종 | 舌腫 ··· 510
   황련탕(黃連湯) 510 / 청심연자음(淸心蓮子飮) 510
중설 | 重舌 ··· 511
   청대산(靑黛散) 511 / 용석산(龍石散) 511

37 아치(牙齒)

위열통 | 胃熱痛 ··· 512
   청위산(淸胃散) 512 / 사위탕(瀉胃湯) 512
어혈통 | 瘀血痛 ··· 513
   서각지황탕(犀角地黃湯) 513 / 도인승기탕(桃仁承氣湯) 513
담열통 | 痰熱痛 ··· 513
   이진탕(二陳湯) 514

36 구설(口舌) / 37 아치(牙齒) / 38 인후(寒)

풍열통 | 風熱痛 ·· 514
　서각승마탕(犀角升麻湯) 514
은종 | 齦腫 ·· 515
　서각승마탕(犀角升麻湯) 515 / 양격산(涼膈散) 515
수약 | 漱藥 ·· 516
　옥지산(玉池散) 516

38 인후(寒)

실유아 | 實乳蛾 ·· 517
　양격산(涼膈散) 517 / 방풍통성산(防風通聖散) 517
허유아 | 虛乳蛾 ·· 518
　사물탕(四物湯) 518 / 천민탕(千緡湯) 519
인종 | 咽腫 ·· 519
　우황양격원(牛黃涼膈元) 519 / 청대산(靑黛散) 520
　용뇌고(龍腦膏) 520 / 용석산(龍石散) 520 / 취후산(吹喉散) 521
인창 | 咽瘡 ·· 521
　청화보음탕(淸火補陰湯) 521
인통 | 咽痛 ·· 522
　필용방감길탕(必用方甘桔湯) 522 / 청화보음탕(淸火補陰湯) 522
　형방패독산(荊防敗毒散) 523 / 이붕고(梨硼膏) 523
　감길탕(甘桔湯) 523
매핵 | 梅核 ·· 524
　형소탕(荊蘇湯) 524 / 가미사칠탕(加味四七湯) 524
　사칠탕(四七湯) 525
음허격양 | 陰虛格陽 ·· 525
　진음전(鎭飮煎) 525
오탄제충 | 誤呑諸蟲 ·· 525
　사물탕(四物湯) 526

39 경항(頸項)

항강 | 項强 ··· 527
    회수산(回首散) *527*

40 배(背)

배통 | 背痛 ··· 528
    삼합탕(三合湯) *528* / 사물탕(四物湯) *528* / 이진탕(二陳湯) *529*
배한 | 背寒 ··· 529
    도담탕(導淡湯) *529* / 소자강기탕(蘇子降氣湯) *530*

41 흉(胸)

심비통 | 心脾痛 ··· 531
    수점산(手拈散) *531*
심신통 | 心腎痛 ··· 531
    반총산(蟠葱散) *532* / 신보원(神保元) *532*
칠정통 | 七情痛 ··· 532
    가미사칠탕(加味四七湯) *533* / 분심기음(分心氣飮) *533*
혈통 | 血痛 ··· 534
    오적산(五積散) *534* / 실소산(失笑散) *535*
기통 | 氣痛 ··· 535
    소합향원(蘇合香元) *535*
냉통 | 冷痛 ··· 536
    건리탕(健理湯) *536* / 부양조위탕(扶陽助胃湯) *536*
    삼원음(蔘圓飮) *537* / 후박온중탕(厚朴溫中湯) *537*
    오적산(五積散) *537*
열통 | 熱痛 ··· 538
    연부육일탕(連附六一湯) *539* / 대승기탕(大承氣湯) *539*

�39 경항(頸項) / �40 배(背) / �41 흉(胸) / �42 유(乳)

　　소시호탕(小柴胡湯) 539
식통 | 食痛 ·· 540
　　행기향소산(行氣香蘇散) 540 / 평위산(平胃散) 540
　　향사양위탕(香砂養胃湯) 541
계통 | 悸痛 ·· 541
　　가미사칠탕(加味四七湯) 541 / 사칠탕(四七湯) 542
　　칠기탕(七氣湯) 542
담통 | 痰痛 ·· 542
　　궁하탕(芎夏湯) 543 / 오령산(五苓散) 543
충통 | 蟲痛 ·· 544
　　이진탕(二陳湯) 544
풍통 | 風痛 ·· 544
　　분심기음(分心氣飮) 544
신기상공 | 腎氣上攻 ··· 545
　　오령산(五苓散) 545
담결비 | 痰結痞 ·· 546
　　시경반하탕(柴梗半夏湯) 546 / 시진탕(柴陳湯) 546
허통 | 虛痛 ·· 547
　　이진탕(二陳湯) 547 / 소건중탕(小建中湯) 547
겁약 | 劫藥 ·· 548
　　창졸산(倉卒散) 548
흉비 | 胸痞 ·· 548
　　길경지각탕(桔梗枳殼湯) 549
수결흉 | 水結胸 ·· 549
　　적복령탕(赤茯苓湯) 549

㊷ 유(乳)

하유 | 下乳 ·· 550
　　통유탕(通幽湯) 550
유암 | 乳巖 ·· 550
　　십육미유기음(十六味流氣飮) 550
유옹 | 乳癰 ·· 551

신효과루산(神效瓜蔞散) 551 / 가미지패산(加味芷貝散) 551
팔물탕(八物湯) 552
유핵 | 乳核 ·· 552
　청간해울탕(淸肝解鬱湯) 553 / 지패산(芷貝散) 553
소유 | 消乳 ·· 553
　사물탕(四物湯) 553

43 복(腹)

한통 | 寒痛 ·· 555
　건리탕(健理湯) 555 / 당귀사역탕(當歸四逆湯) 555
　후박온중탕(厚朴溫中湯) 556 / 오적산(五積散) 556
　이중탕(理中湯) 557
열통 | 熱痛 ·· 558
　황금작약탕(黃芩芍藥湯) 558
담통 | 痰痛 ·· 558
　궁하탕(芎夏湯) 558
혈통 | 血痛 ·· 559
　실소산(失笑散) 559
식통 | 食痛 ·· 559
　평위산(平胃散) 560
실통 | 實痛 ·· 560
　대시호탕(大柴胡湯) 561
허통 | 虛痛 ·· 561
　소건중탕(小建中湯) 561 / 이중탕(理中湯) 562
제복 | 臍腹 ·· 562
　사역탕(四逆湯) 562 / 오적산(五積散) 563
구설 | 嘔泄 ·· 564
　황련탕(黃連湯) 564
제축증 | 臍築症 ·· 564
　이중탕(理中湯) 564
통치 | 通治 ·· 565
　작약감초탕(芍藥甘草湯) 565

44 요(腰)

신허통 | 腎虛痛 ··· 566
  청아환(青蛾丸) 566 / 팔미원(八味元) 566
담통 | 痰痛 ··· 567
  궁하탕(芎夏湯) 567 / 이진탕(二陳湯) 567
식통 | 食痛 ··· 567
  사물탕(四物湯) 568 / 이진탕(二陳湯) 568
풍통 | 風痛 ··· 568
  오약순기산(烏藥順氣散) 569 / 오적산(五積散) 569
좌섬 | 挫閃 ··· 570
  여신탕(如神湯) 570 / 입안산(立安散) 570 / 오적산(五積散) 571

45 협(脇)

기통 | 氣痛 ··· 572
  신보원(神保元) 572 / 소시호탕(小柴胡湯) 572
좌통 | 左痛 ··· 573
  지궁산(枳芎散) 573 / 소시호탕(小柴胡湯) 573
우통 | 右痛 ··· 574
  추기산(推氣散) 574 / 신보원(神保元) 574
양협통 | 兩脇痛 ·· 574
  분심기음(分心氣飮) 575
실통 | 實痛 ··· 575
  소시호탕(小柴胡湯) 575
허통 | 虛痛 ··· 576
  사물탕(四物湯) 576 / 오적산(五積散) 576

46 피(皮)

은진 | 癮疹 ··· 578
　청기산(淸肌散) 578 / 십신탕(十神湯) 578 / 방풍통성산(防風通聖散) 579
　승마갈근탕(升麻葛根湯) 579 / 형방패독산(荊防敗毒散) 580
　회춘양격산(回春凉膈散) 580 / 오약순기산(烏藥順氣散) 581
반진 | 瘢疹 ··· 581
　인삼백호탕(人蔘白虎湯) 581 / 승마갈근탕(升麻葛根湯) 582
내상발반 | 內傷發癍 ·· 582
　황기건중탕(黃芪建中湯) 582
음증발반 | 陰症發癍 ·· 583
　이중탕(理中湯) 583 / 팔미원(八味元) 583
단독 | 丹毒 ··· 584
　서각소독음(犀角消毒飮) 584 / 황련해독탕(黃連解毒湯) 584
　서각승마탕(犀角升麻湯) 585
허양 | 虛痒 ··· 585
　사물탕(四物湯) 585
마양 | 麻痒 ··· 586
　소풍산(消風散) 586
마목 | 麻木 ··· 587
　개결서경탕(開結舒經湯) 587 / 이진탕(二陳湯) 587
　사물탕(四物湯) 588 / 향소산(香蘇散) 588
기허마목 | 氣虛麻木 ·· 589
　보중익기탕(補中益氣湯) 589

47 수(手)

기체비통 | 氣滯臂痛 ·· 591
　서경탕(舒經湯) 591
담체비통 | 痰滯臂痛 ·· 591
　반하금출탕(半夏芩朮湯) 592
마비 | 麻痺 ··· 592

목향보명단(木香保命丹) 592
허증 | 虛症 593
  건리탕(健理湯) 593

48 족(足)

습체각기 | 濕滯脚氣 594
  청열사습탕(淸熱瀉濕湯) 594
풍습 | 風濕 594
  대강활탕(大羌活湯) 595 / 소풍활혈탕(疎風活血湯) 595
  빈소산(檳蘇散) 595 / 독활기생탕(獨活寄生湯) 596
습체 | 濕滯 597
  오령산(五苓散) 597 / 위령탕(胃苓湯) 598
한습 | 寒濕 598
  오적산(五積散) 598 / 소속명탕(小續命湯) 599
혈열 | 血熱 600
  사물탕(四物湯) 600
담체 | 痰滯 600
  오적산(五積散) 601
충상 | 衝上 601
  목유탕(木萸湯) 602 / 자소음(紫蘇飮) 602 / 사마탕(四磨湯) 602
  삼화산(三和散) 603 / 소청룡탕(小靑龍湯) 603 / 팔미원(八味元) 603
사기유주 | 四氣流注 604
  사증목과환(四蒸木瓜丸) 604
통치 | 通治 604
  오약순기산(烏藥順氣散) 605 / 오적산(五積散) 605
  불환금정기산(不換金正氣散) 606
마비 | 麻痺 606
  목향보명단(木香保命丹) 606
학슬풍 | 鶴膝風 607
  대방풍탕(大防風湯) 607 / 삼기음(三氣飮) 608
  오적산(五積散) 608 / 팔미원(八味元) 609

49 전음(前陰)

한산 | 寒疝 ·· 610
    반총산(蟠葱散) 610 / 난간전(煖肝煎) 610
    당귀사역탕(當歸四逆湯) 611 / 소건중탕(小建中湯) 611
    이중탕(理中湯) 612 / 오적산(五積散) 612

근산 | 筋疝 ·· 613
    용담사간탕(龍膽瀉肝湯) 614 / 청심연자음(淸心蓮子飮) 614

혈산 | 血疝 ·· 615
    신성대침산(神聖代鍼散) 615 / 도인승기탕(桃仁承氣湯) 615

기산 | 氣疝 ·· 615
    반총산(蟠葱散) 616

호산 | 狐疝 ·· 616
    이진탕(二陳湯) 616

퇴산 | 㿉疝 ·· 617
    귤핵환(橘核丸) 617 / 신보원(神保元) 617 / 오령산(五苓散) 618

분돈산 | 奔豚疝 ·· 618
    이중탕(理中湯) 619

겁약 | 劫藥 ·· 619
    창졸산(倉卒散) 619 / 신성대침산(神聖代鍼散) 620

통치 | 通治 ·· 620
    이진탕(二陳湯) 620 / 오령산(五苓散) 621

편추 | 偏墜 ·· 621
    회향안신탕(茴香安腎湯) 622

음랭 | 陰冷 ·· 622
    팔미원(八味元) 622

낭종 | 囊腫 ·· 622
    오령산(五苓散) 623 / 삼산탕(三疝湯) 623

낭습 | 囊濕 ·· 624
    활혈구풍탕(活血驅風湯) 624

음호출 | 陰戶出 ·· 624
    보중익기탕(補中益氣湯) 625 / 귀비탕(歸脾湯) 626
    용담사간탕(龍膽瀉肝湯) 626 / 시호사물탕(柴胡四物湯) 627

49 전음(前陰) / 50 후음(後陰) / 51 옹저(癰疽)   45

음호종 | 陰戶腫 ……………………………………………………… 627
 사물탕(四物湯) 627 / 가미소요산(加味逍遙散) 628
습양 | 濕痒 ………………………………………………………… 628
 귀비탕(歸脾湯) 628 / 가미소요산(加味逍遙散) 629

50 후음(後陰)

치루 | 痔瘻 ………………………………………………………… 630
 진교창출탕(秦艽蒼朮湯) 630
허치 | 虛痔 ………………………………………………………… 630
 신기환(腎氣丸) 631 / 보중익기탕(補中益氣湯) 631
 십전대보탕(十全大補湯) 632
일구 | 日久 ………………………………………………………… 633
 삼령백출산(蔘苓白朮散) 633 / 익위승양탕(益胃升陽湯) 633
장풍 | 腸風 ………………………………………………………… 634
 당귀화혈탕(當歸和血湯) 634 / 위풍탕(胃風湯) 634
 승양제습화혈탕(升陽除濕和血湯) 635 / 평위산(平胃散) 635
 인삼패독산(人蔘敗毒散) 636 / 사물탕(四物湯) 637
장열 | 腸熱 ………………………………………………………… 637
 황련해독탕(黃連解毒湯) 638
습독 | 濕毒 ………………………………………………………… 638
 황련탕(黃連湯) 638
탈항 | 脫肛 ………………………………………………………… 638
 삼기탕(蔘芪湯) 638 / 보중익기탕(補中益氣湯) 639
 사물탕(四物湯) 640 / 육미지황원(六味地黃元) 641
 승양제습탕(升陽除濕湯) 642 / 팔미원(八味元) 642

51 옹저(癰疽)

초발 | 初發 ………………………………………………………… 643
 연교패독산(連翹敗毒散) 643 / 삼인고(三仁膏) 643
 탁리소독산(托裡消毒散) 644

시종 | 始終 ··· 645
　국로고(國老膏) 645
궤후 | 潰後 ··· 645
　가미십전탕(加味十全湯) 645 / 십전대보탕(十全大補湯) 646
　자신보원탕(滋腎保元湯) 646
번갈 | 煩渴 ··· 646
　팔물탕(八物湯) 647 / 사물탕(四物湯) 647
독기상공 | 毒氣上攻 ··· 647
　육군자탕(六君子湯) 648
담성 | 痰盛 ··· 648
　통순산(通順散) 648
첩약 | 貼藥 ··· 649
　신이고(神異膏) 649 / 만응고(萬應膏) 650 / 운모고(雲母膏) 651
　만병무우고(萬病無憂膏) 652 / 소담고(消痰膏) 652
삽약 | 揷藥 ··· 653
　신성병(神聖餠) 653
폐옹 | 肺癰 ··· 654
　길경탕(桔梗湯) 654 / 삼소음(蔘蘇飮) 654
　소청룡탕(小靑龍湯) 655
간옹 | 肝癰 ··· 655
　소시호탕(小柴胡湯) 655
신옹 | 腎癰 ··· 656
　팔미원(八味元) 656
현옹 | 懸癰 ··· 656
　국로고(國老膏) 656
부골저 | 附骨疽 ··· 657
　통순산(通順散) 657 / 이진탕(二陳湯) 658

52 제창(諸瘡)

대풍창 | 大風瘡 ·· 659
　방풍통성산(防風通聖散) 659
양매창 | 楊梅瘡 ·· 660

51 옹저(癰疽) / 52 제창(諸瘡) / 53 부인(婦人)   47

  선유량탕(仙遺粮湯) 660 / 단분환(丹粉丸) 660
  방풍통성산(防風通聖散) 660
나력 | 瘰癧 ·· 661
  치자청간탕(梔子淸肝湯) 661 / 하고초산(夏枯草散) 662
결핵 | 結核 ·· 662
  개기소담탕(開氣消痰湯) 662 / 이진탕(二陳湯) 663
영유 | 瘿瘤 ·· 663
  십육미유기음(十六味流氣飮) 663
두창 | 頭瘡 ·· 664
  주귀음(酒歸飮) 664 / 방풍통성산(防風通聖散) 664
음식창 | 陰蝕瘡 ·· 665
  용담사간탕(龍膽瀉肝湯) 665 / 팔정산(八正散) 666
겸창 | 臁瘡 ·· 666
  팔물탕(八物湯) 666 / 연교패독산(連翹敗毒散) 667
신풍창 | 腎風瘡 ·· 667
  활혈구풍탕(活血驅風湯) 667 / 신기환(腎氣丸) 668
  사물탕(四物湯) 668
제창 | 諸瘡 ·· 669
  승마갈근탕(升麻葛根湯) 669 / 인삼패독산(人蔘敗毒散) 669

53 부인(婦人)

부조 | 不調 ·· 671
  조경산(調經散) 671 / 사제향부환(四製香附丸) 671
  사물탕(四物湯) 672 / 칠제향부환(七製香附丸) 672
경지 | 經遲 ·· 673
  대영전(大營煎) 673
혈폐 | 血閉 ·· 674
  통경탕(通經湯) 674 / 가미귀비탕(加味歸脾湯) 674
혈고 | 血枯 ·· 674
  보중익기탕(補中益氣湯) 675
산후폐 | 産後閉 ·· 676
  십전대보탕(十全大補湯) 676

습담 | 濕痰 ··· 676
    도담탕(導淡湯) 677
울화 | 鬱火 ··· 677
    귀비탕(歸脾湯) 677
울노 | 鬱怒 ··· 678
    가미귀비탕(加味歸脾湯) 678
경래신통 | 經來身痛 ·· 678
    오적산(五積散) 678
대탁 | 帶濁 ··· 679
    비원전(秘元煎) 680 / 육린주(毓麟珠) 680
적담 | 積痰 ··· 681
    이진탕(二陳湯) 681
허한 | 虛寒 ··· 681
    보중익기탕(補中益氣湯) 681
혈가 | 血瘕 ··· 682
    귀출파징탕(歸朮破癥湯) 683
붕루 | 崩漏 ··· 683
    익위승양탕(益胃升陽湯) 683 / 전생활혈탕(全生活血湯) 684
    수비전(壽脾煎) 684 / 삼령백출산(蔘苓白朮散) 685
    복원양영탕(復元養榮湯) 685 / 거원전(擧元煎) 686
    귀비탕(歸脾湯) 686 / 비원전(秘元煎) 687
오장허하 | 五臟虛下 ·· 687
    위풍탕(胃風湯) 687 / 오적산(五積散) 688
구사 | 求嗣 ··· 688
    조경종옥탕(調經種玉湯) 689 / 부익지황환(附益地黃丸) 689
    육린주(毓麟珠) 690 / 사물황구환(四物黃狗丸) 690
수겁자 | 瘦怯者 ·· 690
    사물탕(四物湯) 691
비성자 | 肥盛者 ·· 691
    도담탕(導淡湯) 691
악조 | 惡阻 ··· 692
    보생탕(保生湯) 692 / 이진탕(二陳湯) 692
태루 | 胎漏 ··· 693
    교애궁귀탕(膠艾芎歸湯) 693 / 교애사물탕(膠艾四物湯) 693

태동 | 胎動 ·· 693
    안태음(安胎飮) 694 / 보중익기탕(補中益氣湯) 694
반산 | 半産 ·· 695
    금궤당귀산(金櫃當歸散) 695 / 팔물탕(八物湯) 696
임신통치 | 姙娠通治 ··· 696
    가미팔진탕(加味八珍湯) 696 / 궁귀탕(芎歸湯) 697
보산 | 保産 ·· 697
    달생산(達生散) 697 / 궁귀탕(芎歸湯) 698
    자소음(紫蘇飮) 698 / 불수산(佛手散) 698
소복상추 | 小腹常墜 ··· 699
    보중익기탕(補中益氣湯) 699
최산 | 催産 ·· 700
    자소음(紫蘇飮) 700 / 단녹용탕(單鹿茸湯) 701
    불수산(佛手散) 701 / 곽향정기산(藿香正氣散) 701
하사태 | 下死胎 ··· 702
    평위산(平胃散) 703
포의불하 | 胞衣不下 ··· 703
    우슬탕(牛膝湯) 704 / 궁귀탕(芎歸湯) 704
자간 | 子癎 ·· 704
    영양각탕(羚羊角湯) 704 / 사물탕(四物湯) 705
자번 | 子煩 ·· 705
    죽력탕(竹瀝湯) 705
자종 | 子腫 ·· 706
    이어탕(鯉魚湯) 706 / 곽령탕(藿苓湯) 706
    택사탕(澤瀉湯) 707 / 평위산(平胃散) 707
자림 | 子淋 ·· 708
    궁귀탕(芎歸湯) 708 / 보중익기탕(補中益氣湯) 708
자수 | 子嗽 ·· 709
    자원탕(紫菀湯) 710
잉부전포 | 孕婦轉脬 ··· 710
    삼출음(蔘朮飮) 710 / 육미지황원(六味地黃元) 710
    군령탕(君苓湯) 711 / 팔미원(八味元) 712
자리 | 子痢 ·· 712
    당귀작약탕(當歸芍藥湯) 712 / 조중이기탕(調中理氣湯) 713
    위풍탕(胃風湯) 713 / 향련환(香連丸) 714

자학 | 子瘧 ·· 714
　인삼양위탕(人蔘養胃湯) 714 / 팔물탕(八物湯) 715
자현 | 子懸 ·· 716
　자소음(紫蘇飮) 716
자음 | 子瘖 ·· 716
　사물탕(四物湯) 716
상한 | 傷寒 ·· 717
　궁소산(芎蘇散) 717 / 소시호탕(小柴胡湯) 718
산후허로 | 産後虛勞 ··· 718
　보허탕(補虛湯) 718 / 당귀양육탕(當歸羊肉湯) 719
　십전대보탕(十全大補湯) 719
아침통 | 兒枕痛 ·· 720
　실소산(失笑散) 720 / 기침산(起枕散) 720
　사물탕(四物湯) 721 / 육군자탕(六君子湯) 721
혈붕 | 血崩 ·· 722
　궁귀탕(芎歸湯) 722 / 사물탕(四物湯) 722
혈훈 | 血暈 ·· 723
　형개산(荊芥散) 723 / 궁귀탕(芎歸湯) 723
　전생활혈탕(全生活血湯) 724 / 화예석산(花蘂石散) 724
육혈 | 衄血 ·· 724
　서각지황탕(犀角地黃湯) 725 / 형개산(荊芥散) 725
천수 | 喘嗽 ·· 725
　소삼소음(小蔘蘇飮) 725 / 궁귀탕(芎歸湯) 726
불어 | 不語 ·· 726
　복령보심탕(茯苓補心湯) 726
섬어 | 譫語 ·· 727
　소합향원(蘇合香元) 727 / 팔물탕(八物湯) 728
발열 | 發熱 ·· 728
　시호사물탕(柴胡四物湯) 728 / 우황고(牛黃膏) 729
열입혈실 | 熱入血室 ··· 729
　소시호탕(小柴胡湯) 729
감모풍한 | 感冒風寒 ··· 730
　오적산(五積散) 730
혈허발열 | 血虛發熱 ··· 731

소요산(逍遙散) 731
음탈 | 陰脫 ·· 731
　　　당귀황기탕(當歸黃芪湯) 731 / 사물탕(四物湯) 732
　　　보중익기탕(補中益氣湯) 732 / 팔물탕(八物湯) 733
　　　실소산(失笑散) 734 / 궁귀탕(芎歸湯) 734
식체 | 食滯 ·· 735
　　　이비탕(理脾湯) 735 / 오적산(五積散) 735
울모 | 鬱冒 ·· 736
　　　전생활혈탕(全生活血湯) 736
풍치 | 風痓 ·· 737
　　　유풍산(愈風散) 737 / 두림주(豆淋酒) 737
　　　팔물탕(八物湯) 738 / 사물탕(四物湯) 738
두통 | 頭痛 ·· 739
　　　사물탕(四物湯) 739 / 궁귀탕(芎歸湯) 739
유뇨 | 遺尿 ·· 740
　　　삼출고(蔘朮膏) 740
설리 | 泄痢 ·· 740
　　　사물탕(四物湯) 740 / 당귀작약탕(當歸芍藥湯) 741
변비 | 便秘 ·· 741
　　　궁귀탕(芎歸湯) 741 / 사마탕(四磨湯) 742
　　　팔물탕(八物湯) 742 / 가미소요산(加味逍遙散) 743
부종 | 浮腫 ·· 743
　　　이중탕(理中湯) 743 / 사군자탕(四君子湯) 744
주치 | 主治 ·· 745
　　　보허탕(補虛湯) 745

54 소아(小兒)

객오중악 | 客忤中惡 ··· 746
　　　소합향원(蘇合香元) 746
야제 | 夜啼 ·· 747
　　　포룡환(抱龍丸) 747 / 도적산(導赤散) 748
경풍 | 驚風 ·· 748

소합향원(蘇合香元) 748 / 사청환(瀉靑丸) 749
　　　용뇌안신환(龍腦安神丸) 750 / 우황포룡환(牛黃抱龍丸) 750
　　　포룡환(抱龍丸) 751
　간기 | 肝氣 ·· 751
　　　작약감초탕(芍藥甘草湯) 751
　만경 | 慢驚 ·· 752
　　　백출산(白朮散) 752
　치경 | 痓痙 ·· 753
　　　이중탕(理中湯) 753 / 소속명탕(小續命湯) 754
　　　오약순기산(烏藥順氣散) 754
　전간 | 癲癇 ·· 755
　　　자상환(紫霜丸) 755
　감질 | 疳疾 ·· 755
　　　비아환(肥兒丸) 756 / 오복화독단(五福化毒丹) 756 / 팔물탕(八物湯) 757
　제열 | 諸熱 ·· 757
　　　소아청심원(小兒淸心元) 757 / 천을환(天乙丸) 758
　　　사청환(瀉靑丸) 758 / 도적산(導赤散) 759 / 사백산(瀉白散) 759
　　　육미지황원(六味地黃元) 760 / 사군자탕(四君子湯) 761
　　　전씨백출산(錢氏白朮散) 761 / 보중익기탕(補中益氣湯) 762
　　　비아환(肥兒丸) 763
　토사 | 吐瀉 ·· 764
　　　소침환(燒鍼丸) 764 / 이중탕(理中湯) 764 / 사군자탕(四君子湯) 765
　　　평위산(平胃散) 766 / 백호탕(白虎湯) 766 / 이공산(異功散) 767
　　　보중익기탕(補中益氣湯) 767 / 전씨백출산(錢氏白朮散) 768
　감모 | 感冒 ·· 769
　　　인삼강활산(人蔘羌活散) 769 / 작약감초탕(芍藥甘草湯) 769
　　　삼소음(蔘蘇飮) 770
　담천 | 痰喘 ·· 770
　　　사백산(瀉白散) 771 / 도담탕(導淡湯) 771
　　　청금강화탕(淸金降火湯) 771 / 포룡환(抱龍丸) 772
　설리 | 泄痢 ·· 772
　　　황금작약탕(黃芩芍藥湯) 773 / 익원산(益元散) 773
　　　육신환(六神丸) 774
　복통 | 腹痛 ·· 774
　　　황금작약탕(黃芩芍藥湯) 774 / 이중탕(理中湯) 775

안회이중탕(安蛔理中湯) 775 / 연진탕(楝陳湯) 776
복창 | 腹脹 ··· 776
자상환(紫霜丸) 776 / 육군자탕(六君子湯) 777
반장통 | 盤腸痛 ··· 777
소합향원(蘇合香元) 777
오연 | 五軟 ··· 778
보중익기탕(補中益氣湯) 778 / 신기환(腎氣丸) 779
사군자탕(四君子湯) 780
오경 | 五硬 ··· 780
오약순기산(烏藥順氣散) 781
해로 | 解顱 ··· 781
팔미원(八味元) 781 / 십전대보탕(十全大補湯) 782
신기환(腎氣丸) 782 / 팔물탕(八物湯) 782
신전 | 顖塡 ··· 783
보중익기탕(補中益氣湯) 783 / 사청환(瀉青丸) 784
신함 | 顖陷 ··· 785
보중익기탕(補中益氣湯) 785 / 십전대보탕(十全大補湯) 786
치불생 | 齒不生 ··· 787
십전대보탕(十全大補湯) 787 / 신기환(腎氣丸) 787
귀흉 | 龜胸 ··· 787
사백산(瀉白散) 788 / 이진탕(二陳湯) 788
단독 | 丹毒 ··· 788
서각지황탕(犀角地黃湯) 789 / 승마갈근탕(升麻葛根湯) 789
서각소독음(犀角消毒飲) 789
제창 | 諸瘡 ··· 790
우황해독단(牛黃解毒丹) 790 / 생료사물탕(生料四物湯) 790
오복화독단(五福化毒丹) 791 / 방풍통성산(防風通聖散) 791
서각지황탕(犀角地黃湯) 792
두진예방 | 痘疹豫防 ··· 792
희두토홍환(稀痘兎紅丸) 792 / 소독보영단(消毒保嬰丹) 793
초열 | 初熱 ··· 793
승마갈근탕(升麻葛根湯) 793 / 시귀음(柴歸飲) 794
삼소음(蔘蘇飲) 794 / 포룡환(抱龍丸) 795 / 사청환(瀉青丸) 795
출두 | 出痘 ··· 796
보원탕(補元湯) 796

기창관농 | 起脹貫膿 ··· 797
　　보원탕(補元湯) 797 / 사물탕(四物湯) 798
수염 | 收靨 ··· 798
　　용뇌고(龍腦膏) 798 / 이공산(異功散) 799
통치 | 通治 ··· 799
　　보원탕(補元湯) 799 / 시귀음(柴歸飮) 800
해독 | 解毒 ··· 800
　　오복화독단(五福化毒丹) 800 / 용뇌안신환(龍腦安神丸) 801
　　서각지황탕(犀角地黃湯) 801 / 구미신공산(九味神功散) 802
경축 | 驚搐 ··· 802
　　사청환(瀉靑丸) 802 / 도적산(導赤散) 803
구토 | 嘔吐 ··· 803
　　이중탕(理中湯) 803
설사 | 泄瀉 ··· 804
　　이공산(異功散) 804 / 삼령백출산(蔘苓白朮散) 804
　　보중익기탕(補中益氣湯) 805
담천 | 痰喘 ··· 806
　　포룡환(抱龍丸) 806
번갈 | 煩渴 ··· 807
　　삼령백출산(蔘苓白朮散) 807 / 보원탕(補元湯) 807
한전교아 | 寒戰咬牙 ·· 808
　　보원탕(補元湯) 808
실혈 | 失血 ··· 809
　　서각지황탕(犀角地黃湯) 809
요삽 | 尿澁 ··· 809
　　도적산(導赤散) 810
두후음 | 痘後瘖 ··· 810
　　사물탕(四物湯) 810 / 십전대보탕(十全大補湯) 811 / 감길탕(甘桔湯) 811
안예 | 眼瞖 ··· 811
　　사청환(瀉靑丸) 811
잉두 | 孕痘 ··· 812
　　안태음(安胎飮) 812
마진초열 | 麻疹初熱 ·· 812
　　승마갈근탕(升麻葛根湯) 813 / 서각지황탕(犀角地黃湯) 813

상풍 | 傷風 ··· 813
    사령산(四苓散) 814
한갈 | 汗渴 ··· 814
    인삼백호탕(人蔘白虎湯) 814
번조 | 煩燥 ··· 814
    황련해독탕(黃連解毒湯) 814
섬어 | 譫語 ··· 815
    진사익원산(辰砂益元散) 815
천수 | 喘嗽 ··· 815
    삼소음(蔘蘇飮) 815 / 방풍통성산(防風通聖散) 816
인통 | 咽痛 ··· 816
    감길탕(甘桔湯) 817 / 청금강화탕(淸金降火湯) 817
설사 | 泄瀉 ··· 817
    시령탕(柴苓湯) 817
이질 | 痢疾 ··· 818
    황금작약탕(黃芩芍藥湯) 818
구토복통 | 嘔吐腹痛 ··· 818
    백호탕(白虎湯) 819 / 익원산(益元散) 819
혈증 | 血症 ··· 819
    서각지황탕(犀角地黃湯) 820 / 황련해독탕(黃連解毒湯) 820
통치 | 通治 ··· 820
    사물탕(四物湯) 820 / 사군자탕(四君子湯) 821
잉마 | 孕麻 ··· 822
    자소음(紫蘇飮) 822
수두 | 水痘 ··· 822
    맥탕산(麥湯散) 822

부록

알기 쉽게 풀이한 한방용어 해설 ·· 825
쉽게 찾는 약이름·식물이름 ··· 865
가나다 색인으로 찾는 한방약조제 ·· 871

흉복부내장 전경(1)

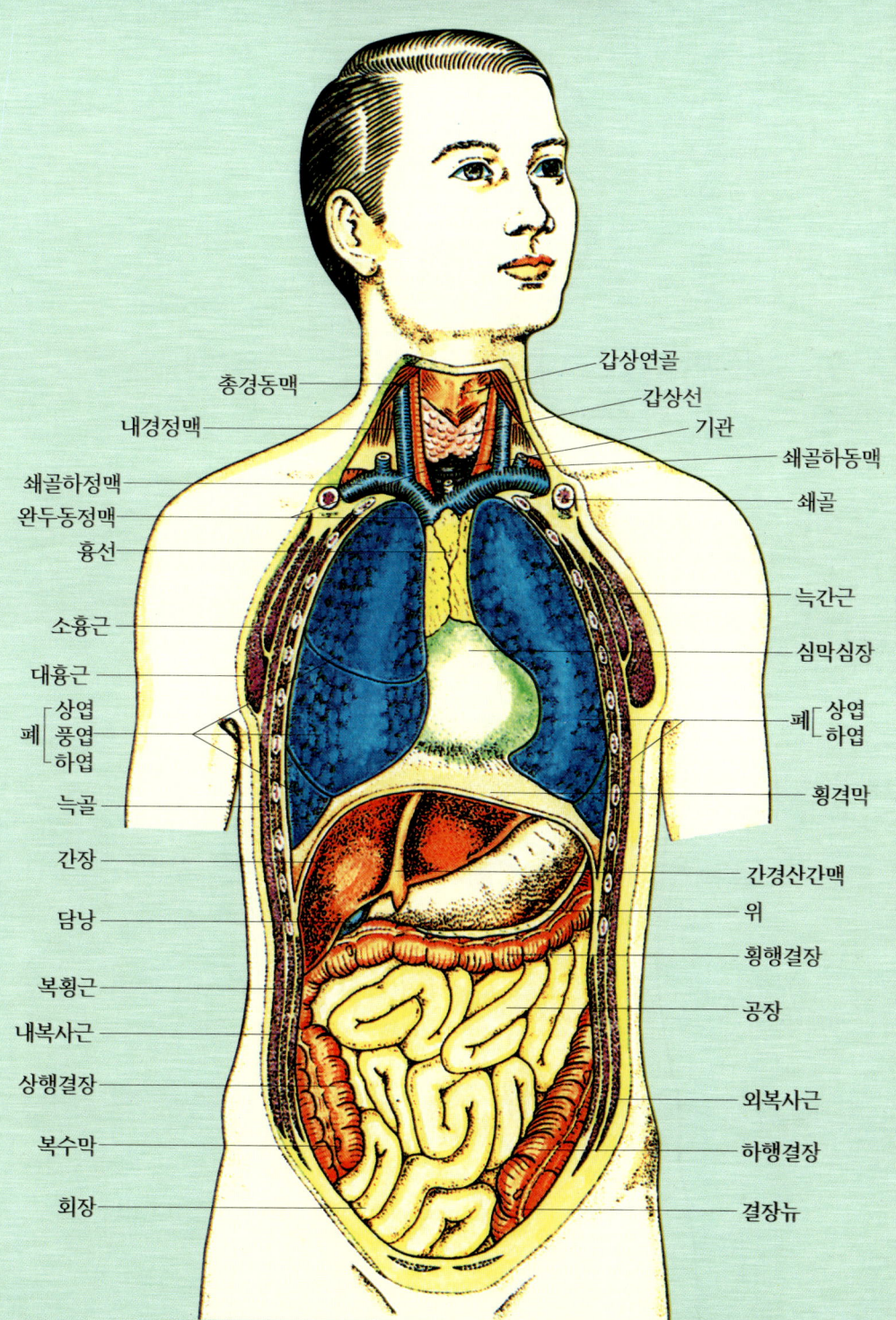

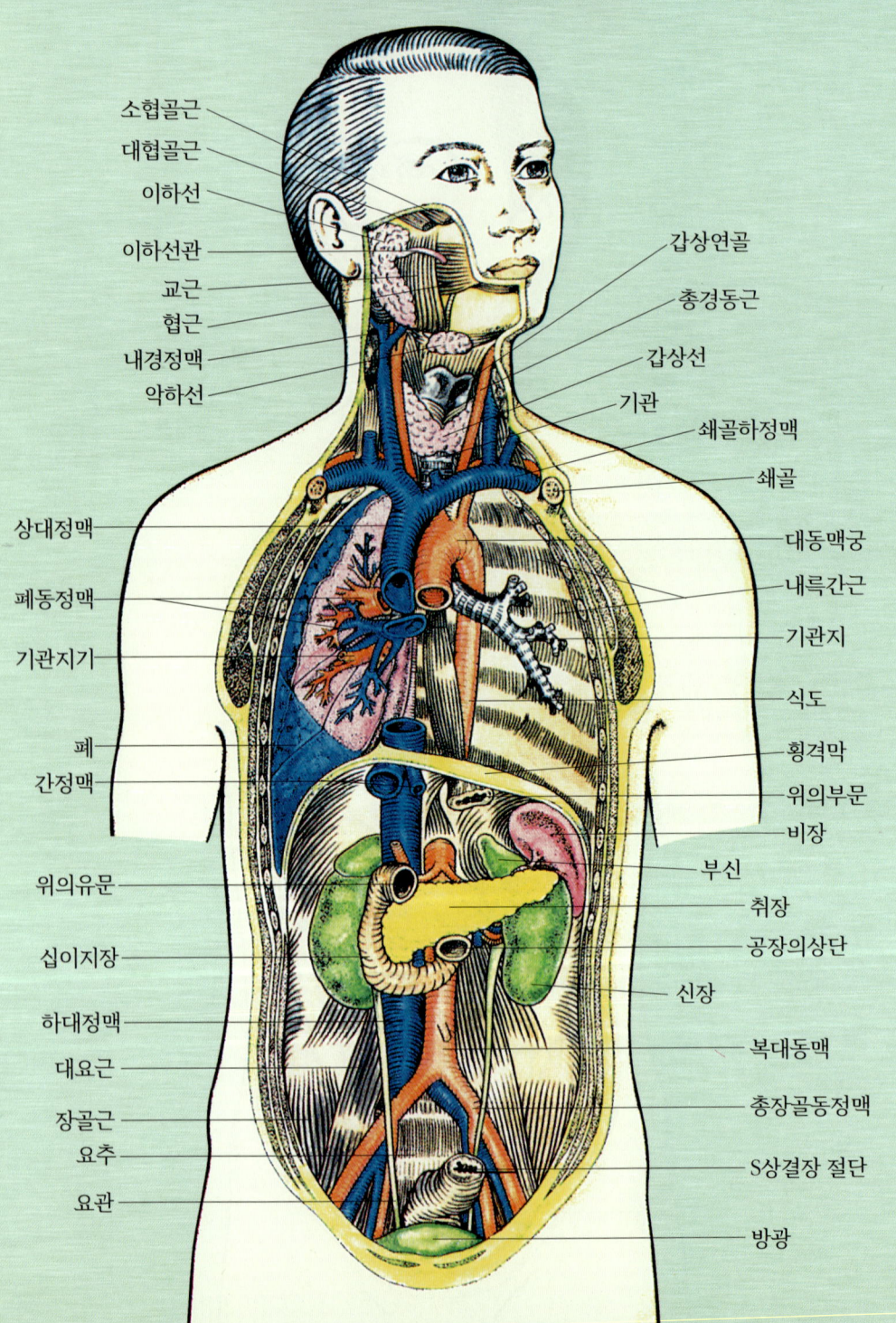

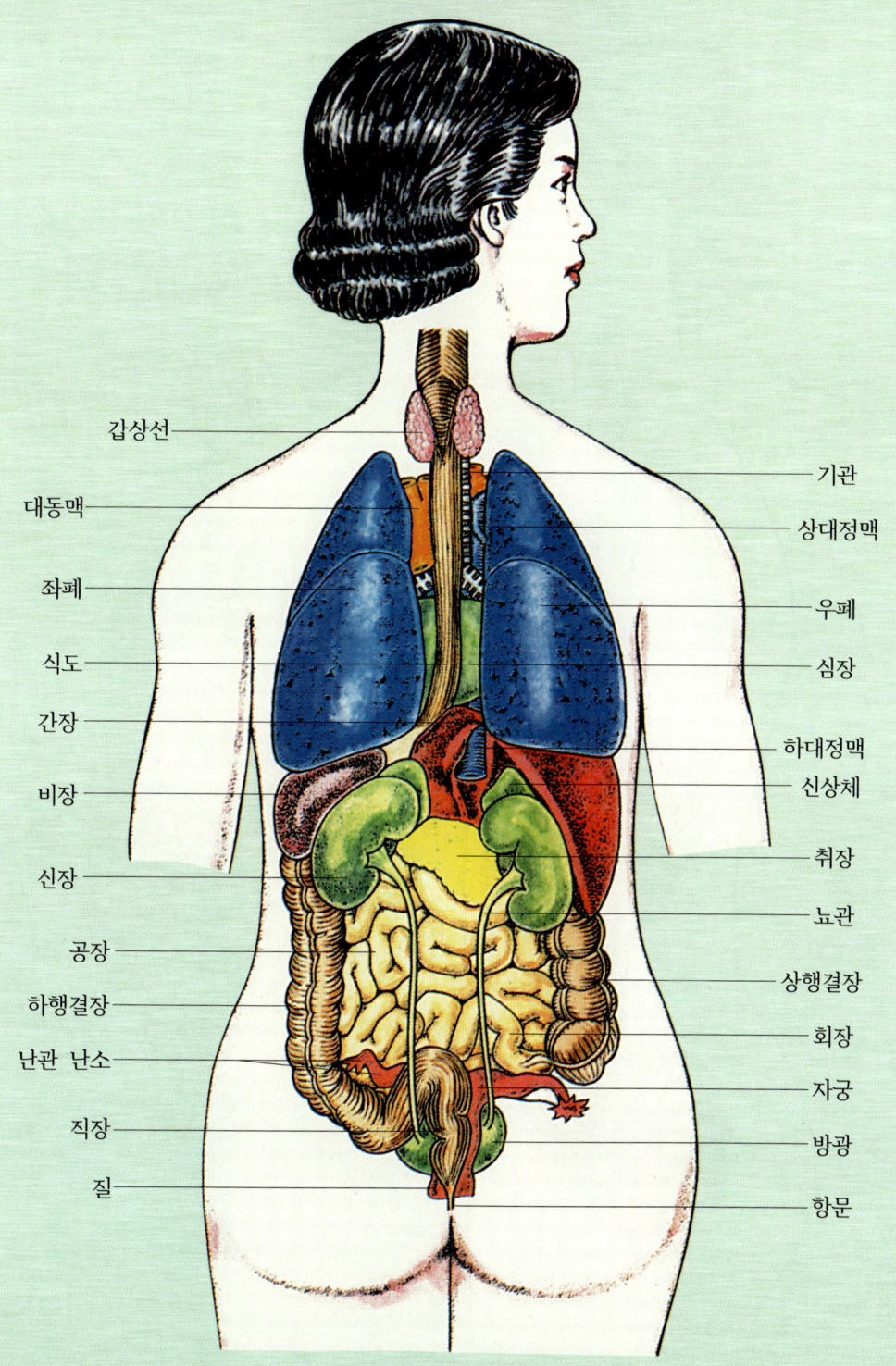

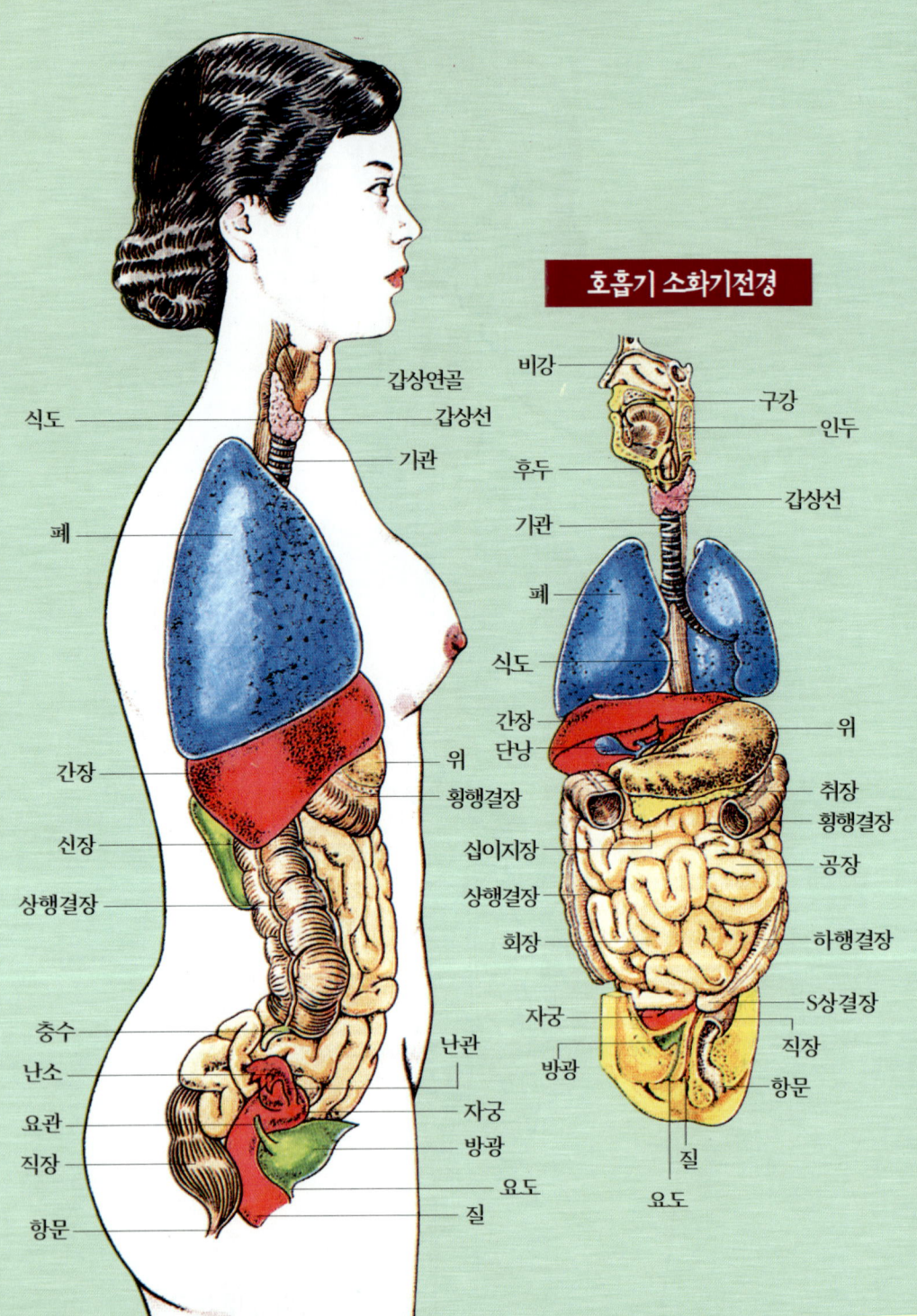

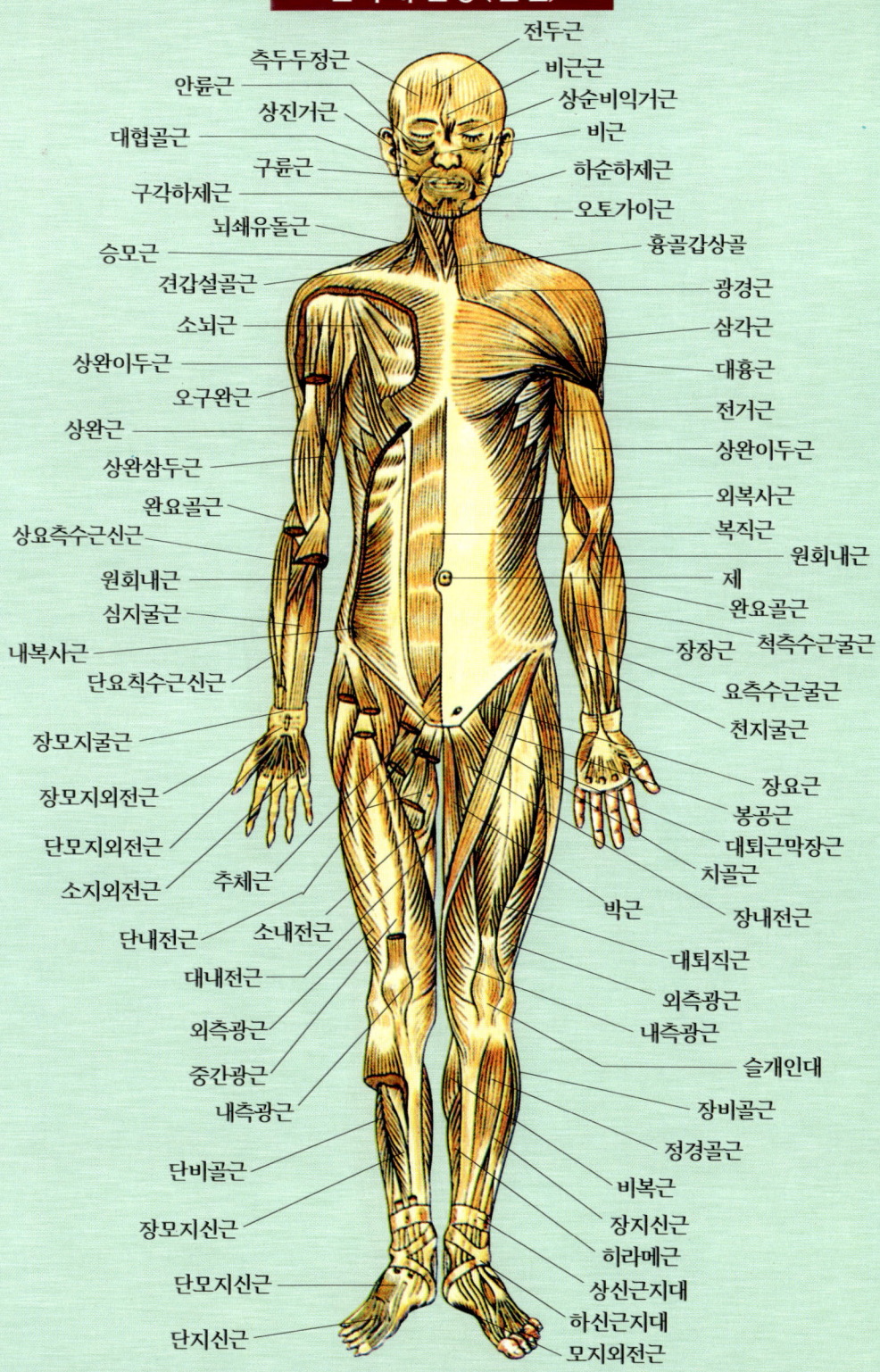

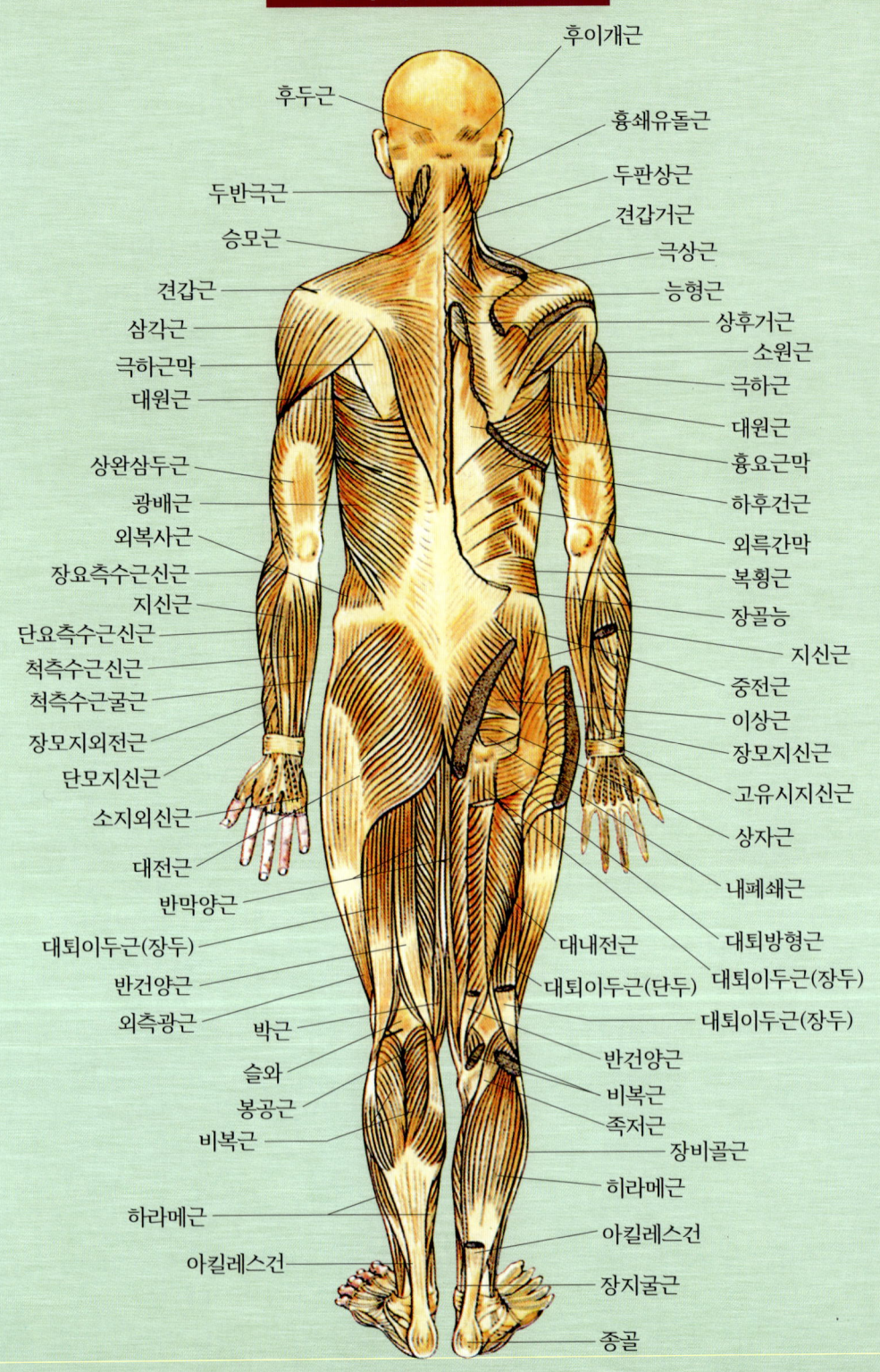

남성 골반 장기

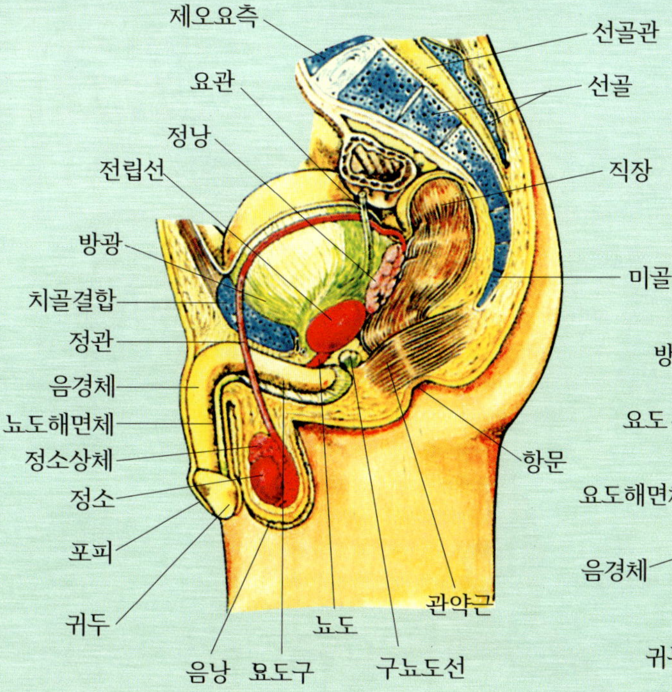

- 제오요측
- 요관
- 정낭
- 전립선
- 방광
- 치골결합
- 정관
- 음경체
- 뇨도해면체
- 정소상체
- 정소
- 포피
- 귀두
- 음낭
- 요도구
- 뇨도
- 구뇨도선
- 관약근
- 항문
- 미골
- 직장
- 선골
- 선골관

남성 비뇨 생식기 형도

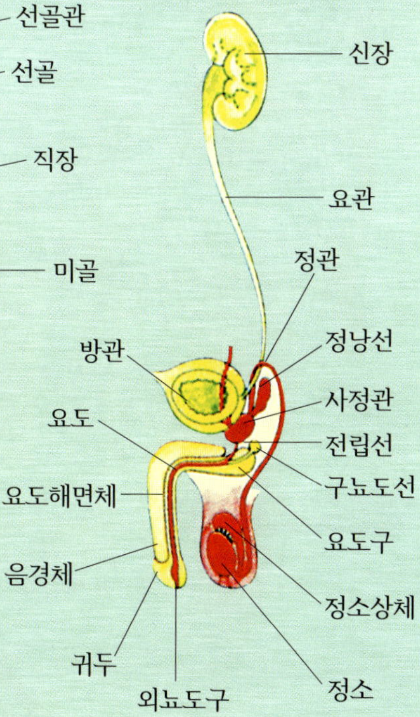

- 신장
- 요관
- 정관
- 방광
- 요도
- 요도해면체
- 음경체
- 귀두
- 외뇨도구
- 정낭선
- 사정관
- 전립선
- 구뇨도선
- 요도구
- 정소상체
- 정소

여성 골반 장기

- 요관
- 난소
- 난관
- 자궁체
- 자궁원색
- 방광
- 치골결합
- 치구
- 음핵
- 요도
- 대음진
- 소음진
- 질
- 대전정선
- 방광자궁와
- 괄약근
- 항문
- 직장
- 미골
- 자궁질부
- 선골
- 척주관
- 직장자궁와

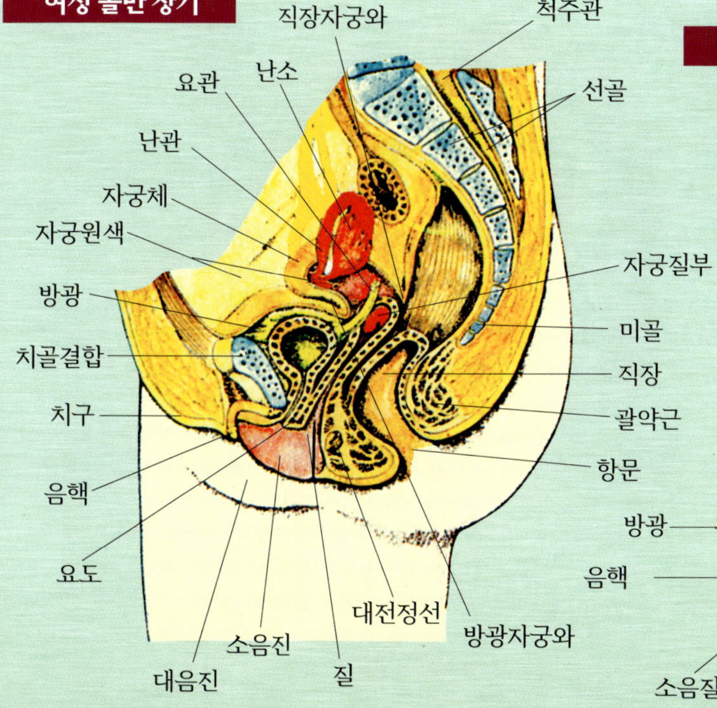

여성 비뇨 생식기 막형도

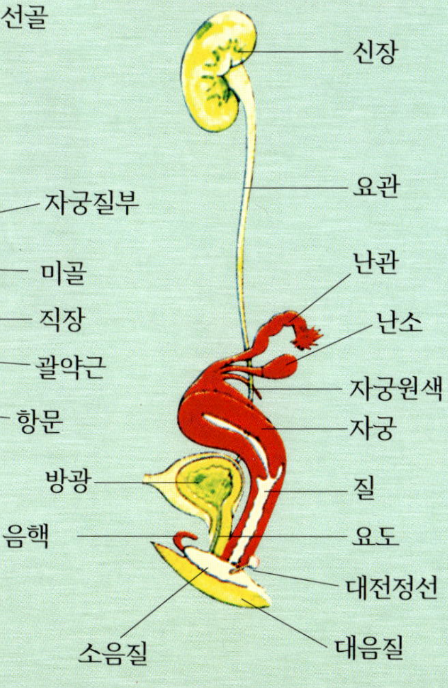

- 신장
- 요관
- 난관
- 난소
- 자궁원색
- 자궁
- 질
- 요도
- 대전정선
- 대음질
- 소음질
- 음핵
- 방광

시각기 전경

- 초자체
- 망막
- 상직근
- 결막
- 상안검
- 각막
- 하안검
- 수정체
- 하직근
- 시속

평형 청각기 전경

- 내이
- 중이
- 외이
- 반규관
- 내이신경
- 이개
- 외이도
- 과우
- 이관
- 고실소골
- 고막

경부내장 전경

- 전두동
- 상·중·하 비갑개
- 접형골동
- 구개수
- 이관
- 인두구
- 구개
- 구강
- 구강전경
- 하악골
- 설
- 인두
- 설골
- 후두
- 갑상연골
- 성대
- 식도
- 기관

한방에서 잘 쓰이는 약초

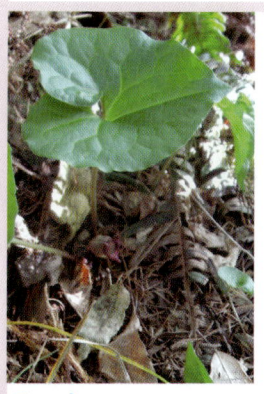

족도리
■ 효능 | 구내염 ■ 약용 부분 | 뿌리 줄기와 뿌리 ■ 채취 시기 | 여름

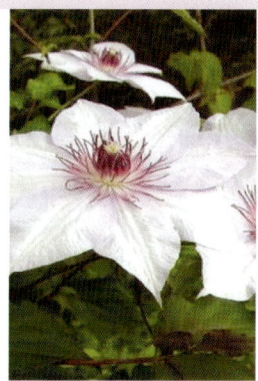

큰꽃으아리
■ 효능 | 통풍 ■ 약용 부분 | 뿌리 ■ 채취 시기 | 가을

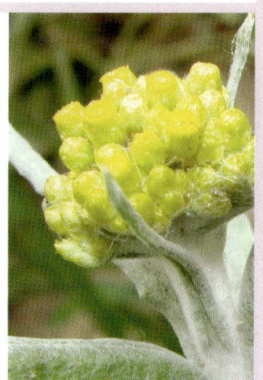

떡쑥
■ 효능 | 가래·기침에 좋다 ■ 약용 부분 | 전부 ■ 채취 시기 | 개화할 때

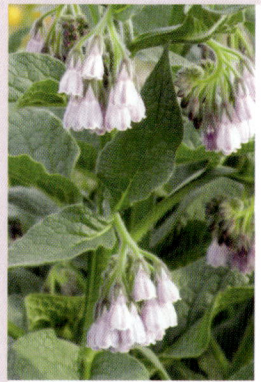

컴프리
■ 효능 | 허리를 멈추게 한다 ■ 약용 부분 | 뿌리 ■ 채취 시기 | 꽃이 있을 때

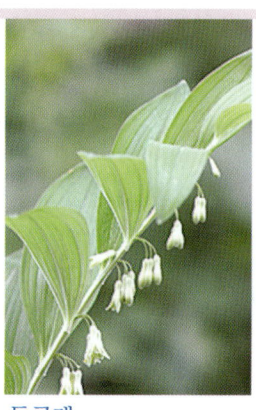

둥글레
■ 효능 | 자양강장·타박상 ■ 약용 부분 | 뿌리 줄기 ■ 채취 시기 | 여름~가을

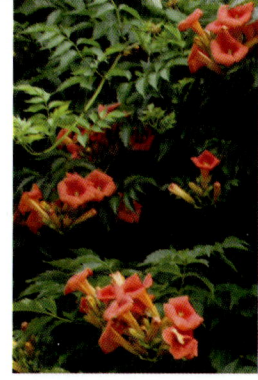

능소화
■ 효능 | 이뇨·통경(通經) ■ 약용 부분 | 꽃 ■ 채취 시기 | 여름

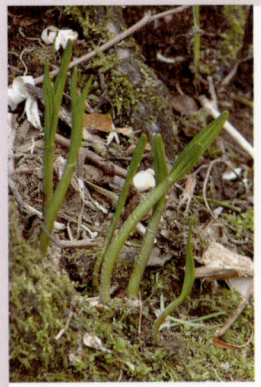

산마늘
- 효능 | 자양·강장
- 약용 부분 | 알줄기
- 채취 시기 | 봄~여름

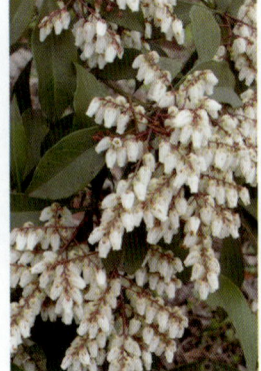

마취목
- 효능 | 살충제
- 약용 부분 | 잎, 가지
- 채취 시기 | 필요한 때

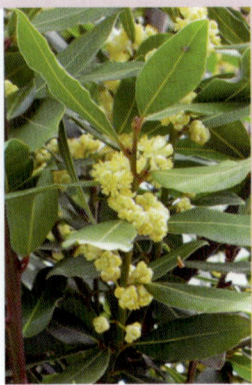

월계수
- 효능 | 류머티즘·신경통
- 약용 부분 | 잎
- 채취 시기 | 9월경

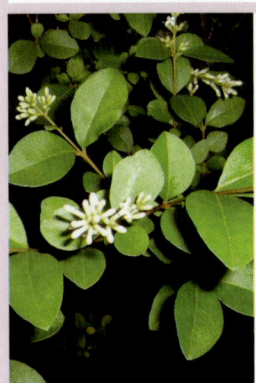

쥐똥나무
- 효능 | 사마귀 제거
- 약용 부분 | 백랍
- 채취 시기 | 겨울

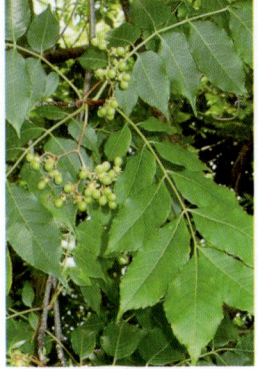

소태나무
- 효능 | 건위제
- 약용 부분 | 나무 부분
- 채취 시기 | 6~7월

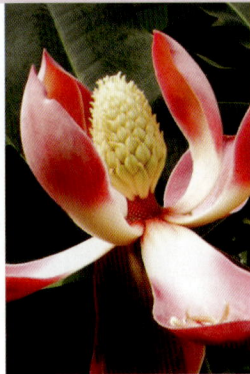

자목련
- 효능 | 축농증·비염
- 약용 부분 | 꽃의 봉오리
- 채취 시기 | 개화 전

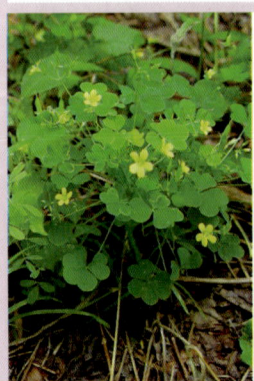

괭이밥
- 효능 | 기생성 피부병
- 약용 부분 | 전부
- 채취 시기 | 개화 중의 것

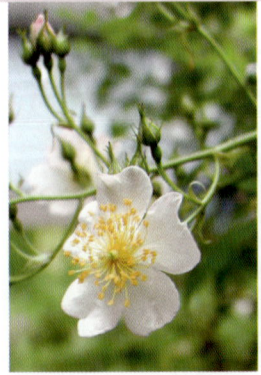

찔레나무
- 효능 | 이뇨제·종기·여드름
- 약용 부분 | 헛열매
- 채취 시기 | 가을

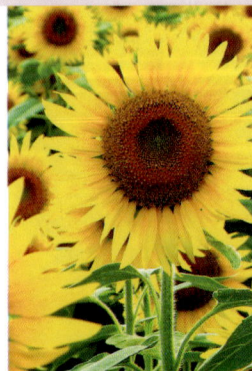

해바라기
- 효능 | 자양·고혈압 예방
- 약용 부분 | 종자
- 채취 시기 | 9월

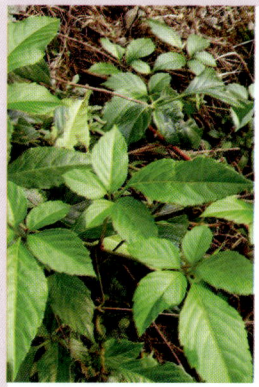

거지덩굴
- 효능 | 종기·부스럼·고혈압
- 약용 부분 | 뿌리 줄기
- 채취 시기 | 7~8월

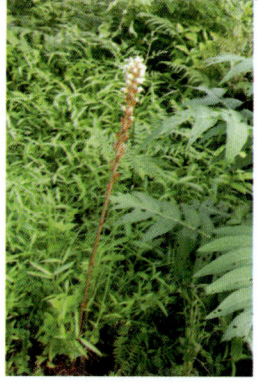

천마
- 효능 | 두통, 현기증
- 약용 부분 | 뿌리 줄기
- 채취 시기 | 6월

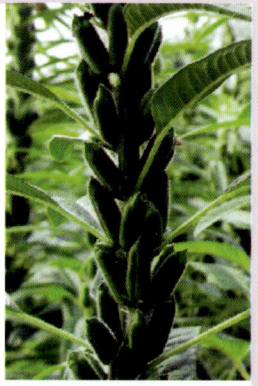

참깨
- 효능 | 강장
- 약용 부분 | 종자
- 채취 시기 | 가을

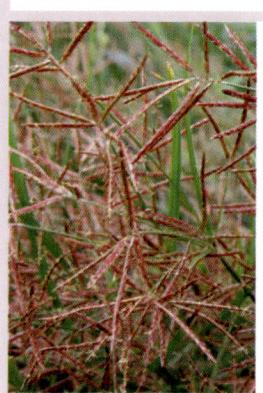

향부자
- 효능 | 감기 초기
- 약용 부분 | 뿌리 줄기
- 채취 시기 | 10~11월

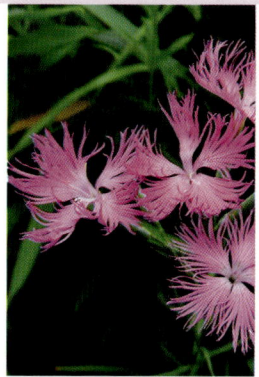

술패랭이꽃
- 효능 | 이뇨·통경(通經)
- 약용 부분 | 종자
- 채취 시기 | 9월

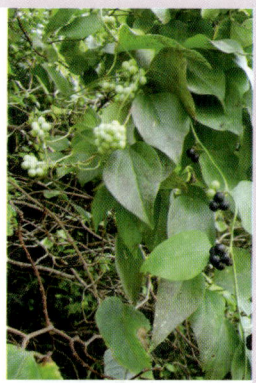

댕댕이 덩굴
- 효능 | 이뇨
- 약용 부분 | 나무 부분, 뿌리, 열매
- 채취 시기 | 10월

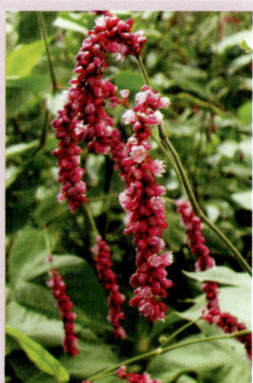

털여뀌
- 효능 | 종기·부스럼
- 약용 부분 | 잎, 종자
- 채취 시기 | 잎은 필요한 때, 종자는 11월

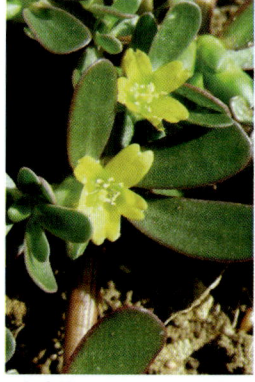

쇠비름
- 효능 | 독충에 물려 가려울 때·이뇨
- 약용 부분 | 전부
- 채취 시기 | 줄기, 잎이 있는 때라면 언제든지 좋다

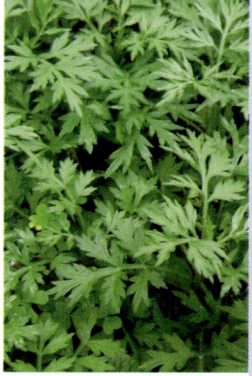

쑥
- 효능 | 천식·건위·빈혈·이질·요통·치질
- 약용 부분 | 뿌리, 잎
- 채취 시기 | 뿌리는 언제든지, 잎은 7월

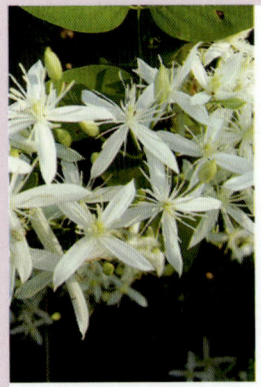
참으아리
- 효능 | 편도염 　 ■ 약용 부분 | 잎 　 ■ 채취 시기 | 여름에서 가을

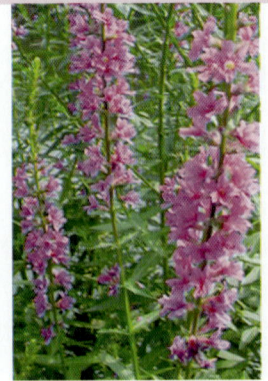
부처꽃
- 효능 | 하리(이질) 　 ■ 약용 부분 | 전부 　 ■ 채취 시기 | 여름~가을

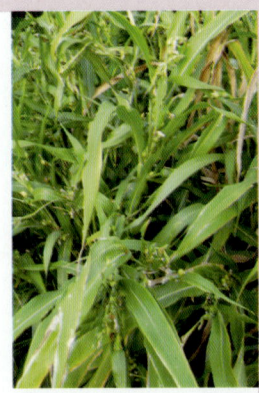
염주
- 효능 | 류머티즘 · 신경통 · 어깨통증
- 약용 부분 | 뿌리, 종자 　 ■ 채취 시기 | 9~10월

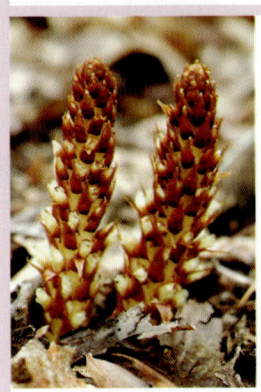
오리나무 더부살이
- 효능 | 강장 · 정력을 좋게 함 　 ■ 약용 부분 | 전부 　 ■ 채취 시기 | 8~9월

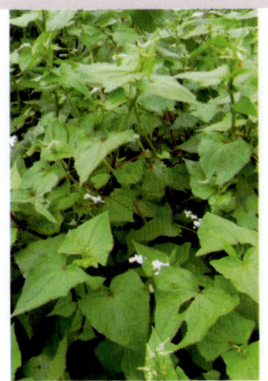
메밀
- 효능 | 종기 · 부스럼 · 세탁 · 세발
- 약용 부분 | 종자(메밀가루), 줄기 잎
- 채취 시기 | 줄기 잎은 수확 때에

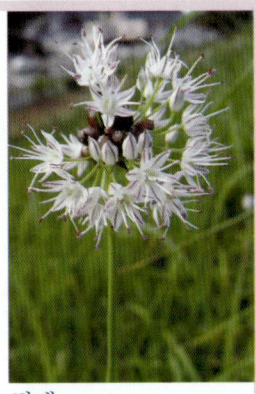
달래
- 효능 | 독충에게 물려 종기 · 부스럼 등이 날 때 　 ■ 약용 부분 | 비늘 줄기
- 채취 시기 | 4~6월

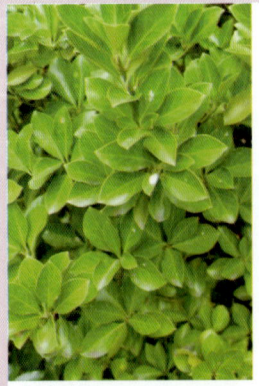
사철나무
- 효능 | 이뇨 · 월경불순 　 ■ 약용 부분 | 나무껍질 　 ■ 채취 시기 | 가을부터 겨울까지

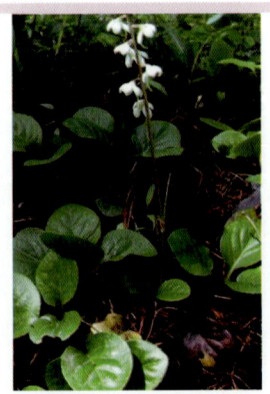
노루발풀
- 효능 | 이뇨 　 ■ 약용 부분 | 전부 　 ■ 채취 시기 | 8~9월

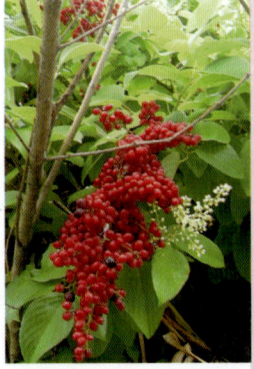
청사조
- 효능 | 해열 · 해독 · 이뇨 · 류머티즘에 따른 요통 　 ■ 약용 부분 | 줄기, 잎
- 채취 시기 | 여름~가을

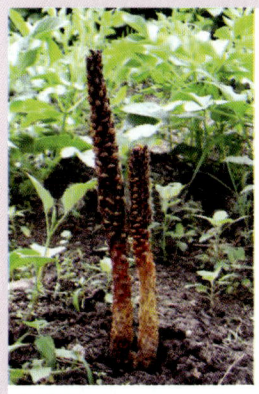

초종용
- 효능 | 강장 ■ 약용 부분 | 전부
- 채취 시기 | 꽃이 있는 5~7월

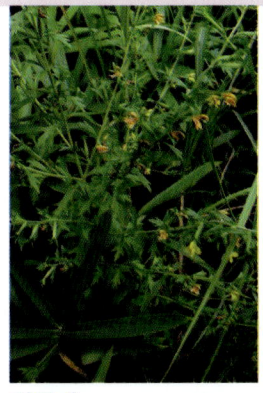

절국대
- 효능 | 이뇨・황달 ■ 약용 부분 | 전부
- 채취 시기 | 8~9월

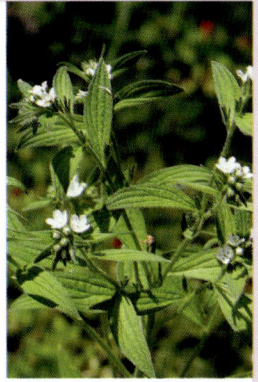

지치
- 효능 | 화상・치질・종기・부스럼
- 약용 부분 | 뿌리 ■ 채취 시기 | 10월

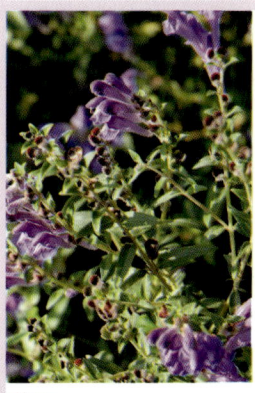

황금
- 효능 | 기침・코피・한방 처방에 ■ 약용 부분 | 뿌리 ■ 채취 시기 | 늦가을

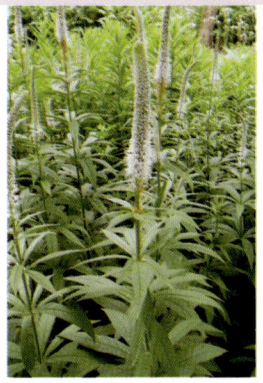

흰털냉초
- 효능 | 류머티스・관절염・이뇨
- 약용 부분 | 뿌리 줄기 ■ 채취 시기 | 7~8월

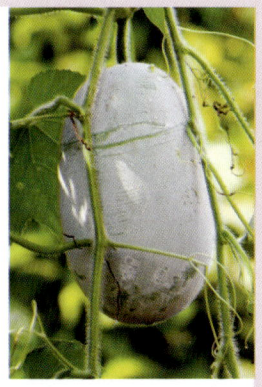

동아
- 효능 | 소염・이뇨・완하 ■ 약용 부분 | 종자 ■ 채취 시기 | 8~9월

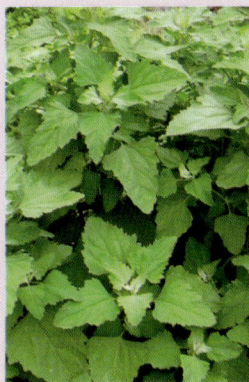

명아주
- 효능 | 충치・벌레에 물렸을 때 ■ 약용 부분 | 잎 ■ 채취 시기 | 봄부터 초가을까지

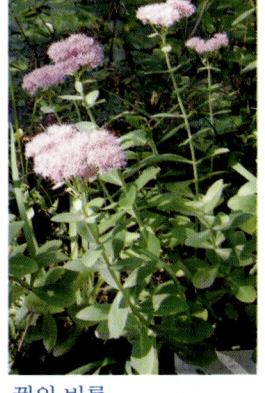

꿩의 비름
- 효능 | 종기・부스럼 ■ 약용 부분 | 잎 ■ 채취 시기 | 여름~가을

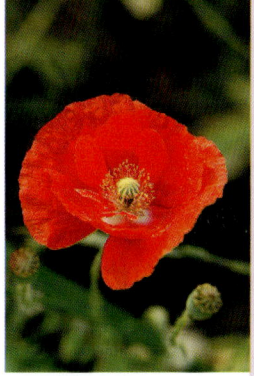

개양귀비
- 효능 | 기침을 멈추게 한다 ■ 약용 부분 | 꽃 ■ 채취 시기 | 5월의 개화기

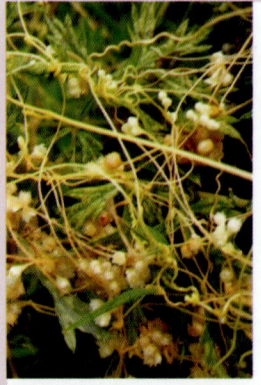
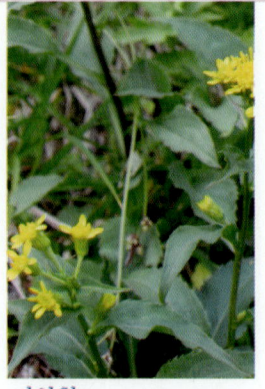
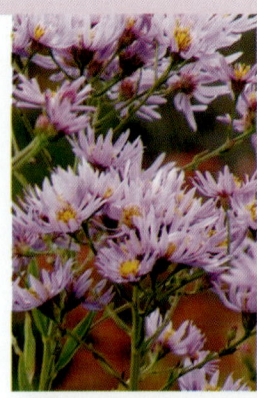

새삼 · 토사
- 효능 | 자양 · 강장 ■ 약용 부분 | 종자 ■ 채취 시기 | 10월

미역취
- 효능 | 감기 걸렸을 때의 두통 · 목에 나는 종기 · 부스럼의 해독 ■ 약용 부분 | 전부 ■ 채취 시기 | 8~10월

탱알
- 효능 | 기침을 멈추게 한다 가래를 없앤다 ■ 약용 부분 | 뿌리 ■ 채취 시기 | 10~11월

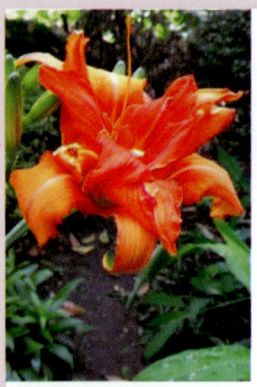
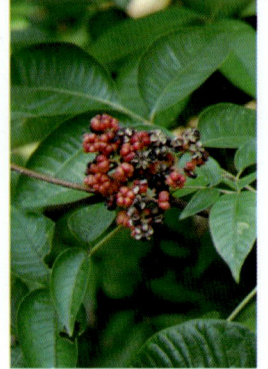
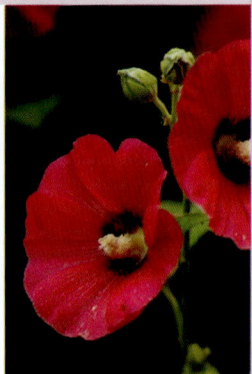

왕원추리
- 효능 | 해열 · 이뇨 · 종기 · 부스럼 ■ 약용 부분 | 꽃봉우리, 뿌리 ■ 채취 시기 | 봉우리는 6~7월, 뿌리는 가을

오수유
- 효능 | 위를 튼튼하게 ■ 약용 부분 | 열매 ■ 채취 시기 | 11월

접시꽃
- 효능 | 이뇨 ■ 약용 부분 | 꽃, 뿌리 ■ 채취 시기 | 여름부터 가을의 개화기

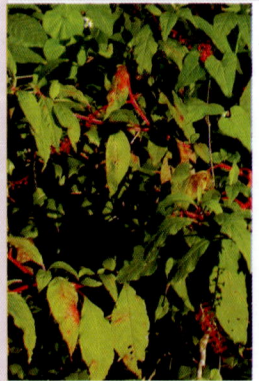
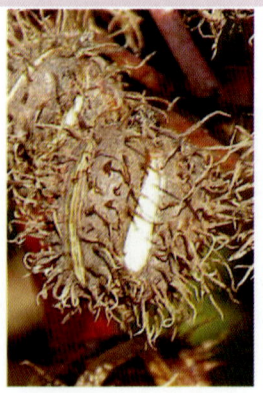
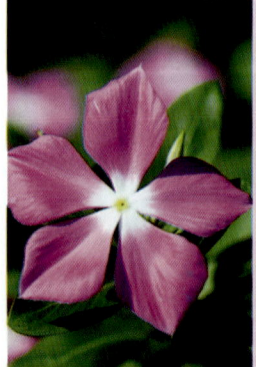

자리공
- 효능 | 이뇨 ■ 약용 부분 | 뿌리 ■ 채취 시기 | 추분의 전후 3일로 7일간

아주까리
- 효능 | 설사제 ■ 약용 부분 | 종자 ■ 채취 시기 | 8월

일일초
- 효능 | 위궤양 · 변통(便通) · 소화촉진 ■ 약용 부분 | 전부 ■ 채취 시기 | 가을 8~9월

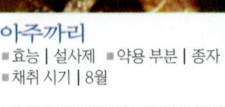

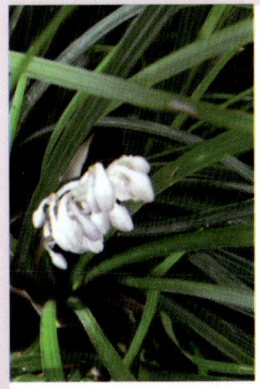
맥문동
- ■효능 | 자양・강장・최유・기침
- ■약용 부분 | 뿌리의 비대한 부분
- ■채취 시기 | 가을

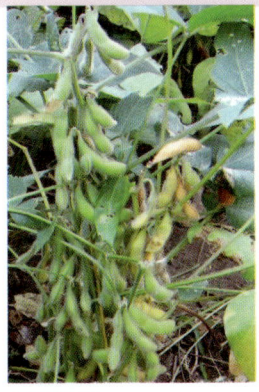
콩(대두콩)
- ■효능 | 이뇨・해열・해독・감기 ■약용 부분 | 종자 ■채취 시기 | 가을

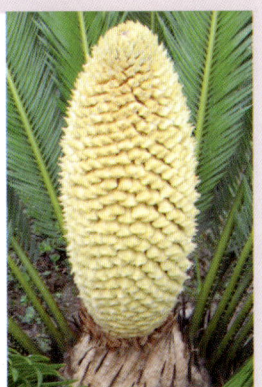
소철
- ■효능 | 기침・통경・베인 상처 ■약용 부분 | 종자 ■채취 시기 | 10~11월

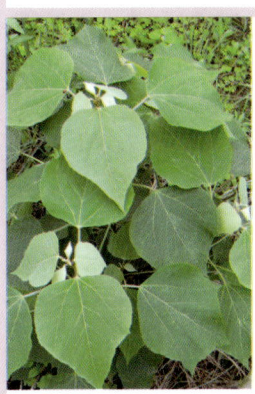
예덕나무
- ■효능 | 종기・부스럼・위궤양
- ■약용 부분 | 잎, 나무껍질 ■채취 시기 | 여름

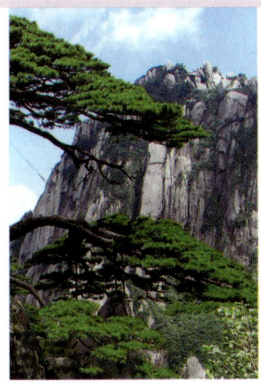
소나무
- ■효능 | 혈관벽 강화・고혈압・중풍 예방과 치료 ■약용 부분 | 잎 ■채취 시기 | 언제라도 좋다.

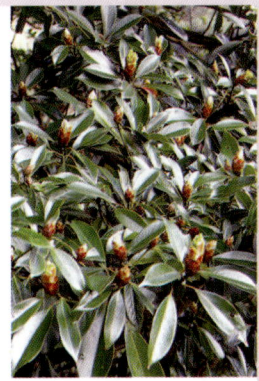
후박나무
- ■효능 | 기침・입덧・신경성 위염・변비 ■약용 부분 | 나무껍질 ■채취 시기 | 입하 전의 여름

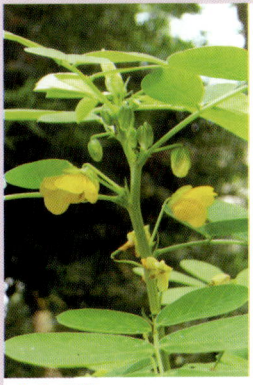
긴강남차
- ■효능 | 변비・고혈압 예방・신경통・류머티즘・건강 증진 ■약용 부분 | 종자 ■채취 시기 | 가을

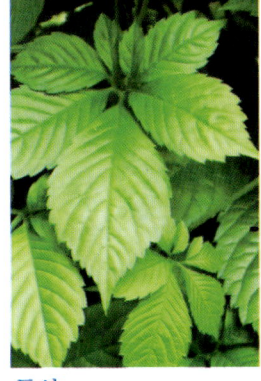
돌외
- ■효능 | 세탁제・기침을 멈추게 한다
- ■약용 부분 | 전부 ■채취 시기 | 여름

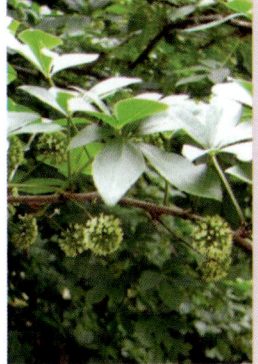
가시오갈피
- ■효능 | 강장・피로 회복・건강 약주
- ■약용 부분 | 뿌리의 껍질 ■채취 시기 | 여름

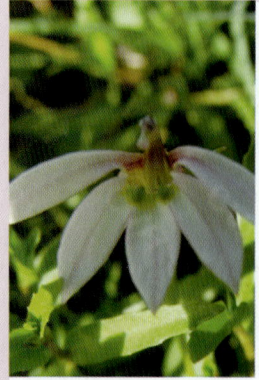

수염가래꽃
■ 효능 | 이뇨·종기·부스럼 ■ 약용 부분 | 전부 ■ 채취 시기 | 7~8월

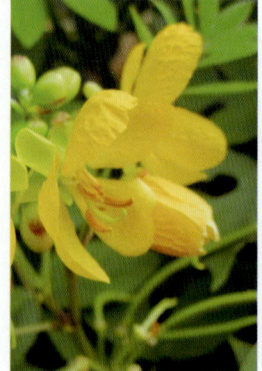

석결명
■ 효능 | 건위·완하(배설)·독충에 물렸을 때 ■ 약용 부분 | 종자, 잎 ■ 채취 시기 | 종자는 10월, 잎은 여름

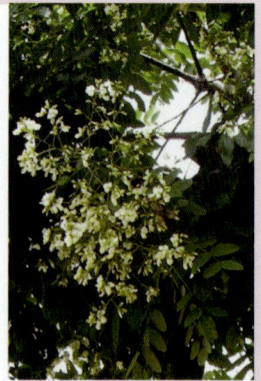

회화나무
■ 효능 | 지혈 ■ 약용 부분 | 꽃봉오리 ■ 채취 시기 | 6~7월

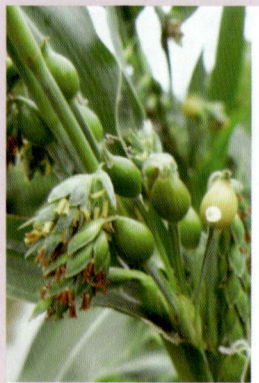

율무
■ 효능 | 사마귀 제거와 피부 미용·고혈압 예방 ■ 약용 부분 | 종자 ■ 채취 시기 | 10월

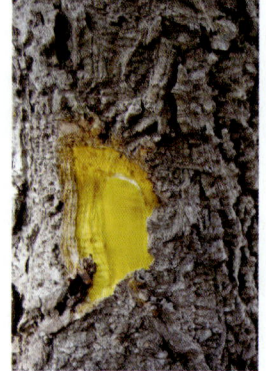

황벽나무
■ 효능 | 건위·하리(이질)를 멈추게 함·타박상 ■ 약용 부분 | 속껍질 ■ 채취 시기 | 한여름

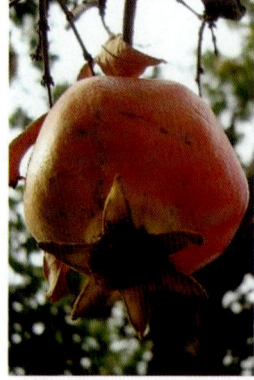

석류나무
■ 효능 | 입 안의 진무름·염증 ■ 약용 부분 | 열매의 껍질 ■ 채취 시기 | 11월경

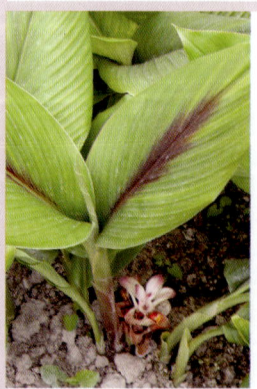

울금
■ 효능 | 건위·이담·진통·식품 원료 ■ 약용 부분 | 뿌리 줄기 ■ 채취 시기 | 가을

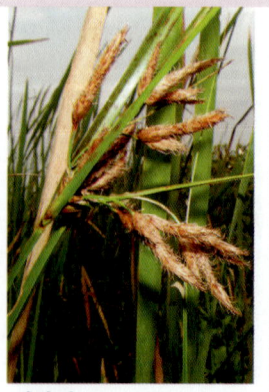

매자기
■ 효능 | 통경(通經)·최유(젖을 잘 나오게 하는 것) ■ 약용 부분 | 덩이 줄기 ■ 채취 시기 | 10월

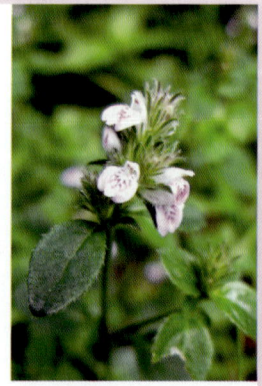

쥐꼬리망초
■ 효능 | 요통·해열·감기·기침·목이 아플 때 ■ 약용 부분 | 전부 ■ 채취 시기 | 입추 전후

건강을 위한
한방약 조제법

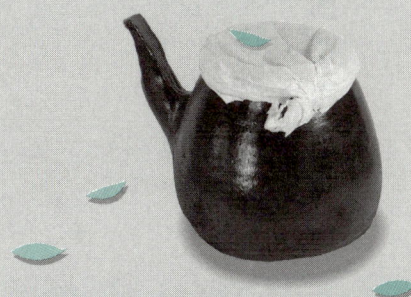

| 01 | 풍(風) ▪ 3
| 02 | 한(寒) ▪ 25
| 03 | 서(暑) ▪ 66
| 04 | 습(濕) ▪ 82
| 05 | 조(燥) ▪ 95
| 06 | 화(火) ▪ 96
| 07 | 내상(內傷) ▪ 113
| 08 | 허로(虛勞) ▪ 137
| 09 | 곽란(霍亂) ▪ 156
| 10 | 구토(嘔吐) ▪ 162
| 11 | 해수(咳嗽) ▪ 167
| 12 | 적취(積聚) ▪ 201
| 13 | 부종(浮腫) ▪ 211
| 14 | 창만(脹滿) ▪ 218
| 15 | 소갈(消渴) ▪ 223
| 16 | 황달(黃疸) ▪ 230
| 17 | 학질(瘧疾) ▪ 236
| 18 | 사수(邪祟) ▪ 264
| 19 | 신형(身形) ▪ 267
| 20 | 정(精) ▪ 269
| 21 | 기(氣) ▪ 277
| 22 | 신(神) ▪ 290
| 23 | 혈(血) ▪ 300
| 24 | 몽(夢) ▪ 321
| 25 | 성음(聲音) ▪ 323
| 26 | 진액(津液) ▪ 329
| 27 | 담음(痰飮) ▪ 335

| 28 | 충(蟲) ▪ 352
| 29 | 소변(小便) ▪ 358
| 30 | 대변(大便) ▪ 392
| 31 | 두(頭) ▪ 452
| 32 | 면(面) ▪ 473
| 33 | 안(眼) ▪ 482
| 34 | 이(耳) ▪ 491
| 35 | 비(鼻) ▪ 495
| 36 | 구설(口舌) ▪ 503
| 37 | 아치(牙齒) ▪ 512
| 38 | 인후(咽喉) ▪ 517
| 39 | 경항(頸項) ▪ 527
| 40 | 배(背) ▪ 528
| 41 | 흉(胸) ▪ 531
| 42 | 유(乳) ▪ 550
| 43 | 복(腹) ▪ 555
| 44 | 요(腰) ▪ 566
| 45 | 협(脇) ▪ 572
| 46 | 피(皮) ▪ 578
| 47 | 수(手) ▪ 591
| 48 | 족(足) ▪ 594
| 49 | 전음(前陰) ▪ 610
| 50 | 후음(後陰) ▪ 630
| 51 | 옹저(癰疽) ▪ 643
| 52 | 제창(諸瘡) ▪ 659
| 53 | 부인(婦人) ▪ 671
| 54 | 소아(小兒) ▪ 746

1 풍(風)

외인성 내과 질환(外因性內科疾患). 풍사(風邪)가 인체 내외에 적중하여 갖가지 병증을 일으키는 병.

▌중풍(中風)

반신·전신불수, 팔·다리 등이 마비되는 병. 출혈·연화(軟化)·염충(炎衝) 등의 뇌 또는 척수의 기질적 변화를 일으키는 풍사의 내상 증세. 초기에 소속명탕(小續命湯)을 써서 다스린다.

✍ 소속명탕(小續命湯)

처방				
	• 방풍(防風)	5.62g	• 인삼(人蔘)	3.75g
	• 방기(防己)	3.75g	• 천궁(川芎)	3.75g
	• 관계(官桂)	3.75g	• 마황(麻黃)	3.75g
	• 행인(杏仁)	3.75g	• 감초(甘草)	3.75g
	• 황금(黃芩)	3.75g	• 부자(附子)	1.875g
	• 백작약(白芍藥)	3.75g		

【목표】 모든 풍증의 초기와 중간에 무한표실한 것을 다스린다.
① 다른 처방으로는 방기와 부자가 없고, 당귀와 석고가 있는 처방도 있다.
② 열이 있으면 백부자를 쓰고, 6경이 혼효하고 지절이 마비되면 강활과 연교를 가한다.
③ 수족의 구련에는 의이인(薏苡仁) 37.5g을 가한다.

【핟투】 중풍 시초의 증세는 흔히 감체를 끼고 발작하니, 먼저 성향정

기산(星香正氣散) 1~2첩을 복용한 후 그 허실을 살펴서 이 처방을 쓴다.

적응증 뇌일혈·뇌충혈·소변실금·부종

중부(中腑)

6부가 풍에 상하면 마비가 오고 오풍·오한한다.

소풍탕(疎風湯)

처방					
	• 강활(羌活)	3g	• 오약(烏藥)	3g
	• 방풍(防風)	3g	• 백지(白芷)	3g
	• 당귀(當歸)	3g	• 향부자(香附子)	3g
	• 천궁(川芎)	3g	• 계지(桂枝)	1.12g
	• 적복령(赤茯苓)	3g	• 세신(細辛)	1.12g
	• 진피(陳皮)	3g	• 감초(甘草)	1.12g
	• 반하(半夏)	3g		

목표 풍사가 중부로 들어간 것을 다스리는 데, 수족이 떨리면 먼저 해표(解表)한 후에 유풍산(愈風散)을 써서 조리한다.

활투 허하면 인삼을 가하고, 한하면 부자를 가하며, 열이 나면 황금을 가한다.

중장이변폐(中臟二便閉)

5장이 풍에 상하면 시력·언어·대소변 등이 막힌다.

자윤탕(滋潤湯)

처방				
	• 당귀(當歸)	3.75g	• 대황(大黃)	3.75g
	• 생지황(生地黃)	3.75g	• 마인(麻仁)	3.75g

• 지각(枳殼)	3.75g	• 행인(杏仁)	3.75g
• 후박(厚朴)	3.75g	• 강활(羌活)	2.62g
• 빈랑(檳榔)	3.75g	• 홍화(紅花)	1.12g

목표 풍이 장기(臟器)에 들어 대소변이 막히는 데는 먼저 이 약을 복용한 후에 유풍산(愈風散)으로 조리한다.

활투 변비에는 욱리인(郁李仁) 3.75g이나, 혹은 흑축(黑丑) 1.875g을 첨가한다. 허한 사람은 사용하지 못한다.

중부중장(中腑中臟)

6부와 5장이 풍에 함께 손상되었을 경우.

✎ 강활유풍탕(羌活愈風湯)

처방				
	• 창출(蒼朮)	2.25g	• 감국(甘菊)	1.5g
	• 석고(石膏)	2.25g	• 박하(薄荷)	1.5g
	• 생지황(生地黃)	2.25g	• 구기자(枸杞子)	1.5g
	• 강활(羌活)	1.5g	• 시호(柴胡)	1.5g
	• 방풍(防風)	1.5g	• 지모(知母)	1.5g
	• 당귀(當歸)	1.5g	• 지골피(地骨皮)	1.5g
	• 만형자(蔓荊子)	1.5g	• 독활(獨活)	1.5g
	• 천궁(川芎)	1.5g	• 두충(杜冲)	1.5g
	• 세신(細辛)	1.5g	• 진교(秦艽)	1.5g
	• 황기(黃芪)	1.5g	• 황금(黃芩)	1.5g
	• 지각(枳殼)	1.5g	• 백작약(白芍藥)	1.5g
	• 인삼(人蔘)	1.5g	• 감초(甘草)	1.5g
	• 마황(麻黃)	1.5g	• 육계(肉桂)	0.75g
	• 백지(白芷)	1.5g		

【목표】 풍병이 중부중장된 데에는 먼저 소풍탕(疎風湯)을 복용한 후 이 처방을 복용하고 조리한다.

① 내외의 병사가 다 제거된 다음에는 이 약을 복용하여 혈액 순환을 원활하게 하고, 간(肝)과 신(腎)의 허함을 치료하고 음양을 조양(調養)한다. 이렇게 오래하면 풍이 모두 제거되고 청탁이 분명해져서 생기를 갖게 된다.

② 물로 달여서 조석으로 복용한다.

구급(救急)

졸중풍으로 졸도하는 등의 구급을 요하는 경우.

우황청심원(牛黃淸心元)

처방				
	• 산약(山藥)	26.25g	• 백출(白朮)	5.62g
	• 감초(甘草)	18.75g	• 시호(柴胡)	4.68g
	• 인삼(人蔘)	9.37g	• 길경(桔梗)	4.68g
	• 포황(蒲黃)	9.37g	• 행인(杏仁)	4.68g
	• 신곡(神麯)	9.37g	• 백복령(白茯苓)	4.68g
	• 서각(犀角)	7.5g	• 천궁(川芎)	4.68g
	• 대두황권(大豆黃卷)	6.56g	• 우황(牛黃)	4.5g
	• 관계(官桂)	6.56g	• 영양각(羚羊角)	3.75g
	• 아교(阿膠)	6.56g	• 사향(麝香)	3.75g
	• 백작약(白芍藥)	5.62g	• 용뇌(龍腦)	3.75g
	• 맥문동(麥門冬)	5.62g	• 석웅황(石雄黃)	3g
	• 황금(黃芩)	5.62g	• 백렴(白蘞)	2.81g
	• 당귀(當歸)	5.62g	• 건강(乾薑)	2.81g
	• 방풍(防風)	5.62g	• 금박(金箔)	120片
	• 주사(朱砂)	5.62g	• 대조(大棗)	20枚

【목표】 졸중풍으로 인하여 인사불성하고, 가래가 막히며, 정신이 혼미하고, 언어가 메마르고, 눈과 입이 한 쪽으로 틀어져 쏠리며, 손발이 움직이지 않는 등의 증세를 다스린다.
또, 척심열(脊心熱)·몽유(夢遺)를 다스린다.

【학투】 노학(老瘧)에는 노강음(露薑飮)을 함께 복용하고, 허학(虛瘧)에는 삼강전탕(蔘薑煎湯)을 함께 복용하며, 두드러기가 생겼을 경우에는 화피금은화탕(樺皮金銀花湯)을 함께 복용한다.

【용법】 처방에 있는 약재들을 잘게 썰거나 빻은 후 조고(棗膏)를 넣고 꿀로 이겨 고루 섞어서 37.5g씩 10환(丸)을 만들어 금박을 입힌다. 그리고 1환씩 온수에 타서 먹는다.

성향정기산(星香正氣散)

처방				
	• 곽향(藿香)	5.62g	• 후박(厚朴)	1.87g
	• 소엽(蘇葉)	3.75g	• 백출(白朮)	1.87g
	• 남성(南星)	3.75g	• 진피(陳皮)	1.87g
	• 목향(木香)	3.75g	• 반하(半夏)	1.87g
	• 백지(白芷)	1.87g	• 길경(桔梗)	1.87g
	• 대복피(大腹皮)	1.87g	• 감초(甘草)	1.87g
	• 백복령(白茯苓)	1.87g		

【목표】 졸중풍으로 인사불성이다가 좀 깨어나고 관절을 움직일 수 있게 된 후에 이 약을 복용해서 기를 조리한다.

【학투】 식궐(食厥)에는 산사·신곡·빈랑·지실을 가하고, 서궐(暑厥)에는 향유·백편두·황련을 가한다.
또 풍궐(風厥)에는 청심원(淸心元)을 함께 복용하고, 기궐(氣厥)에는 소합원(蘇合元)을 함께 복용한다.

폭음(暴瘖)

풍으로 갑자기 말을 못하거나 말을 더듬는 경우.

신력탕(腎瀝湯)

처방				
	• 양신(羊腎)	1구(具)	• 오미자(五味子)	37.5g
	• 생강(生薑)	75g	• 계심(桂心)	37.5g
	• 자석(磁石)	63.75g	• 당귀(當歸)	37.5g
	• 현삼(玄蔘)	46.87g	• 인삼(人蔘)	37.5g
	• 백작약(白芍藥)	46.87g	• 방풍(防風)	37.5g
	• 백복령(白茯苓)	46.87g	• 감초(甘草)	37.5g
	• 황기(黃芪)	37.5g	• 지골피(地骨皮)	18.75g
	• 천궁(川芎)	37.5g		

목표 신장풍으로 인한 말더듬이 증세를 다스린다.
① 심신을 보하는 데는 감초·오미자·방풍·현삼·지골피·생강을 빼고, 모형·창포·상표초·건지황·부자·목단피를 넣는다.
② 제풍을 다스리는 데는 작약·자석을 빼고, 단삼 187.5g, 독활·우슬 각 56.25g, 행인 14매(枚)·맥문동 75g을 넣는다.

활투 두 되가 되게 재전(再煎 : 재탕)하여 3회에 나누어 마시거나, 10첩으로 분작하여 쓴다.
※ 양신·생강·자석 세 가지를 물 한 말에 달이되, 물이 반으로 졸거든 현삼 이하를 넣는다.

지황음자(地黃飮子)

처방				
	• 숙지황(熟地黃)	3.75g	• 오미자(五味子)	3.75g
	• 파극(巴戟)	3.75g	• 백복령(白茯苓)	3.75g
	• 산수유(山茱萸)	3.75g	• 맥문동(麥門冬)	3.75g

• 육종용(肉蓯蓉)	3.75g	• 부자(附子)	1.87g
• 석곡(石斛)	3.75g	• 관계(官桂)	1.87g
• 원지(遠志)	3.75g	• 석창포(石菖浦)	1.87g

목표 중풍으로 설음(舌瘖 : 말을 못함)과 족폐(足廢 : 발을 못씀)와 콩팥이 허하거나, 기궐(氣厥)하여 기가 혀 밑까지 이르지 못하는 증세를 다스린다.

활투 허한 사람과 노인은 숙지황을 배로 하고 인삼을 가한다. 열이 심할 때는 황련을 조금 가한 후 빈속에 복용한다.

✍ 도담탕(導淡湯)

처방				
	• 반하(半夏)	7.5g	• 지각(枳殼)	3.75g
	• 남성(南星)	3.75g	• 적복령(赤茯苓)	3.75g
	• 귤피(橘皮)	3.75g	• 감초(甘草)	3.75g

목표 중풍으로 인한 담성(痰聲 : 목구멍에서 가래가 끓는 소리), 어삽(語澁 : 말이 잘 나오지 않는 증세), 어지럼증을 다스린다.
이 처방에 황금과 황련을 가한 것은 청열도담탕, 강활과 백출을 가한 것은 거풍도담탕, 원지·창포·황련·황금·주사를 가한 것은 영신도담탕, 인삼·창포·죽여를 각 1.87g씩 가한 것은 척담탕이라고 한다.

활투 기허에 쓰도록 백출·전갈·백부자를 가하고 인삼을 배가한 것은 도담군자탕(導痰君子湯)이다.

✍ 십전대보탕(十全大補湯)

처방				
	• 인삼(人蔘)	4.5g	• 백작약(白芍藥)	4.5g
	• 백출(白朮)	4.5g	• 천궁(川芎)	4.5g
	• 백복령(白茯苓)	4.5g	• 당귀(當歸)	4.5g

| • 감초(甘草) | 4.5g | • 황기(黃芪) | 3.75g |
| • 숙지황(熟地黃) | 4.5g | • 육계(肉桂) | 3.75g |

【목표】 기와 혈이 모두 허할 때 쓴다.
【참투】 증세에 따라 가감할 수 있다.

🔖 양격산(涼膈散)

처방				
	• 연교(連翹)	7.5g	• 박하(薄荷)	1.87g
	• 대황(大黃)	3.75g	• 황금(黃芩)	1.87g
	• 망초(芒硝)	3.75g	• 치자(梔子)	1.87g
	• 감초(甘草)	3.75g		

【목표】 열이 심하게 나서 손발이 떨리고, 오랜 설사로 염증이 생기며, 위장이 조삽(燥澁)하고, 변비가 심할 경우 복용한다.
열이 심하고 종기가 났을 때는 지모·석고·승마·대황을 가한다.
【용법】 반이 되게 달인 후 망초를 넣고 다시 달여 먹는다.

▌와사(喎斜)▐

중풍증으로 입과 눈이 한쪽으로 쏠리는 경우.

🔖 견정산(牽正散)

처방				
	• 백부자(白附子)	각등분	• 전갈(全蝎)	각등분
	• 백강잠(白殭蠶)	각등분		

【목표】 중풍으로 인한 와사를 다스린다.
【용법】 위의 약재들을 잘게 빻거나 썰어서 1회에 7.5g씩 뜨거운 술에 타서 복용한다.

① 풍(風) / 와사 · 비두통   11

✍ 이기거풍산(理氣祛風散)

처방				
	• 강활(羌活)	2.25g	• 반하(半夏)	2.25g
	• 독활(獨活)	2.25g	• 천마(天麻)	2.25g
	• 지각(枳殼)	2.25g	• 천궁(川芎)	2.25g
	• 청피(靑皮)	2.25g	• 백지(白芷)	2.25g
	• 진피(陳皮)	2.25g	• 형개(荊芥)	2.25g
	• 오약(烏藥)	2.25g	• 방풍(防風)	2.25g
	• 길경(桔梗)	2.25g	• 백작약(白芍藥)	2.25g
	• 남성(南星)	2.25g	• 감초(甘草)	2.25g

◀목표▶ 중풍과 입과 눈이 한 쪽으로 틀어져 쏠리는 증세를 다스린다.

▌비두통(鼻頭痛)▐

풍으로 인한 비통 · 두통.

✍ 서각승마탕(犀角升麻湯)

처방				
	• 서각(犀角)	5.62g	• 백부자(白附子)	2.81g
	• 승마(升麻)	4.68g	• 백지(白芷)	2.81g
	• 강활(羌活)	3.75g	• 황금(黃芩)	2.81g
	• 방풍(防風)	3.75g	• 감초(甘草)	1.87g
	• 천궁(川芎)	2.61g		

◀목표▶ 중풍으로 코와 이마 사이가 아프고, 입을 열지 못하며, 왼쪽 이마와 볼 위가 헐고 마비되는 급증을 다스리는 데, 이는 족양명경(足陽明經)이 풍독을 받아 피의 순환이 원활치 못하기 때문이다.

◀학투▶ ① 헐허화염(血虛火炎)에는 숙지황 15g, 당귀 3.75g을 가한다.
② 열실에는 석고를 가한다.

③ 면종(面腫 : 얼굴에 나는 종기)과 단독(丹毒 : 헌데나 다친 곳으로 연쇄상구균이 들어가 생기는 급성 전염병으로 살가죽이 붉게 붓고 차차 퍼져 쑤시고 아픈 증세)을 아울러 다스릴 수 있다.

탄탄(癱瘓)

풍증으로 인한 운동마비.

가미대보탕(加味大補湯)

처방		
• 황기(黃芪) 2.62g	• 목과(木瓜)	1.87g
• 인삼(人蔘) 2.62g	• 방풍(防風)	1.87g
• 백출(白朮) 2.62g	• 강활(羌活)	1.87g
• 백복령(白茯苓) 2.62g	• 독활(獨活)	1.87g
• 당귀(當歸) 2.62g	• 의이인(薏苡仁)	1.87g
• 천궁(川芎) 2.62g	• 부자(附子)	1.12g
• 백작약(白芍藥) 2.62g	• 침향(沈香)	1.12g
• 숙지황(熟地黃) 2.62g	• 목향(木香)	1.12g
• 오약(烏藥) 1.87g	• 육계(肉桂)	1.12g
• 우슬(牛膝) 1.87g	• 감초(甘草)	1.12g
• 두충(杜沖) 1.87g		

목표 중풍으로 마비되어 좌우 수족을 못쓰며, 기혈이 허한 것을 다스린다.

사물탕(四物湯)

처방		
• 숙지황(熟地黃)	4.68g	• 천궁(川芎) 4.68g
• 백작약(白芍藥)	4.68g	• 당귀(當歸) 4.68g

〔목표〕 혈병을 통치한다.
① 각통(脚痛) 혈열에는 지백과 우슬을 가한다.
② 허양(虛痒)에는 황금을 가하고 부평초(浮萍草) 가루를 첨가한다.
③ 봄에는 천궁을 배로 하고, 여름에는 작약을 배로 하며, 가을에는 지황을 배로 하고, 겨울에는 당귀를 배로 한다.
④ 봄에는 방풍을 가하고, 여름에는 황금을 가하며, 가을에는 천문동을 가하고, 겨울에는 계지를 가한다.

〔활투〕 혈허(血虛)의 증세로 월경이 고르지 못할 때는 향부자·익모초·오수유·육계·인삼 등을 가한다.

육군자탕(六君子湯)

처방				
	• 반하(半夏)	5.62g	• 백복령(白茯苓)	3.75g
	• 백출(白朮)	5.62g	• 인삼(人蔘)	3.75g
	• 진피(陳皮)	3.75g	• 감초(甘草)	1.87g

〔목표〕 원기가 허하고, 목구멍에서 가래 끓는 소리가 나는 증세를 다스린다.

〔활투〕 허랭(虛冷)에는 생강·계지를 가한다.
① 한다(汗多)에는 계지와 황기를 가한다.
② 혈조(血燥)에는 숙지황·당귀·백작약을 가한다.
③ 해수(咳嗽)에는 패모·오미자를 가한다.
④ 기체(氣滯 : 뱃속에 가스가 많이 생겨서 도포증이 일어나는 증세)에는 향부자·목향을 가한다.
⑤ 협감(挾感 : 감기에 걸림)에는 향부자와 건갈을 가한다.
⑥ 협식(挾食 : 위장병)에는 신곡·사인·지실을 가한다.
⑦ 부종(浮腫)에는 사령산(四苓散)을 합방한다.

독활기생탕(獨活寄生湯)

처방
- 독활(獨活)   2.62g
- 당귀(當歸)   2.62g
- 백작약(白芍藥) 2.62g
- 상기생(桑寄生) 2.62g
- 숙지황(熟地黃) 2.62g
- 천궁(川芎)   1.87g
- 인삼(人蔘)   1.87g
- 백복령(白茯苓) 1.87g
- 우슬(牛膝)   1.87g
- 두충(杜沖)   1.87g
- 진교(秦艽)   1.87g
- 세신(細辛)   1.87g
- 방풍(防風)   1.87g
- 육계(肉桂)   1.87g
- 감초(甘草)   1.12g

목표 간(肝)과 신(腎)의 허약으로 인한 근육경련·골통(骨痛 : 과로로 인하여 뼈가 쑤시듯 아프고 신열이 오르내리는 병)과 각슬(脚膝)의 편고(偏枯 : 중풍으로 신체 일부에 마비가 오는 병), 냉비(冷痺 : 찬 기운으로 손발이 남의 살처럼 감각이 없어짐)를 다스린다.
① 공심에 복용한다.

활투 허랭에는 인삼·숙지황을 배로 하고, 부자를 가한다.

담성(痰盛)

중풍으로 담이 성하여 목이 걸근거리고 코를 고는 경우.

도담탕(導痰湯)

처방
- 반하(半夏)   7.5g
- 남성(南星)   3.75g
- 귤피(橘皮)   3.75g
- 지각(枳殼)   3.75g
- 적복령(赤茯苓) 3.75g
- 감초(甘草)   3.75g

목표 중풍으로 인한 담성(痰聲 : 목구멍에서 가래가 끓는 소리),

어삽(語澁 : 말이 잘 나오지 않는 증세), 어지럼증을 다스린다.
이 처방에 황금과 황련을 가한 것은 청열도담탕, 강활과 백출을 가한 것은 거풍도담탕, 원지·창포·황련·황금·주사를 가한 것은 영신도담탕, 인삼·창포·죽여를 각 1.87g씩 가한 것은 척담탕이라고 한다.

◀학투▶ 기허에 쓰도록 백출·선갈·백부자를 가하고 인삼을 배가한 것은 도담군자탕(導痰君子湯)이다.

✍ 양격산(涼膈散)

처방				
	• 연교(連翹)	7.5g	• 박하(薄荷)	1.87g
	• 대황(大黃)	3.75g	• 황금(黃芩)	1.87g
	• 망초(芒硝)	3.75g	• 치자(梔子)	1.87g
	• 감초(甘草)	3.75g		

◀목표▶ 열이 심하게 나서 손발이 떨리고, 오랜 설사로 염증이 생기며, 위장이 조삽(燥澁)하고, 변비가 심할 경우 복용한다.
열이 심하고 종기가 났을 때는 지모·석고·승마·대황을 가한다.

◀용법▶ 반이 되게 달인 후 망초를 넣고 다시 달여 먹는다.

▌ 열증(熱症) ▌

풍으로 발열하는 증세.

✍ 방풍통성산(防風通聖散)

처방				
	• 활석(滑石)	6.37g	• 대황(大黃)	1.68g
	• 감초(甘草)	4.5g	• 마황(麻黃)	1.68g
	• 석고(石膏)	2.62g	• 박하(薄荷)	1.68g
	• 황금(黃芩)	2.62g	• 연교(連翹)	1.68g

• 길경(桔梗)　　2.62g	• 망초(芒硝)　　1.68g
• 방풍(防風)　　1.68g	• 형개(荊芥)　　1.31g
• 천궁(川芎)　　1.68g	• 백출(白朮)　　1.31g
• 당귀(當歸)　　1.68g	• 치자(梔子)　　1.31g
• 적작약(赤芍藥)　1.68g	

【목표】 모든 풍열과 창진흑함(瘡疹黑陷 : 마마가 곪을 때 농포 속에 출혈이 되어 생기는 증세), 풍열창개(風熱瘡疥)·두생백설(頭生白屑)·면비자적(面鼻紫赤)·폐풍창(肺風瘡)·대풍나질(大風癩疾), 혹은 열결(熱結)로 인한 대소변 불통을 다스린다. 아울러 주독을 푼다.

【활투】 활석과 망초를 빼고 나머지를 아울러 주초한 것을 주제통성산(酒製通聖散)이라고 한다.

① 은진소양(癮疹瘙痒 : 두드러기가 나서 아프고 가려운 증세)에는 금은화·현삼·선퇴를 가한다.

허증(虛症)

풍으로 허해진 증세.

만금탕(萬金湯)

처방				
	• 속단(續斷)	3g	• 계피(桂皮)	3g
	• 두충(杜冲)	3g	• 당귀(當歸)	3g
	• 방풍(防風)	3g	• 감초(甘草)	3g
	• 백복령(白茯苓)	3g	• 천궁(川芎)	1.5g
	• 우슬(牛膝)	3g	• 독활(獨活)	1.5g
	• 인삼(人蔘)	3g	• 진교(秦艽)	1.5g
	• 세신(細辛)	3g	• 숙지황(熟地黃)	1.5g

① 풍(風) / 허증 17

【목표】 풍을 다스리고 허를 보하며, 수족풍 등 여러 가지에 효험이 있다.
① 손가락에 힘이 없는 증세는 반 제까지 안 써도 낫는다.

【학투】 기허와 마비에는 인삼을 배가하고, 부자를 조금 가하여 행경(行經)하게 한다.
② 풍담과 자통(刺痛 : 찌르는 듯한 아픔)에는 천산갑을 토초(土炒 : 약재를 황토물에 적시어 불에 볶는 것)한 것 1.87g과 전갈 3~5매를 가한다.

【적응증】 소아마비·반신불수·수족무력증.

✍ 팔보회춘탕(八寶廻春湯)

처방					
	• 백작약(白芍藥)	4.5g	• 당귀(當歸)	1.5g
	• 황기(黃芪)	3g	• 진피(陳皮)	1.5g
	• 백출(白朮)	2.25g	• 방풍(防風)	1.5g
	• 백복신(白茯神)	1.87g	• 육계(肉桂)	1.5g
	• 반하(半夏)	1.87g	• 건강(乾薑)	1.5g
	• 부자(附子)	1.5g	• 향부자(香附子)	1.5g
	• 인삼(人蔘)	1.5g	• 숙지황(熟地黃)	1.5g
	• 마황(麻黃)	1.5g	• 생건지황(生乾地黃)	1.5g
	• 황금(黃芩)	1.5g	• 감초(甘草)	1.5g
	• 방기(防己)	1.5g	• 침향(沈香)	1.12g
	• 행인(杏仁)	1.5g	• 오약(烏藥)	1.12g
	• 천궁(川芎)	1.5g	• 천오(川烏)	1.12g

【목표】 일체의 풍허 제증을 다스리며, 거풍·화기·활혈에 큰 효험이 있다.
① 24약재 중에서 8미는 거풍하고, 다른 8미는 화기하고, 또 다른 8미는 활혈한다.

조기(調氣)

풍병의 기를 순조롭게 소통시키기 위한 처방.

오약순기산(烏藥順氣散)

처방				
	• 마황(麻黃)	5.62g	• 백강잠(白殭蠶)	3.75g
	• 진피(陳皮)	5.62g	• 지각(枳殼)	3.75g
	• 오약(烏藥)	5.62g	• 길경(桔梗)	3.75g
	• 천궁(川芎)	3.75g	• 건강(乾薑)	1.87g
	• 백지(白芷)	3.75g	• 감초(甘草)	1.12g

(목표) 일체의 풍병을 다스리는데, 먼저 이 약을 복용하여 기도를 소통시킨 다음에 풍병의 약을 쓴다.

(활투) 기허로 담이 성한 데는 마황을 빼고 육군자탕(六君子湯)과 합방하든가 혹은 도담탕(導痰湯)과 합방한다.

통치(通治)

풍병 치료에 통용되는 처방.

목향보명단(木香保命丹)

처방				
	• 목향(木香)	18.75g	• 전갈(全蝎)	18.75g
	• 백부자(白附子)	18.75g	• 위령선(威靈仙)	18.75g
	• 계피(桂皮)	18.75g	• 천마(天麻)	18.75g
	• 두충(杜冲)	18.75g	• 당귀(當歸)	18.75g
	• 후박(厚朴)	18.75g	• 만형자(蔓荊子)	18.75g
	• 고본(藁本)	18.75g	• 호골(虎骨)	18.75g
	• 독활(獨活)	18.75g	• 천남성(天南星)	18.75g
	• 강활(羌活)	18.75g	• 방풍(防風)	18.75g

① 풍(風) / 조기・통치   19

• 해동피(海東皮)	18.75g	• 산약(山藥)	18.75g
• 백지(白芷)	18.75g	• 감초(甘草)	18.75g
• 감국(甘菊)	18.75g	• 적전(赤箭)	18.75g
• 우슬(牛膝)	18.75g	• 주사(朱砂)	28.12g
• 백화사(白花蛇)	18.75g	• 사향(麝香)	5.62g

(목표) 모든 중풍병증을 다스린다.

(용법) 위의 약미들을 작말하여 탄자대로 밀환을 지어 주사(朱砂 : 수은과 유황과의 화합물)를 입히고 1환씩 잘 씹으면서 온주로 복용한다.

✎ 오약순기산(烏藥順氣散)

처방				
	• 마황(麻黃)	5.62g	• 백강잠(白殭蠶)	3.75g
	• 진피(陳皮)	5.62g	• 지각(枳殼)	3.75g
	• 오약(烏藥)	5.62g	• 길경(桔梗)	3.75g
	• 천궁(川芎)	3.75g	• 건강(乾薑)	1.87g
	• 백지(白芷)	3.75g	• 감초(甘草)	1.12g

(목표) 일체의 풍병을 다스리는데, 먼저 이 약을 복용하여 기도를 소통시킨 다음에 풍병의 약을 쓴다. 또 탄탄과 역절풍을 다스린다.

(활투) 기허로 담이 성한 데는 마황을 빼고 육군자탕(六君子湯)과 합방하든가 혹은 도담탕(導痰湯)과 합방한다.

✎ 육미지황원(六味地黃元)

처방				
	• 숙지황(熟地黃)	300g	• 백복령(白茯苓)	112.5g
	• 산약(山藥)	150g	• 목단피(牧丹皮)	112.5g
	• 산수유(山茱萸)	150g	• 택사(澤瀉)	112.5g

【목표】 신수 부족을 다스린다.
① 오미자 150g을 가한 것을 신기환(腎氣丸)이라고 한다. 이는 폐의 원천을 자양하여 신수를 나게 하는 것이다.
② 육계와 부자포를 각 37.5g씩 가하면 팔미원(八味元)인데, 명문 양허를 다스린다.
③ 음허부종에는 우슬과 차전자를 가하여 쓰는데, 금궤신기환(金匱腎氣丸)이라고 한다.
④ 유뇨무도에는 택사를 빼고 인지인을 가한다.
⑤ 노인 및 잉부의 전포에는 택사를 배로 한다.
⑥ 냉림(冷淋)으로 먼저 추워서 떨고 설하지 못하는 데는 팔미원(八味元)이 좋다.

【용법】 위의 약미들을 작말하여 오자대(梧子大)로 밀환을 지어 온주나 염탕으로 50~70알씩 복용한다.
⑦ 신기환(腎氣丸)에 오미자를 37.5g 가하여 속용하기도 한다.

【활투】 20첩으로 분작해서 쓴다.
⑧ 음허부종에는 숙지황을 감하고, 우슬·차전자·계지·부자 등을 가한다.
⑨ 황달 증세가 있을 때는 인진을 가한다.
⑩ 상한이 과경하여 허열이 불퇴하고 입이 조하고 혀가 마르고 맥이 허한 증세 등에는 인삼을 배로 하고 맥문동·귤피 따위를 가한다.
⑪ 가감팔미원(加減八味元)을 소갈에 구복하면 영구히 없어진다. 소질되었으면 신기가 회복된 것이다.

풍비(風痺)

풍사로 몸과 팔다리가 마비되고 감각과 동작에 장애가 있을 경우.

✍ 행습유기산(行濕流氣散)

처방				
	• 의이인(薏苡仁)	75g	• 강활(羌活)	37.5g
	• 백복령(白茯苓)	56.25g	• 방풍(防風)	37.5g
	• 창출(蒼朮)	37.5g	• 천오(川烏)	37.5g

｛목표｝ 풍비·한비·습비로 마비되어 수족이 부자유하고 번연한 것을 다스린다.

｛용법｝ 위의 약미들을 작말하여 7.5g씩 온주나 총백탕에 타서 먹는다.

｛활투｝ 10첩으로 만들어 써도 좋다.

✍ 향소산(香蘇散)

처방				
	• 향부자(香附子)	7.5g	• 진피(陳皮)	3.75g
	• 소엽(蘇葉)	7.5g	• 감초(甘草)	1.87g
	• 창출(蒼朮)	5.62g		

｛목표｝ 사시상한과 두통·신통·한열·상풍·상습·시기온역을 다스린다.

① 습으로 인한 수족마비에는 마황·계지·강활·백지·목과를 가한다.
② 천궁과 백지를 가한 것을 궁지향소산(芎芷香蘇散)이라고 한다.

✍ 만금탕(萬金湯)

처방				
	• 속단(續斷)	3g	• 계피(桂皮)	3g
	• 두충(杜冲)	3g	• 당귀(當歸)	3g
	• 방풍(防風)	3g	• 감초(甘草)	3g
	• 백복령(白茯苓)	3g	• 천궁(川芎)	1.5g
	• 우슬(牛膝)	3g	• 독활(獨活)	1.5g

• 인삼(人蔘)	3g	• 진교(秦艽)	1.5g
• 세신(細辛)	3g	• 숙지황(熟地黃)	1.5g

【목표】 풍을 다스리고 허를 보하며, 수족풍 등 여러 가지에 효험이 있다.

① 손가락에 힘이 없는 증세는 반 제까지 안 써도 낫는다.

【활투】 기허와 마비에는 인삼을 배가하고, 부자를 조금 가하여 행경(行經)하게 한다.

② 풍담과 자통(刺痛 : 찌르는 듯한 아픔)에는 천산갑을 토초(土炒 : 약재를 황토물에 적시어 불에 볶는 것)한 것 1.87g과 전갈 3~5매를 가한다.

【적응증】 소아마비 · 반신불수 · 수족무력증.

역절풍(歷節風)

뼈마디가 아프거나 붓거나 굴신을 잘못하는 풍증(관절염)의 경우.

대강활탕(大羌活湯)

처방				
	• 강활(羌活)	5.62g	• 백출(白朮)	2.62g
	• 승마(升麻)	5.62g	• 당귀(當歸)	2.62g
	• 독활(獨活)	3.75g	• 적복령(赤茯苓)	2.62g
	• 창출(蒼朮)	2.62g	• 택사(澤瀉)	2.62g
	• 방기(防己)	2.62g	• 감초(甘草)	2.62g
	• 위령선(威靈仙)	2.62g		

【목표】 풍습의 상박으로 인하여 지절이 종통하고 굴신할 수 없는 증을 다스린다.

✎ 소풍활혈탕(疎風活血湯)

처방					
	• 당귀(當歸)	3.75g	• 남성(南星)	3.75g
	• 천궁(川芎)	3.75g	• 창출(蒼朮)	3.75g
	• 위령선(威靈仙)	3.75g	• 강활(羌活)	3.75g
	• 백지(白芷)	3.75g	• 계피(桂皮)	3.75g
	• 방기(防己)	3.75g	• 홍화(紅花)	1.12g
	• 황백(黃栢)	3.75g		

목표 사지와 백절의 유주자통을 다스린다. 이 통증은 풍습·담·사혈 때문인데, 그 통처가 종창이 되기도 하고 홍색이 되기도 한다.

활투 수비가 종통하면 계지를 배로 하고 의이인을 가한다.
① 각통이 생기면 우슬·목과·전갈을 가한다.

✎ 영선제통음(靈仙際痛飮)

처방					
	• 마황(麻黃)	3.75g	• 편금(片芩)	1.87g
	• 적작약(赤芍藥)	3.75g	• 지실(枳實)	1.87g
	• 방풍(防風)	1.87g	• 길경(桔梗)	1.87g
	• 형개(荊芥)	1.87g	• 건갈(乾葛)	1.87g
	• 강활(羌活)	1.87g	• 천궁(川芎)	1.87g
	• 독활(獨活)	1.87g	• 당귀미(當歸尾)	1.12g
	• 위령선(威靈仙)	1.87g	• 승마(升麻)	1.12g
	• 백지(白芷)	1.87g	• 감초(甘草)	1.12g
	• 창출(蒼朮)	1.87g		

목표 습에다 풍한이 겹쳐 습열이 나서 지절 사이로 유주하여 일어나는 통증을 다스린다.

파상풍(破傷風)

교근의 강직, 안면근의 강직, 몸의 후방반장(後方反張), 강직성 근육경련, 발열 등의 풍증.

과루지실탕(瓜蔞枳實湯)

처방				
	• 과루인(瓜蔞仁)	3.75g	• 편금(片芩)	3.75g
	• 지실(枳實)	3.75g	• 치자(梔子)	3.75g
	• 길경(桔梗)	3.75g	• 당귀(當歸)	2.25g
	• 적복령(赤茯苓)	3.75g	• 축사(縮砂)	1.87g
	• 패모(貝母)	3.75g	• 목향(木香)	1.87g
	• 진피(陳皮)	3.75g	• 감초(甘草)	1.12g

【목표】 담이 맺혀서 흉만하고 기급(氣急)한 것을 다스린다.

구미강활탕(九味羌活湯)

처방				
	• 강활(羌活)	5.62g	• 황금(黃芩)	4.5g
	• 방풍(防風)	5.62g	• 생지황(生地黃)	4.5g
	• 천궁(川芎)	4.5g	• 세신(細辛)	1.87g
	• 백지(白芷)	4.5g	• 감초(甘草)	1.87g
	• 창출(蒼朮)	4.5g		

【목표】 일명 강활충화탕(羌活沖和湯)이다.
① 4계절을 불문하고 두통과 골절통이 있고, 열이 나고 오한이 나며 땀이 안 나고 맥이 부긴(浮緊)할 때만 이 약을 마황탕(麻黃湯) 대신으로 쓴다.
② 유한하면 마황탕(麻黃湯)을 복용하지 못하고, 무한하면 계지탕(桂枝湯)을 복용하지 못한다. 만일 잘못 복용하면 그 변고란 불가형언이다. 그러므로 이 구미강활탕법을 만들었으니 3양(태양·소양·양명)의 금기를 범하지 않고 해표(解表)하게 하는 신방이다.

2 한(寒)

외인성 내과 질환, 한기에 손상되어 발병하는 감기·열병 따위를 여기서는 상한론을 근거로 다루었다.

▌태양(太陽)▐

두통·골절통·발열·오한·땀이 없고, 등이 뻣뻣하며 맥이 부하다.

구미강활탕(九味羌活湯)

처방				
	• 강활(羌活)	5.62g	• 황금(黃芩)	4.5g
	• 방풍(防風)	5.62g	• 생지황(生地黃)	4.5g
	• 천궁(川芎)	4.5g	• 세신(細辛)	1.87g
	• 백지(白芷)	4.5g	• 감초(甘草)	1.87g
	• 창출(蒼朮)	4.5g		

◀ 목표 ▶　일명 강활충화탕(羌活冲和湯)이다.

① 4계절을 불문하고 두통과 골절통이 있고, 열이 나고 오한이 나며 땀이 안 나고 맥이 부긴(浮緊)할 때만 이 약을 마황탕(麻黃湯) 대신으로 쓴다.

② 유한하면 마황탕(麻黃湯)을 복용하지 못하고, 무한하면 계지탕(桂枝湯)을 복용하지 못한다. 만일 잘못 복용하면 그 변고란 불가형언이다. 그러므로 이 구미강활탕법을 만들었으니 3양(태양·소양·양명)의 금기를 범하지 않고 해표(解表)하게 하는 신방이다.

양명(陽明)

눈이 아프고 코가 마르며 잠이 안 오고 조열이 있으며 헛소리하고 맥이 장(長)하다.

갈근해기탕(葛根解肌湯)

처방
- 갈근(葛根)   3.75g
- 시호(柴胡)   3.75g
- 황금(黃芩)   3.75g
- 적작약(赤芍藥) 3.75g
- 강활(羌活)   3.75g
- 석고(石膏)   3.75g
- 승마(升麻)   3.75g
- 백지(白芷)   3.75g
- 길경(桔梗)   3.75g
- 감초(甘草)   1.87g

【목표】 양명경병으로 눈이 아프고 코가 건조하고 잠을 자지 못하는 것을 다스려 해기하는 데 좋다.

백호탕(白虎湯)

처방
- 석고(石膏)   18.75g
- 지모(知母)   7.5g
- 감초(甘草)   2.62g

【목표】 양명경의 병으로서 땀이 많고 번갈(煩渴 : 가슴이 답답하고 목이 마름)하며 맥이 홍대(洪大 : 맥이 보통 이상으로 큼)한 것을 다스린다.
① 인삼 3.75g을 가한 것은 인삼백호탕(人蔘白虎湯)이라고 하며,
② 창출 3.75g을 가한 것은 창출백호탕(蒼朮白虎湯)이라고 한다.

소양(少陽)

입이 쓰고 목 안이 건조하며 잘 보이지 않으며 들리지 않고, 가슴과 옆구리가 아프고 헛구역하며 한열왕래(寒熱往來)한다.

② 한(寒) / 소양·태음

📝 소시호탕(小柴胡湯)

처방				
	• 시호(柴胡)	11.25g	• 반하(半夏)	3.75g
	• 황금(黃芩)	7.5g	• 감초(甘草)	1.87g
	• 인삼(人蔘)	3.75g		

【목표】 소양병인 반표반리의 왕래 한열을 다스린다.

【활투】 ① 일명 삼금탕(三禁湯 : 汗·吐·下의 3가지 치료법을 금함)이다.
식학(食瘧)에는 평위산(平胃散)을 합방하든가 혹은 양위탕(養胃湯)을 합방한다. 서에는 향유·백편두를 가하고, 이질이 겸발되면 빈랑과 황금을 가하고, 설사가 겹치면 택사와 저령을 또 가한다.

태음(太陰)

복만(服滿)하고 목 안이 건조하며, 토하고 설사하며 가끔 복통이 난다.

📝 이중탕(理中湯)

처방				
	• 인삼(人蔘)	7.5g	• 건강(乾薑)	7.5g
	• 백출(白朮)	7.5g	• 감초(甘草)	3.75g

【목표】 태음복통과 자리 불갈을 다스린다.

【활투】 ① 원방에 진피와 청피를 가한 것을 치중탕(治中湯)이라고 한다.
소건중탕(小建中湯)과 합방한 것을 건리탕(建理湯)이라고 하는데, 비위허랭과 적취와 기가 상공(上攻)한 것을 다스린다.
② 오령산(五苓散)과 합방한 것을 이령탕(理苓湯)이라고 하는데, 양허 부종을 다스린다.
③ 회적(蛔積 : 회충이 한데 뭉쳐 수시로 움직이는 증세)에는 계지·부

자·화초·오매를 가한다.
④ 기허에는 인삼을 18.7~26.2g 배량한다.
⑤ 음달에는 이령탕(理苓湯)에 인진을 가하고, 설사에는 육두구·차전자를 가한다.

소음(少陰)

늘 잠만 자려 하고 입과 혀가 건조하며 청수(清水)를 하리하고, 헛소리와 변비를 하며 안면이 한랭하고 사지가 궐랭한다.

진무탕(眞武湯)

처방				
	• 백복령(白茯苓)	11.25g	• 부자(附子)	11.25g
	• 백작약(白芍藥)	11.25g	• 백출(白朮)	7.5g

목표 소음병의 복만·복통·소변불리와 하리 또는 구토를 다스린다.
① 원명은 현무탕(玄武湯)이다.
학투 맥이 침세하고 무력하면 인삼을 18.75~37.5g을 가한다.

삼음(三陰)

발병 초에는 열과 두통이 없다가 가끔 오한이 나며, 배와 배 아래가 함께 아프고, 대소변이 저절로 나오며, 궐역하고 맥이 침(沈)하다.

사역탕(四逆湯)

처방				
	• 감초(甘草)	11.25g	• 생부자(生附子)	0.5枚
	• 건강(乾薑)	9.37g		

◀목표▶ 삼음(주로 소음)병으로서, 맥이 지(遲)하고 신통 및 사지궐랭한 것을 다스린다.

음증(陰症)

발병 초부터 두통과 갈증은 없으며 사지궐랭하고, 신열과 오한이 나며, 가슴과 배가 아프고 맥이 부(浮)한 증세.

✎ 오적산(五積散)

처방				
	• 창출(蒼朮)	7.5g	• 백작약(白芍藥)	3g
	• 마황(麻黃)	3.75g	• 백복령(白茯苓)	3g
	• 진피(陳皮)	3.75g	• 천궁(川芎)	2.62g
	• 후박(厚朴)	3g	• 백지(白芷)	2.62g
	• 길경(桔梗)	3g	• 반하(半夏)	2.62g
	• 지각(枳殼)	3g	• 계피(桂皮)	2.62g
	• 당귀(當歸)	3g	• 감초(甘草)	2.25g
	• 건강(乾薑)	3g		

◀목표▶ 풍한으로 인해 두통이 나고 몸이 아프며, 사지가 역랭하고 가슴과 배가 아프며, 구토·설사가 나고, 내상으로 냉증이 생기는 등의 증세를 다스린다.

① 좌섬 및 어혈종통에는 마황을 빼고 회향·목향·빈랑·도인·홍화를 가한다.

② 풍이 신을 상하여 허리의 좌우가 간간이 결리거나 양발이 뻣뻣해지면 방풍과 전갈을 가한다.

③ 백지와 계피를 제외하고 나머지 약미들을 초하면 숙료오적산(熟料五積散)이 된다.

◀활투▶ 외감협체에는 산사·신곡·빈랑을 가한다.

④ 회충이 동하면 오매·화초를 가한다.
⑤ 산후협체와 어혈복통에는 마황을 빼고 산사 7.5g, 현호색 3.75g을 가한다.

🌿 불환금정기산(不換金正氣散)

처방				
	• 창출(蒼朮)	7.5g	• 곽향(藿香)	3.75g
	• 후박(厚朴)	3.75g	• 반하(半夏)	3.75g
	• 진피(陳皮)	3.75g	• 감초(甘草)	3.75g

[목표] 상한음증의 두통·신통·한열을 다스린다.

[학투] 외감 및 협체는 곽향정기산(藿香正氣散)으로 다스리는 것이 좋다.

🌿 인삼양위탕(人蔘養胃湯)

처방				
	• 창출(蒼朮)	5.62g	• 곽향(藿香)	3.75g
	• 진피(陳皮)	4.68g	• 인삼(人蔘)	1.87g
	• 후박(厚朴)	4.68g	• 초과(草果)	1.87g
	• 반하(半夏)	4.68g	• 감초(甘草)	1.87g
	• 적복령(赤茯苓)	3.75g		

[목표] 상한음증 및 외감풍한·내상생랭·증한장렬·두통·신통 등을 다스린다.

[학투] 진피와 후박·반하를 속방에서는 모두 3.75g씩 쓴다.

① 협체에는 산사 7.5g, 신곡·빈랑 각 3.75g, 지실 2.62g을 가한다.
② 외감에는 건갈·변향부 각 3.75g, 소엽 2.62g을 가하고, 울열에는 두시(豆豉) 30~50 알을 가하고, 열이 심하면 산치자 1.87~2.62g을 또 가한다.

③ 서(暑)에는 향유와 백편두를 가하는데 이것을 향유양위탕(香薷養胃湯)이라고 한다.
④ 설사에는 택사・차전자・저령을 가한다.
⑤ 이질에는 신곡・지각・천황련 각 3.75g과 당목향 1.87g, 빈랑가루 3.75g을 가하여 조복하고, 혈리(血痢)에는 도인을 가하며 요(尿)불리에는 저령・택사를 가한다.
⑥ 학질에는 시호 7.5g, 황금・빈랑 각 3.75g을 가하고, 초과를 배로 하며, 노학(老瘧)에는 75g의 생강즙에 타서 복용한다.
⑦ 임부의 잡증도 위의 각 조에 의거하되 창출을 백출로 바꾸고 반하를 뺀다.
⑧ 회적에는 산사육・빈랑・사군자・화초 등을 가한다.
⑨ 냉적에는 계지・건강포 각 7.5g을 가하는데, 이것을 계강양위탕(桂薑養胃湯)이라고 한다.

이음전(理陰煎)

처방				
	• 숙지황(熟地黃)	18.75g	• 육계(肉桂)	3.75g
	• 당귀(當歸)	11.25g	• 감초(甘草)	3.75g
	• 건강(乾薑)	7.5g		

【목표】 비(脾)와 신(腎)의 허를 다스리는 데 온윤(溫潤)하게 한다. 즉, 이중탕(理中湯)의 변방이다.
① 맥이 삭(數)하고 불홍(不洪)하면 시호를 가한다.
② 한응(寒凝)에는 마황을 가한다.
③ 맥이 세(細)하고 오한이 나면 세신을 가하고, 증세가 심하면 부자를 가하거나 혹은 시호를 함께 가하여 돕게 한다.
④ 설사에는 당귀를 빼고, 오수유・파고지・육두구・부자를 가한다.
⑤ 체기에는 진피와 향부자를 가한다.

⑥ 음허화성에는 건강과 육계를 빼고 인삼을 가한다.
⑦ 인삼과 부자를 가한 것을 육미회양음(六味回陽飮)이라고 한다.

곽향정기산(藿香正氣散)

처방

• 곽향(藿香)	5.62g		• 백출(白朮)	1.87g
• 소엽(蘇葉)	3.75g		• 진피(陳皮)	1.87g
• 백지(白芷)	1.87g		• 반하(半夏)	1.87g
• 대복피(大腹皮)	1.87g		• 길경(桔梗)	1.87g
• 백복령(白茯苓)	1.87g		• 감초(甘草)	1.87g
• 후박(厚朴)	1.87g			

【목표】 상한음증과 신통 등 표증과 이증을 분간하지 않고 다스린다. 이 약으로 도인경락하면 변동하지 않는다.

【활투】 남성과 목향을 가한 것을 성향정기산(星香正氣散)이라고 하며, 대개 중기·중풍·담궐·식궐 등에 먼저 이 약 1~2첩을 써서 그 기를 바로잡은 후 증세에 따라 치료한다.

① 복령·후박·진피·반하를 각 3.75g씩 증량하면 효력이 매우 좋다.
② 서(暑)에는 향유 7.5g, 백편두 3.75g을 가하는데 이를 여곽탕(茹藿湯)이라고 한다.
③ 식상협체에는 산사육·신곡·빈랑·지실·사인을 가한다.
④ 외감에는 건갈·변향부자·강활을 가하고 두통에는 천궁을 가하며, 지절통에는 목과를 가하고 오한에는 계지를 가한다.
⑤ 자현과 임산에는 사인을 가해도 좋다.
⑥ 부종에는 사령산(四苓散)을 합방하여 쓰는데, 이렇게 한 것을 곽령탕(藿苓湯)이라고 하며, 기천이 되면 소경을 가해도 좋다.

② 한(寒) / 표증

▌표증(表症)▐

　머리와 몸이 아프며, 열이 나고 오한도 나며, 목 뒤가 뻣뻣하고 기침을 하며, 땀이 안 나고 맥이 부한 등의 증세는 상한 표증이다.

✎ 향소산(香蘇散)

처방				
	• 향부자(香附子)	7.5g	• 진피(陳皮)	3.75g
	• 소엽(蘇葉)	7.5g	• 감초(甘草)	1.87g
	• 창출(蒼朮)	5.62g		

◀ 목표 ▶　사시상한과 두통·신통·한열·상풍·상습·시기온역(時氣瘟疫)을 다스린다.
　① 습으로 인한 수족마비에는 마황·계지·강활·백지·목과를 가한다.
　② 천궁과 백지를 가하면 궁지향소산(芎芷香蘇散)이 된다.

✎ 십신탕(十神湯)

처방				
	• 향부자(香附子)	3.75g	• 진피(陳皮)	3.75g
	• 소엽(蘇葉)	3.75g	• 천궁(川芎)	3.75g
	• 승마(升麻)	3.75g	• 건갈(乾葛)	3.75g
	• 적작약(赤芍藥)	3.75g	• 백지(白芷)	3.75g
	• 마황(麻黃)	3.75g	• 감초(甘草)	3.75g

◀ 목표 ▶　음양 양감의 풍한두통·한열·무한을 다스린다.

✎ 인삼패독산(人蔘敗毒散)

처방				
	• 인삼(人蔘)	3.75g	• 지각(枳殼)	3.75g
	• 시호(柴胡)	3.75g	• 길경(桔梗)	3.75g
	• 전호(前胡)	3.75g	• 천궁(川芎)	3.75g

• 강활(羌活)	3.75g	• 적복령(赤茯苓)	3.75g
• 독활(獨活)	3.75g	• 감초(甘草)	3.75g

【목표】 상한의 시기(환절기 유행병)으로 인한 발열·두통·지체통 및 상풍의 해수·비색·성중을 다스린다.

① 천마·지골피를 각각 조금씩 가한 것을 인삼강활산(人蔘羌活散)이라 하며, 소아의 상풍한·발열을 다스린다.

② 형개·방풍을 가한 것을 형방패독산(荊防敗毒散)이라고 하며, 장역 및 대두온을 다스린다.

③ 형방패독산에 연교·금은화를 가한 것을 연교패독산(連翹敗毒散)이라고 하며, 옹저의 초발에 한열이 심하여 상한 같아 보이는 것을 다스린다.

④ 향유 7.5g, 황련 3.75g을 가한 것을 소서패독산(消暑敗毒散)이라고 한다.

【활투】 반진종독에는 형방·현삼·황금·황련·악실(우방자)·산사·금은화를 증세에 따라 적당히 가한다.

향갈탕(香葛湯)

처방				
	• 창출(蒼朮)	3.75g	• 건갈(乾葛)	3.75g
	• 소엽(蘇葉)	3.75g	• 진피(陳皮)	3.75g
	• 백작약(白芍藥)	3.75g	• 천궁(川芎)	1.87g
	• 향부자(香附子)	3.75g	• 백지(白芷)	1.87g
	• 승마(升麻)	3.75g	• 감초(甘草)	1.87g

【목표】 두통과 한열을 다스린다.

【활투】 체를 겸한 데는 신곡·빈랑·지실·목과 따위를 가한다.

삼소음(蔘蘇飮)

처방				
	• 인삼(人蔘)	3.75g	• 적복령(赤茯苓)	3.75g
	• 소엽(蘇葉)	3.75g	• 진피(陳皮)	2.06g
	• 전호(前胡)	3.75g	• 길경(桔梗)	2.06g
	• 반하(半夏)	3.75g	• 지각(枳殼)	2.06g
	• 건갈(乾葛)	3.75g	• 감초(甘草)	2.06g

〖목표〗 풍한에 감상한 두통·발열·해수 및 내인의 7정으로 인한 담성과 조열을 다스린다.

〖활투〗 담성에는 3자(나복자·백개자·소자)를 가한다.
① 폐열에는 인삼 대신 사삼으로 바꾸고 상백피·맥문동을 가한다.
② 허랭에는 인삼을 배로 하고 계지를 가한다.

소청룡탕(小靑龍湯)

처방				
	• 마황(麻黃)	5.62g	• 세신(細辛)	3.75g
	• 백작약(白芍藥)	5.62g	• 건강(乾薑)	3.75g
	• 오미자(五味子)	5.62g	• 계지(桂枝)	3.75g
	• 반하(半夏)	5.62g	• 감초(甘草)	3.75g

〖목표〗 상한으로 표가 불해(不解)하고 심하에 수기가 있으며, 건구·기역·발열·해천하는 증을 다스린다.
① 이 약을 먹고 갈증이 나는 것은 이기가 온해져서 몸 속의 수분이 발산되기 때문이다.

▌이증(裡症)▐

머리와 목이 아프고 오한이 나며, 땀이 나고 바람을 싫어하며 맥이 부한 등의 증세는 상한이증이다.

📖 대시호탕(大柴胡湯)

처방				
	• 시호(柴胡)	15g	• 대황(大黃)	7.5g
	• 황금(黃芩)	9.37g	• 지실(枳實)	5.62g
	• 백작약(白芍藥)	9.37g	• 반하(半夏)	3.75g

【목표】 소양병이 양명병으로 전속하여 신열이 나고, 대변이 굳어지고 소변이 붉으며 섬어를 하며 조열이 나는 것을 다스린다.

📖 소승기탕(小乘氣湯)

처방				
	• 대황(大黃)	15g	• 지실(枳實)	5.62g
	• 후박(厚朴)	5.62g		

【목표】 상한이증으로서 소열·소실·소만한증을 다스리는데, 완하시켜야 좋을 경우에 쓰며, 중세에 따라 대승기탕과 조위승기탕을 쓰기도 한다.

① 대열·대실·대만한 증을 다스리데 급하시켜야 좋을 경우에는 대황 15g, 후박·지실·망초 각 7.5g을 먼저 달여 놓고, 그 중 지실·후박 달인 것의 반을 대황 달인 것에 넣고 7푼쯤 달인 후 망초 달인 것을 넣어 다시 한 번 끓여 쓴다. 이렇게 한 것이 대승기탕(大承氣湯)이다.

② 상한이증으로서 변경·요적·섬어·조열한 경우에는 대황 15g, 망초 7.5g, 감초 3.75g을 대승기탕처럼 달여서 쓰는데 이것을 조위승기탕(調胃承氣湯)이라고 한다.

대승기탕(大承氣湯)

처방	• 대황(大黃)	15g	• 지실(枳實)	7.5g
	• 후박(厚朴)	7.5g	• 망초(芒硝)	7.5g

목표 소승기탕 참조

조위승기탕(調胃承氣湯)

처방	• 대황(大黃)	15g	• 감초(甘草)	3.75g
	• 망초(芒硝)	7.5g		

목표 소승기탕 참조.

반표리(半表裡)

머리가 아프고 땀이 나며, 약간 오한이 나고 손발이 차며, 명치 아래가 뿌듯하고 식욕이 없으면, 변비되고 맥이 세(細)한 등의 증세가 반표반리증이다.

소시호탕(小柴胡湯)

처방	• 시호(柴胡)	11.25g	• 반하(半夏)	3.75g
	• 황금(黃芩)	7.5g	• 감초(甘草)	1.87g
	• 인삼(人蔘)	3.75g		

목표 소양병인 반표반리(半表半裡)의 왕래 한열을 다스린다.
① 일명 삼금탕(三禁湯 : 汗·吐·下의 3가지 치료법을 금함)이다.

활투 식학(食瘧)에는 평위산(平胃散)을 합방하든가 혹은 양위탕

(養胃湯)을 합방한다. 서에는 향유·백편두를 가하고, 이질이 겸발되면 빈랑과 황금을 가하고, 설사가 겹치면 택사와 저령을 또 가한다.

음극사양(陰極似陽)

음증이 극성하면 열이 겉으로 떠올라 양증과 유사하게 번조 요란(煩燥擾亂)하는 증상을 일으킨다. 그러나 몸은 번조해도 옷을 입으려 하고 이불을 덮으려고 하며, 입이 건조해도 물을 삼키지는 않는다. 맥은 침세하고 무력하다.

사역탕(四逆湯)

처방				
	• 감초(甘草)	11.25g	• 생부자(生附子)	0.5枚
	• 건강(乾薑)	9.37g		

【목표】 삼음(주로 소음)병으로서, 맥이 지(遲)하고 신통 및 사지궐랭한 것을 다스린다.

이중탕(理中湯)

처방				
	• 인삼(人蔘)	7.5g	• 건강(乾薑)	7.5g
	• 백출(白朮)	7.5g	• 감초(甘草)	3.75g

【목표】 태음복통과 자리 불갈을 다스린다.
① 원방에 진피와 청피를 가한 것을 치중탕(治中湯)이라고 한다.
【학투】 소건중탕(小建中湯)과 합방한 것을 건리탕(建理湯)이라고 하는데, 비위허랭과 적취와 기가 상공(上攻)한 것을 다스린다.
② 오령산(五苓散)과 합방한 것을 이령탕(理苓湯)이라고 하는데, 양허 부종을 다스린다.

③ 회적(蛔積 : 회충이 한데 뭉쳐 수시로 움직이는 증세)에는 계지·부자·화초·오매를 가한다.
④ 기허에는 인삼을 18.7~26.2g 배량한다.
⑤ 음달에는 이령탕(理苓湯)에 인진을 가하고, 설사에는 육두구·차전자를 가한다.

양극사음(陽極似陰)

양증이 극성하면 열이 내부에 잠복하므로 몸이 차고 사지궐역하는 등의 음중과 유사한 증상을 나타낸다. 그러나 몸이 찬 데도 옷을 입으려 하지 않고 이불을 덮으려 하지 않는다. 정신은 혼미해도 기색은 윤택하고, 맥은 반드시 침활(沈滑)하고 유력하다.

대시호탕(大柴胡湯)

처방				
	• 시호(柴胡)	15g	• 대황(大黃)	7.5g
	• 황금(黃芩)	9.37g	• 지실(枳實)	5.62g
	• 백작약(白芍藥)	9.37g	• 반하(半夏)	3.75g

【목표】 소양병이 양명병으로 전속하여 신열이 나고, 대변이 굳어지고 소변이 붉으며 섬어를 하며 조열이 나는 것을 다스린다.

백호탕(白虎湯)

처방				
	• 석고(石膏)	18.75g	• 감초(甘草)	2.62g
	• 지모(知母)	7.5g		

【목표】 양명경의 병으로서 땀이 많고 번갈(煩渴 : 가슴이 답답하고 목이 마름)하며 맥이 홍대(洪大 : 맥이 보통 이상으로 큼)한 것을 다스

린다.

① 인삼 3.75g을 가한 것은 인삼백호탕(人蔘白虎湯)이라고 하며, 창출 3.75g을 가한 것은 창출백호탕(蒼朮白虎湯)이라고 한다.

번조(煩燥)

상한병에 하제를 쓴 후에 심번 복만할 경우.

치시탕(梔豉湯)

처방				
	• 치자(梔子)	7枚	• 두시(豆豉)	半合

[목표] 땀을 흘린 뒤에 허번하여 자지 못하고, 심중이 후회번민함을 다스린다. 심하를 안찰해서 부드러운 것이 허번이다. 먼저 치자를 달여서 절반이 되거든 두시를 넣고, 다시 달여서 7부쯤 되게 한다.

번갈(煩渴)

상한병에 갈증이 나서 물을 마시면 곧 토하는 경우.

오령산(五苓散)

처방				
	• 택사(澤瀉)	9.37g	• 저령(豬苓)	5.62g
	• 적복령(赤茯苓)	5.62g	• 육계(肉桂)	1.87g
	• 백출(白朮)	5.62g		

[목표] 태양병이 이(裏)로 들어가 번갈하고 소변이 불리한 것을 다스린다.

① 육계를 빼고 인삼을 가한 것을 춘택탕(春澤湯)이라 하며, 서열과 번

갈을 다스린다.
② 각기에는 창출과 진피를 가한다.
③ 습으로 인한 설사에는 강활과 창출을 가한다.
④ 진사 1.87g을 가한 것을 진사오령산(辰砂五苓散)이라고 하며, 상한 발열·섬어 및 산후허번을 다스린다.
⑤ 육계를 뺀 것을 사령산(四苓散)이라고 하며, 화설을 다스린다.

【학투】 사군자탕(四君子湯)과 합방한 것을 군령탕(君苓湯)이라고 하며, 음허로 인한 부종을 다스린다.

⑥ 더위로 설사하는 데는 향유·백편두·진피·백단향·오매 등을 가한다.
⑦ 습으로 인한 설사에는 평위산(平胃散)과 합방하는데, 위령탕(胃苓湯)이라고도 하고 평령산(平苓散)이라고도 한다.

사령산(四苓散)

처방				
	• 택사(澤瀉)	9.37g	• 백출(白朮)	5.62g
	• 적복령(赤茯苓)	5.62g	• 저령(豬苓)	5.62g

【목표】 태양병이 이(裏)로 들어가 번갈하고 소변이 불리한 것을 다스린다.

▌번열(煩熱)▐

상한병에 땀이 나고, 하제를 썼어도 심번 발열하고 헛소리를 하는 등의 증세.

진사오령산(辰砂五苓散)

처방
- 택사(澤瀉)　　9.37g
- 적복령(赤茯苓)　5.62g
- 백출(白朮)　　5.62g
- 저령(豬苓)　　5.62g
- 육계(肉桂)　　1.87g
- 진사(辰砂)　　1.87g

(목표) 태양병이 이(裏)로 들어가 번갈하고 소변이 불리한 것을 다스린다.

동계(動悸)

한기에 몹시 상하여 가슴이 두근거리고, 손으로 허공을 휘젓고 정신이 혼미해지는 등의 증세.

도씨승양산화탕(陶氏升陽散火湯)

처방
- 인삼(人蔘)　　3.75g
- 당귀(當歸)　　3.75g
- 백작약(白芍藥)　3.75g
- 시호(柴胡)　　3.75g
- 황금(黃芩)　　3.75g
- 백출(白朮)　　3.75g
- 맥문동(麥門冬)　3.75g
- 진피(陳皮)　　3.75g
- 백복신(白茯神)　3.75g
- 감초(甘草)　　3.75g

(목표) 촬공(손으로 허공을 휘젓는 짓)·간열승폐·원기허약·섬어·정신혼미한 것을 다스린다.

(활투) 허열하고 맥이 약하면 인삼을 11.25~18.75g으로 증량하고, 숙지황 18.75~26.25g을 가한다.

발광(發狂)

상한으로 발광하여 헛소리를 하는 등의 미친 짓을 함.

진사오령산(辰砂五苓散)

처방					
	• 택사(澤瀉)	9.37g	• 저령(豬苓)	5.62g
	• 적복령(赤茯苓)	5.62g	• 육계(肉桂)	1.87g
	• 백출(白朮)	5.62g	• 진사(辰砂)	1.87g

[목표] 태양병이 이(裏)로 들어가 번갈하고 소변이 불리한 것을 다스린다.

섬어(譫語)

상한하여 헛소리를 하고, 변비가 되며, 소변이 붉고 손발이 따뜻하다.

황련해독탕(黃連解毒湯)

처방					
	• 황련(黃連)	4.5g	• 황백(黃栢)	4.5g
	• 황금(黃芩)	4.5g	• 치자(梔子)	4.5g

[목표] 상한의 대열로 번조하고 잠을 자지 못하는 것을 다스리며, 나은 후의 음주독 및 일체의 열독을 푼다.
① 장풍에 맥이 홍대하면 사물탕(四物湯)과 합방해서 쓴다.

[활투] 은진·단독·내외 실열에는 승마갈근탕(升麻葛根湯)과 합방한 데다가 현삼·형방·선퇴를 가한다.

진사익원산(辰砂益元散)

처방					
	• 활석(滑石)	225g	• 진사(辰砂)	37.5g
	• 감초(甘草)	37.5g		

【목표】 상한열의 불퇴로 인한 광증의 섬어를 다스린다.

▎혈결(血結)▎

상한혈증으로 방광이나 하복부에 어혈이 급결했을 경우.

✎ 도인승기탕(桃仁承氣湯)

처방				
	• 대황(大黃)	11.25g	• 감초(甘草)	3.75g
	• 계심(桂心)	7.5g	• 도인(桃仁)	10枚
	• 망초(芒硝)	7.5g		

【목표】 방광의 혈결로 인한 소복의 급결·변흑·섬어를 다스린다.
【용법】 물로 달여서 망초를 넣어 온복한다.

▎대양(戴陽)▎

상한병을 앓아 하부의 원기가 부족하여 양기가 상부로 떠올라 얼굴이 붉어지는 경우.

✎ 이중탕(理中湯)

처방				
	• 인삼(人蔘)	7.5g	• 건강(乾薑)	7.5g
	• 백출(白朮)	7.5g	• 감초(甘草)	3.75g

【목표】 태음복통과 자리 불갈을 다스린다.
① 원방에 진피와 청피를 가한 것을 치중탕(治中湯)이라고 한다.
【활투】 소건중탕(小建中湯)과 합방한 것을 건리탕(建理湯)이라고 하는데, 비위허랭과 적취와 기가 상공(上攻)한 것을 다스린다.

② 오령산(五苓散)과 합방한 것을 이령탕(理苓湯)이라고 하는데, 양허부종을 다스린다.
③ 회적(蛔積 : 회충이 한데 뭉쳐 수시로 움직이는 증세)에는 계지·부자·화초·오매를 가한다.
④ 기허에는 인삼을 18.7~26.2g 배량한다.
⑤ 음달에는 이령탕(理苓湯)에 인진을 가하고, 설사에는 육두구·차전자를 가한다.

전율(戰慄)

상한으로 앓을 때 오한이 심하여 몸을 떠는 경우.

이중탕(理中湯)

처방				
	• 인삼(人蔘)	7.5g	• 건강(乾薑)	7.5g
	• 백출(白朮)	7.5g	• 감초(甘草)	3.75g

목표 태음복통과 자리 불갈을 다스린다.
① 원방에 진피와 청피를 가한 것을 치중탕(治中湯)이라고 한다.
학투 소건중탕(小建中湯)과 합방한 것을 건리탕(建理湯)이라고 하는데, 비위허랭과 적취와 기가 상공(上攻)한 것을 다스린다.
② 오령산(五苓散)과 합방한 것을 이령탕(理苓湯)이라고 하는데, 양허부종을 다스린다.
③ 회적(蛔積 : 회충이 한데 뭉쳐 수시로 움직이는 증세)에는 계지·부자·화초·오매를 가한다.
④ 기허에는 인삼을 18.7~26.2g 배량한다.
⑤ 음달에는 이령탕(理苓湯)에 인진을 가하고, 설사에는 육두구·차전자를 가한다.

사역탕(四逆湯)

처방	· 감초(甘草)	11.25g	· 생부자(生附子)	0.5枚
	· 건강(乾薑)	9.37g		

(목표) 삼음(주로 소음)병으로서, 맥이 지(遲)하고 신통 및 사지궐랭한 것을 다스린다.

자리(自利)

상한양증에 대변이 자리하는 경우.

시령탕(柴苓湯)

처방	· 시호(柴胡)	6g	· 반하(半夏)	2.62g
	· 택사(澤瀉)	4.87g	· 황금(黃芩)	2.25g
	· 백출(白朮)	2.81g	· 인삼(人蔘)	2.25g
	· 저령(豬苓)	2.81g	· 감초(甘草)	2.25g
	· 적복령(赤茯苓)	2.81g	· 계심(桂心)	1.12g

(목표) 상한양증으로 신열이 나며, 맥이 빠르고 번갈·자리하는 것을 다스린다.

(활투) 허열번갈에는 인삼을 배가하고, 맥문동을 가한다.
 ① 이 처방은 곧 소시호탕(小柴胡湯)과 오령산(五苓散)을 합방한 것인데, 증수의 가감을 참작해서 쓴다.

허리(虛利)

상한병에 맥이 허하고 설사를 하는 경우.

✍ 전씨이공산(錢氏異功散)

처방				
	• 백출(白朮)	3.75g	• 귤피(橘皮)	3.75g
	• 백복령(白茯苓)	3.75g	• 목향(木香)	3.75g
	• 인삼(人蔘)	3.75g	• 감초(甘草)	3.75g

【목표】 비위허약·음식부진·심흉비민(心胸痞悶) 등을 다스린다.

【활투】 협체에는 산사·신곡·사인을 가한다.
① 설사에는 오령산(五苓散)을 합방한다.
② 허리에는 빈랑·오수유·황련·계심을 가한다.
③ 서열에는 향유·백편두를 가한다.
④ 상한·원기허약·신열·구갈·맥허하거나, 설사를 하는 데는 건갈을 가하든지 인삼을 배가한다.

✍ 백출산(白朮散)

처방				
	• 건갈(乾葛)	7.5g	• 목향(木香)	3.75g
	• 인삼(人蔘)	3.75g	• 곽향(藿香)	3.75g
	• 백출(白朮)	3.75g	• 감초(甘草)	3.75g
	• 백복령(白茯苓)	3.75g		

【목표】 일명 전씨백출산(錢氏白朮散)이라고도 하고 청녕산(淸寧散)이라고도 한다.
① 토사를 오래 하여 진액이 말라 번만하고 내키는 대로 인음해서 된 만경(慢驚)을 다스린다.
② 설사에는 산약·백편두·육두구를 가한다.
③ 만경에는 천마·세신·백부자를 가한다.
④ 7.5g씩 수전해서 임의로 복용한다.

⑤ 목향과 감초를 1.87g씩 줄여도 무방하다.

〔활투〕 대인이나 소아가 설사로 기탈하면 인삼을 증량하고, 육두구·파고지·금앵자·오수유를 가한다.

⑥ 요불리에는 택사·차전자를 가한다.

⑦ 상한의 여열이 채 가시지 않아 설사를 하는 경우에도 좋다.

괴증(壞症)

상한병을 잘못 치료해서 정증(正症)이 파괴되었을 경우.

✎ 삼호작약탕(蔘胡芍藥湯)

처방				
	• 생지황(生地黃)	5.62g	• 지모(知母)	3.75g
	• 인삼(人蔘)	3.75g	• 맥문동(麥門冬)	3.75g
	• 시호(柴胡)	3.75g	• 지각(枳殼)	3g
	• 백작약(白芍藥)	3.75g	• 감초(甘草)	1.12g
	• 황금(黃芩)	3.75g		

〔목표〕 상한되어 14일이 지나도 여열이 가시지 않고 갈변하며, 대변이 쾌통하지 않고, 소변이 누런 것을 다스린다.

비기(痞氣)

상한병을 잘못 치료하여 기가 비결했을 경우

✎ 길경지각탕(桔梗枳殼湯)

처방				
	• 길경(桔梗)	7.5g	• 감초(甘草)	3.75g
	• 지각(枳殼)	7.5g		

◀목표▶ 비기가 가슴에 충만해서 풀리지 않아 죽을 지경인 번민을 다스린다. 한열을 막론하고 통용한다. 또, 상한 결흉도 다스린다.

토회(吐蚘)

상한병 중인데 회충을 토하는 경우.

안회이중탕(安蚘理中湯)

처방				
	• 백출(白朮)	3.75g	• 인삼(人蔘)	2.62g
	• 건강(乾薑)	2.62g	• 백복령(白茯苓)	2.62g

◀목표▶ 비허와 충통(蟲痛)을 다스린다.
◀활투▶ 허랭에는 인삼과 생강을 배로 하고, 계심을 가하거나 용안육 11.25~18.75g을 가한다.

소시호탕(小柴胡湯)

처방				
	• 시호(柴胡)	11.25g	• 반하(半夏)	3.75g
	• 황금(黃芩)	7.5g	• 감초(甘草)	1.87g
	• 인삼(人蔘)	3.75g		

◀목표▶ 소양병인 반표반리의 왕래 한열을 다스린다.
① 일명 삼금탕(三禁湯 : 汗·吐·下의 3가지 치료법을 금함)이다.
◀활투▶ 식학(食瘧)에는 평위산(平胃散)을 합방하든가 혹은 양위탕(養胃湯)을 합방한다. 서에는 향유·백편두를 가하고, 이질이 겸발되면 빈랑과 황금을 가하고, 설사가 겹치면 택사와 저령을 또 가한다.

결흉(結胸)

상한병에서 흉부에 결기가 되어 당기며 아플 경우.

오적산(五積散)

처방				
	• 창출(蒼朮)	7.5g	• 백작약(白芍藥)	3g
	• 마황(麻黃)	3.75g	• 백복령(白茯苓)	3g
	• 진피(陳皮)	3.75g	• 천궁(川芎)	2.62g
	• 후박(厚朴)	3g	• 백지(白芷)	2.62g
	• 길경(桔梗)	3g	• 반하(半夏)	2.62g
	• 지각(枳殼)	3g	• 계피(桂皮)	2.62g
	• 당귀(當歸)	3g	• 감초(甘草)	2.25g
	• 건강(乾薑)	3g		

(목표) 풍한으로 인해 두통이 나고 몸이 아프며, 사지가 역랭하고 가슴과 배가 아프며, 구토·설사가 나고, 내상으로 냉증이 생기는 등의 증세를 다스린다.

① 좌섬 및 어혈종통에는 마황을 빼고 회향·목향·빈랑·도인·홍화를 가한다.
② 풍이 신을 상하여 허리의 좌우가 간간이 결리거나 양발이 뻣뻣해지면 방풍과 전갈을 가한다.
③ 백지와 계피를 제외하고 나머지 약미들을 초하면 숙료오적산(熟料五積散)이 된다.

(학투) 외감협체에는 산사·신곡·빈랑을 가한다.
④ 회충이 동하면 오매·화초를 가한다.
⑤ 산후협체와 어혈복통에는 마황을 빼고 산사 7.5g, 현호색 3.75g을 가한다.

장부정한(臟腑停寒)

상한병에서 5장 6부에 한기가 정체해 있을 경우.

부자이중탕(附子理中湯)

처방				
	• 부자(附子)	3.75g	• 건강(乾薑)	3.75g
	• 인삼(人蔘)	3.75g	• 감초(甘草)	3.75g
	• 백출(白朮)	3.75g		

(목표) 중한으로 인한 구금(입을 벌리지 못하는 증세) 및 신체 강직을 다스린다.

① 일방에는 오수유·육계·당귀·진피·후박 등을 가미하기도 한다.

사주산(四株散)

처방				
	• 목향(木香)	4.68g	• 인삼(人蔘)	4.68g
	• 백복령(白茯苓)	4.68g	• 부자(附子)	4.68g

(목표) 장이 허한해서 대변이 활설(滑泄)하는 증을 다스린다.

① 이 처방에 가자와 육두구를 가한 것을 육주산(六柱散)이라고 한다.

노복(勞復)

상한병이 나은 후에 과로로 인해 풍한을 재감(再感)하여 그 병이 재발했을 경우.

맥문동탕(麥門冬湯)

처방				
	• 감초(甘草)	11.25g	• 경미(粳米)	1合
	• 맥문동(麥門冬)	7.5g		

【목표】 노복으로 인해 기가 끊기려는 것을 다스려 기사회생시킨다.
① 물 2잔을 넣고 먼저 경미를 끓여서 익은 다음 그 쌀을 버리고 감초와 맥문동 2약과 대추 2매·죽엽 15편을 넣는다. 인삼을 가하면 더욱 좋다.

【활투】 허가 심하면 인삼 18.75~75g을 가한다. 이로써 양기가 돌고 진액이 생긴다.

식복(食復)

상한병이 나은 후에 식음부주의로 그 병이 재발했을 경우.

도씨평위산(陶氏平胃散)

처방				
	• 창출(蒼朮)	5.62g	• 초과(草果)	2.62g
	• 후박(厚朴)	3.75g	• 신곡(神麴)	1.87g
	• 진피(陳皮)	3.75g	• 산사육(山査肉)	1.87g
	• 백출(白朮)	3.75g	• 건강(乾薑)	1.87g
	• 황련(黃連)	2.62g	• 목향(木香)	1.87g
	• 지실(枳實)	2.62g	• 감초(甘草)	1.87g

【목표】 식적(食積)과 상한증을 다스린다.
【활투】 울열에는 치자와 두시를 가한다.

여로복(女勞復)

상한병이 나은 후에 여자와의 방사로 그 병이 재발했을 경우.

🌿 인삼소요산(人蔘逍遙散)

처방				
	• 인삼(人蔘)	7.5g	• 백출(白朮)	3.75g
	• 당귀(當歸)	7.5g	• 백복령(白茯苓)	3.75g
	• 시호(柴胡)	5.62g	• 백작약(白芍藥)	3.75g

【목표】 여로복으로 인하여 허약해진 것을 다스린다.

▎잉부상한(孕婦傷寒)▎

잉부가 상한하여 두통·한열·해수 등이 있을 경우

🌿 궁소산(芎蘇散)

처방				
	• 황금(黃芩)	3.75g	• 백작약(白芍藥)	3g
	• 전호(前胡)	3.75g	• 백출(白朮)	3g
	• 맥문동(麥門冬)	3.75g	• 소엽(蘇葉)	2.25g
	• 천궁(川芎)	3g	• 건갈(乾葛)	1.87g
	• 진피(陳皮)	3g	• 감초(甘草)	1.12g

【목표】 잉부의 상한 두통과 한열·해수를 다스린다.

① <제생방>에는 황금과 전호가 없다.

【용법】 위의 약미들을 1첩 썰어서 생강과 총백을 넣고 달여서 복용한다.

🌿 자소음(紫蘇飮)

처방				
	• 자소엽(紫蘇葉)	9.37g	• 진피(陳皮)	3.75g
	• 인삼(人蔘)	3.75g	• 백작약(白芍藥)	3.75g
	• 대복피(大腹皮)	3.75g	• 당귀(當歸)	3.75g
	• 천궁(川芎)	3.75g	• 감초(甘草)	1.87g

【목표】 자현 및 기결로 인한 난산을 다스린다.
【학투】 천궁과 당귀를 각 7.5~11.25g으로 배가해도 좋다.
① 사인 3.75g을 가하면 더욱 좋다.

양격산(涼膈散)

처방				
	• 연교(連翹)	7.5g	• 박하(薄荷)	1.87g
	• 대황(大黃)	3.75g	• 황금(黃芩)	1.87g
	• 망초(芒硝)	3.75g	• 치자(梔子)	1.87g
	• 감초(甘草)	3.75g		

【목표】 열이 심하게 나서 손발이 떨리고, 오랜 설사로 염증이 생기며, 위장이 조삽(燥澁)하고, 변비가 심할 경우 복용한다.
열이 심하고 종기가 났을 때는 지모·석고·승마·대황을 가한다.
【용법】 반이 되게 달인 후 망초를 넣고 다시 달여 먹는다.

이중탕(理中湯)

처방				
	• 인삼(人蔘)	7.5g	• 건강(乾薑)	7.5g
	• 백출(白朮)	7.5g	• 감초(甘草)	3.75g

【목표】 태음복통과 자리 불갈을 다스린다.
① 원방에 진피와 청피를 가한 것을 치중탕(治中湯)이라고 한다.
【학투】 소건중탕(小建中湯)과 합방한 것을 건리탕(建理湯)이라고 하는데, 비위허랭과 적취와 기가 상공(上攻)한 것을 다스린다.
② 오령산(五苓散)과 합방한 것을 이령탕(理苓湯)이라고 하는데, 양허부종을 다스린다.
③ 회적(蛔積 : 회충이 한데 뭉쳐 수시로 움직이는 증세)에는 계지·부

자・화초・오매를 가한다.
④ 기허에는 인삼을 18.7~26.2g 배량한다.
⑤ 음달에는 이령탕(理苓湯)에 인진을 가하고, 설사에는 육두구・차전자를 가한다.

중한(中寒)

한기가 흉복에 있어 몸이 뻣뻣해지고, 심장이 아픈 증세를 일으키는 경우

부자이중탕(附子理中湯)

처방				
	• 부자(附子)	3.75g	• 건강(乾薑)	3.75g
	• 인삼(人蔘)	3.75g	• 감초(甘草)	3.75g
	• 백출(白朮)	3.75g		

[목표] 중한으로 인한 구금(입을 벌리지 못하는 증세) 및 신체 강직을 다스린다.
① 일방에는 오수유・육계・당귀・진피・후박 등을 가미하기도 한다.

감모(感冒)

보통 감기의 경우.

구미강활탕(九味羌活湯)

처방				
	• 강활(羌活)	5.62g	• 황금(黃芩)	4.5g
	• 방풍(防風)	5.62g	• 생지황(生地黃)	4.5g
	• 천궁(川芎)	4.5g	• 세신(細辛)	1.87g
	• 백지(白芷)	4.5g	• 감초(甘草)	1.87g
	• 창출(蒼朮)	4.5g		

【목표】 일명 강활충화탕(羌活沖和湯)이다.
① 4계절을 불문하고 두통과 골절통이 있고, 열이 나고 오한이 나며 땀이 안 나고 맥이 부긴할 때만 이 약을 마황탕(麻黃湯) 대신으로 쓴다.
② 유한하면 마황탕(麻黃湯)을 복용하지 못하고, 무한하면 계지탕(桂枝湯)을 복용하지 못한다. 만일 잘못 복용하면 그 변고란 불가형언이다. 그러므로 이 구미강활탕법을 만들었으니 3양(태양·소양·양명)의 금기를 범하지 않고 해표하게 하는 신방이다.

화해음(和解飮)

처방				
• 추맥(秋麥)	18.75g	• 생률(生栗)	10枚
• 인동(忍冬)	11.25g	• 생강(生薑)	1塊

【목표】 상한 및 독감을 다스린다.
① 교맥(껍질째) 7.5g과 총맥 4개를 가하기도 한다.
② 상식에는 산사와 신곡을 가한다.

승마갈근탕(升麻葛根湯)

처방			
• 갈근(葛根)	7.5g	• 승마(升麻)	3.75g
• 백작약(白芍藥)	3.75g	• 감초(甘草)	3.75g

【목표】 온병 및 환절기 감기를 다스린다.
【활투】 위풍과 면종에는 소풍산(消風散)을 합방한다.
① 은진·풍독에는 산사육·화피·금은화·현삼·우방자·서각·형방을 가하거나 사물탕(四物湯)을 합방한다.
② 상한인지 두진(痘疹)인지 반신반의면 먼저 이 처방으로 가감하되,

협체(挾滯)하면 산사・진피・신곡 따위를 가하고, 협감(挾感)이면 소엽・인동 따위를 가한다.
③ 한열에는 시호를 가하고, 열이 심하면 황금을 가한다.
④ 마진 초기에는 총백・소엽 따위를 가한다.

정시호음(正柴胡飮)

처방		
• 시호(柴胡) 11.25g	• 방풍(防風) 3.75g
• 백작약(白芍藥) 7.5g	• 감초(甘草) 3.75g
• 진피(陳皮) 5.62g	

(목표) 풍한에 걸려 나는 발열・오한・두통과 해학(痎瘧 : 이틀거리)을 다스린다.
① 구갈에는 건갈을 가한다.

마계음(麻桂飮)

처방		
• 당귀(當歸) 11.25~15g	• 감초(甘草) 3.75g
• 마황(麻黃) 7.5~11.25g	• 진피(陳皮) 3.75g
• 관계(官桂) 3.75~7.5g	

(목표) 상한・온역・음서・학질을 다스린다. 퇴산시킬 수 없는 음한사는 대개 이 약이 아니면 안 된다. 이 처방은 곧 마황탕(麻黃湯)과 계지탕(桂枝湯)의 변방으로서, 효력이 아주 신통하고 특출하다.

내상외감(內傷外感)

안으로는 식상 등의 병이 들고, 밖으로는 감기가 들어 겹친 경우.

보중익기탕(補中益氣湯)

처방				
• 황기(黃芪)	5.62g	• 당귀신(當歸身)	1.87g
• 인삼(人蔘)	3.75g	• 진피(陳皮)	1.87g
• 백출(白朮)	3.75g	• 승마(升麻)	1.12g
• 감초(甘草)	3.75g	• 시호(柴胡)	1.12g

(목표) 노역을 아주 심하게 했거나 음식 조절을 못하여 신열이 나고 자한이 나는 것을 다스린다.

① 황백 1.12g, 홍화 0.75g을 가하면 가슴으로 들어가서 양혈한다.
② 자한에는 부자·마황근·부소맥을 가한다.
③ 이질이 오래 되어 물갈이 되는 데는 부자를 가한다.
④ 비색에는 맥문동과 산치자를 가한다.
⑤ 유뇨에는 산약과 오미자를 가한다.
⑥ 이후얼에는 부자·죽여·생강을 가한다.
⑦ 활설에는 가자와 육두구를 가한다.
⑧ 잉부의 소복추와 기함에는 승마와 방풍을 가한다.
⑨ 전신이 마비되는 기허에는 목과·오약·향부자·청피·방풍·천궁을 가하고, 계지도 조금 가한다.
⑩ 폐한과 탈항에는 가자 3.75g과 저근백피를 조금 가한다.
⑪ 도씨보중익기탕(陶氏補中益氣湯)은 인삼·백출·황기·당귀·시호·진피를 합쳐서 2.62g과 감초 1.87g을 가하고, 혹은 승마를 빼고 총백·생강·대추를 넣는다. 내외감의 두통·신열·자한을 다 스린다.

(학투) 황기와 백출을 빼고 숙지황과 산약을 가한 것을 보음익기전(補陰益氣煎)이라고 한다.

⑫ 땀이 많으면 계지 7.5g, 방풍 3.75g과 부소맥·오매를 가한다.

⑬ 기가 허해서 요삽이 되면 빈랑·목향을 가하고, 혹 차전자·택사를 가하기도 한다.
⑭ 허리로 하중하면 빈랑·목향·황련을 가하며, 혹 오수유를 가하기도 한다. 복통에는 계심을 가하고, 열이 있을 때는 대황을 가하면 약간 유리하다.
⑮ 기가 허하고 조열이 있으면 시호를 배로 하고 별갑을 가한다.

백출산(白朮散)

처방				
• 건갈(乾葛)	7.5g		• 목향(木香)	3.75g
• 인삼(人蔘)	3.75g		• 곽향(藿香)	3.75g
• 백출(白朮)	3.75g		• 감초(甘草)	3.75g
• 백복령(白茯苓)	3.75g			

목표 일명 전씨백출산(錢氏白朮散)이라고도 하고 청녕산이라고도 한다.
① 토사를 오래 하여 진액이 말라 번만하고 내키는 대로 인음해서 된 만경(慢驚)을 다스린다.
② 설사에는 산약·백편두·육두구를 가한다.
③ 만경에는 천마·세신·백부자를 가한다.
④ 7.5g씩 수전해서 임의로 복용한다.
⑤ 목향과 감초를 각각 1.87g씩 줄여서 전복해도 무방하다.

학투 대인이나 소아가 설사로 기탈하면 인삼을 증량하고, 육두구·파고지·금앵자·오수유를 가한다.
⑥ 요불리에는 택사·차전자를 가한다.
⑦ 상한의 여열이 채 가시지 않아 설사를 하는 경우

육미지황원(六味地黃元)

처방				
	• 숙지황(熟地黃)	300g	• 백복령(白茯苓)	112.5g
	• 산약(山藥)	150g	• 목단피(牧丹皮)	112.5g
	• 산수유(山茱萸)	150g	• 택사(澤瀉)	112.5g

【목표】 신수 부족을 다스린다.

① 오미자 150g을 가한 것을 신기환(腎氣丸)이라고 한다. 이는 폐의 원천을 자양하여 신수를 나게 하는 것이다.
② 육계와 부자포를 각 37.5g씩 가하면 팔미원(八味元)인데, 명문 양허를 다스린다.
③ 음허부종에는 우슬과 차전자를 가하여 쓰는데, 금궤신기환(金匱腎氣丸)이라고 한다.
④ 유뇨무도에는 택사를 빼고 인지인을 가한다.
⑤ 노인 및 잉부의 전포에는 택사를 배로 한다.
⑥ 냉림(冷淋)으로 먼저 추워서 떨고 설하지 못하는 데는 팔미원(八味元)이 좋다.

【용법】 위의 약미들을 작말하여 오자대(梧子大)로 밀환을 지어 온주나 염탕으로 50~70알씩 복용한다.

⑦ 신기환(腎氣丸)에 오미자를 37.5g 가하여 속용하기도 한다.

【확투】 20첩으로 분작해서 쓴다.

⑧ 음허부종에는 숙지황을 감하고, 우슬·차전자·계지·부자 등을 가한다.
⑨ 황달 증세가 있을 때는 인진을 가한다.
⑩ 상한이 과경하여 허열이 불퇴하고 입이 조하고 혀가 마르고 맥이 허한 증세 등에는 인삼을 배로 하고 맥문동·귤피 따위를 가한다.
⑪ 가감팔미원(加減八味元)을 소갈에 구복하면 영구히 없어진다. 소질

되었으면 신기가 회복된 것이다.

보음익기전(補陰益氣煎)

처방				
	• 숙지황(熟地黃)	11.25~75g	• 진피(陳皮)	3.75g
	• 인삼(人蔘)	7.5g	• 감초(甘草)	3.75g
	• 산약(山藥)	7.5g	• 승마(升麻)	1.12~1.87g
	• 당귀(當歸)	3.75g	• 시호(柴胡)	3.75~7.5g

【목표】 음허로 인한 한열·학질·대변비결을 다스리며, 음이 부족하여 병사가 외침한 데에 신효하다.
① 외사가 없으면 시호를 뺀다.
② 화가 부하면 승마를 뺀다.

이음전(理陰煎)

처방				
	• 숙지황(熟地黃)	18.75g	• 육계(肉桂)	3.75g
	• 당귀(當歸)	11.25g	• 감초(甘草)	3.75g
	• 건강(乾薑)	7.5g		

【목표】 비(脾)와 신(腎)의 허를 다스리는 데 온윤(溫潤)하게 한다. 즉, 이중탕(理中湯)의 변방이다.
① 맥이 삭(數)하고 불홍(不洪)하면 시호를 가한다.
② 한응(寒凝)에는 마황을 가한다.
③ 맥이 세(細)하고 오한이 나면 세신을 가하고, 증세가 심하면 부자를 가하거나 혹은 시호를 함께 가하여 돕게 한다.
④ 설사에는 당귀를 빼고, 오수유·파고지·육두구·부자를 가한다.
⑤ 체기에는 진피와 향부자를 가한다.
⑥ 음허화성에는 건강과 육계를 빼고 인삼을 가한다.

⑦ 인삼과 부자를 가한 것을 육미회양음(六味回陽飮)이라고 한다.

쌍화탕(雙和湯)

처방				
	• 백작약(白芍藥)	9.37g	• 천궁(川芎)	3.75g
	• 숙지황(熟地黃)	3.75g	• 계피(桂皮)	2.8g
	• 황기(黃芪)	3.75g	• 감초(甘草)	2.8g
	• 당귀(當歸)	3.75g		

【목표】 기와 혈이 함께 손상되었거나 방사 후의 노역, 혹은 노역 후의 방사 및 대병 후의 기핍과 자한을 다스린다.
① 이것은 건중탕(建中湯)과 사물탕(四物湯)을 합방한 것이다.

식적유상한(食積類傷寒)

상식하여 누적이 되었을 때 발한하고 두통이 나는 증상이 상한과 유사할 경우.

도씨평위산(陶氏平胃散)

처방				
	• 창출(蒼朮)	5.62g	• 초과(草果)	2.62g
	• 후박(厚朴)	3.75g	• 신곡(神麯)	1.87g
	• 진피(陳皮)	3.75g	• 산사육(山査肉)	1.87g
	• 백출(白朮)	3.75g	• 건강(乾薑)	1.87g
	• 황련(黃連)	2.62g	• 목향(木香)	1.87g
	• 지실(枳實)	2.62g	• 감초(甘草)	1.87g

【목표】 식적(食積)과 상한증을 다스린다.
【활투】 울열에는 치자와 두시를 가한다.

온역(瘟疫)

봄철에 유행하는 전염병.

✍ 인삼패독산(人蔘敗毒散)

처방				
	• 인삼(人蔘)	3.75g	• 지각(枳殼)	3.75g
	• 시호(柴胡)	3.75g	• 길경(桔梗)	3.75g
	• 전호(前胡)	3.75g	• 천궁(川芎)	3.75g
	• 강활(羌活)	3.75g	• 적복령(赤茯苓)	3.75g
	• 독활(獨活)	3.75g	• 감초(甘草)	3.75g

【목표】 상한의 시기(환절기 유행병)으로 인한 발열·두통·지체통 및 상풍의 해수·비색·성중을 다스린다.
① 천마·지골피를 각각 조금씩 가한 것을 인삼강활산(人蔘羌活散)이라 하며, 소아의 상풍한·발열을 다스린다.
② 형개·방풍을 가한 것을 형방패독산(荊防敗毒散)이라고 하며, 장역 및 대두온을 다스린다.
③ 형방패독산에 연교·금은화를 가한 것을 연교패독산(連翹敗毒散)이라고 하며, 옹저의 초발에 한열이 심하여 상한 같아 보이는 것을 다스린다.
④ 향유 7.5g, 황련 3.75g을 가한 것을 소서패독산(消暑敗毒散)이라고 한다.

【활투】 반진종독에는 형방·현삼·황금·황련·악실(우방자)·산사·금은화를 증세에 따라 적당히 가한다.

✍ 십신탕(十神湯)

처방				
	• 향부자(香附子)	3.75g	• 진피(陳皮)	3.75g
	• 소엽(蘇葉)	3.75g	• 천궁(川芎)	3.75g

처방				
• 승마(升麻)	3.75g	• 건갈(乾葛)	3.75g
• 적작약(赤芍藥)	3.75g	• 백지(白芷)	3.75g
• 마황(麻黃)	3.75g	• 감초(甘草)	3.75g

【목표】 음양 양감의 풍한두통·한열·무한을 다스린다.

✎ 신계향소산(神契香蘇散)

처방			
• 향부자(香附子)	11.25g	• 창출(蒼朮)	5.62g
• 소엽(蘇葉)	7.5g	• 감초(甘草)	1.87g

✎ 마계음(麻桂飮)

처방			
• 당귀(當歸)	11.25~15g	• 감초(甘草)	3.75g
• 마황(麻黃)	7.5~11.25g	• 진피(陳皮)	3.75g
• 관계(官桂)	3.75~7.5g		

【목표】 상한·온역·음서·학질을 다스린다. 퇴산시킬 수 없는 음한사는 대개 이 약이 아니면 안 된다. 이 처방은 곧 마황탕(麻黃湯)과 계지탕(桂枝湯)의 변방으로서, 효력이 아주 신통하고 특출하다.

▌대두온(大頭瘟)▐

두부의 단독과 같은 전염병.

✎ 형방패독산(荊防敗毒散)

처방			
• 인삼(人蔘)	3.75g	• 길경(桔梗)	3.75g
• 시호(柴胡)	3.75g	• 천궁(川芎)	3.75g
• 전호(前胡)	3.75g	• 적복령(赤茯苓)	3.75g

• 강활(羌活)	3.75g	• 감초(甘草)	3.75g
• 독활(獨活)	3.75g	• 형개(荊芥)	3.75g
• 지각(枳殼)	3.75g	• 방풍(防風)	3.75g

(목표) 장역 및 대두온을 다스린다.

방풍통성산(防風通聖散)

처방				
	• 활석(滑石)	6.37g	• 대황(大黃)	1.68g
	• 감초(甘草)	4.5g	• 마황(麻黃)	1.68g
	• 석고(石膏)	2.62g	• 박하(薄荷)	1.68g
	• 황금(黃芩)	2.62g	• 연교(連翹)	1.68g
	• 길경(桔梗)	2.62g	• 망초(芒硝)	1.68g
	• 방풍(防風)	1.68g	• 형개(荊芥)	1.31g
	• 천궁(川芎)	1.68g	• 백출(白朮)	1.31g
	• 당귀(當歸)	1.68g	• 치자(梔子)	1.31g
	• 적작약(赤芍藥)	1.68g		

(목표) 모든 풍열과 창진흑함(瘡疹黑陷 : 마마가 곪을 때 농포 속에 출혈이 되어 생기는 증세), 풍열창개(風熱瘡疥)·두생백설(頭生白屑)·면비자적(面鼻紫赤)·폐풍창(肺風瘡)·대풍나질(大風癩疾), 혹은 열결(熱結)로 인한 대소변 불통을 다스린다. 아울러 주독을 푼다.

(학투) 활석과 망초를 빼고 나머지를 아울러 주초한 것을 주제통성산(酒製通聖散)이라고 한다.

① 은진소양(癮疹瘙痒 : 두드러기가 나서 아프고 가려운 증세)에는 금은화·현삼·선퇴를 가한다.

3 서(暑)

외인성 내과 질환. 하지일이 지나서 상한이나 더위로 생긴 병을 서병이라고 한다. 서병은 신열이 나고 자한이 나며 구갈하고 얼굴에 때가 끼는 것이 특징이다.

▌중서(中暑)▌

더위로 인하여 두통·현훈·체온 상승·맥박 미약 등의 증상이 나고, 심하면 까무러쳐서 인사불성이 되는 병.

✎ 이향산(二香散)

처방				
	• 향부자(香附子)	7.5g	• 창출(蒼朮)	3.75g
	• 향유(香薷)	7.5g	• 후박(厚朴)	1.87g
	• 소엽(蘇葉)	3.75g	• 백편두(白扁豆)	1.87g
	• 진피(陳皮)	3.75g	• 감초(甘草)	1.87g

(목표) 감모·서풍·신열·두통 혹은 설사·구토 등을 다스린다.
(활투) 협체하면 산사육·신곡·빈랑·지실·초과 따위를 가한다.

✎ 육화탕(六和湯)

처방				
	• 향유(香薷)	5.62g	• 축사(縮砂)	1.87g
	• 후박(厚朴)	5.62g	• 반하(半夏)	1.87g
	• 적복령(赤茯苓)	3.75g	• 행인(杏仁)	1.87g
	• 곽향(藿香)	3.75g	• 인삼(人蔘)	1.87g
	• 백편두(白扁豆)	3.75g	• 감초(甘草)	1.87g
	• 목과(木瓜)	3.75g		

◀목 표▶ 심비(心脾)의 상서·구토·설사·곽란·전근 및 종학(腫瘧)을 다스린다.

① 황련 3.75g을 가한 것을 청서육화탕(淸暑六和湯)이라고 한다.

◀활 투▶ 구토 설사에는 축비음(縮脾飮)을 합방한다.

② 서학에는 시호 3.75~11.25g과 황금·빈랑·초과 각 3.75g을 가한다.
③ 서리(暑痢)에는 인삼과 축사를 빼고, 빈랑·지각·목향을 가한다.
④ 설사에는 저령·택사·등심을 가한다.
⑤ 서곽에는 신곡·빈랑·지실을 가한다.
⑥ 부종에는 사령산(四苓散)을 합방한다.
⑦ 황달에는 인진·저령·택사를 가한다.

여곽탕(茹藿湯)

처방				
• 향유(香薷)	7.5g	• 후박(厚朴)	1.87g
• 곽향(藿香)	5.62g	• 백출(白朮)	1.87g
• 소엽(蘇葉)	3.75g	• 진피(陳皮)	1.87g
• 백편두(白扁豆)	3.75g	• 반하(半夏)	1.87g
• 백지(白芷)	1.87g	• 길경(桔梗)	1.87g
• 대복피(大腹皮)	1.87g	• 감초(甘草)	1.87g
• 백복령(白茯苓)	1.87g		

◀목 표▶ 서증(暑症)에 곽향정기산(藿香正氣散) 대용으로 쓴다.

중갈(中喝)

중열이라고도 한다. 더위를 무릅쓰고 활동하여 과로한 탓으로 원기가 상해서 생긴 양증의 병이며, 두통이 심하고 열이 나며 목이 말라 많이 마시고, 땀이 많이 나고 전신이 무력하다. 즉, 자연계의 열이 원기를 상한 것이다.

✎ 인삼백호탕(人蔘白虎湯)

처방				
	• 석고(石膏)	18.75g	• 인삼(人蔘)	3.75g
	• 지모(知母)	7.5g	• 감초(甘草)	2.62g

【목표】 양명경의 병으로서 땀이 많이 번갈하고, 맥이 홍대한 것을 다스린다.

✎ 창출백호탕(蒼朮白虎湯)

처방				
	• 석고(石膏)	18.75g	• 창출(蒼朮)	3.75g
	• 지모(知母)	7.5g	• 감초(甘草)	2.62g

【목표】 양명경의 병으로서 땀이 많고 번갈하고, 맥이 홍대한 것을 다스린다.

▌서풍(暑風)▐

더위 먹은 데다 풍에 상하여 경련 인사불성이 되는 경우.

✎ 이향산(二香散)

처방				
	• 향부자(香附子)	7.5g	• 창출(蒼朮)	3.75g
	• 향유(香薷)	7.5g	• 후박(厚朴)	1.87g
	• 소엽(蘇葉)	3.75g	• 백편두(白扁豆)	1.87g
	• 진피(陳皮)	3.75g	• 감초(甘草)	1.87g

【목표】 감모·서풍·신열·두통 혹은 설사·구토 등을 다스린다.
【활투】 협체하면 산사육·신곡·빈랑·지실·초과 따위를 가한다.

소서패독산(小暑敗毒散)

처방				
	• 향유(香薷)	7.5g	• 독활(獨活)	3.75g
	• 향유(黃連)	3.75g	• 지각(枳殼)	3.75g
	• 인삼(人蔘)	3.75g	• 길경(桔梗)	3.75g
	• 시호(柴胡)	3.75g	• 천궁(川芎)	3.75g
	• 전호(前胡)	3.75g	• 적복령(赤茯苓)	3.75g
	• 강활(羌活)	3.75g	• 감초(甘草)	3.75g

【목표】 상한의 시기로 인한 발열·두통·지체통 및 상풍의 해수·비색·성중을 다스린다.

곽향정기산(藿香正氣散)

처방				
	• 곽향(藿香)	5.62g	• 백출(白朮)	1.87g
	• 소엽(蘇葉)	3.75g	• 진피(陳皮)	1.87g
	• 백지(白芷)	1.87g	• 반하(半夏)	1.87g
	• 대복피(大腹皮)	1.87g	• 길경(桔梗)	1.87g
	• 백복령(白茯苓)	1.87g	• 감초(甘草)	1.87g
	• 후박(厚朴)	1.87g		

【목표】 상한음증과 신통 등 표증과 이증을 분간하지 않고 다스린다. 이 약으로 도인경락하면 변동하지 않는다.

【활투】 남성과 목향을 가한 것을 성향정기산(星香正氣散)이라고 하며, 대개 중기·중풍·담궐·식궐 등에 먼저 이 약 1~2첩을 써서 그 기를 바로잡은 후 증세에 따라 치료한다.
① 복령·후박·진피·반하를 각 3.75g씩 증량하면 효력이 매우 좋다.
② 서(暑)에는 향유 7.5g, 백편두 3.75g을 가하는데 이를 여곽탕(茹藿湯)이라고 한다.

③ 식상협체에는 산사육·신곡·빈랑·지실·사인을 가한다.
④ 외감에는 건갈·변향부자·강활을 가하고 두통에는 천궁을 가하며, 지절통에는 목과를 가하고 오한에는 계지를 가한다.
⑤ 자현과 임산에는 사인을 가해도 좋다.
⑥ 부종에는 사령산(四苓散)을 합방하여 쓰는데, 이렇게 한 것을 곽령탕(藿苓湯)이라고 하며, 기천이 되면 소경을 가해도 좋다.

육화탕(六和湯)

처방				
	• 향유(香薷)	5.62g	• 축사(縮砂)	1.87g
	• 후박(厚朴)	5.62g	• 반하(半夏)	1.87g
	• 적복령(赤茯苓)	3.75g	• 행인(杏仁)	1.87g
	• 곽향(藿香)	3.75g	• 인삼(人蔘)	1.87g
	• 백편두(白扁豆)	3.75g	• 감초(甘草)	1.87g
	• 목과(木瓜)	3.75g		

【목표】 심비(心脾)의 상서·구토·설사·곽란·전근 및 종학(腫瘧)을 다스린다.
① 황련 3.75g을 가한 것을 청서육화탕(淸暑六和湯)이라고 한다.

【학투】 구토 설사에는 축비음(縮脾飮)을 합방한다.
② 서학에는 시호 3.75~11.25g과 황금·빈랑·초과 각 3.75g을 가한다.
③ 서리(暑痢)에는 인삼과 축사를 빼고, 빈랑·지각·목향을 가한다.
④ 설사에는 저령·택사·등심을 가한다.
⑤ 서곽에는 신곡·빈랑·지실을 가한다.
⑥ 부종에는 사령산(四苓散)을 합방한다.
⑦ 황달에는 인진·저령·택사를 가한다.

향유산(香薷散)

처방				
	• 향유(香薷)	11.25g	• 백편두(白扁豆)	5.62g
	• 후박(厚朴)	5.62g		

목표　일체의 서병과 곽란·토사를 다스린다.

① 서설·맥허에는 이공산(異功散)을 합방하고, 백작약·차전자를 가한 데다가 진미 100알과 오매·등심을 넣고 술을 조금 넣어서 냉복한다.

활투　서곽에는 회생산(回生産)을 합방하여 신곡·빈랑·지실·소엽·오수유·목통 따위를 가하고, 기허에는 인삼을 가하며, 서열이 심하면 황련을 가하며, 구역에는 백두구·정향을 가하고, 설사에는 저령·택사를 가하고, 구갈에는 건갈을 가한다.

인삼강활산(人蔘羌活散)

처방				
	• 인삼(人蔘)	0.75g	• 천궁(川芎)	0.75g
	• 시호(柴胡)	0.75g	• 적복령(赤茯苓)	0.75g
	• 전호(前胡)	0.75g	• 감초(甘草)	0.75g
	• 강활(羌活)	0.75g	• 천마(天麻)	0.75g
	• 독활(獨活)	0.75g	• 지골피(地骨皮)	0.75g
	• 지각(枳殼)	0.75g	• 박하(薄荷)	3葉
	• 길경(桔梗)	0.75g		

목표　상풍·상한으로 인한 발열을 다스린다.

서체(暑滯)

더위 먹은 데다 식체를 겸했을 경우.

🌿 향유양위탕(香薷養胃湯)

처방				
	• 창출(蒼朮)	5.62g	• 인삼(人蔘)	1.87g
	• 진피(陳皮)	4.68g	• 초과(草果)	1.87g
	• 후박(厚朴)	4.68g	• 향유(香薷)	1.87g
	• 반하(半夏)	4.68g	• 백편두(白扁豆)	1.87g
	• 적복령(赤茯苓)	3.75g	• 감초(甘草)	1.87g
	• 곽향(藿香)	3.75g		

【목표】 상한음증 및 외감풍한·내상생랭·증한장렬·두통·신통 등을 다스린다.

【학투】 서증(暑症)일 경우 인삼양위탕 대용으로 사용한다.

▮보기(補氣)▮

하서(夏暑)에 기를 보해야 하는 경우.

🌿 생맥산(生脈散)

처방				
	• 맥문동(麥門冬)	7.5g	• 오미자(五味子)	3.75g
	• 인삼(人蔘)	3.75g		

【목표】 여름에 상복하는데, 숙수(熟水) 대신 마신다.
① 황기와 감초를 각 3.75g씩 가하거나, 혹은 생황백 0.75g을 가하면 기력이 용출한다.

【학투】 향유와 백편두를 가하면 더욱 좋은데, 제호탕(醍醐湯)과 합방해도 좋다.

③ 서(暑) / 보기·번갈

✎ 청서익기탕(清暑益氣湯)

처방					
	• 창출(蒼朮)	5.62g	• 택사(澤瀉)	1.87g
	• 황기(黃芪)	3.75g	• 황백(黃栢)	1.12g
	• 승마(升麻)	3.75g	• 당귀(當歸)	1.12g
	• 인삼(人蔘)	1.87g	• 건갈(乾葛)	1.12g
	• 백출(白朮)	1.87g	• 청피(青皮)	1.12g
	• 진피(陳皮)	1.87g	• 맥문동(麥門冬)	1.12g
	• 신곡(神麴)	1.87g	• 감초(甘草)	1.12g

◀목표▶ 긴 여름에 사지가 곤권하고, 신열이 나며 번갈하고, 설사를 하고 자한이 나는 것 등을 다스린다.

▌번갈(煩渴)▌

더위를 먹어 구갈이 심하고 가슴이 답답할 경우.

✎ 익원산(益元散)

처방					
	• 활석(滑石)	225g	• 감초(甘草)	37.5g

◀목표▶ 일명 육일산(六一散) 또는 천수산(天水散)이라고 한다.
① 중서로 인한 토사와 하리를 다스리며, 지갈·제번하고, 백약과 주식의 사독을 푼다.
② 건강 18.75g을 가한 것을 온육환(溫六丸)이라고 하며, 한으로 인한 토사를 다스린다.
③ 진사 37.5g을 가한 것을 진사익원산(辰砂益元散)이라고 하며, 상한 열의 불퇴로 인한 광증의 헛소리 하는 것을 다스린다.

〔용법〕 11.25g씩 따뜻한 꿀물에 타서 먹는다.

춘택탕(春澤湯)

〔처방〕
- 택사(澤瀉)   9.37g
- 적복령(赤茯苓) 5.62g
- 백출(白朮)   5.62g
- 저령(猪苓)   5.62g
- 인삼(人蔘)   1.87g

〔목표〕 태양병이 이로 들어가 번갈하고 소변이 불리한 것을 다스린다.
① 서열과 번갈을 다스린다.

인삼백호탕(人蔘白虎湯)

〔처방〕
- 석고(石膏)   18.75g
- 지모(知母)   7.5g
- 인삼(人蔘)   3.75g
- 감초(甘草)   2.62g

〔목표〕 양명경의 병으로서 땀이 많이 번갈하며, 맥이 홍대한 것을 다스린다.

제호탕(醍醐湯)

〔처방〕
- 백청(白淸)   1800g
- 오매(烏梅)   375g
- 백단향(白檀香) 30g
- 축사(縮砂)   15g
- 초과(草果)   11.25g

〔목표〕 더위 먹은 것을 풀고 갈증을 멈춘다.
① 꿀에 넣고 고루 교반해서 약간 끓인 다음 자기에 담았다가 냉수로 조복한다.

토사(吐瀉)

서열이 장위에 침입하여 복통·오심·구토·설사 등이 나는 경우.

✎ 육화탕(六和湯)

처방				
	• 향유(香薷)	5.62g	• 축사(縮砂)	1.87g
	• 후박(厚朴)	5.62g	• 반하(半夏)	1.87g
	• 적복령(赤茯苓)	3.75g	• 행인(杏仁)	1.87g
	• 곽향(藿香)	3.75g	• 인삼(人蔘)	1.87g
	• 백편두(白扁豆)	3.75g	• 감초(甘草)	1.87g
	• 목과(木瓜)	3.75g		

◀ 목표 ▶ 심비(心脾)의 상서·구토·설사·곽란·전근 및 종학(腫瘧)을 다스린다.

① 황련 3.75g을 가하면 청서육화탕(淸暑六和湯)이 된다.

◀ 활투 ▶ 구토 설사에는 축비음(縮脾飮)을 합방한다.

② 서학에는 시호 3.75~11.25g과 황금·빈랑·초과 각 3.75g을 가한다.

③ 서리(暑痢)에는 인삼과 축사를 빼고, 빈랑·지각·목향을 가한다.

④ 설사에는 저령·택사·등심을 가한다.

⑤ 서곽에는 신곡·빈랑·지실을 가한다.

⑥ 부종에는 사령산(四苓散)을 합방한다.

⑦ 황달에는 인진·저령·택사를 가한다.

✎ 청서육화탕(淸暑六和湯)

처방				
	• 향유(香薷)	5.62g	• 황련(黃連)	3.75g
	• 후박(厚朴)	5.62g	• 축사(縮砂)	1.87g
	• 적복령(赤茯苓)	3.75g	• 반하(半夏)	1.87g
	• 곽향(藿香)	3.75g	• 행인(杏仁)	1.87g

• 백편두(白扁豆)	3.75g	• 인삼(人蔘)	1.87g
• 목과(木瓜)	3.75g	• 감초(甘草)	1.87g

❰목표❱ 심비의 상서·구토·설사·곽란전근 및 종학을 다스린다.

✎ 축비음(縮脾飮)

처방	• 축사(縮砂)	5.62g	• 감초(甘草)	3.75g
	• 초과(草果)	3.75g	• 백편두(白扁豆)	2.62g
	• 오매육(烏梅肉)	3.75g	• 건갈(乾葛)	2.62g
	• 향유(香薷)	3.75g		

❰목표❱ 여름철 내상의 생랭·복통·토사를 다스린다.

❰활투❱ 기허에는 인삼 11.25g~17.5g과 백단향 26.25g을 가한다.

① 협체에는 진피·빈랑·신곡을 가한다.
② 요불리에는 저령과 택사를 가한다.

✎ 여곽탕(茹藿湯)

처방	• 향유(香薷)	7.5g	• 후박(厚朴)	1.87g
	• 곽향(藿香)	5.62g	• 백출(白朮)	1.87g
	• 소엽(蘇葉)	3.75g	• 진피(陳皮)	1.87g
	• 백편두(白扁豆)	3.75g	• 반하(半夏)	1.87g
	• 백지(白芷)	1.87g	• 길경(桔梗)	1.87g
	• 대복피(大腹皮)	1.87g	• 감초(甘草)	1.87g
	• 백복령(白茯苓)	1.87g		

❰목표❱ 서증(暑症)에 곽향정기산(藿香正氣散) 대용으로 쓴다.

✎ 이중탕(理中湯)

처방				
	• 인삼(人蔘)	7.5g	• 건강(乾薑)	7.5g
	• 백출(白朮)	7.5g	• 감초(甘草)	3.75g

(목표) 태음복통과 자리 불갈을 다스린다.

① 원방에 진피와 청피를 가한 것을 치중탕(治中湯)이라고 한다.

(활투) 소건중탕(小建中湯)과 합방한 것을 건리탕(建理湯)이라고 하는데, 비위허랭과 적취와 기가 상공(上攻)한 것을 다스린다.

② 오령산(五苓散)과 합방한 것을 이령탕(理苓湯)이라고 하는데, 양허부종을 다스린다.

③ 회적(蛔積 : 회충이 한데 뭉쳐 수시로 움직이는 증세)에는 계지·부자·화초·오매를 가한다.

④ 기허에는 인삼을 18.7~26.2g 배량한다.

⑤ 음달에는 이령탕(理苓湯)에 인진을 가하고, 설사에는 육두구·차전자를 가한다.

복서(伏暑)

더위 먹은 것이 오래도록 삼초에 잠복했다가 다른 병을 유발하는 경우.

✎ 주증황련환(酒蒸黃連丸)

처방	
	• 황련(黃連) 150g

(목표) 오래도록 잠복해 있는 중서증(中暑症)을 다스린다.

(용법) 청주 7홉에 담가서 증건하여, 술이 없어지거든 작말하여 면

호로 오자만큼 크게 환을 지어 30환씩 더운물로 계속 먹는다.

주하(注夏)

여름을 타서 식욕이 줄고 기운이 쇠약해지는 경우.

삼귀익원탕(蔘歸益元湯)

처방				
	• 당귀(當歸)	3.75g	• 진피(陳皮)	2.62g
	• 백작약(白芍藥)	3.75g	• 지모(知母)	2.62g
	• 숙지황(熟地黃)	3.75g	• 황백(黃栢)	2.62g
	• 백복령(白茯苓)	2.62g	• 인삼(人蔘)	1.87g
	• 맥문동(麥門冬)	2.62g	• 감초(甘草)	1.12g

목표 주하병, 식욕감퇴, 맥이 삭하고 무력한 것을 다스린다.

보중익기탕(補中益氣湯)

처방				
	• 황기(黃芪)	5.62g	• 당귀신(當歸身)	1.87g
	• 인삼(人蔘)	3.75g	• 진피(陳皮)	1.87g
	• 백출(白朮)	3.75g	• 승마(升麻)	1.12g
	• 감초(甘草)	3.75g	• 시호(柴胡)	1.12g

목표 노역을 아주 심하게 했거나 음식 조절을 못하여 신열이 나고 자한이 나는 것을 다스린다.

① 황백 1.12g, 홍화 0.75g을 가하면 가슴으로 들어가서 양혈한다.
② 자한에는 부자・마황근・부소맥을 가한다.
③ 이질이 오래 되어 물갈이 되는 데는 부자를 가한다.
④ 비색에는 맥문동과 산치자를 가한다.
⑤ 유뇨에는 산약과 오미자를 가한다.

⑥ 이후얼에는 부자·죽여·생강을 가한다.
⑦ 활설에는 가자와 육두구를 가한다.
⑧ 잉부의 소복추와 기함에는 승마와 방풍을 가한다.
⑨ 전신이 마비되는 기허에는 목과·오약·향부자·청피·방풍·천궁을 가하고, 계지도 조금 가한다.
⑩ 폐한과 탈항에는 가자 3.75g과 저근백피를 조금 가한다.
⑪ 도씨보중익기탕(陶氏補中益氣湯)은 인삼·백출·황기·당귀·시호·진피를 합쳐서 2.62g과 감초 1.87g을 가하고, 혹은 승마를 빼고 총백·생강·대추를 넣는다. 내외감의 두통·신열·자한을 다스린다.

(학투) 황기와 백출을 빼고 숙지황과 산약을 가한 것을 보음익기전(補陰益氣煎)이라고 한다.

⑫ 땀이 많으면 계지 7.5g, 방풍 3.75g과 부소맥·오매를 가한다.
⑬ 기가 허해서 요삽이 되면 빈랑·목향을 가하고, 혹 차전자·택사를 가하기도 한다.
⑭ 허리로 하중하면 빈랑·목향·황련을 가하며, 혹 오수유를 가하기도 한다. 복통에는 계심을 가하고, 열이 있을 때는 대황을 가하면 약간 유리하다.
⑮ 기가 허하고 조열이 있으면 시호를 배로 하고 별갑을 가한다.

생맥산(生脈散)

처방				
	• 맥문동(麥門冬)	7.5g	• 오미자(五味子)	3.75g
	• 인삼(人蔘)	3.75g		

(목표) 여름에 숙수(熟水) 대신 마신다.

① 황기와 감초를 각 3.75g씩 가하거나, 혹은 생황백 0.75g을 가하면

기력이 용출한다.

〔학투〕 향유와 백편두를 가하면 더욱 좋은데, 제호탕(醍醐湯)과 합방해도 좋다.

통치(通治)

모든 서병에 통용되는 약.

✍ 향유산(香薷散)

처방				
	• 향유(香薷)	11.25g	• 백편두(白扁豆)	5.62g
	• 후박(厚朴)	5.62g		

〔목표〕 일체의 서병과 곽란·토사를 다스린다.
① 서설·맥허에는 이공산(異功散)을 합방하고, 백작약·차전자를 가한 데다가 진미 100알과 오매·등심을 넣고 술을 조금 넣어서 냉복한다.

〔학투〕 서곽에는 회생산(回生散)을 합방하여 신곡·빈랑·지실·소엽·오수유·목통 따위를 가하고, 기허에는 인삼을 가하며, 서열이 심하면 황련을 가하며, 구역에는 백두구·정향을 가하고, 설사에는 저령·택사를 가하고, 구갈에는 건갈을 가한다.

✍ 사군자탕(四君子湯)

처방				
	• 인삼(人蔘)	4.68g	• 백복령(白茯苓)	4.68g
	• 백출(白朮)	4.68g	• 감초(甘草)	4.68g

〔목표〕 진기가 허약한 것을 보양하고, 기단기소한 것을 다스린다.
① 허손을 다스리기 위해서는 당귀와 황기를 가하는데, 이것은 인삼황

기탕(人蔘黃芪湯)이다.
② 사물탕(四物湯)과 합방한 것을 팔물탕(八物湯)이라 하며, 또 황기·육계 각 3.75g을 가한 것을 십전대보탕(十全大補湯)이다.
③ 진피를 가하면 이공산(異功散)이고, 진피와 반하를 가하면 육군자탕(六君子湯)이다.
④ 허설에는 황기·승마·시호·방풍을 가한다.

활투 냉에는 육계와 부자를 가한다.

⑤ 부종이 나면 저령과 택사를 가한다.
⑥ 서에는 향유·백편두·백단향 등을 가한다.
⑦ 허설에는 오령산(五苓散)을 합방한다.

향평산(香平散)

처방				
	• 향유(香薷)	11.25g	• 진피(陳皮)	5.25g
	• 창출(蒼朮)	7.5g	• 후박(厚朴)	3.75g
	• 후박(厚朴)	5.62g	• 감초(甘草)	2.25g
	• 백편두(白扁豆)	5.62g		

목표 비를 조화시키고 위를 튼튼하게 한다. 위가 조화되고 기가 순평하면 복약을 중지한다. 상복은 불가하다.
① 서체(暑滯)인 경우에 사용한다.

4 습(濕)

외인성 내과 질환. 습은 습기(濕氣)라고도 하며, 습으로 인하여 생기는 병을 습증이라 통칭한다. 습증은 수기(水氣)의 작용이다.

무로(霧露)

안개와 이슬의 악기(惡氣)로 인하여 생기는 열병의 경우.

신출산(新朮散)

처방				
	• 창출(蒼朮)	11.25g	• 강활(羌活)	3.75g
	• 천궁(川芎)	3.75g	• 고본(藁本)	3.75g
	• 백지(白芷)	3.75g	• 감초(甘草)	3.75g
	• 세신(細辛)	3.75g		

【목표】 안개·이슬·산바람 등을 맞아 두통이 나고 목이 뻣뻣한 것을 다스린다.

중습(中濕)

습기로 얼굴이 부하고 광택이 나는 경우.

승습탕(勝濕湯)

처방				
	• 백출(白朮)	11.25g	• 부자(附子)	2.81g
	• 인삼(人蔘)	2.81g	• 계지(桂枝)	2.81g
	• 건강(乾薑)	2.81g	• 백복령(白茯苓)	2.81g
	• 백작약(白芍藥)	2.81g	• 감초(甘草)	2.81g

◀목표▶ 습지나 비·이슬이 내린 곳에 앉거나 누워 있었기 때문에 몸이 무겁고 설사를 하는 것을 다스린다.

오령산(五苓散)

처방				
	• 택사(澤瀉)	9.37g	• 저령(豬苓)	5.62g
	• 적복령(赤茯苓)	5.62g	• 육계(肉桂)	1.87g
	• 백출(白朮)	5.62g		

◀목표▶ 태양병이 이(裏)로 들어가 번갈하고 소변이 불리한 것을 다스린다.
① 육계를 빼고 인삼을 가한 것을 춘택탕(春澤湯)이라 하며, 서열과 번갈을 다스린다.
② 각기에는 창출과 진피를 가한다.
③ 습으로 인한 설사에는 강활과 창출을 가한다.
④ 진사 1.87g을 가한 것을 진사오령산(辰砂五苓散)이라고 하며, 상한 발열·섬어 및 산후허번을 다스린다.
⑤ 육계를 뺀 것을 사령산(四苓散)이라고 하며, 화설을 다스린다.
◀학투▶ 사군자탕(四君子湯)과 합방한 것을 군령탕(君苓湯)이라고 하며, 음허로 인한 부종을 다스린다.
⑥ 더위로 인하여 설사하는 데는 향유·백편두·진피·백단향·오매 등을 가한다.
⑦ 습으로 인한 설사에는 평위산(平胃散)과 합방하는데, 위령탕(胃苓湯)이라고도 하고 평령산(平苓散)이라고도 한다.

풍한습(風寒濕)

풍·한·습 3기(三氣)가 허를 틈타 침습하여 근골비통 등의 병증을 일으키는 경우.

✍ 삼기음(三氣飮)

처방				
	• 숙지황(熟地黃)	11.25g	• 백작약(白芍藥)	3.75g
	• 두충(杜冲)	3.75g	• 육계(肉桂)	3.75g
	• 우슬(牛膝)	3.75g	• 세신(細辛)	3.75g
	• 당귀(當歸)	3.75g	• 백지(白芷)	3.75g
	• 구기자(枸杞子)	3.75g	• 부자(附子)	3.75g
	• 백복령(白茯苓)	3.75g	• 감초(甘草)	3.75g

【목표】 풍·한·습 3기가 허해졌기 때문에 근골이 비통한 것과 이질 후의 학슬풍을 다스린다.

【용법】 위의 약을 소주에 10여 일 담갔다가 서서히 복용한다.

【활투】 기허에는 인삼을 가한다.

① 냉비로 굴신하지 못하면 천산갑·전갈·총백을 가하고 술을 조금 넣어 데워 먹고 땀을 낸다.

✍ 오적산(五積散)

처방				
	• 창출(蒼朮)	7.5g	• 백작약(白芍藥)	3g
	• 마황(麻黃)	3.75g	• 백복령(白茯苓)	3g
	• 진피(陳皮)	3.75g	• 천궁(川芎)	2.62g
	• 후박(厚朴)	3g	• 백지(白芷)	2.62g
	• 길경(桔梗)	3g	• 반하(半夏)	2.62g
	• 지각(枳殼)	3g	• 계피(桂皮)	2.62g
	• 당귀(當歸)	3g	• 감초(甘草)	2.25g
	• 건강(乾薑)	3g		

｛목표｝ 풍한으로 인해 두통이 나고 몸이 아프며, 사지가 역랭하고 가슴과 배가 아프며, 구토·설사가 나고, 내상으로 냉증이 생기는 등의 증세를 다스린다.

① 좌섬 및 어혈종통에는 마황을 빼고 회향·목향·빈랑·도인·홍화를 가한다.
② 풍이 신을 상하여 허리의 좌우가 간간이 결리거나 양발이 뻣뻣해지면 방풍과 전갈을 가한다.
③ 백지와 계피를 제외하고 나머지 약미들을 초하면 숙료오적산(熟料五積散)이 된다.

｛학투｝ 외감협체에는 산사·신곡·빈랑을 가한다.

④ 회충이 동하면 오매·화초를 가한다.
⑤ 산후협체와 어혈복통에는 마황을 빼고 산사 7.5g, 현호색 3.75g을 가한다.

종습(腫濕)

습으로 부종이 생기는 경우.

불환금정기산(不換金正氣散)

처방				
	• 창출(蒼朮)	7.5g	• 곽향(藿香)	3.75g
	• 후박(厚朴)	3.75g	• 반하(半夏)	3.75g
	• 진피(陳皮)	3.75g	• 감초(甘草)	3.75g

｛목표｝ 상한음증의 두통·신통·한열을 다스린다.

｛학투｝ 외감 및 협체는 곽향정기산(藿香正氣散)으로 다스리는 것이 좋다.

평위산(平胃散)

처방				
	• 창출(蒼朮)	7.5g	• 후박(厚朴)	3.75g
	• 진피(陳皮)	5.25g	• 감초(甘草)	2.25g

(목표) 비를 조화시키고 위를 튼튼하게 한다. 위가 조화되고 기가 순평하면 복약을 중지한다. 상복은 불가하다.

(활투) 식체에는 산사·신곡·맥아·빈랑·지실·나복자·사인·초과 따위를 가한다.

① 서체에는 향유산(香薷散)과 합방해서 쓰는데, 이것을 향평산(香平散)이라고 한다.
② 변혈에는 산사 7.5g, 당귀·지각·지유 각 3.75g, 형개 2.62g을 가한다.
③ 한열에는 소시호탕(小柴胡湯)과 합방하는데, 이것을 시평탕(柴平湯)이라고 하며 학질도 다스린다.
④ 체리에는 지각·빈랑·황련 각 3.75g, 목향 1.87g을 가한다.
⑤ 설사를 하면 사령산(四苓散)과 합방한 데다가 등심·차전자 따위를 가하되 증세에 따라 적당히 가감한다.
⑥ 잉부의 제증(諸症)에는 창출을 백출로 바꾸고, 반하·신곡 등의 약만을 기한다.
⑦ 냉적에는 건강과 계지를 가한다.
⑧ 주체에는 건갈 혹은 갈화·양강·초두구 따위를 가한다.

곽향정기산(藿香正氣散)

처방				
	• 곽향(藿香)	5.62g	• 백출(白朮)	1.87g
	• 소엽(蘇葉)	3.75g	• 진피(陳皮)	1.87g
	• 백지(白芷)	1.87g	• 반하(半夏)	1.87g

• 대복피(大腹皮)	1.87g	• 길경(桔梗)	1.87g
• 백복령(白茯苓)	1.87g	• 감초(甘草)	1.87g
• 후박(厚朴)	1.87g		

목표 상한음증과 신통 등 표증과 이증을 분간하지 않고 다스린다. 이 약으로 도인경락하면 변동하지 않는다.

활투 남성과 목향을 가한 것을 성향정기산(星香正氣散)이라고 하며, 대개 중기·중풍·담궐·식궐 등에 먼저 이 약 1~2첩을 써서 그 기를 바로잡은 후 증세에 따라 치료한다.

① 복령·후박·진피·반하를 각 3.75g씩 증량하면 효력이 매우 좋다.
② 서(暑)에는 향유 7.5g, 백편두 3.75g을 가하는데 이를 여곽탕(茹藿湯)이라고 한다.
③ 식상협체에는 산사육·신곡·빈랑·지실·사인을 가한다.
④ 외감에는 건갈·변향부자·강활을 가하고 두통에는 천궁을 가하며, 지절통에는 목과를 가하고 오한에는 계지를 가한다.
⑤ 자현과 임산에는 사인을 가해도 좋다.
⑥ 부종에는 사령산(四苓散)을 합방하여 쓰는데, 이렇게 한 것을 곽령탕(藿苓湯)이라고 하며, 기천이 되면 소경을 가해도 좋다.

보중익기탕(補中益氣湯)

처방				
	• 황기(黃芪)	5.62g	• 당귀신(當歸身)	1.87g
	• 인삼(人蔘)	3.75g	• 진피(陳皮)	1.87g
	• 백출(白朮)	3.75g	• 승마(升麻)	1.12g
	• 감초(甘草)	3.75g	• 시호(柴胡)	1.12g

목표 노역을 아주 심하게 했거나 음식 조절을 못하여 신열이 나고 자한이 나는 것을 다스린다.

① 황백 1.12g, 홍화 0.75g을 가하면 가슴으로 들어가서 양혈한다.
② 자한에는 부자・마황근・부소맥을 가한다.
③ 이질이 오래 되어 물갈이 되는 데는 부자를 가한다.
④ 비색에는 맥문동과 산치자를 가한다.
⑤ 유뇨에는 산약과 오미자를 가한다.
⑥ 이후얼에는 부자・죽여・생강을 가한다.
⑦ 활설에는 가자와 육두구를 가한다.
⑧ 잉부의 소복추와 기함에는 승마와 방풍을 가한다.
⑨ 전신이 마비되는 기허에는 목과・오약・향부자・청피・방풍・천궁을 가하고, 계지도 조금 가한다.
⑩ 폐한과 탈항에는 가자 3.75g과 저근백피를 조금 가한다.
⑪ 도씨보중익기탕(陶氏補中益氣湯)은 인삼・백출・황기・당귀・시호・진피를 합쳐서 2.62g과 감초 1.87g을 가하고, 혹은 승마를 빼고 총백・생강・대추를 넣는다. 내외감의 두통・신열・자한을 다 스린다.

[학투] 황기와 백출을 빼고 숙지황과 산약을 가한 것을 보음익기전(補陰益氣煎)이라고 한다.

⑫ 땀이 많으면 계지 7.5g, 방풍 3.75g과 부소맥・오매를 가한다.
⑬ 기가 허해서 요삽이 되면 빈랑・목향을 가하고, 혹 차전자・택사를 가하기도 한다.
⑭ 허리로 하중하면 빈랑・목향・황련을 가하며, 혹 오수유를 가하기도 한다. 복통에는 계심을 가하고, 열이 있을 때는 대황을 가하면 약간 유리하다.
⑮ 기가 허하고 조열이 있으면 시호를 배로 하고 별갑을 가한다.

4 습(濕) / 종습·습온

🔖 시령탕(柴苓湯)

처방					
	• 시호(柴胡)	6g	• 반하(半夏)	2.62g
	• 택사(澤瀉)	4.87g	• 황금(黃芩)	2.25g
	• 백출(白朮)	2.81g	• 인삼(人蔘)	2.25g
	• 저령(猪苓)	2.81g	• 감초(甘草)	2.25g
	• 적복령(赤茯苓)	2.81g	• 계심(桂心)	1.12g

(목표) 상한양증으로 신열이 나며, 맥이 빠르고 번갈·자리하는 것을 다스린다.

(활투) 허열번갈에는 인삼을 배가하고, 맥문동을 가한다.
 ① 이 처방은 곧 소시호탕(小柴胡湯)과 오령산(五苓散)을 합방한 것인데, 중수의 가감을 참작해서 쓴다.

▌습온(濕溫)▐

습에 상한 데다가 더위까지 먹은 경우.

🔖 창출백호탕(蒼朮白虎湯)

처방				
	• 석고(石膏)	18.75g	• 창출(蒼朮)	3.75g
	• 지모(知母)	7.5g	• 감초(甘草)	2.62g

(목표) 양명경의 병으로서 땀이 많고 번갈하고, 맥이 홍대한 것을 다스린다.

🖋 오령산(五苓散)

처방		
• 택사(澤瀉) 9.37g	• 저령(豬苓) 5.62g
• 적복령(赤茯苓) 5.62g	• 육계(肉桂) 1.87g
• 백출(白朮) 5.62g	

【목표】 태양병이 이(裏)로 들어가 번갈하고 소변이 불리한 것을 다스린다.

① 육계를 빼고 인삼을 가한 것을 춘택탕(春澤湯)이라 하며, 서열과 번갈을 다스린다.
② 각기에는 창출과 진피를 가한다.
③ 습으로 인한 설사에는 강활과 창출을 가한다.
④ 진사 1.87g을 가한 것을 진사오령산(辰砂五苓散)이라고 하며, 상한 발열·섬어 및 산후허번을 다스린다.
⑤ 육계를 뺀 것을 사령산(四苓散)이라고 하며, 화설을 다스린다.

【학투】 사군자탕(四君子湯)과 합방한 것을 군령탕(君苓湯)이라고 하며, 음허로 인한 부종을 다스린다.

⑥ 더위로 설사하는 데는 향유·백편두·진피·백단향·오매 등을 가한다.
⑦ 습으로 인한 설사에는 평위산(平胃散)과 합방하는데, 위령탕(胃苓湯)이라고도 하고 평령산(平苓散)이라고도 한다.

🖋 백호탕(白虎湯)

처방		
• 석고(石膏) 18.75g	• 감초(甘草) 2.62g
• 지모(知母) 7.5g	

【목표】 양명경의 병으로서 땀이 많고 번갈(煩渴 : 가슴이 답답하고

목이 마름)하며 맥이 홍대(洪大 : 맥이 보통 이상으로 큼)한 것을 다스린다.
① 인삼 3.75g을 가한 것은 인삼백호탕(人蔘白虎湯)이라고 하며,
② 창출 3.75g을 가한 것은 창출백호탕(蒼朮白虎湯)이라고 한다.

습열(濕熱)

습증에 열이 나는 경우.

방풍통성산(防風通聖散)

처방				
	• 활석(滑石)	6.37g	• 대황(大黃)	1.68g
	• 감초(甘草)	4.5g	• 마황(麻黃)	1.68g
	• 석고(石膏)	2.62g	• 박하(薄荷)	1.68g
	• 황금(黃芩)	2.62g	• 연교(連翹)	1.68g
	• 길경(桔梗)	2.62g	• 망초(芒硝)	1.68g
	• 방풍(防風)	1.68g	• 형개(荊芥)	1.31g
	• 천궁(川芎)	1.68g	• 백출(白朮)	1.31g
	• 당귀(當歸)	1.68g	• 치자(梔子)	1.31g
	• 적작약(赤芍藥)	1.68g		

【목표】 모든 풍열과 창진흑함(瘡疹黑陷 : 마마가 곪을 때 농포 속에 출혈이 되어 생기는 증세), 풍열창개(風熱瘡疥)·두생백설(頭生白屑)·면비자적(面鼻紫赤)·폐풍창(肺風瘡)·대풍나질(大風癩疾), 혹은 열결(熱結)로 인한 대소변 불통을 다스린다. 아울러 주독을 푼다.

【학투】 활석과 망초를 빼고 나머지를 아울러 주초한 것을 주제통성산(酒製通聖散)이라고 한다.
① 은진소양(癮疹瘙痒 : 두드러기가 나서 아프고 가려운 증세)에는 금은화·현삼·선퇴를 가한다.

습비(濕痺)

습기로 뼈마디가 쑤시고 아플 경우.

✍ 행습유기산(行濕流氣散)

처방				
	• 의이인(薏苡仁)	75g	• 강활(羌活)	37.5g
	• 백복령(白茯苓)	56.25g	• 방풍(防風)	37.5g
	• 창출(蒼朮)	37.5g	• 천오(川烏)	37.5g

[목표] 풍비·한비·습비로 마비되어 수족이 부자유하고 번연한 것을 다스린다.

[용법] 위의 약미들을 작말하여 7.5g씩 온주나 총백탕에 타서 먹는다.

[활투] 10첩으로 만들어 써도 좋다.

통치(通治)

습증의 통치약.

✍ 승양제습탕(升陽除濕湯)

처방				
	• 창출(蒼朮)	5.62g	• 택사(澤瀉)	2.62g
	• 승마(升麻)	2.62g	• 저령(豬苓)	2.62g
	• 시호(柴胡)	2.62g	• 진피(陳皮)	1.87g
	• 강활(羌活)	2.62g	• 맥아(麥芽)	1.87g
	• 방풍(防風)	2.62g	• 감초(甘草)	1.87g
	• 신곡(神麯)	2.62g		

[목표] 기가 허하여 설사를 하고, 음식 생각이 없으며 곤권무력한 것을 다스린다.

① 공심에 복용한다.

✍ 오령산(五苓散)

처방				
	• 택사(澤瀉)	9.37g	• 저령(豬苓)	5.62g
	• 적복령(赤茯苓)	5.62g	• 육계(肉桂)	1.87g
	• 백출(白朮)	5.62g		

【목표】 태양병이 이(裏)로 들어가 번갈하고 소변이 불리한 것을 다스린다.

① 육계를 빼고 인삼을 가한 것을 춘택탕(春澤湯)이라 하며, 서열과 번갈을 다스린다.
② 각기에는 창출과 진피를 가한다.
③ 습으로 인한 설사에는 강활과 창출을 가한다.
④ 진사 1.87g을 가한 것을 진사오령산(辰砂五苓散)이라고 하며, 상한 발열·섬어 및 산후허번을 다스린다.
⑤ 육계를 뺀 것을 사령산(四苓散)이라고 하며, 화설을 다스린다.

【활투】 사군자탕(四君子湯)과 합방한 것을 군령탕(君苓湯)이라고 하며, 음허로 인한 부종을 다스린다.

⑥ 더위로 설사하는 데는 향유·백편두·진피·백단향·오매 등을 가한다.
⑦ 습으로 인한 설사에는 평위산(平胃散)과 합방하는데, 위령탕(胃苓湯)이라고도 한다.

✍ 평위산(平胃散)

처방				
	• 창출(蒼朮)	7.5g	• 후박(厚朴)	3.75g
	• 진피(陳皮)	5.25g	• 감초(甘草)	2.25g

【목표】 비를 조화시키고 위를 튼튼하게 한다. 위가 조화되고 기가 순평하면 복약을 중지한다. 상복은 불가하다.

【학투】 식체에는 산사·신곡·맥아·빈랑·지실·나복자·사인·초과 따위를 가한다.

① 서체에는 향유산(香薷散)과 합방해서 쓰는데, 이것을 향평산(香平散)이라고 한다.
② 변혈에는 산사 7.5g, 당귀·지각·지유 각 3.75g, 형개 2.62g을 가한다.
③ 한열에는 소시호탕(小柴胡湯)과 합방하는데, 이것을 시평탕(柴平湯)이라고 하며 학질도 다스린다.
④ 체리에는 지각·빈랑·황련 각 3.75g, 목향 1.87g을 가한다.
⑤ 설사를 하면 사령산(四苓散)과 합방한 데다가 등심·차전자 따위를 가하되 증세에 따라 적당히 가감한다.
⑥ 잉부의 제증(諸症)에는 창출을 백출로 바꾸고, 반하·신곡 등의 약만을 가한다.
⑦ 냉적에는 건강과 계지를 가한다.
⑧ 주체에는 건갈 혹은 갈화·양강·초두구 따위를 가한다.

5 조(燥)

외인성 내과 질환. 피가 부족해서 전신에 고루 영양을 공급하지 못하거나, 열이 진액을 소모시켜서 일어나는 살갗이 크고 코가 마르고 변폐(便閉) 등을 호소하는 병을 조병이라 한다.

▌통치(通治)▐

여러 가지 조병을 두루 다스리는 약.

🍃 당귀승기탕(當歸承氣湯)

처방				
	• 당귀(當歸)	7.5g	• 망초(芒硝)	2.62g
	• 대황(大黃)	7.5g	• 감초(甘草)	1.87g

(목표) 조증을 다스리는 상약이다.
(활투) 혈결로 인한 변폐도 다스린다.
(용법) 달인 후에 망초를 넣고 저어서 복용한다.

🍃 생혈윤부음(生血潤膚飲)

처방				
	• 천문동(天門冬)	5.62g	• 황기(黃芪)	3.75g
	• 생지황(生地黃)	3.75g	• 편금(片芩)	1.87g
	• 숙지황(熟地黃)	3.75g	• 과루인(瓜蔞仁)	1.87g
	• 맥문동(麥門冬)	3.75g	• 승마(升麻)	0.75g
	• 당귀(當歸)	3.75g	• 주홍화(酒紅花)	0.37g

(목표) 조증으로 인해 피부가 까슬까슬해지고 피가 나는 것을 다스린다.
(활투) 소갈에는 천화분을 가한다.

6 화(火)

외인성 내과 질환. 여기에서 말하는 화는 병인으로서의 「열」이다.

▌상초열(上焦熱)▌

열이 상초에 있어서 눈이 붉게 부르트고, 머리와 목이 붓고 아프며 입 안이 허는 등의 증상이 있는 경우.

✍ 구미청심원(九味淸心元)

처방				
	• 포황(蒲黃)	93.75g	• 영양각(羚羊角)	37.5g
	• 서각(犀角)	75g	• 사향(麝香)	37.5g
	• 황금(黃芩)	56.25g	• 용뇌(龍腦)	37.5g
	• 우황(牛黃)	45g	• 석웅황(石雄黃)	30g

(목표) 심흉의 독열을 다스린다.

(용법) 위의 약미들을 작말하여 꿀에 이겨서 37.5g으로 30환씩 만들어 금박을 입힌 것을 1환씩 더운물로 복용한다.

※ 금박은 1200박짜리 중에서 400박으로 약에 입힌다.

▌하초열(下焦熱)▌

열이 하초에 있어 소변 적삽(赤澁)하고 변비가 되는 등의 증상이 있는 경우.

✍ 팔정산(八正散)

처방				
	• 구맥(瞿麥)	3.75g	• 치자(梔子)	3.75g
	• 대황(大黃)	3.75g	• 차전자(車前子)	3.75g
	• 목통(木通)	3.75g	• 감초(甘草)	3.75g
	• 편축(萹蓄)	3.75g	• 등심(燈心)	3.75g
	• 활석(滑石)	3.75g		

【목표】 방광의 적열로 인한 소변의 융폐를 다스린다.

✍ 오령산(五苓散)

처방				
	• 택사(澤瀉)	9.37g	• 저령(豬苓)	5.62g
	• 적복령(赤茯苓)	5.62g	• 육계(肉桂)	1.87g
	• 백출(白朮)	5.62g		

【목표】 태양병이 이(裏)로 들어가 번갈하고 소변이 불리한 것을 다스린다.

① 육계를 빼고 인삼을 가한 것을 춘택탕(春澤湯)이라 하며, 서열과 번갈을 다스린다.
② 각기에는 창출과 진피를 가한다.
③ 습으로 인한 설사에는 강활과 창출을 가한다.
④ 진사 1.87g을 가한 것을 진사오령산(辰砂五苓散)이라고 하며, 상한 발열·섬어 및 산후허번을 다스린다.
⑤ 육계를 뺀 것을 사령산(四苓散)이라고 하며, 화설을 다스린다.
【합투】 사군자탕(四君子湯)과 합방한 것을 군령탕(君苓湯)이라고 하며, 음허로 인한 부종을 다스린다.
⑥ 더위로 설사하는 데는 향유·백편두·진피·백단향·오매 등을 가

한다.
⑦ 습으로 인한 설사에는 평위산(平胃散)과 합방하는데, 위령탕(胃苓湯)이라고도 하고 평령산(平苓散)이라고도 한다.

▎심열(心熱)▎

울화로 일어나는 열로서 심번(心煩)·심통(心痛)하고 손바닥이 달아 오르는 등의 증상이 있을 경우.

✎ 성심산(醒心散)

처방				
	• 인삼(人蔘)	각등분	• 백복신(白茯神)	각등분
	• 맥문동(麥門冬)	각등분	• 생지황(生地黃)	각등분
	• 오미자(五味子)	각등분	• 석창포(石菖蒲)	각등분
	• 원지(遠志)	각등분		

【목표】 심(心)의 허열을 다스린다.
【활투】 심계항진으로 불면하면 용안육·산조인·당귀를 가한다.

▎적열(積熱)▎

장부에 열이 울적되어 입 안이 헐고 목이 자주 마르며 온몸이 벌겋게 상기되어 괴로워지다가 나중에는 몸이 부어 오른다.

✎ 양격산(涼膈散)

처방				
	• 연교(連翹)	7.5g	• 박하(薄荷)	1.87g
	• 대황(大黃)	3.75g	• 황금(黃芩)	1.87g
	• 망초(芒硝)	3.75g	• 치자(梔子)	1.87g
	• 감초(甘草)	3.75g		

⑥ 화(火) / 심열·적열·조열

(목표) 열이 심하게 나서 손발이 떨리고, 오랜 설사로 염증이 생기며, 위장이 조삽(燥澁)하고, 변비가 심할 경우 복용한다.
열이 심하고 종기가 났을 때는 지모·석고·승마·대황을 가한다.
(용법) 반이 되게 달인 후 망초를 넣고 다시 달여 먹는다.

조열(潮熱)

열이 조수와 같이 일정한 시간에 발열하는 경우.

소요산(逍遙散)

처방				
	• 백출(白朮)	3.75g	• 당귀(當歸)	3.75g
	• 백작약(白芍藥)	3.75g	• 맥문동(麥門冬)	3.75g
	• 백복령(白茯苓)	3.75g	• 감초(甘草)	1.87g
	• 시호(柴胡)	3.75g	• 박하(薄荷)	1.87g

(목표) 월경부조 및 혈허·오심번열·한열이 학질과 같은 증을 다스린다.
(활투) 혈열에 별갑을 가하면 더욱 좋다.

보중익기탕(補中益氣湯)

처방				
	• 황기(黃芪)	5.62g	• 당귀신(當歸身)	1.87g
	• 인삼(人蔘)	3.75g	• 진피(陳皮)	1.87g
	• 백출(白朮)	3.75g	• 승마(升麻)	1.12g
	• 감초(甘草)	3.75g	• 시호(柴胡)	1.12g

(목표) 노역을 아주 심하게 했거나 음식 조절을 못하여 신열이 나고 자한이 나는 것을 다스린다.

① 황백 1.12g, 홍화 0.75g을 가하면 가슴으로 들어가서 양혈한다.
② 자한에는 부자·마황근·부소맥을 가한다.
③ 이질이 오래 되어 물갈이 되는 데는 부자를 가한다.
④ 비색에는 맥문동과 산치자를 가한다.
⑤ 유뇨에는 산약과 오미자를 가한다.
⑥ 이후얼에는 부자·죽여·생강을 가한다.
⑦ 활설에는 가자와 육두구를 가한다.
⑧ 잉부의 소복추와 기함에는 승마와 방풍을 가한다.
⑨ 전신이 마비되는 기허에는 목과·오약·향부자·청피·방풍·천궁을 가하고, 계지도 조금 가한다.
⑩ 폐한과 탈항에는 가자 3.75g과 저근백피를 조금 가한다.
⑪ 도씨보중익기탕(陶氏補中益氣湯)은 인삼·백출·황기·당귀·시호·진피를 합쳐서 2.62g과 감초 1.87g을 가하고, 혹은 승마를 빼고 총백·생강·대추를 넣는다. 내외감의 두통·신열·자한을 다 스린다.

[학두] 황기와 백출을 빼고 숙지황과 산약을 가한 것을 보음익기전(補陰益氣煎)이라고 한다.

⑫ 땀이 많으면 계지 7.5g, 방풍 3.75g과 부소맥·오매를 가한다.
⑬ 기가 허해서 요삽이 되면 빈랑·목향을 가하고, 혹 차전자·택사를 가하기도 한다.
⑭ 허리로 하중하면 빈랑·목향·황련을 가하며, 혹 오수유를 가하기도 한다. 복통에는 계심을 가하고, 열이 있을 때는 대황을 가하면 약간 유리하다.
⑮ 기가 허하고 조열이 있으면 시호를 배로 하고 별갑을 가한다.

삼소음(蔘蘇飮)

처방				
	• 인삼(人蔘)	3.75g	• 적복령(赤茯苓)	3.75g
	• 소엽(蘇葉)	3.75g	• 진피(陳皮)	2.06g
	• 전호(前胡)	3.75g	• 길경(桔梗)	2.06g
	• 반하(半夏)	3.75g	• 지각(枳殼)	2.06g
	• 건갈(乾葛)	3.75g	• 감초(甘草)	2.06g

【목표】 풍한에 감상한 두통·발열·해수 및 내인의 7정으로 인한 담성과 조열을 다스린다.

【학투】 담성에는 3자(나복자·백개자·소자)를 가한다.
① 폐열에는 인삼 대신 사삼으로 바꾸고 상백피·맥문동을 가한다.
② 허랭에는 인삼을 배로 하고 계지를 가한다.

인삼양영탕(人蔘養榮湯)

처방				
	• 백작약(白芍藥)	7.5g	• 진피(陳皮)	3.75g
	• 당귀(當歸)	3.75g	• 감초(甘草)	3.75g
	• 인삼(人蔘)	3.75g	• 숙지황(熟地黃)	2.81g
	• 백출(白朮)	3.75g	• 오미자(五味子)	2.81g
	• 황기(黃芪)	3.75g	• 방풍(防風)	2.81g
	• 육계(肉桂)	3.75g	• 원지(遠志)	1.87g

【목표】 노손(勞損)·기혈 부족(氣血不足)·기단(氣短)·소식(少食)·한열(寒熱)·자한(自汗) 등을 다스린다.

복령보심탕(茯苓補心湯)

처방				
	• 백작약(白芍藥)	7.5g	• 전호(前胡)	2.62g
	• 숙지황(熟地黃)	5.62g	• 진피(陳皮)	1.87g

• 당귀(當歸)	4.87g	• 지각(枳殼)	1.87g
• 천궁(川芎)	2.62g	• 길경(桔梗)	1.87g
• 백복령(白茯苓)	2.62g	• 건갈(乾葛)	1.87g
• 인삼(人蔘)	2.62g	• 소엽(蘇葉)	1.87g
• 반하(半夏)	2.62g	• 감초(甘草)	1.87g

【목표】 노심하여 토혈하는 것을 다스린다.

【학투】 사궁산(莎芎散)을 합방해도 좋다.

① 열이 있으면 인삼을 사삼으로 바꾸고, 생지황·황금·황련 따위를 가한다.

인삼청기산(人蔘淸氣散)

• 인삼(人蔘)	3.75g	• 시호(柴胡)	3.75g
• 백출(白朮)	3.75g	• 건갈(乾葛)	3.75g
• 백복령(白茯苓)	3.75g	• 반하국(半夏麯)	3.75g
• 적작약(赤芍藥)	3.75g	• 감초(甘草)	1.87g
• 당귀(當歸)	3.75g		

【목표】 허로·골증·조열·무한을 다스린다.

① 다른 처방에는 황금이 있다.

【학투】 밤에 열이 나면 지골피와 별갑을 가한다.

골증(骨蒸)

혈기와 음기가 부족하고 골수가 고갈함으로써 생기는 병. 발열·해수·객담·소변 혼탁·도한·유정 등의 증상을 일으키고, 정신이 황홀해져 점점 쇠약해진다. 뼈가 저릿저릿하고 지지는 것처럼 괴롭다.

✎ 인삼청기산(人蔘淸氣散)

처방				
	• 인삼(人蔘)	3.75g	• 시호(柴胡)	3.75g
	• 백출(白朮)	3.75g	• 건갈(乾葛)	3.75g
	• 백복령(白茯苓)	3.75g	• 반하국(半夏麴)	3.75g
	• 적작약(赤芍藥)	3.75g	• 감초(甘草)	1.87g
	• 당귀(當歸)	3.75g		

【목표】 허로·골증·조열·무한을 다스린다.
① 다른 처방에는 황금이 있다.
【학투】 밤에 열이 나면 지골피와 별갑을 가한다.

✎ 사물탕(四物湯)

처방				
	• 숙지황(熟地黃)	4.68g	• 천궁(川芎)	4.68g
	• 백작약(白芍藥)	4.68g	• 당귀(當歸)	4.68g

【목표】 혈병을 통치한다.
① 각통(脚痛) 혈열에는 지백과 우슬을 가한다.
② 허양(虛痒)에는 황금을 가하고 부평초(浮萍草) 가루를 첨가한다.
③ 봄에는 천궁을 배로 하고, 여름에는 작약을 배로 하며, 가을에는 지황을 배로 하고, 겨울에는 당귀를 배로 한다.
④ 봄에는 방풍을 가하고, 여름에는 황금을 가하며, 가을에는 천문동을 가하고, 겨울에는 계지를 가한다.
【학투】 혈허(血虛)의 증세로 월경이 고르지 못할 때는 향부자·익모초·오수유·육계·인삼 등을 가한다.

허열(虛熱)

허화(虛火)라고도 한다. 발한·발열이 심하고, 식욕이 감퇴되어 기력이 아주 쇠약해지는 병.

당귀보혈탕(當歸補血湯)

처방				
	• 황기(黃芪)	18.75g	• 당귀(當歸)	7.5g

〔목표〕 기열·대갈·목적하며, 맥이 홍대하고 허하여 세게 누르면 무력해지는 증세가 백호탕(白虎湯)과 흡사하다. 오직 백호탕은 맥이 장실(長實)하지 않은 법이니 백호탕(白虎湯)을 잘못 사용하면 반드시 죽는다.
① 일명 귀기탕(歸芪湯)이다.

〔활투〕 인삼·숙지황·육계·부자 따위를 가감할 수 있다. 황련을 조금 가하여 인경한다.

진음전(鎭飮煎)

처방				
	• 숙지황(熟地黃)	37.5~75g	• 택사(澤瀉)	5.62g
	• 부자(附子)	3.75~11.25g	• 육계(肉桂)	3.75~7.5g
	• 우슬(牛膝)	7.5g	• 자감(炙甘)	3.75g

〔목표〕 음허 격양으로 인해 진양이 지켜지지 않아 혈이 수시로 넘쳐서 대토 대육하는 것을 다스린다. 맥이 세하고 사지가 냉하면 격양을 다스리고 후비·상열자는 냉복한다.
① 구토를 겸했으면 초황한 건강을 가한다.
② 기탈이 빨라지면 인삼을 많이 가한다.

이음전(理陰煎)

처방		
• 숙지황(熟地黃) 18.75g	• 육계(肉桂) 3.75g
• 당귀(當歸) 11.25g	• 감초(甘草) 3.75g
• 건강(乾薑) 7.5g	

목표 비(脾)와 신(腎)의 허를 다스리는 데 온윤(溫潤)하게 한다. 즉, 이중탕(理中湯)의 변방이다.

① 맥이 삭(數)하고 불홍(不洪)하면 시호를 가한다.
② 한응(寒凝)에는 마황을 가한다.
③ 맥이 세(細)하고 오한이 나면 세신을 가하고, 증세가 심하면 부자를 가하거나 혹은 시호를 함께 가하여 돕게 한다.
④ 설사에는 당귀를 빼고, 오수유·파고지·육두구·부자를 가한다.
⑤ 체기에는 진피와 향부자를 가한다.
⑥ 음허화성에는 건강과 육계를 빼고 인삼을 가한다.
⑦ 인삼과 부자를 가한 것을 육미회양음(六味回陽飮)이라고 한다.

십전대보탕(十全大補湯)

처방		
• 인삼(人蔘) 4.5g	• 백작약(白芍藥) 4.5g
• 백출(白朮) 4.5g	• 천궁(川芎) 4.5g
• 백복령(白茯苓) 4.5g	• 당귀(當歸) 4.5g
• 감초(甘草) 4.5g	• 황기(黃芪) 3.75g
• 숙지황(熟地黃) 4.5g	• 육계(肉桂) 3.75g

목표 기와 혈이 모두 허할 때 쓴다.

기허열(氣虛熱)

기가 허하여 열이 생기는 경우.

보중익기탕(補中益氣湯)

처방				
	• 황기(黃芪)	5.62g	• 당귀신(當歸身)	1.87g
	• 인삼(人蔘)	3.75g	• 진피(陳皮)	1.87g
	• 백출(白朮)	3.75g	• 승마(升麻)	1.12g
	• 감초(甘草)	3.75g	• 시호(柴胡)	1.12g

【목표】 노역을 아주 심하게 했거나 음식 조절을 못하여 신열이 나고 자한이 나는 것을 다스린다.

① 황백 1.12g, 홍화 0.75g을 가하면 가슴으로 들어가서 양혈한다.
② 자한에는 부자·마황근·부소맥을 가한다.
③ 이질이 오래 되어 물갈이 되는 데는 부자를 가한다.
④ 비색에는 맥문동과 산치자를 가한다.
⑤ 유뇨에는 산약과 오미자를 가한다.
⑥ 이후얼에는 부자·죽여·생강을 가한다.
⑦ 활설에는 가자와 육두구를 가한다.
⑧ 잉부의 소복추와 기함에는 승마와 방풍을 가한다.
⑨ 전신이 마비되는 기허에는 목과·오약·향부자·청피·방풍·천궁을 가하고, 계지도 조금 가한다.
⑩ 폐한과 탈항에는 가자 3.75g과 저근백피를 조금 가한다.
⑪ 도씨보중익기탕(陶氏補中益氣湯)은 인삼·백출·황기·당귀·시호·진피를 합쳐서 2.62g과 감초 1.87g을 가하고, 혹은 승마를 빼고 총백·생강·대추를 넣는다. 내외감의 두통·신열·자한을 다스린다.

【활투】 황기와 백출을 빼고 숙지황과 산약을 가한 것을 보음익기전

(補陰益氣煎)이라고 한다.
⑫ 땀이 많으면 계지 7.5g, 방풍 3.75g과 부소맥·오매를 가한다.
⑬ 기가 허해서 요삽이 되면 빈랑·목향을 가하고, 혹 차전자·택사를 가하기도 한다.
⑭ 허리로 하중하면 빈랑·목향·황련을 가하며, 혹 오수유를 가하기도 한다. 복통에는 계심을 가하고, 열이 있을 때는 대황을 가하면 약간 유리하다.
⑮ 기가 허하고 조열이 있으면 시호를 배로 하고 별갑을 가한다.

사군자탕(四君子湯)

처방				
	• 인삼(人蔘)	4.68g	• 백복령(白茯苓)	4.68g
	• 백출(白朮)	4.68g	• 감초(甘草)	4.68g

목표 진기가 허약한 것을 보양하고, 기단기소한 것을 다스린다.
① 허손을 다스리기 위해서는 당귀와 황기를 가하는데, 이것은 인삼황기탕(人蔘黃芪湯)이다.
② 사물탕(四物湯)과 합방한 것을 팔물탕(八物湯)이라 하며, 또 황기·육계 각 3.75g을 가한 것은 십전대보탕(十全大補湯)이다.
③ 진피를 가하면 이공산(異功散)이고, 진피와 반하를 가하면 육군자탕(六君子湯)이다.
④ 허설에는 황기·승마·시호·방풍을 가한다.

활투 냉에는 육계와 부자를 가한다.
⑤ 부종이 나면 저령과 택사를 가한다.
⑥ 서에는 향유·백편두·백단향 등을 가한다.
⑦ 허설에는 오령산(五苓散)을 합방한다.

혈허열(血虛熱)

혈허로 인하여 발열하는 경우.

자음강화탕(滋飮降火湯)

처방				
	• 백작약(白芍藥)	4.87g	• 생지황(生地黃)	3g
	• 당귀(當歸)	4.5g	• 진피(陳皮)	2.62g
	• 숙지황(熟地黃)	3.75g	• 지모(知母)	1.87g
	• 맥문동(麥門冬)	3.75g	• 황백(黃栢)	1.87g
	• 백출(白朮)	3.75g	• 감초(甘草)	1.87g

(목표) 음허화동으로 인한 도한·오열·해수·담성·각혈·육수를 다스린다.

(활투) 기침이 심하면 패모와 상백피를 가한다.

양허오한(陽虛惡寒)

양기가 허하여 오한이 나는 경우.

사군자탕(四君子湯)

처방				
	• 인삼(人蔘)	4.68g	• 백복령(白茯苓)	4.68g
	• 백출(白朮)	4.68g	• 감초(甘草)	4.68g

(목표) 진기가 허약한 것을 보양하고, 기단기소한 것을 다스린다.
① 허손을 다스리기 위해서는 당귀와 황기를 가하는데, 이것은 인삼황기탕(人蔘黃芪湯)이다.
② 사물탕(四物湯)과 합방한 것을 팔물탕(八物湯)이라 하며, 또 황기·육계 각 3.75g을 가한 것을 십전대보탕(十全大補湯)이다.

③ 진피를 가하면 이공산(異功散)이고, 진피와 반하를 가하면 육군자탕(六君子湯)이다.
④ 허설에는 황기·승마·시호·방풍을 가한다.
학투 냉에는 육계와 부자를 가한다.
⑤ 부종이 나면 저령과 택사를 가한다.
⑥ 서에는 향유·백편두·백단향 등을 가한다.
⑦ 허설에는 오령산(五苓散)을 합방한다.

음허오한(陰虛惡寒)

음기가 허하여 오한이 나는 경우.

이진탕(二陳湯)

처방				
	• 반하(半夏)	7.5g	• 적복령(赤茯苓)	3.75g
	• 귤피(橘皮)	3.75g	• 감초(甘草)	1.87g

목표 담음을 통치한다.
① 좌두통은 혈허에 속한다. 조경·석중하면 사물탕(四物湯)을 합방한 데다가 형개·박하·세신·만형자·시호·황금 등을 가한다.
② 기울에는 이 약을 달인 물로 교감단(交感丹)을 삼킨다.

음허(陰虛)

음기가 허약한 것인데, 즉 혈허증이다. 날마다 오후에 춥고 조열(潮熱)이 나며 방사과다로 음허해서 정력이 허해진다.

✒ 자음강화탕(滋陰降火湯)

처방				
	• 백작약(白芍藥)	4.87g	• 생지황(生地黃)	3g
	• 당귀(當歸)	4.5g	• 진피(陳皮)	2.62g
	• 숙지황(熟地黃)	3.75g	• 지모(知母)	1.87g
	• 맥문동(麥門冬)	3.75g	• 황백(黃栢)	1.87g
	• 백출(白朮)	3.75g	• 감초(甘草)	1.87g

[목표] 음허화동으로 인한 도한·오열·해수·담성·각혈·육수를 다스린다.

[학투] 기침이 심하면 패모와 상백피를 가한다.

✒ 청리자감탕(淸离滋坎湯)

처방				
	• 숙지황(熟地黃)	2.62g	• 백복령(白茯苓)	2.62g
	• 생건지황(生乾地黃)	2.62g	• 백출(白朮)	2.62g
	• 천문동(天門冬)	2.62g	• 목단피(牧丹皮)	1.87g
	• 맥문동(麥門冬)	2.62g	• 택사(澤瀉)	1.87g
	• 당귀(當歸)	2.62g	• 황백(黃栢)	1.87g
	• 백작약(白芍藥)	2.62g	• 지모(知母)	1.87g
	• 산수유(山茱萸)	2.62g	• 감초(甘草)	1.87g
	• 산약(山藥)	2.62g		

[목표] 음허화동·조열·도한·담천 등을 다스린다.
① 공심에 복용한다.

[학투] 담이 성한 데는 귤피·패모를 가한다.
② 양허하며 변활한 데는 쓰지 못한다.

음허화동(陰虛火動)

음기가 허약해서 조열·도한·기침이 나며, 혈담을 뱉고 유정과 몽설이 되는 경우.

육미지황원(六味地黃元)

처방				
	• 숙지황(熟地黃)	300g	• 백복령(白茯苓)	112.5g
	• 산약(山藥)	150g	• 목단피(牧丹皮)	112.5g
	• 산수유(山茱萸)	150g	• 택사(澤瀉)	112.5g

〖목표〗 신수 부족을 다스린다.

① 오미자 150g을 가한 것을 신기환(腎氣丸)이라고 한다. 이는 폐의 원천을 자양하여 신수를 나게 하는 것이다.

② 육계와 부자포를 각 37.5g씩 가하면 팔미원(八味元)인데, 명문 양허를 다스린다.

③ 음허부종에는 우슬과 차전자를 가하여 쓰는데, 금궤신기환(金匱腎氣丸)이라고 한다.

④ 유뇨무도에는 택사를 빼고 인지인을 가한다.

⑤ 노인 및 잉부의 전포에는 택사를 배로 한다.

⑥ 냉림(冷淋)으로 먼저 추워서 떨고 설하지 못하는 데는 팔미원(八味元)이 좋다.

〖용법〗 위의 약미들을 작말하여 오자대(梧子大)로 밀환을 지어 온주나 염탕으로 50~70알씩 복용한다.

⑦ 신기환(腎氣丸)에 오미자를 37.5g 가하여 속용하기도 한다.

〖활투〗 20첩으로 분작해서 쓴다.

⑧ 음허부종에는 숙지황을 감하고, 우슬·차전자·계지·부자 등을 가한다.

⑨ 황달 증세가 있을 때는 인진을 가한다.
⑩ 상한이 과경하여 허열이 불퇴하고 입이 조하고 혀가 마르고 맥이 허한 증세 등에는 인삼을 배로 하고 맥문동·귤피 따위를 가한다.
⑪ 가감팔미원(加減八味元)을 소갈에 구복하면 영구히 없어진다. 소질되었으면 신기가 회복된 것이다.

사물탕(四物湯)

처방		
• 숙지황(熟地黃) 4.68g	• 천궁(川芎) 4.68g
• 백작약(白芍藥) 4.68g	• 당귀(當歸) 4.68g

【목표】 혈병을 통치한다.
① 각통(脚痛) 혈열에는 지백과 우슬을 가한다.
② 허양(虛痒)에는 황금을 가하고 부평초(浮萍草) 가루를 첨가한다.
③ 봄에는 천궁을 배로 하고, 여름에는 작약을 배로 하며, 가을에는 지황을 배로 하고, 겨울에는 당귀를 배로 한다.
④ 봄에는 방풍을 가하고, 여름에는 황금을 가하며, 가을에는 천문동을 가하고, 겨울에는 계지를 가한다.

【활투】 혈허(血虛)의 증세로 월경이 고르지 못할 때는 향부자·익모초·오수유·육계·인삼 등을 가한다.

7 내상(內傷)

내인성 내과 질환. ① 몸이 쇠약하여 몸 속에 생긴 병의 통칭. ② 음식이 위에 걸려서 내리지 않는 병 등.

식상(食傷)

먹은 음식이 소화되지 아니하여 복통·토사 등이 나는 경우

평위산(平胃散)

처방			
• 창출(蒼朮)	7.5g	• 후박(厚朴)	3.75g
• 진피(陳皮)	5.25g	• 감초(甘草)	2.25g

목표 비를 조화시키고 위를 튼튼하게 한다. 위가 조화되고 기가 순평하면 복약을 중지한다. 상복은 불가하다.

활투 식체에는 산사·신곡·맥아·빈랑·지실·나복자·사인·초과 따위를 가한다.

① 서체에는 향유산(香薷散)과 합방해서 쓰는데, 이것을 향평산(香平散)이라고 한다.
② 변혈에는 산사 7.5g, 당귀·지각·지유 각 3.75g, 형개 2.62g을 가한다.
③ 한열에는 소시호탕(小柴胡湯)과 합방하는데, 이것을 시평탕(柴平湯)이라고 하며 학질도 다스린다.
④ 체리에는 지각·빈랑·황련 각 3.75g, 목향 1.87g을 가한다.
⑤ 설사를 하면 사령산(四苓散)과 합방한 데다가 등심·차전자 따위를 가하되 증세에 따라 적당히 가감한다.

⑥ 잉부의 제증(諸症)에는 창출을 백출로 바꾸고, 반하·신곡 등의 약만을 기한다.
⑦ 냉적에는 건강과 계지를 가한다.
⑧ 주체에는 건갈 혹은 갈화·양강·초두구 따위를 가한다.

향사평위산(香砂平胃散)

처방				
	• 창출(蒼朮)	7.5g	• 후박(厚朴)	2.62g
	• 진피(陳皮)	3.75g	• 사인(砂仁)	2.62g
	• 향부자(香附子)	3.75g	• 목향(木香)	1.87g
	• 지실(枳實)	3g	• 감초(甘草)	1.87g
	• 곽향(藿香)	3g		

(목표) 상식(傷食 : 급성위장 카타르 등)을 다스린다.

인삼양위탕(人蔘養胃湯)

처방				
	• 창출(蒼朮)	5.62g	• 곽향(藿香)	3.75g
	• 진피(陳皮)	4.68g	• 인삼(人蔘)	1.87g
	• 후박(厚朴)	4.68g	• 초과(草果)	1.87g
	• 반하(半夏)	4.68g	• 감초(甘草)	1.87g
	• 적복령(赤茯苓)	3.75g		

(목표) 상한음증 및 외감풍한·내상생랭(內傷生冷)·증한장렬(憎寒壯烈)·두통·신통 등을 다스린다.

(학투) 진피와 후박·반하를 속방에서는 모두 3.75g씩 쓴다.
① 협체에는 산사 7.5g, 신곡·빈랑 각 3.75g, 지실 2.62g을 가한다.
② 외감에는 건갈·변향부 각 3.75g, 소엽 2.62g을 가하고, 울열에는 두시(豆豉) 30~50 알을 가하고, 열이 심하면 산치자 1.87~2.62g

을 또 가한다.
③ 서(暑)에는 향유와 백편두를 가하는데 이것을 향유양위탕(香薷養胃湯)이라고 한다.
④ 설사에는 택사·차전자·저령을 가한다.
⑤ 이질에는 신곡·지각·천황련 각 3.75g과 당목향 1.87g, 빈랑가루 3.75g을 가하여 조복하고, 혈리(血痢)에는 도인을 가하며 요(尿)불리에는 저령·택사를 가한다.
⑥ 학질에는 시호 7.5g, 황금·빈랑 각 3.75g을 가하고, 초과를 배로 하며, 노학(老瘧)에는 75g의 생강즙에 타서 복용한다.
⑦ 임부의 잡증도 위의 각 조에 의거하되 창출을 백출로 바꾸고 반하를 뺀다.
⑧ 회적에는 산사육·빈랑·사군자·화초 등을 가한다.
⑨ 냉적에는 계지·건강포 각 7.5g을 가하는데, 이것을 계강양위탕(桂薑養胃湯)이라고 한다.

내소산(內消散)

처방				
• 진피(陳皮)	3.75g	• 사인(砂仁)	3.75g
• 반하(半夏)	3.75g	• 향부자(香附子)	3.75g
• 백복령(白茯苓)	3.75g	• 삼릉(三稜)	3.75g
• 지실(枳實)	3.75g	• 봉출(蓬朮)	3.75g
• 산사육(山查肉)	3.75g	• 건강(乾薑)	3.75g
• 신곡(神麴)	3.75g		

【목표】 생랭하거나 굳은 것을 먹고 상하여 비만·창통한 데 큰 효험이 있다.

🌿 대화중음(大和中飮)

처방
- 산사육(山査肉)　　7.5g
- 맥아(麥芽)　　7.5g
- 진피(陳皮)　　5.62g
- 후박(厚朴)　　5.62g
- 택사(澤瀉)　　5.62g
- 지실(枳實)　　3.75g
- 사인(砂仁)　　1.87g

【목표】 식체로 적취된 것을 다스린다.
① 위한의 오심에는 건강을 가한다.
② 동통에는 목향·오약·향부자를 가한다.
③ 담이 많은 데는 반하를 가한다.

🌿 지출환(枳朮丸)

처방
- 백출(白朮)　　75g
- 지실(枳實)　　37.5g

【목표】 비민(痞悶)을 다스리고 음식을 소화시킨다.
① 본래는 「장중경」이 소시에 탕용(湯用)으로 만들었던 것을 「역로」가 환(丸)으로 바꾸었다.
② 귤피와 반하를 가한 것은 귤반지출환(橘半枳朮丸)이다.
③ 신곡과 맥아를 가한 것은 국얼지출환(麴糵枳朮丸)이다.

【용법】 위의 약미들을 작말하여 연잎으로 싸서 밥을 지어 오자대로 환을 만들어서 숙수로 70환을 복용한다.
④ 연잎으로 싼 밥은 그 맛을 다 낼 수가 없으므로 연잎을 끓인 죽을 사용함만 같지 못하다.

【활투】 가감은 평위산(平胃散)에 의거한다.

✎ 소체환(消滯丸)

처방				
	• 흑축(黑丑)	75g	• 오영지(五靈脂)	37.5g
	• 향부자(香附子)	37.5g		

(목표) 소주(消酒)·소식(消食)·소수(消水)·소기(消氣)·소비(消痞)·소만(消滿)·소창(消脹)·소종(消腫)·소적(消積)·소통(消痛)한다.

(용법) 위의 약미들을 작말하여 녹두대로 초호환을 지어 30환을 생강탕으로 복용한다.

(활투) 위의 약말 7.5g을 생강탕으로 복용해도 좋다.

✎ 입효제중단(立效濟衆丹)

처방				
	• 자단향(紫檀香)	750g	• 신곡(神麯)	375g
	• 빈랑(檳榔)	750g	• 진피(陳皮)	375g
	• 건강(乾薑)	750g	• 반하(半夏)	375g
	• 창출(蒼朮)	562.5g	• 호초(胡椒)	375g
	• 후박(厚朴)	562.5g	• 청피(青皮)	187.5g
	• 편향부(便香附)	562.5g	• 목향(木香)	187.5g

(목표) 한성(寒性)의 식상으로 인한 곽란 및 관격을 다스린다.

(용법) 위의 약미들을 작말하여 37.5g으로 20알의 호환을 지어 주사를 입힌다.

✎ 천금광제환(千金廣濟丸)

처방				
	• 자단향(紫檀香)	375g	• 진피(陳皮)	112.5g
	• 빈랑(檳榔)	300g	• 신곡(神麯)	112.5g

• 편향부(便香附)　225g	• 필발(華撥)　112.5g
• 창출(蒼朮)　225g	• 정향(丁香)　112.5g
• 백단향(白檀香)　225g	• 지실(枳實)　112.5g
• 건강(乾薑)　187.5g	• 사향(麝香)　37.5g
• 후박(厚朴)　187.5g	

｟목표｠ 한성의 식상으로 인한 곽란을 다스린다.

｟활투｠ 생강차에 타서 복용하든지, 혹은 물로 달여 앙금을 앉혀서 복용한다.

｟용법｠ 위의 약미들을 작말하여 풀에 개어서 37.5g으로 30환씩 만들어 주사를 입힌다.

담체(痰滯)

담으로 인하여 체증이 생겼을 경우.

정전가미이진탕(正傳加味二陳湯)

처방		
• 산사육(山査肉)　5.62g	• 귤홍(橘紅)　2.62g
• 향부자(香附子)　3.75g	• 백복령(白茯苓)　2.62g
• 반하(半夏)　3.75g	• 신곡(神麯)　2.62g
• 천궁(川芎)　3g	• 사인(砂仁)　1.87g
• 백출(白朮)　3g	• 맥아(麥芽)　1.87g
• 창출(蒼朮)　3g	• 감초(甘草)　1.12g

｟목표｠ 식적과 담을 다스리며, 비를 보하여 음식을 소화시키고 기를 순행하게 한다.

7 내상(內傷) / 담체・냉체   119

✎ 지출환(枳朮丸)

| 처방 | • 백출(白朮) | 75g | • 지실(枳實) | 37.5g |

【목표】 비민(痞悶)을 다스리고 음식을 소화시킨다.
① 본래는 「장중경」이 소시에 탕용(湯用)으로 만들었던 것을 「역로」가 환(丸)으로 바꾸었다.
② 귤피와 반하를 가한 것은 귤반지출환(橘半枳朮丸)이다.
③ 신곡과 맥아를 가한 것은 국얼지출환(麴蘖枳朮丸)이다.

【용법】 위의 약미들을 작말하여 연잎으로 싸서 밥을 지어 오자대로 환을 만들어서 숙수로 70환을 복용한다.
④ 연잎으로 싼 밥은 그 맛을 다 낼 수가 없으므로, 연잎을 끓인 죽을 사용함만 같지 못하다.

【활투】 가감은 평위산(平胃散)에 의거한다.

▌냉체(冷滯)▐

냉으로 인하여 체증이 생겼을 경우.

✎ 후박온중탕(厚朴溫中湯)

처방	• 건강(乾薑)	7.5g	• 초두구(草豆蔲)	2.62g
	• 후박(厚朴)	5.62g	• 목향(木香)	1.87g
	• 진피(陳皮)	5.62g	• 감초(甘草)	1.87g
	• 적복령(赤茯苓)	2.62g		

【목표】 객한이 위를 침범하여 심복이 허랭하고 붓고 아픈 것을 다스린다.

【학투】 기허에는 인삼과 계지를 가한다.
① 협체에는 산사·신곡·빈랑·지실을 가한다.
② 회가 동하면 산사·빈랑·사군자·오매·화초를 가한다.

✎ 오적산(五積散)

처방				
	• 창출(蒼朮)	7.5g	• 백작약(白芍藥)	3g
	• 마황(麻黃)	3.75g	• 백복령(白茯苓)	3g
	• 진피(陳皮)	3.75g	• 천궁(川芎)	2.62g
	• 후박(厚朴)	3g	• 백지(白芷)	2.62g
	• 길경(桔梗)	3g	• 반하(半夏)	2.62g
	• 지각(枳殼)	3g	• 계피(桂皮)	2.62g
	• 당귀(當歸)	3g	• 감초(甘草)	2.25g
	• 건강(乾薑)	3g		

【목표】 풍한으로 인해 두통이 나고 몸이 아프며, 사지가 역랭하고 가슴과 배가 아프며, 구토·설사가 나고, 내상으로 냉증이 생기는 등의 증세를 다스린다.
① 좌섬 및 어혈종통에는 마황을 빼고 회향·목향·빈랑·도인·홍화를 가한다.
② 풍이 신을 상하여 허리의 좌우가 간간이 결리거나 양발이 뻣뻣해지면 방풍과 전갈을 가한다.
③ 백지와 계피를 제외하고 나머지 약미들을 초하면 숙료오적산(熟料五積散)이 된다.

【학투】 외감협체에는 산사·신곡·빈랑을 가한다.
④ 회충이 동하면 오매·화초를 가한다.
⑤ 산후협체와 어혈복통에는 마황을 빼고 산사 7.5g, 현호색 3.75g을 가한다.

숙체(宿滯)

오래 묵은 체증(만성위장염)의 경우.

보화환(保和丸)

처방				
• 백출(白朮)	187.5g	• 향부자(香附子)	75g
• 진피(陳皮)	112.5g	• 후박(厚朴)	75g
• 반하(半夏)	112.5g	• 나복자(蘿葍子)	75g
• 적복령(赤茯苓)	112.5g	• 지실(枳實)	37.5g
• 신곡(神麯)	112.5g	• 맥아(麥芽)	37.5g
• 산사육(山査肉)	112.5g	• 황련(黃連)	37.5g
• 연교(連翹)	75g	• 황금(黃芩)	37.5g

목표   일체의 식상과 적취 및 비괴를 다스린다.

① 다른 한 처방에는 산사육이 187.5g, 신곡·반하 각 112.5g, 적복령·진피·나복자·연교·맥아가 각 37.5g이다.

용법   위의 약미들을 작말하여 생강즙으로 개어 오자대로 호환을 지어 차로 50~70환을 복용한다.

활투   20첩으로 분작해도 좋다.

② 식울에는 빈랑 3.75g, 목향 1.87g, 하엽 손바닥만한 것을 가하고, 열이 없으면 황금과 황련을 뺀다.

비허(脾虛)

비장이 허약해서 체증이 생긴 경우.

이공산(異功散)

처방				
	• 인삼(人蔘)	4.68g	• 진피(陳皮)	4.68g
	• 백출(白朮)	4.68g	• 감초(甘草)	4.68g
	• 백복령(白茯苓)	4.68g		

목표 진기가 허약한 것을 보양하고, 기단기소한 것을 다스린다.

향사양위탕(香砂養胃湯)

처방				
	• 백출(白朮)	3.75g	• 백복령(白茯苓)	3g
	• 사인(砂仁)	3g	• 백두구(白荳蔲)	2.62g
	• 창출(蒼朮)	3g	• 인삼(人蔘)	1.12g
	• 후박(厚朴)	3g	• 목향(木香)	1.12g
	• 진피(陳皮)	3g	• 감초(甘草)	1.12g

목표 식욕부진과 비민(痞悶)을 다스리는데, 이는 위한 때문이다.

도포(倒飽)

소화되는 시간이 오래 걸리면서 배가 이상하게 부르고 토할 듯한 경우 (위확장·위하수).

향사육군자탕(香砂六君子湯)

처방				
	• 향부자(香附子)	3.75g	• 후박(厚朴)	3.75g
	• 백출(白朮)	3.75g	• 사인(砂仁)	1.87g
	• 백복령(白茯苓)	3.75g	• 인삼(人蔘)	1.87g
	• 반하(半夏)	3.75g	• 목향(木香)	1.87g
	• 진피(陳皮)	3.75g	• 익지인(益智仁)	1.87g
	• 백두구(白荳蔲)	3.75g	• 감초(甘草)	1.87g

◀목표▶ 음식 생각이 없는 것을 다스린다. 식후에 도포하는 자는 비가 허하기 때문이다.

◀활투▶ 비허에는 인삼 1.12g~1.87g을 넣는다.
① 허랭에는 생강과 계지를 가한다.
② 주체에는 양강을 가한다.
③ 식울에는 지실과 황련을 가한다.

▎보익(補益)▎

내상에 보양하는 경우.

✍ 전씨이공산(錢氏異功散)

처방					
	• 백출(白朮)	3.75g	• 귤피(橘皮)	3.75g
	• 백복령(白茯苓)	3.75g	• 목향(木香)	3.75g
	• 인삼(人蔘)	3.75g	• 감초(甘草)	3.75g

◀목표▶ 비위허약·음식부진·심흉비민(心胸痞悶) 등을 다스린다.

◀활투▶ 협체에는 산사·신곡·사인을 가한다.
① 설사에는 오령산(五苓散)을 합방한다.
② 허리에는 빈랑·오수유·황련·계심을 가한다.
③ 서열에는 향유·백편두를 가한다.
④ 상한·원기허약·신열·구갈·맥허하거나, 설사를 하는 데는 건갈을 가하든지 인삼을 배가한다.

✍ 삼출건비탕(蔘朮健脾湯)

처방					
	• 인삼(人蔘)	3.75g	• 지실(枳實)	3g
	• 백출(白朮)	3.75g	• 백작약(白芍藥)	3g

• 백복령(白茯苓)	3.75g	• 사인(砂仁)	1.87g
• 후박(厚朴)	3.75g	• 신곡(神麯)	1.87g
• 진피(陳皮)	3.75g	• 맥아(麥芽)	1.87g
• 산사육(山査肉)	3.75g	• 감초(甘草)	1.87g

【목표】 비를 건전하게 하고 위를 보양하며 음식을 소화시킨다.

【학투】 기허에는 인삼을 배가한다.

① 복랭하고 회가 동하면 생강·계지·오매·화초 등을 가한다.

육군자탕(六君子湯)

처방

• 반하(半夏)	5.62g	• 백복령(白茯苓)	3.75g
• 백출(白朮)	5.62g	• 인삼(人蔘)	3.75g
• 진피(陳皮)	3.75g	• 감초(甘草)	1.87g

【목표】 원기가 허하고, 목구멍에서 가래 끓는 소리가 나는 증세를 다스린다.

【학투】 허랭(虛冷)에는 생강·계지를 가한다.

① 한다(汗多)에는 계지와 황기를 가한다.
② 혈조(血燥)에는 숙지황·당귀·백작약을 가한다.
③ 해수(咳嗽)에는 패모·오미자를 가한다.
④ 기체(氣滯 : 뱃속에 가스가 많이 생겨서 도포증이 일어나는 증세)에는 향부자·목향을 가한다.
⑤ 협감(挾感 : 감기에 걸림)에는 향부자와 건갈을 가한다.
⑥ 협식(挾食 : 위장병)에는 신곡·사인·지실을 가한다.
⑦ 부종(浮腫)에는 사령산(四苓散)을 합방한다.

보중익기탕(補中益氣湯)

처방
- 황기(黃芪)　　5.62g
- 인삼(人蔘)　　3.75g
- 백출(白朮)　　3.75g
- 감초(甘草)　　3.75g
- 당귀신(當歸身)　1.87g
- 진피(陳皮)　　1.87g
- 승마(升麻)　　1.12g
- 시호(柴胡)　　1.12g

목표　노역을 아주 심하게 했거나 음식 조절을 못하여 신열이 나고 자한이 나는 것을 다스린다.

① 황백 1.12g, 홍화 0.75g을 가하면 가슴으로 들어가서 양혈한다.
② 자한에는 부자·마황근·부소맥을 가한다.
③ 이질이 오래 되어 물갈이 되는 데는 부자를 가한다.
④ 비색에는 맥문동과 산치자를 가한다.
⑤ 유뇨에는 산약과 오미자를 가한다.
⑥ 이후얼에는 부자·죽여·생강을 가한다.
⑦ 활설에는 가자와 육두구를 가한다.
⑧ 잉부의 소복추와 기함에는 승마와 방풍을 가한다.
⑨ 전신이 마비되는 기허에는 목과·오약·향부자·청피·방풍·천궁을 가하고, 계지도 조금 가한다.
⑩ 폐한과 탈항에는 가자 3.75g과 저근백피를 조금 가한다.
⑪ 도씨보중익기탕(陶氏補中益氣湯)은 인삼·백출·황기·당귀·시호·진피를 합쳐서 2.62g과 감초 1.87g을 가하고, 혹은 승마를 빼고 총백·생강·대추를 넣는다. 내외감의 두통·신열·자한을 다스린다.

활투　황기와 백출을 빼고 숙지황과 산약을 가한 것을 보음익기전(補陰益氣煎)이라고 한다.

⑫ 땀이 많으면 계지 7.5g, 방풍 3.75g과 부소맥·오매를 가한다.

⑬ 기가 허해서 요삽이 되면 빈랑·목향을 가하고, 혹 차전자·택사를 가하기도 한다.
⑭ 허리로 하중하면 빈랑·목향·황련을 가하며, 혹 오수유를 가하기도 한다. 복통에는 계심을 가하고, 열이 있을 때는 대황을 가하면 약간 유리하다.
⑮ 기가 허하고 조열이 있으면 시호를 배로 하고 별갑을 가한다.

주상(酒傷)

술로 인하여 내상을 일으키는 경우(주체·위산과다 등)

대금음자(對金飮子)

처방
- 진피(陳皮)   11.25g
- 후박(厚朴)   2.62g
- 창출(蒼朮)   2.62g
- 감초(甘草)   2.62g

목표 주상과 식상을 다스린다.

① 건갈 7.5g, 적복령·사인·신곡 각 3.75g을 가하면 더욱 좋다.

활투 냉에는 양강 7.5g, 초두구 3.75g을 가하면 역시 효력이 좋다.

소조중탕(小調中湯)

처방
- 감초(甘草)   각등분
- 황련(黃連)   각등분
- 반하(半夏)   각등분
- 과루인(瓜蔞仁)   각등분

목표 일체의 담화와 여러 가지의 괴병을 다스리며 비위를 잘 조리한다.

① 혹은 작말해서 양강의 전즙으로 쑨 풀로 환을 지어 백탕으로 50환을 복용한다.

② 적열과 토혈에 쓰며 18.75g씩 달여 먹는다.

【학투】 음허로 인한 담화에는 육미원(六味元)을 합방한다.

③ 혈허로 인한 담화에는 사물탕(四物湯)과 합방하든지 혹은 귀비탕(歸脾湯)과 합방한다.

④ 일체의 담화에는 도담탕(導痰湯)과 합방한다.

대조중탕(大調中湯)

처방				
	• 인삼(人蔘)	4.5g	• 백작약(白芍藥)	4.5g
	• 백출(白朮)	4.5g	• 감초(甘草)	4.5g
	• 백복령(白茯苓)	4.5g	• 황련(黃連)	4.5g
	• 당귀(當歸)	4.5g	• 반하(半夏)	4.5g
	• 천궁(川芎)	4.5g	• 과루인(瓜蔞仁)	4.5g
	• 생지황(生地黃)	4.5g		

【목표】 일체의 담화와 여러 가지의 괴병을 다스리며 비위를 잘 조리한다.

팔물탕(八物湯)

처방				
	• 인삼(人蔘)	4.5g	• 숙지황(熟地黃)	4.5g
	• 백출(白朮)	4.5g	• 백작약(白芍藥)	4.5g
	• 백복령(白茯苓)	4.5g	• 천궁(川芎)	4.5g
	• 감초(甘草)	4.5g	• 당귀(當歸)	4.5g

【목표】 기와 혈이 다 허한 것을 다스린다.

① 일명 팔진탕(八珍湯)이다.

② 허림(虛淋)에는 황기·호장근·황금·우슬 등을 가한다.

【학투】 자학이 오래 된 데에는 인삼과 숙지황을 배로 하고, 시호·조

금・사인 등을 가한다.
③ 한다에는 계지・황기・방풍을 가한다.
④ 두통에는 천마와 세신을 가한다.

노상(勞傷)

피로・과로로 인하여 내상을 일으켰을 경우.

✍ 보중익기탕(補中益氣湯)

처방				
	• 황기(黃芪)	5.62g	• 당귀신(當歸身)	1.87g
	• 인삼(人蔘)	3.75g	• 진피(陳皮)	1.87g
	• 백출(白朮)	3.75g	• 승마(升麻)	1.12g
	• 감초(甘草)	3.75g	• 시호(柴胡)	1.12g

【목표】 노역을 아주 심하게 했거나 음식 조절을 못하여 신열이 나고 자한이 나는 것을 다스린다.

① 황백 1.12g, 홍화 0.75g을 가하면 가슴으로 들어가서 양혈한다.
② 자한에는 부자・마황근・부소맥을 가한다.
③ 이질이 오래 되어 물갈이 되는 데는 부자를 가한다.
④ 비색에는 맥문동과 산치자를 가한다.
⑤ 유뇨에는 산약과 오미자를 가한다.
⑥ 이후얼에는 부자・죽여・생강을 가한다.
⑦ 활설에는 가자와 육두구를 가한다.
⑧ 잉부의 소복추와 기함에는 승마와 방풍을 가한다.
⑨ 전신이 마비되는 기허에는 목과・오약・향부자・청피・방풍・천궁을 가하고, 계지도 조금 가한다.
⑩ 폐한과 탈항에는 가자 3.75g과 저근백피를 조금 가한다.

⑪ 도씨보중익기탕(陶氏補中益氣湯)은 인삼·백출·황기·당귀·시호·진피를 합쳐서 2.62g과 감초 1.87g을 가하고, 혹은 승마를 빼고 총백·생강·대추를 넣는다. 내외감의 두통·신열·자한을 다 스린다.

[학투] 황기와 백출을 빼고 숙지황과 산약을 가한 것을 보음익기전(補陰益氣煎)이라고 한다.

⑫ 땀이 많으면 계지 7.5g, 방풍 3.75g과 부소맥·오매를 가한다.
⑬ 기가 허해서 요삽이 되면 빈랑·목향을 가하고, 혹 차전자·택사를 가하기도 한다.
⑭ 허리로 하중하면 빈랑·목향·황련을 가하며, 혹 오수유를 가하기도 한다. 복통에는 계심을 가하고, 열이 있을 때는 대황을 가하면 약간 유리하다.
⑮ 기가 허하고 조열이 있으면 시호를 배로 하고 별갑을 가한다.

익위승양탕(益胃升陽湯)

[처방]

• 백출(白朮) 5.62g	• 진피(陳皮)	1.87g
• 황기(黃芪) 3.75g	• 감초(甘草)	1.87g
• 인삼(人蔘) 2.81g	• 승마(升麻)	1.12g
• 신곡(神麯) 2.81g	• 시호(柴胡)	1.12g
• 당귀신(當歸身) 1.87g	• 생황금(生黃芩)	0.75g

[목표] 내상의 여러 가지 증세와 혈탈을 다스린다. 기를 보익하는 옛 성인의 법은 먼저 위기(胃氣)를 조리하여 생발(生發)하는 기를 돕게 하였다.

[학투] 붕루·대하가 오래 가면 인삼을 11.25g~18.75g으로 증량하거나, 혹은 숙지황·건강·초흑한 형개·초흑한 지유 따위를 가한다.
① 오래 된 변혈이 과다한 것과 원기가 떨어진 것을 다스린다.

황기건중탕(黃芪建中湯)

처방				
	• 백작약(白芍藥)	18.75g	• 황기(黃芪)	3.75g
	• 계지(桂枝)	11.25g	• 감초(甘草)	3.75g

[목표] 허로·이급·복통·몽유·인건 등을 다스린다.
① 자한을 다스린다.

쌍화탕(雙和湯)

처방				
	• 백작약(白芍藥)	9.37g	• 천궁(川芎)	3.75g
	• 숙지황(熟地黃)	3.75g	• 계피(桂皮)	2.8g
	• 황기(黃芪)	3.75g	• 감초(甘草)	2.8g
	• 당귀(當歸)	3.75g		

[목표] 기와 혈이 함께 손상되었거나 방사 후의 노역, 혹은 노역 후의 방사 및 대병 후의 기핍과 자한을 다스린다.
① 이것은 건중탕(建中湯)과 사물탕(四物湯)을 합방한 것이다.

구열(久熱)

오래 계속되는 열로 인하여 내상이 되는 경우.

응신산(凝神散)

처방				
	• 인삼(人蔘)	3.75g	• 지모(知母)	1.87g
	• 백출(白朮)	3.75g	• 생지황(生地黃)	1.87g
	• 백복령(白茯苓)	3.75g	• 감초(甘草)	1.87g
	• 산약(山藥)	3.75g	• 지골피(地骨皮)	1.12g
	• 백편두(白扁豆)	1.87g	• 맥문동(麥門冬)	1.12g
	• 경미(粳米)	1.87g	• 죽엽(竹葉)	1.12g

【목표】 내상열증을 다스리며 위기(胃氣)를 수렴하고 기표를 청량하게 한다.

【학투】 식욕부진에는 사인과 백두구를 가한다.

보화환(保和丸)

처방				
	• 백출(白朮)	187.5g	• 향부자(香附子)	75g
	• 진피(陳皮)	112.5g	• 후박(厚朴)	75g
	• 반하(半夏)	112.5g	• 나복자(蘿葍子)	75g
	• 적복령(赤茯苓)	112.5g	• 지실(枳實)	37.5g
	• 신곡(神麯)	112.5g	• 맥아(麥芽)	37.5g
	• 산사육(山査肉)	112.5g	• 황련(黃連)	37.5g
	• 연교(連翹)	75g	• 황금(黃芩)	37.5g

【목표】 일체의 식상과 적취 및 비괴를 다스린다.

① 다른 한 처방에는 산사육이 187.5g, 신곡・반하 각 112.5g, 적복령・진피・나복자・연교・맥아가 각 37.5g이다.

【용법】 위의 약미들을 작말하여 생강즙으로 개어 오자대로 호환을 지어 차로 50~70환을 복용한다.

【학투】 20첩으로 분작해도 좋다.

② 식울에는 빈랑 3.75g, 목향 1.87g, 하엽 손바닥만한 것을 가하고, 열이 없으면 황금과 황련을 뺀다.

탄산(吞酸)

가슴이 쓰리고 신트림이 나는 경우(위산과다증).

✍ 증미이진탕(增味二陳湯)

처방				
	• 반하(半夏)	3.75g	• 지실(枳實)	3g
	• 진피(陳皮)	3.75g	• 천궁(川芎)	3g
	• 적복령(赤茯苓)	3.75g	• 창출(蒼朮)	3g
	• 치자(梔子)	3.75g	• 백작약(白芍藥)	2.62g
	• 황련(黃連)	3.75g	• 신곡(神麯)	1.87g
	• 향부자(香附子)	3.75g	• 감초(甘草)	1.12g

◀목표▶ 탄산(呑酸)을 다스린다.

▌조잡(嘈雜)▌

배가 고픈 듯 아픈 듯하고 트림이 나며 마음이 뒤숭숭한 경우.

✍ 향사평위산(香砂平胃散)

처방				
	• 창출(蒼朮)	7.5g	• 후박(厚朴)	2.62g
	• 진피(陳皮)	3.75g	• 사인(砂仁)	2.62g
	• 향부자(香附子)	3.75g	• 목향(木香)	1.87g
	• 지실(枳實)	3g	• 감초(甘草)	1.87g
	• 곽향(藿香)	3g		

◀목표▶ 상식(傷食 : 급성위장 카타르 등)을 다스린다. 상한의 시기로 인한 발열·두통·지체통 및 상풍의 해수·비색·성중을 다스린다.

▌애기(噯氣)▌

트림이 나는 경우.

이진탕(二陳湯)

처방				
	• 반하(半夏)	7.5g	• 적복령(赤茯苓)	3.75g
	• 귤피(橘皮)	3.75g	• 감초(甘草)	1.87g

목표 담음을 통치한다.
① 좌두통은 혈허에 속한다. 조경·석중하면 사물탕(四物湯)을 합방한 데다가 형개·박하·세신·만형자·시호·황금 등을 가한다.
② 기울에는 이 약을 달인 물로 교감단(交感丹)을 삼킨다.

육군자탕(六君子湯)

처방				
	• 반하(半夏)	5.62g	• 백복령(白茯苓)	3.75g
	• 백출(白朮)	5.62g	• 인삼(人蔘)	3.75g
	• 진피(陳皮)	3.75g	• 감초(甘草)	1.87g

목표 원기가 허하고, 목구멍에서 가래 끓는 소리가 나는 증세를 다스린다.

활투 허랭(虛冷)에는 생강·계지를 가한다.
① 한다(汗多)에는 계지와 황기를 가한다.
② 혈조(血燥)에는 숙지황·당귀·백작약을 가한다.
③ 해수(咳嗽)에는 패모·오미자를 가한다.
④ 기체(氣滯 : 뱃속에 가스가 많이 생겨서 도포증이 일어나는 증세)에는 향부자·목향을 가한다.
⑤ 협감(挾感 : 감기에 걸림)에는 향부자와 건갈을 가한다.
⑥ 협식(挾食 : 위장병)에는 신곡·사인·지실을 가한다.
⑦ 부종(浮腫)에는 사령산(四苓散)을 합방한다.

조보(調補)

비장과 위를 조리하고 보하는 경우.

삼령백출산(蔘苓白朮散)

처방				
	• 인삼(人蔘)	11.25g	• 의이인(薏苡仁)	5.62g
	• 백출(白朮)	11.25g	• 연육(蓮肉)	5.62g
	• 백복령(白茯苓)	11.25g	• 길경(桔梗)	5.62g
	• 산약(山藥)	11.25g	• 사인(砂仁)	5.62g
	• 감초(甘草)	11.25g	• 백편두(白扁豆)	5.62g

목표 대병(大病) 후에 조리하여 비와 위를 돕는다.

용법 이상의 약제들을 가루로 하여 매 7.5g씩 대추탕으로 조하한다.
① 잘게 썰어서 37.5g에 생강 3쪽·대추 2알을 넣고 달여 먹어도 좋다.

활투 ② 비만 증세에는 의이인을 빼고 진피와 백두구를 가한다.
③ 하혈이 오래 된 것에는 지유·형개·초흑 건강·초흑 오매를 가한다.

태화환(太和丸)

처방				
	• 백출(白朮)	150g	• 백두구(白荳蔲)	48.75g
	• 백복령(白茯苓)	93.75g	• 반하(半夏)	45g
	• 백작약(白芍藥)	93.75g	• 진피(陳皮)	37.5g
	• 신곡(神麯)	93.75g	• 황련(黃連)	37.5g
	• 맥아(麥芽)	93.75g	• 산사육(山査肉)	37.5g
	• 변향부(便香附)	75g	• 감초(甘草)	26.25g
	• 당귀(當歸)	75g	• 인삼(人蔘)	18.75g
	• 지실(枳實)	75g	• 목향(木香)	18.75g
	• 용안육(龍眼肉)	48.75g		

【목표】 비위허손·불사음식·체수·면황을 다스리며, 흉격을 열어 상쾌하게 하고 울을 맑게 하며 담을 삭힌다.

【용법】 위 약제가루를 박하잎을 달인 물에 묵은 쌀가루를 넣고 쑨 풀에 버무려 오자크기만하게 환을 지어 마음으로 100알씩 먹는다.

【학투】 20첩으로 분작해서 써도 좋다.

① 허실과 냉열을 분간해서 증세에 따라 가감한다.

구선왕도고(九仙王道糕)

처방				
	• 연육(蓮肉)	150g	• 백편두(白扁豆)	75g
	• 산약(山藥)	150g	• 감인(芡仁)	75g
	• 백복령(白茯苓)	150g	• 시상(柿霜)	37.5g
	• 의이인(薏苡仁)	150g	• 사당(砂糖)	750g
	• 맥아(麥芽)	75g		

【목표】 정신을 보양하고 원기를 돋우며, 비위를 건전하게 하고 식욕을 증진시킨다.

【학투】 이 가루에 찹쌀가루 5되를 넣고 시루떡을 만들어, 볕에 말려서 수시로 미음과 함께 먹는다.

유상한(類傷寒)

상한과 유사한 내상의 경우.

도씨평위산(陶氏平胃散)

처방				
	• 창출(蒼朮)	5.62g	• 초과(草果)	2.62g
	• 후박(厚朴)	3.75g	• 신곡(神麯)	1.87g
	• 진피(陳皮)	3.75g	• 산사육(山查肉)	1.87g

- 백출(白朮)   3.75g
- 황련(黃連)   2.62g
- 지실(枳實)   2.62g
- 건강(乾薑)   1.87g
- 목향(木香)   1.87g
- 감초(甘草)   1.87g

【목표】 식적(食積)과 상한증을 다스린다.

【학투】 울열에는 치자와 두시를 가한다.

8 허로(虛勞)

내인성 내과 질환. 허로 인하여 식욕 부진·정신 혼미·유정·몽설, 허리·등·가슴·옆구리·근육·뼈 등이 당기며 아프고, 조열·자한하고 담이 성하며 해수하는 등의 증상이 허로이다.

▎음허(陰虛)▎

오후에 조열이 나며 춥고 방사 과다로 정력이 부족해지는 등의 경우

✎ 대조환(大造丸)

처방		
• 자하거(紫河車) 150g	• 우슬(牛膝) 45g
• 생건지황(生乾地黃) 150g	• 맥문동(麥門冬) 45g
• 귀판(龜板) 56g	• 당귀신(當歸身) 45g
• 두충(杜沖) 56.25g	• 인삼(人蔘) 37.5g
• 천문동(天門冬) 56.25g	• 오미자(五味子) 18.75g
• 황백(黃栢) 56.25g	

【목표】 맥이 허하고 혈과 기가 쇠약한 데 쓴다.

【조제법】 ① 자하거 1구를 감침했다가 깨끗이 씻어서 목기에 담아 장류수에 15분쯤 수침하여, 생기가 돌거든 작은 와분에 담아 시루에 넣고 쪄서 익은 다음 꺼내어, 먼저 가연즙을 따라서 따로 두었다가 건더기 자하거를 돌절구에 1000번 찧은 것에 붓고 고루 섞는다.

【용법】 생건지황 이하 10미의 약제를 가루로 만들어 ①의 자하거와 함께 쌀풀로 버무려 짓찧어서 오자대로 환을 만든다. 먹을 때는 온주나 염탕으로 100알씩 하루 두 번 먹는다.

📖 사물탕(四物湯)

처방				
	• 숙지황(熟地黃)	4.68g	• 천궁(川芎)	4.68g
	• 백작약(白芍藥)	4.68g	• 당귀(當歸)	4.68g

목표 혈병을 통치한다.
① 각통(脚痛) 혈열에는 지백과 우슬을 가한다.
② 허양(虛痒)에는 황금을 가하고 부평초(浮萍草) 가루를 첨가한다.
③ 봄에는 천궁을 배로 하고, 여름에는 작약을 배로 하며, 가을에는 지황을 배로 하고, 겨울에는 당귀를 배로 한다.
④ 봄에는 방풍을 가하고, 여름에는 황금을 가하며, 가을에는 천문동을 가하고, 겨울에는 계지를 가한다.

학투 혈허(血虛)의 증세로 월경이 고르지 못할 때는 향부자·익모초·오수유·육계·인삼 등을 가한다.

📖 자음강화탕(滋飮降火湯)

처방				
	• 백작약(白芍藥)	4.87g	• 생지황(生地黃)	3g
	• 당귀(當歸)	4.5g	• 진피(陳皮)	2.62g
	• 숙지황(熟地黃)	3.75g	• 지모(知母)	1.87g
	• 맥문동(麥門冬)	3.75g	• 황백(黃栢)	1.87g
	• 백출(白朮)	3.75g	• 감초(甘草)	1.87g

목표 음허화동으로 인한 도한·오열·해수·담성·각혈·육수를 다스린다.

학투 기침이 심하면 패모와 상백피를 가한다.

📑 청리자감탕(淸离滋坎湯)

처방				
	• 숙지황(熟地黃)	2.62g	• 백복령(白茯苓)	2.62g
	• 생건지황(生乾地黃)	2.62g	• 백출(白朮)	2.62g
	• 천문동(天門冬)	2.62g	• 목단피(牧丹皮)	1.87g
	• 맥문동(麥門冬)	2.62g	• 택사(澤瀉)	1.87g
	• 당귀(當歸)	2.62g	• 황백(黃栢)	1.87g
	• 백작약(白芍藥)	2.62g	• 지모(知母)	1.87g
	• 산수유(山茱萸)	2.62g	• 감초(甘草)	1.87g
	• 산약(山藥)	2.62g		

【목표】 음허화동·조열·도한·담천 등을 다스린다.

① 공심에 복용한다.

【활투】 담이 성한 데는 귤피·패모를 가한다.

② 양허하며 변활한 데는 쓰지 못한다.

양허(陽虛)

양기가 허하여 으스스 춥고 떨리며, 기력이 적고 자한(自汗)이 멎지 않는 경우.

📑 용부탕(茸附湯)

처방				
	• 녹용(鹿茸)	9.37g	• 부자(附子)	9.37g

【목표】 기와 정과 혈이 허해진 것과 조열 및 도한을 다스린다.

🌿 녹용대보탕(鹿茸大補湯)

처방				
	• 육종용(肉蓯蓉)	3.75g	• 석각(石斛)	2.62g
	• 두충(杜冲)	3.75g	• 오미자(五味子)	2.62g
	• 백작약(白芍藥)	2.62g	• 녹용(鹿茸)	1.87g
	• 백출(白朮)	2.62g	• 황기(黃芪)	1.87g
	• 부자(附子)	2.62g	• 당귀(當歸)	1.87g
	• 인삼(人蔘)	2.62g	• 백복령(白茯苓)	1.87g
	• 육계(肉桂)	2.62g	• 숙지황(熟地黃)	1.87g
	• 반하(半夏)	2.62g	• 감초(甘草)	0.93g

【목표】 허로·소기와 일체의 허손을 다스린다.

🌿 사군자탕(四君子湯)

처방				
	• 인삼(人蔘)	4.68g	• 백복령(白茯苓)	4.68g
	• 백출(白朮)	4.68g	• 감초(甘草)	4.68g

【목표】 진기가 허약한 것을 보양하고, 기단기소한 것을 다스린다.
 ① 허손을 다스리기 위해서는 당귀와 황기를 가하는데, 이것은 인삼황기탕(人蔘黃芪湯)이다.
 ② 사물탕(四物湯)과 합방한 것은 팔물탕(八物湯)이라 하며, 또 황기·육계 각 3.75g을 가한 것은 십전대보탕(十全大補湯)이다.
 ③ 진피를 가하면 이공산(異功散)이고, 진피와 반하를 가하면 육군자탕(六君子湯)이다.
 ④ 허설에는 황기·승마·시호·방풍을 가한다.

【활투】 냉에는 육계와 부자를 가한다.
 ⑤ 부종이 나면 저령과 택사를 가한다.
 ⑥ 서에는 향유·백편두·백단향 등을 가한다.

⑦ 허설에는 오령산(五苓散)을 합방한다.

✍ 익위승양탕(益胃升陽湯)

처방				
	• 백출(白朮)	5.62g	• 진피(陳皮)	1.87g
	• 황기(黃芪)	3.75g	• 감초(甘草)	1.87g
	• 인삼(人蔘)	2.81g	• 승마(升麻)	1.12g
	• 신곡(神麯)	2.81g	• 시호(柴胡)	1.12g
	• 당귀신(當歸身)	1.87g	• 생황금(生黃芩)	0.75g

【목표】 내상의 여러 가지 증세와 혈탈을 다스린다. 기를 보익하는 옛 성인의 법은 먼저 위기를 조리하여 생발하는 기를 돕게 하였다.

【활투】 붕루·대하가 오래 가면 인삼을 11.25g～18.75g으로 증량하거나, 혹은 숙지황·건강·초흑한 형개·초흑한 지유 따위를 가한다.
① 오래 된 변혈이 과다한 것과 원기가 떨어진 것을 다스린다.

▌음양허(陰陽虛)▐

음과 양이 모두 허한 경우.

✍ 쌍화탕(雙和湯)

처방				
	• 백작약(白芍藥)	9.37g	• 천궁(川芎)	3.75g
	• 숙지황(熟地黃)	3.75g	• 계피(桂皮)	2.8g
	• 황기(黃芪)	3.75g	• 감초(甘草)	2.8g
	• 당귀(當歸)	3.75g		

【목표】 기와 혈이 함께 손상되었거나 방사 후의 노역, 혹은 노역 후의 방사 및 대병 후의 기핍과 자한을 다스린다.
① 이것은 건중탕(建中湯)과 사물탕(四物湯)을 합방한 것이다.

🔖 팔물탕(八物湯)

처방				
	• 인삼(人蔘)	4.5g	• 숙지황(熟地黃)	4.5g
	• 백출(白朮)	4.5g	• 백작약(白芍藥)	4.5g
	• 백복령(白茯苓)	4.5g	• 천궁(川芎)	4.5g
	• 감초(甘草)	4.5g	• 당귀(當歸)	4.5g

【목표】 기와 혈이 다 허한 것을 다스린다.

① 일명 팔진탕(八珍湯)이다.

② 허림(虛淋)에는 황기·호장근·황금·우슬 등을 가한다.

【활투】 자학이 오래 된 데에는 인삼과 숙지황을 배로 하고, 시호·조금·사인 등을 가한다.

③ 한다에는 계지·황기·방풍을 가한다.

④ 두통에는 천마와 세신을 가한다.

🔖 십전대보탕(十全大補湯)

처방				
	• 인삼(人蔘)	4.5g	• 백작약(白芍藥)	4.5g
	• 백출(白朮)	4.5g	• 천궁(川芎)	4.5g
	• 백복령(白茯苓)	4.5g	• 당귀(當歸)	4.5g
	• 감초(甘草)	4.5g	• 황기(黃芪)	3.75g
	• 숙지황(熟地黃)	4.5g	• 육계(肉桂)	3.75g

【목표】 기와 혈이 모두 허할 때 쓴다.

【활투】 증세에 따라 가감할 수 있다.

🔖 인삼양영탕(人蔘養榮湯)

처방				
	• 백작약(白芍藥)	7.5g	• 진피(陳皮)	3.75g
	• 당귀(當歸)	3.75g	• 감초(甘草)	3.75g

• 인삼(人蔘)	3.75g	• 숙지황(熟地黃)	2.81g
• 백출(白朮)	3.75g	• 오미자(五味子)	2.81g
• 황기(黃芪)	3.75g	• 방풍(防風)	2.81g
• 육계(肉桂)	3.75g	• 원지(遠志)	1.87g

【목표】 노손(勞損)·기혈 부족(氣血不足)·기단(氣短)·소식(少食)·한열(寒熱)·자한(自汗) 등을 다스린다.

고진음자(固眞飮子)

• 숙지황(熟地黃)	5.62g	• 백복령(白茯苓)	3g
• 산약(山藥)	3.75g	• 두충(杜沖)	2.62g
• 인삼(人蔘)	3.75g	• 감초(甘草)	2.62g
• 당귀(當歸)	3.75g	• 백출(白朮)	1.87g
• 황기(黃芪)	3.75g	• 택사(澤瀉)	1.87g
• 황백(黃栢)	3.75g	• 산수유(山茱萸)	1.87g
• 진피(陳皮)	3g	• 파고지(破古紙)	1.87g

【목표】 음양 양허와 기혈부족·조열·자한·설사·맥약·해수·담다 등을 다스리는데, 중년인은 상복해도 좋다.

【활투】 ① 대허에는 인삼과 숙지황을 배로 한다.
② 허랭에는 황백을 빼고 육계와 부자를 가한다.

고암심신환(古庵心腎丸)

• 숙지황(熟地黃)	112.5g	• 구기자(枸杞子)	37.5g
• 생건지황(生乾地黃)	112.5g	• 귀판(龜板)	37.5g
• 산약(山藥)	112.5g	• 우슬(牛膝)	37.5g
• 백복신(白茯神)	112.5g	• 황련(黃連)	37.5g
• 당귀(當歸)	56.25g	• 목단피(牧丹皮)	37.5g

• 택사(澤瀉)	56.25g	• 녹용(鹿茸)	37.5g
• 황백(黃栢)	56.25g	• 생감초(生甘草)	18.75g
• 산수유(山茱萸)	37.5g	• 주사(朱砂)	37.5g

《목표》 신허・유열・정충・도한・유정을 다스린다.

《용법》 이 약미들을 가루로 만들어 꿀로 반죽하여 오자대만큼 환을 지어 주사를 입혀서 공복에 염탕이나 온주로 100환씩 삼킨다.

《활투》 열이 없으면 황련과 황백을 뺀다.
① 해수에는 귤피와 패모를 가한다.
② 허가 심하면 숙지황과 녹용을 배로 하고 인삼을 가한다.

✎ 구원심신환(究原心腎丸)

처방				
	• 토사자(菟絲子)	112.5g	• 원지(遠志)	37.5g
	• 우슬(牛膝)	37.5g	• 백복신(白茯神)	37.5g
	• 숙지황(熟地黃)	37.5g	• 황기(黃芪)	37.5g
	• 육종용(肉蓯蓉)	37.5g	• 산약(山藥)	37.5g
	• 녹용(鹿茸)	37.5g	• 당귀(當歸)	37.5g
	• 부자(附子)	37.5g	• 용골(龍骨)	37.5g
	• 인삼(人蔘)	37.5g	• 오미자(五味子)	37.5g

《목표》 허로와 수화부재로 인한 정충・도한・유정・적탁 등을 다스린다.

《용법》 이 약미들을 가루로 하여 토사주에 담갔다가 삶아서 오자대로 호환해서 대추탕으로 70~90알씩 먹는다.

▎심허(心虛)▎

심장이 허하고 혈기가 부족하여 허로가 된 경우.

✎ 고암심신환(古庵心腎丸)

처방				
	• 숙지황(熟地黃)	112.5g	• 구기자(枸杞子)	37.5g
	• 생건지황(生乾地黃)	112.5g	• 귀판(龜板)	37.5g
	• 산약(山藥)	112.5g	• 우슬(牛膝)	37.5g
	• 백복신(白茯神)	112.5g	• 황련(黃連)	37.5g
	• 당귀(當歸)	56.25g	• 목단피(牧丹皮)	37.5g
	• 택사(澤瀉)	56.25g	• 녹용(鹿茸)	37.5g
	• 황백(黃栢)	56.25g	• 생감초(生甘草)	18.75g
	• 산수유(山茱萸)	37.5g	• 주사(朱砂)	37.5g

【목표】 신허·유열·정충·도한·유정을 다스린다.

【용법】 이 약미들을 가루로 만들어 꿀로 반죽하여 오자대만큼 환을 지어 주사를 입혀서 공복에 염탕이나 온주로 100환씩 삼킨다.

【학투】 열이 없으면 황련과 황백을 뺀다.
① 해수에는 귤피와 패모를 가한다.
② 허가 심하면 숙지황과 녹용을 배로 하고 인삼을 가한다.

✎ 구원심신환(究原心腎丸)

처방				
	• 토사자(兔絲子)	112.5g	• 원지(遠志)	37.5g
	• 우슬(牛膝)	37.5g	• 백복신(白茯神)	37.5g
	• 숙지황(熟地黃)	37.5g	• 황기(黃芪)	37.5g
	• 육종용(肉蓯蓉)	37.5g	• 산약(山藥)	37.5g
	• 녹용(鹿茸)	37.5g	• 당귀(當歸)	37.5g
	• 부자(附子)	37.5g	• 용골(龍骨)	37.5g
	• 인삼(人蔘)	37.5g	• 오미자(五味子)	37.5g

【목표】 허로와 수화부재로 인한 정충·도한·유정·적탁 등을 다스

린다.
(**용법**) 이 약미들을 가루로 하여 토사주에 담갔다가 삶아서 오자대로 호환해서 대추탕으로 70~90알씩 먹는다.

간허(肝虛)

간이 손상되고 얼굴의 혈색이 나쁘고 근육이 늘어지고 눈이 흐려지는 허로의 경우.

공진단(拱辰丹)

처방				
	• 녹용(鹿茸)	150g	• 산수유(山茱萸)	150g
	• 당귀(當歸)	150g	• 사향(麝香)	18.75g

(**목표**) 체질이 선천적으로 허약하더라도 이 약은 천원일기를 굳혀서 수를 오르게 하고 화를 내리게 하므로 백병이 생기지 않는다.
(**용법**) 위의 약미들을 작말하여 주면으로 버무려 오자대로 환을 지어서 온주나 염탕으로 70알 내지 100알씩 먹는다.
(**활투**) 인삼과 숙지황을 넣으면 더욱 좋다.
① 냉에는 육계와 부자를 가한다.
② 기침에는 귤피와 패모·오미자를 가한다.
③ 사향 대신으로 침향이나 혹은 목향을 넣는다.

사물탕(四物湯)

처방				
	• 숙지황(熟地黃)	4.68g	• 천궁(川芎)	4.68g
	• 백작약(白芍藥)	4.68g	• 당귀(當歸)	4.68g

(**목표**) 혈병을 통치한다.

① 각통(脚痛) 혈열에는 지백과 우슬을 가한다.
② 허양(虛痒)에는 황금을 가하고 부평초(浮萍草) 가루를 첨가한다.
③ 봄에는 천궁을 배로 하고, 여름에는 작약을 배로 하며, 가을에는 지황을 배로 하고, 겨울에는 당귀를 배로 한다.
④ 봄에는 방풍을 가하고, 여름에는 황금을 가하며, 가을에는 천문동을 가하고, 겨울에는 계지를 가한다.

【학투】 혈허(血虛)의 증세로 월경이 고르지 못할 때는 향부자·익모초·오수유·육계·인삼 등을 가한다.

✍ 쌍화탕(雙和湯)

처방				
	• 백작약(白芍藥)	9.37g	• 천궁(川芎)	3.75g
	• 숙지황(熟地黃)	3.75g	• 계피(桂皮)	2.8g
	• 황기(黃芪)	3.75g	• 감초(甘草)	2.8g
	• 당귀(當歸)	3.75g		

【목표】 기와 혈이 함께 손상되었거나 방사 후의 노역, 혹은 노역 후의 방사 및 대병 후의 기핍과 자한을 다스린다.
① 이것은 건중탕(建中湯)과 사물탕(四物湯)을 합방한 것이다.

▌비허(脾虛)▐

비가 허하여 살이 여위고 음식을 잘 먹지 못하고 허약해지는 경우.

✍ 귤피전원(橘皮煎元)

처방				
	• 귤피(橘皮)	187.5g	• 파극(巴戟)	37.5g
	• 감초(甘草)	123.75g	• 석각(石斛)	37.5g
	• 당귀(當歸)	37.5g	• 부자(附子)	37.5g

• 비해(萆薢)	37.5g	• 토사자(兎絲子)	37.5g
• 육종용(肉蓯蓉)	37.5g	• 우슬(牛膝)	37.5g
• 오수유(吳茱萸)	37.5g	• 녹용(鹿茸)	37.5g
• 후박(厚朴)	37.5g	• 두충(杜冲)	37.5g
• 관계(官桂)	37.5g	• 건강(乾薑)	37.5g
• 양기석(陽起石)	37.5g		

◀목표▶ 비와 신이 다 허한 것과 오래 된 학질, 오래 된 이질을 다스린다.

◀용법▶ 위의 약미들을 작말해 놓고, 먼저 술 1되 5홉에다 귤피가루를 타서 자기에 담아 엿처럼 달인 다음 나머지 16가지의 약가루를 넣고 고루 이겨서 오자대로 환을 지어, 공복에 온주나 염탕으로 50~70알씩 복용한다.

◀참투▶ 양기석(陽起石)은 조혈(燥血)의 염려가 있으니 빼고, 인삼과 숙지황을 배가하면 매우 좋다.

① 20첩으로 분작해서 사용해도 좋다.

삼령백출산(蔘笭白朮散)

• 인삼(人蔘)	11.25g	• 의이인(薏苡仁)	5.62g
• 백출(白朮)	11.25g	• 연육(蓮肉)	5.62g
• 백복령(白茯苓)	11.25g	• 길경(桔梗)	5.62g
• 산약(山藥)	11.25g	• 사인(砂仁)	5.62g
• 감초(甘草)	11.25g	• 백편두(白扁豆)	5.62g

◀목표▶ 대병(大病) 후에 조리하여 비와 위를 돕는다.

◀용법▶ 이상의 약제들을 가루로 하여 매 7.5g씩 대추탕으로 조하한다.

① 잘게 썰어서 37.5g에 생강 3쪽·대추 2알을 넣고 달여 먹어도 좋다.

〔학투〕 ② 비만 증세에는 의이인을 빼고 진피와 백두구를 가한다.
③ 하혈이 오래 된 것에는 지유·형개·초흑 건강·초흑 오매를 가한다.
④ 기함된 데에는 승마와 방풍을 가한다.

신허(腎虛)

신수부족으로 하초가 허약하여 전신이 노곤하고 식은 땀이 나며 정수가 흐르는 등의 증상이 있을 경우.

✍ 육미지황원(六味地黃元)

처방				
	• 숙지황(熟地黃)	300g	• 백복령(白茯苓)	112.5g
	• 산약(山藥)	150g	• 목단피(牧丹皮)	112.5g
	• 산수유(山茱萸)	150g	• 택사(澤瀉)	112.5g

〔목표〕 신수 부족을 다스린다.
① 오미자 150g을 가한 것을 신기환(腎氣丸)이라고 한다. 이는 폐의 원천을 자양하여 신수를 나게 하는 것이다.
② 육계와 부자포를 각 37.5g씩 가하면 팔미원(八味元)인데, 명문 양허를 다스린다.
③ 음허부종에는 우슬과 차전자를 가하여 쓰는데, 금궤신기환(金匱腎氣丸)이라고 한다.
④ 유뇨무도에는 택사를 빼고 익지인을 가한다.
⑤ 노인 및 잉부의 전포에는 택사를 배로 한다.
⑥ 냉림(冷淋)으로 먼저 추워서 떨고 설하지 못하는 데는 팔미원(八味元)이 좋다.

〔용법〕 위의 약미들을 작말하여 오자대(梧子大)로 밀환을 지어 온주나 염탕으로 50~70알씩 복용한다.

⑦ 신기환(腎氣丸)에 오미자를 37.5g 가하여 속용하기도 한다.

〔학투〕 20첩으로 분작해서 쓴다.

⑧ 음허부종에는 숙지황을 감하고, 우슬·차전자·계지·부자 등을 가한다.
⑨ 황달 증세가 있을 때는 인진을 가한다.
⑩ 상한이 과경하여 허열이 불퇴하고 입이 조하고 혀가 마르고 맥이 허한 증세 등에는 인삼을 배로 하고 맥문동·귤피 따위를 가한다.
⑪ 가감팔미원(加減八味元)을 소갈에 구복하면 영구히 없어진다. 소질되었으면 신기가 회복된 것이다.

✍ 팔미원(八味元)

처방				
	• 숙지황(熟地黃)	300g	• 목단피(牡丹皮)	112.5g
	• 산약(山藥)	150g	• 택사(澤瀉)	112.5g
	• 산수유(山茱萸)	150g	• 육계(肉桂)	37.5g
	• 백복령(白茯苓)	112.5g	• 부자포(附子炮)	37.5g

〔목표〕 신수 부족을 다스린다.

✍ 신기환(腎氣丸)

처방				
	• 숙지황(熟地黃)	300g	• 백복령(白茯苓)	112.5g
	• 산약(山藥)	150g	• 목단피(牡丹皮)	112.5g
	• 산수유(山茱萸)	150g	• 택사(澤瀉)	112.5g
	• 오미자(五味子)	150g		

〔목표〕 신수 부족을 다스린다.

① 폐의 원천을 자양하여 신수를 나게 한다.

증익귀용환(增益歸茸丸)

처방				
	• 숙지황(熟地黃)	150g	• 대부자(大附子)	75g
	• 녹용(鹿茸)	150g	• 우슬(牛膝)	75g
	• 오미자(五味子)	150g	• 관계(官桂)	75g
	• 대당귀(大當歸)	150g	• 백복령(白茯苓)	37.5g
	• 산약(山藥)	75g	• 목단피(牧丹皮)	37.5g
	• 산수유(山茱萸)	75g	• 택사(澤瀉)	37.5g

[목표] 신쇠를 다스리고 보정하며 양을 기른다.

[용법] 위의 약미들의 분말을 녹각교 반 근에 섞어서 석기에 담아 술을 조금 넣고 녹여 오자대로 환을 지어 공복에 온주나 염탕으로 50~70알씩 복용한다. 또 녹각교를 작말하여 술에 버무려 환을 지어도 좋다.

통치(通治)

허로의 통치약.

쌍보환(雙補丸)

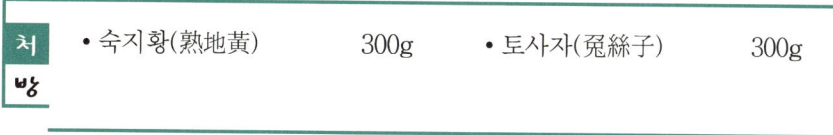

처방				
	• 숙지황(熟地黃)	300g	• 토사자(兎絲子)	300g

[목표] 기와 혈을 평균하게 보양하여, 조하지도 않고 열하지도 않게 한다.

[용법] 위의 약미들의 분말을 술에 버무려 오자대로 호환을 지어 70알씩 술로 복용한다.

소건중탕(小建中湯)

처방		
• 백작약(白芍藥) 18.75g	• 감초(甘草) 3.75g
• 계피(桂皮) 11.25g	

목표 허로·이급·복통·몽유·인건 등을 다스린다.

① 자한에 황기를 가해서 쓰는 것을 황기건중탕(黃芪建中湯)이라고 한다.
② 혈허에 당귀를 가해서 쓰는 것은 당귀건중탕(當歸建中湯)이다.
③ 이중탕(理中湯)과 합방한 것은 건리탕(建理湯)인데, 허랭·복통을 다스린다.

활투 적기와 산기가 상공하면 회향·오수유·호초·현호색·전갈 따위를 가한다.

④ 회충이 창궐하면 용안육 18.75g과 화초·오매·사군자 따위를 가한다.
⑤ 허가 심하면 인삼 11.25g~18.75g을 가한다.

이신교제단(二神交濟丹)

처방			
• 백복신(白茯神)	112.5g	• 생건지황(生乾地黃)	37.5g
• 의이인(薏苡仁)	112.5g	• 맥문동(麥門冬)	37.5g
• 산조인(酸棗仁)	75g	• 당귀(當歸)	37.5g
• 구기자(枸杞子)	75g	• 인삼(人蔘)	37.5g
• 신곡(神麯)	75g	• 진피(陳皮)	37.5g
• 백출(白朮)	75g	• 백작약(白芍藥)	37.5g
• 백자인(栢子仁)	37.5g	• 백복령(白茯苓)	37.5g
• 감인(芡仁)	37.5g	• 축사(縮砂)	37.5g

목표 심·비·신 3경의 허손을 다스린다.

｢용법｣ 이 약미들의 분말을 숙수 4잔으로 이긴 것과 꿀 150g을 버무려 삶아서 산약말 150g으로 풀을 쑤어 오자대로 환을 지어 50~70알씩 미음으로 복용한다.

① 이상의 16미 중에서 「신(神)」자가 붙은 약미가 8미씩 맡았으니 16미인데, 거기에 8절을 합하면 모두 900g이 되니, 곧 24기가 합하여 1세가 되는 셈이다.

우귀음(右歸飮)

처방				
	• 숙지황(熟地黃)	11.25~75g	• 산수유(山茱萸)	3.75g
	• 산약(山藥)	7.5g	• 부자(附子)	3.75g
	• 구기자(枸杞子)	7.5g	• 육계(肉桂)	3.75g
	• 두충(杜冲)	7.5g	• 감초(甘草)	3.75g

｢목표｣ 화를 보익하는 약인데, 양이 쇠약해지고 음이 승세한 것을 다스린다.

① 기허에는 인삼과 백출을 가한다.
② 가열에는 택사를 가하든지 냉수침해서 냉복한다.
③ 인삼과 당귀를 가한 것을 보원전(補元煎)이라고 한다.

｢활투｣ 기허에는 인삼과 백출을 가한다.

대영전(大營煎)

처방				
	• 숙지황(熟地黃)	11.25~26.25g	• 우슬(牛膝)	5.62g
	• 당귀(當歸)	7.5~18.75g	• 육계(肉桂)	3.75~7.5g
	• 구기자(枸杞子)	7.5g	• 자감초(炙甘草)	3.75~7.5g
	• 두충(杜冲)	7.5g		

｢목표｣ 진음이 휴손된 때와 부인의 월경지연으로 혈소한 데, 근골과

심복의 동통 등에 쓰는 약이다.

✎ 정원음(貞元飮)

처방	• 숙지황(熟地黃) 26.25~75g	• 당귀(當歸) 7.5~11.25g
	• 감초(甘草) 3.75~11.25g	

【목표】 마치 천식처럼 기단해서 호흡이 위험스러울 정도로 촉급한 것을 다스린다. 부일혈해가 항상 휴손되는 사람에게 이 증세가 가장 많다.
① 기허에는 인삼을 가한다.
② 수족 궐랭에는 관계와 부자를 가한다.

✎ 양의고(兩儀膏)

처방	• 인삼(人蔘) 300g	• 대숙지(大熟地) 600g

【목표】 정기가 대휴한 것을 다스린다.
① 담에는 패모를 가한다.

【용법】 이상의 두 가지 약미를 첨수(단물)나 장류수에 하루 동안 담갔다가 뽕나무 장작의 문무화(약한 불과 센 불)로 삶아서 농즙을 받아낸다. 만일 약미의 즙이 덜 나왔으면 물을 다시 붓고 조려 취즙해서, 먼저 받아 놓은 농즙과 아울러 조려서 자관에 넣고 중탕해 소린다. 고약이 되면 흰꿀 반 근을 혼합한 다음 이것을 수장(收藏)하였다가 백탕에 타서 무시로 복용한다.

경옥고(瓊玉膏)

처방			
• 생지황(生地黃)	9600g	• 백복령(白茯苓)	1800g
• 인삼(人蔘)	900g	• 백밀(白蜜)	6000g

(목표) 정을 채우고 수를 보하며, 모발을 검게 하고 치아를 나게 하고, 만신이 구족하여 백병을 제거한다.

(용법) 위의 약미들을 고루 섞어서 사기항아리에 넣고, 유지 다섯 겹과 두꺼운 천 한 겹으로 항아리의 윗부분을 꼭 봉해서, 구리냄비 속에 넣어 수중에 매달아 놓되 항아리의 아가리는 물 위로 나오게 해서 뽕나무 불로 3일 동안 끓인다. 만일 냄비 안의 물이 줄면 따뜻한 물을 더 부어 넣고 끓여서, 기일이 차면 꺼내어 다시 전의 탕 안에 넣고 하루 동안 끓여서 물기가 나간 다음 꺼내어 온주로 조복한다. 술을 못 마시면 백비탕으로 하루 2~3복 한다.

① 다른 한 처방은 호박과 침향을 각 18.75g씩 가한다.
② 천문동과 구기자를 각 1근씩 가한 것을 익수영진고(益壽永眞膏)라고 한다.
③ 다른 처방으로는 천문동·맥문동·지골피를 각 300g 가한다.

9 곽란(霍亂)

　내인성 내과 질환. 곽란증은 체하여 심장과 배가 갑자기 아프고 구토하며 하리하고 춥고 열이 나고 두통이 나며 어지럽다. 심장부가 먼저 아프면 구토가 먼저 나고, 배가 먼저 아프면 설사가 먼저 나며, 심장부와 복부가 동시에 아프면 구토와 설사가 동시에 생기고, 심하면 전근(轉筋)이 되고, 배에 들어가면 곧 죽는다.

▍토사(吐瀉)

　곽란이 되어 구토와 설사를 하는 경우.

✎ 회생산(回生散)

처방				
	• 곽향(藿香)	18.75g	• 진피(陳皮)	18.75g

【목표】 곽란·토사를 다스린다. 위기(胃氣)가 있을 때 이 약을 먹으면 회생한다.
　① 목유산(木萸散)을 합방한 것을 목유회생산(木萸回生散)이라고 한다.

【활투】　식체에는 산사·신곡·빈랑·지실을 가한다.
　② 기체에는 소엽을 가하며 소합원(蘇合元)을 조복하기도 한다.
　③ 서에는 향유와 백편두를 가한다.
　④ 구갈에는 건갈을 가한다.
　⑤ 소질이 허하면 인삼을 가한다.
　⑥ 구역에는 정향·백두구를 가한다.
　⑦ 회가 동하면 화초·오매·목과를 가한다.

전근(轉筋)

곽란이 심하여 근육이 뒤틀리는 경우.

목유산(木萸散)

처방					
	• 목과(木瓜)	18.75g	• 식염(食鹽)	18.75g
	• 오수유(吳茱萸)	18.75g		

목표 곽란·토사·전근·역랭을 다스린다.

용법 위의 약미들을 함께 검게 초해서 약탕관에 담아 백비수 3되를 부어 2되가 되기까지 달여서 냉복하든지 온복하든지 임의대로 복용한다.

평위산(平胃散)

처방					
	• 창출(蒼朮)	7.5g	• 후박(厚朴)	3.75g
	• 진피(陳皮)	5.25g	• 감초(甘草)	2.25g

목표 비를 조화시키고 위를 튼튼하게 한다. 위가 조화되고 기가 순평하면 복약을 중지한다. 상복은 불가하다.

활투 식체에는 산사·신곡·맥아·빈랑·지실·나복자·사인·초과 따위를 가한다.

① 서체에는 향유산(香薷散)과 합방해서 쓰는데, 이것을 향평산(香平散)이라고 한다.
② 변혈에는 산사 7.5g, 당귀·지각·지유 각 3.75g, 형개 2.62g을 가한다.
③ 한열에는 소시호탕(小柴胡湯)과 합방하는데, 이것을 시평탕(柴平湯)이라고 하며 학질도 다스린다.

④ 체리에는 지각·빈랑·황련 각 3.75g, 목향 1.87g을 가한다.
⑤ 설사를 하면 사령산(四苓散)과 합방한 데다가 등심·차전자 따위를 가하되 증세에 따라 적당히 가감한다.
⑥ 잉부의 제증(諸症)에는 창출을 백출로 바꾸고, 반하·신곡 등의 약만을 기한다.
⑦ 냉적에는 건강과 계지를 가한다.
⑧ 주체에는 건갈 혹은 갈화·양강·초두구 따위를 가한다.

✎ 이중탕(理中湯)

처방				
	• 인삼(人蔘)	7.5g	• 건강(乾薑)	7.5g
	• 백출(白朮)	7.5g	• 감초(甘草)	3.75g

【목표】 태음복통과 자리 불갈을 다스린다.
① 원방에 진피와 청피를 가한 것을 치중탕(治中湯)이라고 한다.
【학투】 소건중탕(小建中湯)과 합방한 것을 건리탕(建理湯)이라고 하는데, 비위허랭과 적취와 기가 상공(上攻)한 것을 다스린다.
② 오령산(五苓散)과 합방한 것을 이령탕(理苓湯)이라고 하는데, 양허부종을 다스린다.
③ 회적(蛔積 : 회충이 한데 뭉쳐 수시로 움직이는 증세)에는 계지·부자·화초·오매를 가한다.
④ 기허에는 인삼을 18.7~26.2g 배랑한다.
⑤ 음달에는 이령탕(理苓湯)에 인진을 가하고, 설사에는 육두구·차전자를 가한다.

🌿 사물탕(四物湯)

처방				
	• 숙지황(熟地黃)	4.68g	• 천궁(川芎)	4.68g
	• 백작약(白芍藥)	4.68g	• 당귀(當歸)	4.68g

(목표) 혈병을 통치한다.

① 각통(脚痛) 혈열에는 지백과 우슬을 가한다.
② 허양(虛痒)에는 황금을 가하고 부평초(浮萍草) 가루를 첨가한다.
③ 봄에는 천궁을 배로 하고, 여름에는 작약을 배로 하며, 가을에는 지황을 배로 하고, 겨울에는 당귀를 배로 한다.
④ 봄에는 방풍을 가하고, 여름에는 황금을 가하며, 가을에는 천문동을 가하고, 겨울에는 계지를 가한다.

(활투) 혈허(血虛)의 증세로 월경이 고르지 못할 때는 향부자·익모초·오수유·육계·인삼 등을 가한다.

서곽(暑霍)

더위를 먹어서 일어난 토사 곽란의 경우.

🌿 육화탕(六和湯)

처방				
	• 향유(香薷)	5.62g	• 축사(縮砂)	1.87g
	• 후박(厚朴)	5.62g	• 반하(半夏)	1.87g
	• 적복령(赤茯苓)	3.75g	• 행인(杏仁)	1.87g
	• 곽향(藿香)	3.75g	• 인삼(人蔘)	1.87g
	• 백편두(白扁豆)	3.75g	• 감초(甘草)	1.87g
	• 목과(木瓜)	3.75g		

(목표) 심비(心脾)의 상서·구토·설사·곽란·전근 및 종학(腫瘧)

을 다스린다.
① 황련 3.75g을 가한 것을 청서육화탕(淸暑六和湯)이라고 한다.

[학투] 구토 설사에는 축비음(縮脾飮)을 합방한다.
② 서학에는 시호 3.75~11.25g과 황금・빈랑・초과 각 3.75g을 가한다.
③ 서리(暑痢)에는 인삼과 축사를 빼고, 빈랑・지각・목향을 가한다.
④ 설사에는 저령・택사・등심을 가한다.
⑤ 서곽에는 신곡・빈랑・지실을 가한다.
⑥ 부종에는 사령산(四苓散)을 합방한다.
⑦ 황달에는 인진・저령・택사를 가한다.

향유산(香薷散)

처방				
	• 향유(香薷)	11.25g	• 백편두(白扁豆)	5.62g
	• 후박(厚朴)	5.62g		

[목표] 일체의 서병과 곽란・토사를 다스린다.
① 서설・맥허에는 이공산(異功散)을 합방하고, 백작약・차전자를 가한 데다가 진미 100알과 오매・등심을 넣고 술을 조금 넣어서 냉복한다.

[학투] 서곽에는 회생산(回生散)을 합방하여 신곡・빈랑・지실・소엽・오수유・목통 따위를 가하고, 기허에는 인삼을 가하며, 서열이 심하면 황련을 가하며, 구역에는 백두구・정향을 가하고, 설사에는 저령・택사를 가하고, 구갈에는 건강을 가한다.

식비토식(食痺吐食)

먹으면 위가 아파 토해야 멎는 경우.

⑨ 곽란(霍亂) / 식비토식

✎ 불환금정기산(不換金正氣散)

처방			
	• 창출(蒼朮) 7.5g	• 곽향(藿香) 3.75g
	• 후박(厚朴) 3.75g	• 반하(半夏) 3.75g
	• 진피(陳皮) 3.75g	• 감초(甘草) 3.75g

【목표】 상한음증의 두통·신통·한열을 다스린다.

【학투】 외감 및 협체는 곽향정기산(藿香正氣散)으로 다스리는 것이 좋다.

10 구토(嘔吐)

내인성 내과 질환. 구토에는 냉·열의 두 가지 증상이 있다. 냉증은 얼굴이 푸르고 수족이 궐랭하며, 먹은 지 오랜 뒤에 토한다. 열증은 얼굴이 붉고 수족이 달고, 먹고 나면 곧 토한다.

▌허구(虛嘔)▐

위가 허약하여 구토하는 경우.

✍ 비화음(比和飮)

처방				
	• 인삼(人蔘)	3.75g	• 곽향(藿香)	1.87g
	• 백출(白朮)	3.75g	• 진피(陳皮)	1.87g
	• 백복령(白茯苓)	3.75g	• 사인(砂仁)	1.87g
	• 신곡(神麯)	3.75g	• 감초(甘草)	1.87g

【목표】 위허로 인한 구토, 즉 음식 소리만 들어도 구역이 나고, 약이란 말만 들어도 구역질을 하는 따위를 다스린다.

【용법】 먼저 순류수 3되에 복룡간을 넣고 거품을 일게 한 다음 깨끗한 물 1되 반을 받아 7부쯤 되게 달여서 하루 세 번 냉복한다.

【활투】 허가 심하면 인삼을 18.75g~26.25g으로 증량하고, 백두구 3.75g을 가한다.

▌건구(乾嘔)▐

헛구역. 즉 구역질만 하고 물건이 나오지 않는 경우.

🖋 생강귤피탕(生薑橘皮湯)

| 처방 | • 귤피(橘皮) | 150g | • 생강(生薑) | 300g |

(목표) 건구와 수족의 마냉을 다스린다.
(용법) 물 7잔을 붓고 3잔이 되도록 달여서 미지근하게 해서 마신다.
(활투) 기허에는 인삼 37.5g~75g을 가한다.

🖋 이진탕(二陳湯)

| 처방 | • 반하(半夏) | 7.5g | • 적복령(赤茯苓) | 3.75g |
| | • 귤피(橘皮) | 3.75g | • 감초(甘草) | 1.87g |

(목표) 담음을 통치한다.
① 좌두통은 혈허에 속한다. 조경·석중하면 사물탕(四物湯)을 합방한 데다가 형개·박하·세신·만형자·시호·황금 등을 가한다.
② 기울에는 이 약을 달인 물로 교감단(交感丹)을 삼킨다.

🖋 이중탕(理中湯)

| 처방 | • 인삼(人蔘) | 7.5g | • 건강(乾薑) | 7.5g |
| | • 백출(白朮) | 7.5g | • 감초(甘草) | 3.75g |

(목표) 태음복통과 자리 불갈을 다스린다.
① 원방에 진피와 청피를 가한 것을 치중탕(治中湯)이라고 한다.
(활투) 소건중탕(小建中湯)과 합방한 것을 건리탕(建理湯)이라고 하는데, 비위허랭과 적취와 기가 상공(上攻)한 것을 다스린다.

② 오령산(五苓散)과 합방한 것을 이령탕(理苓湯)이라고 하는데, 양허 부종을 다스린다.
③ 회적(蛔積 : 회충이 한데 뭉쳐 수시로 움직이는 증세)에는 계지·부자·화초·오매를 가한다.
④ 기허에는 인삼을 18.7~26.2g 배량한다.
⑤ 음달에는 이령탕(理苓湯)에 인진을 가하고, 설사에는 육두구·차전자를 가한다.

🖉 육군자탕(六君子湯)

처방				
	• 반하(半夏)	5.62g	• 백복령(白茯苓)	3.75g
	• 백출(白朮)	5.62g	• 인삼(人蔘)	3.75g
	• 진피(陳皮)	3.75g	• 감초(甘草)	1.87g

【목표】 원기가 허하고, 목구멍에서 가래 끓는 소리가 나는 증세를 다스린다.

【학투】 허랭(虛冷)에는 생강·계지를 가한다.
① 한다(汗多)에는 계지와 황기를 가한다.
② 혈조(血燥)에는 숙지황·당귀·백작약을 가한다.
③ 해수(咳嗽)에는 패모·오미자를 가한다.
④ 기체(氣滯 : 뱃속에 가스가 많이 생겨서 도포증이 일어나는 증세)에는 향부자·목향을 가한다.
⑤ 협감(挾感 : 감기에 걸림)에는 향부자와 건갈을 가한다.
⑥ 협식(挾食 : 위장병)에는 신곡·사인·지실을 가한다.
⑦ 부종(浮腫)에는 사령산(四苓散)을 합방한다.

오심(惡心)

메스껍고 속이 느글느글한 경우.

이진탕(二陳湯)

처방				
	• 반하(半夏)	7.5g	• 적복령(赤茯苓)	3.75g
	• 귤피(橘皮)	3.75g	• 감초(甘草)	1.87g

목표 담음을 통치한다.

① 좌두통은 혈허에 속한다. 조경·석중하면 사물탕(四物湯)을 합방한 데다가 형개·박하·세신·만형자·시호·황금 등을 가한다.
② 기울에는 이 약을 달인 물로 교감단(交感丹)을 삼킨다.

반위(反胃)

먹은 음식이 구역질로 다시 입으로 되올라오는 경우.

소감원(蘇感元)

처방				
	• 백출(白朮)	1.5g	• 향부자(香附子)	1.5g
	• 목향(木香)	1.5g	• 필발(蓽撥)	1.5g
	• 침향(沈香)	1.5g	• 소합류(蘇合油)	1.5g
	• 사향(麝香)	1.5g	• 유향(乳香)	1.5g
	• 정향(丁香)	1.5g	• 용뇌(龍腦)	1.5g
	• 안식향(安息香)	1.5g	• 백초상(百草霜)	1.5g
	• 백단향(白檀香)	1.5g	• 행인(杏仁)	1.5g
	• 주사(朱砂)	1.5g	• 육두구(肉荳蔻)	1.5g
	• 서각(犀角)	1.5g	• 건강(乾薑)	1.5g
	• 가자피(訶子皮)	1.5g	• 파두(巴豆)	1.5g

◀목표▶ 적리로 뱃속이 켕기며 아픈 증을 다스린다.
◀용법▶ 위의 약제를 고루 섞어서 녹두처럼 환을 지어 30알을 미음으로 삼킨다.

열격(噎膈)

음식이 내리지 않고 대변이 통하지 않는 경우.

신향산(神香散)

| 처방 | • 정향(丁香) | 3.75g | • 백두구(白荳蔲) | 3.75g |

◀목표▶ 구얼·창만·담음·격열을 다스린다.
◀용법▶ 위의 약미들을 작말해서 백탕에 타서 마신다.

11 해수(咳嗽)

내인성 내과 질환. 해수는 기침이다.
① 해(咳)는 담이 없이 소리만 있는 기침이고
② 수(嗽)는 소리가 없이 담만 나오는 기침.

▌노수(勞嗽)▐

허로의 기침이다. 도한이 나고, 담이 많고, 때때로 한열이 있는 경우.

✍ 육미지황원(六味地黃元)

처방				
	• 숙지황(熟地黃)	300g	• 백복령(白茯苓)	112.5g
	• 산약(山藥)	150g	• 목단피(牧丹皮)	112.5g
	• 산수유(山茱萸)	150g	• 택사(澤瀉)	112.5g

【목표】 신수 부족을 다스린다.

① 오미자 150g을 가한 것을 신기환(腎氣丸)이라고 한다. 이는 폐의 원천을 자양하여 신수를 나게 하는 것이다.
② 육계와 부자포를 각 37.5g씩 가하면 팔미원(八味元)인데, 명문 양허를 다스린다.
③ 음허부종에는 우슬과 차전자를 가하여 쓰는데, 금궤신기환(金匱腎氣丸)이라고 한다.
④ 유뇨무도에는 택사를 빼고 인지인을 가한다.
⑤ 노인 및 잉부의 전포에는 택사를 배로 한다.
⑥ 냉림(冷淋)으로 먼저 추워서 떨고 설하지 못하는 데는 팔미원(八味元)이 좋다.

〔용법〕 위의 약미들을 작말하여 오자대(梧子大)로 밀환을 지어 온주나 염탕으로 50~70알씩 복용한다.

⑦ 신기환(腎氣丸)에 오미자를 37.5g 가하여 속용하기도 한다.

〔활투〕 20첩으로 분작해서 쓴다.

⑧ 음허부종에는 숙지황을 감하고, 그리고 우슬·차전자·계지·부자 등을 가한다.

⑨ 황달 증세가 있을 때는 인진을 가한다.

⑩ 상한이 과경하여 허열이 불퇴하고 입이 조하고 혀가 마르고 맥이 허한 증세 등에는 인삼을 배로 하고 맥문동·귤피 따위를 가한다.

⑪ 가감팔미원(加減八味元)을 소갈에 구복하면 영구히 없어진다. 소질되었으면 신기가 회복된 것이다.

고암심신환(古庵心腎丸)

처방				
	• 숙지황(熟地黃)	112.5g	• 구기자(枸杞子)	37.5g
	• 생건지황(生乾地黃)	112.5g	• 귀판(龜板)	37.5g
	• 산약(山藥)	112.5g	• 우슬(牛膝)	37.5g
	• 백복신(白茯神)	112.5g	• 황련(黃連)	37.5g
	• 당귀(當歸)	56.25g	• 목단피(牧丹皮)	37.5g
	• 택사(澤瀉)	56.25g	• 녹용(鹿茸)	37.5g
	• 황백(黃栢)	56.25g	• 생감초(生甘草)	18.75g
	• 산수유(山茱萸)	37.5g	• 주사(朱砂)	37.5g

〔목표〕 신허·유열·정충·도한·유정을 다스린다.

〔용법〕 이 약미들을 가루로 만들어 꿀로 반죽하여 오자대만큼 환을 지어 주사를 입혀서 공복에 염탕이나 온주로 100환씩 삼킨다.

〔활투〕 열이 없으면 황련과 황백을 뺀다.

① 해수에는 귤피와 패모를 가한다.

② 허가 심하면 숙지황과 녹용을 배로 하고 인삼을 가한다.

✍ 공진단(拱辰丹)

처방				
	• 녹용(鹿茸)	150g	• 산수유(山茱萸)	150g
	• 당귀(當歸)	150g	• 사향(麝香)	18.75g

【목표】 체질이 선천적으로 허약하더라도 이 약은 천원일기를 굳혀서 수를 오르게 하고 화를 내리게 하므로 백병이 생기지 않는다.

【용법】 위의 약미들을 작말하여 주면으로 버무려 오자대로 환을 지어서 온주나 염탕으로 70알 내지 100알씩 먹는다.

【활투】 인삼과 숙지황을 넣으면 더욱 좋다.
 ① 냉에는 육계와 부자를 가한다.
 ② 기침에는 귤피와 패모·오미자를 가한다.
 ③ 사향 대신으로 침향이나 혹은 목향을 넣는다.

✍ 육군자탕(六君子湯)

처방				
	• 반하(半夏)	5.62g	• 백복령(白茯苓)	3.75g
	• 백출(白朮)	5.62g	• 인삼(人蔘)	3.75g
	• 진피(陳皮)	3.75g	• 감초(甘草)	1.87g

【목표】 원기가 허하고, 목구멍에서 가래 끓는 소리가 나는 증세를 다스린다.

【활투】 허랭(虛冷)에는 생강·계지를 가한다.
 ① 한다(汗多)에는 계지와 황기를 가한다.
 ② 혈조(血燥)에는 숙지황·당귀·백작약을 가한다.
 ③ 해수(咳嗽)에는 패모·오미자를 가한다.

④ 기체(氣滯 : 뱃속에 가스가 많이 생겨서 도포증이 일어나는 증세)에
  는 향부자·목향을 가한다.
⑤ 협감(挾感 : 감기에 걸림)에는 향부자와 건갈을 가한다.
⑥ 협식(挾食 : 위장병)에는 신곡·사인·지실을 가한다.
⑦ 부종(浮腫)에는 사령산(四苓散)을 합방한다.

사물탕(四物湯)

처방				
	• 숙지황(熟地黃)	4.68g	• 천궁(川芎)	4.68g
	• 백작약(白芍藥)	4.68g	• 당귀(當歸)	4.68g

【목표】 혈병을 통치한다.
① 각통(脚痛) 혈열에는 지백과 우슬을 가한다.
② 허양(虛痒)에는 황금을 가하고 부평초(浮萍草) 가루를 첨가한다.
③ 봄에는 천궁을 배로 하고, 여름에는 작약을 배로 하며, 가을에는 지
  황을 배로 하고, 겨울에는 당귀를 배로 한다.
④ 봄에는 방풍을 가하고, 여름에는 황금을 가하며, 가을에는 천문동을
  가하고, 겨울에는 계지를 가한다.

【활투】 혈허(血虛)의 증세로 월경이 고르지 못할 때는 향부자·익모
초·오수유·육계·인삼 등을 가한다.

경옥고(瓊玉膏)

처방				
	• 생지황(生地黃)	9600g	• 백복령(白茯苓)	1800g
	• 인삼(人蔘)	900g	• 백밀(白蜜)	6000g

【목표】 정을 채우고 수를 보하며, 모발을 검게 하고 치아를 나게 하
고, 만신이 구족하여 백병을 제거한다.

용법 위의 약미들을 고루 섞어서 사기항아리에 넣고, 유지 다섯 겹과 두꺼운 천 한 겹으로 항아리의 윗부분을 꼭 봉해서, 구리냄비 속에 넣어 수중에 매달아 놓되 항아리의 아가리는 물 위로 나오게 해서 뽕나무 불로 3일 동안 끓인다. 만일 냄비 안의 물이 줄면 따뜻한 물을 더 부어 넣고 끓여서, 기일이 차면 꺼내어 다시 전의 탕 안에 넣고 하루 동안 끓여서 물기가 나간 다음 꺼내어 온주로 조복한다. 술을 못 마시면 백비탕으로 하루 2~3복한다.

① 다른 한 처방은 호박과 침향을 각 18.75g씩 가한다.
② 천문동과 구기자를 각 1근씩 가한 것을 익수영진고(益壽永眞膏)라고 한다.
③ 다른 처방으로는 천문동·맥문동·지골피를 각 300g 가한다.

풍수(風嗽)

폐가 풍에 상하여 코가 막히고 소리가 무거우며, 입이 마르고 목구멍이 가렵고 말을 하다 말고 기침을 하는 경우.

삼소음(蔘蘇飮)

처방				
	• 인삼(人蔘)	3.75g	• 적복령(赤茯苓)	3.75g
	• 소엽(蘇葉)	3.75g	• 진피(陳皮)	2.06g
	• 전호(前胡)	3.75g	• 길경(桔梗)	2.06g
	• 반하(半夏)	3.75g	• 지각(枳殼)	2.06g
	• 건갈(乾葛)	3.75g	• 감초(甘草)	2.06g

목표 풍한에 감상한 두통·발열·해수 및 내인의 7정으로 인한 담성과 조열을 다스린다.

합투 담성에는 3자(나복자·백개자·소자)를 가한다.

① 폐열에는 인삼 대신 사삼으로 바꾸고 상백피·맥문동을 가한다.
② 허랭에는 인삼을 배로 하고 계지를 가한다.

한수(寒嗽)

폐가 한에 상하여 기침을 하면 가슴이 죄이고 목소리가 쉬는 경우.

이진탕(二陳湯)

처방				
	• 반하(半夏)	7.5g	• 적복령(赤茯苓)	3.75g
	• 귤피(橘皮)	3.75g	• 감초(甘草)	1.87g

【목표】 담음을 통치한다.
① 좌두통은 혈허에 속한다. 조경·석중하면 사물탕(四物湯)을 합방한 데다가 형개·박하·세신·만형자·시호·황금 등을 가한다.
② 기울에는 이 약을 달인 물로 교감단(交感丹)을 삼킨다.

삼요탕(三拗湯)

처방				
	• 마황(麻黃)	5.62g	• 감초(甘草)	5.62g
	• 행인(杏仁)	5.62g		

【목표】 풍한에 들려서 된 해수·비색·실음을 다스린다.
① 형개·길경 각 3.75g을 가한 것을 오요탕(五拗湯)이라고 한다.
【활투】 열이 있으면 황금을 가한다.
② 표울에는 소엽을 가한다.

🖉 이중탕(理中湯)

처방				
	• 인삼(人蔘)	7.5g	• 건강(乾薑)	7.5g
	• 백출(白朮)	7.5g	• 감초(甘草)	3.75g

【목표】 태음복통과 자리 불갈을 다스린다.

① 원방에 진피와 청피를 가한 것을 치중탕(治中湯)이라고 한다.

【활투】 소건중탕(小建中湯)과 합방한 것을 건리탕(建理湯)이라고 하는데, 비위허랭과 적취와 기가 상공(上攻)한 것을 다스린다.

② 오령산(五苓散)과 합방한 것을 이령탕(理苓湯)이라고 하는데, 양허부종을 다스린다.

③ 회적(蛔積 : 회충이 한데 뭉쳐 수시로 움직이는 증세)에는 계지 · 부자 · 화초 · 오매를 가한다.

④ 기허에는 인삼을 18.7~26.2g 배량한다.

⑤ 음달에는 이령탕(理苓湯)에 인진을 가하고, 설사에는 육두구 · 차전자를 가한다.

🖉 삼소음(蔘蘇飮)

처방				
	• 인삼(人蔘)	3.75g	• 적복령(赤茯苓)	3.75g
	• 소엽(蘇葉)	3.75g	• 진피(陳皮)	2.06g
	• 전호(前胡)	3.75g	• 길경(桔梗)	2.06g
	• 반하(半夏)	3.75g	• 지각(枳殼)	2.06g
	• 건갈(乾葛)	3.75g	• 감초(甘草)	2.06g

【목표】 풍한에 감상한 두통 · 발열 · 해수 및 내인의 7정으로 인한 담성과 조열을 다스린다.

【활투】 담성에는 3자(나복자 · 백개자 · 소자)를 가한다.

① 폐열에는 인삼 대신 사삼으로 바꾸고 상백피·맥문동을 가한다.
② 허랭에는 인삼을 배로 하고 계지를 가한다.

풍한수(風寒嗽)

폐가 풍한에 상하여 기침이 나고 코가 메고 목소리가 무거우며 목이 쉬는 경우.

삼요탕(三拗湯)

처방				
	• 마황(麻黃)	5.62g	• 감초(甘草)	5.62g
	• 행인(杏仁)	5.62g		

목표 풍한에 들려서 된 해수·비색·실음을 다스린다.

① 형개·길경 각 3.75g을 가한 것을 오요탕(五拗湯)이라고 한다.

활투 열이 있으면 황금을 가한다.

② 표울에는 소엽을 가한다.

금수육군전(金水六君煎)

처방				
	• 숙지황(熟地黃)	11.25~18.75g	• 진피(陳皮)	3.75g
	• 당귀(當歸)	3.75g	• 감초(甘草)	3.75g
	• 반하(半夏)	3.75g	• 백개자(白芥子)	2.62g
	• 백복령(白茯苓)	3.75g		

목표 폐와 신이 허한하고 수범 때문에 담이 된 것과 해수·천급 등을 다스린다.

① 대변이 활하면 당귀를 빼고 산약을 넣는다.

② 담에는 백개자를 가한다.

③ 음한에는 세신 1.87g을 가한다.
④ 한열에는 시호를 가한다.

〔학투〕 기허에는 인삼과 호두를 가한다.

⑤ 담성에는 패모와 행인을 가한다.
⑥ 냉에는 건강과 육계를 가한다.
⑦ 기가 회복되지 않으면 파고지와 오미자를 가한다.
⑧ 조담에는 과루인을 가한다.

육안전(六安煎)

처방				
	• 반하(半夏)	7.5g	• 행인(杏仁)	3.75g
	• 백복령(白茯苓)	7.5g	• 감초(甘草)	3.75g
	• 진피(陳皮)	3.75g	• 백개자(白芥子)	2.62g

〔목표〕 풍한으로 인한 해수 · 담체 · 기역을 다스린다.

〔학투〕 동절에는 마황과 계지를 가한다.

① 두통에는 천궁 · 백지 · 갈근 · 형개를 가한다.
② 한열에는 시호와 소엽을 가한다.

오과다(五果茶)

처방				
	• 호도(胡桃)	10枚	• 생률(生栗)	7枚
	• 은행(銀杏)	15枚	• 생강(生薑)	1塊
	• 대조(大棗)	7枚		

〔목표〕 노인의 기허로 외감한 해수를 다스린다.

① 꿀이나 설탕을 타면 더 좋다. 외감의 기가 없으면 생률 대신 황률을 쓴다.

🖋 행소탕(杏蘇湯)

처방				
	• 행인(杏仁)	3.75g	• 패모(貝母)	3.75g
	• 소엽(蘇葉)	3.75g	• 백출(白朮)	3.75g
	• 상백피(桑白皮)	3.75g	• 오미자(五味子)	3.75g
	• 진피(陳皮)	3.75g	• 감초(甘草)	1.87g
	• 반하(半夏)	3.75g		

◖목표◗ 풍한에 상하여 생긴 해수·담성을 다스린다.

▌울수(鬱嗽)▐

심하면 담이 없으니 신수가 마르고 사화가 폐를 달게 하며, 기침소리가 있고 얼굴이 붉어지는 경우.

🖋 청금강화탕(淸金降火湯)

처방				
	• 진피(陳皮)	5.62g	• 전호(前胡)	3.75g
	• 행인(杏仁)	5.62g	• 과루인(瓜蔞仁)	3.75g
	• 적복령(赤茯苓)	3.75g	• 황금(黃芩)	3.75g
	• 반하(半夏)	3.75g	• 석고(石膏)	3.75g
	• 길경(桔梗)	3.75g	• 지각(枳殼)	3g
	• 패모(貝母)	3.75g	• 감초(甘草)	1.12g

◖목표◗ 서열로 인한 해수를 다스리며, 폐와 위의 화를 사할 수 있다. 화가 내리면 담이 꺼지고 해수가 멎는다.

✎ 자음강화탕(滋飮降火湯)

처방				
	• 백작약(白芍藥)	4.87g	• 생지황(生地黃)	3g
	• 당귀(當歸)	4.5g	• 진피(陳皮)	2.62g
	• 숙지황(熟地黃)	3.75g	• 지모(知母)	1.87g
	• 맥문동(麥門冬)	3.75g	• 황백(黃栢)	1.87g
	• 백출(白朮)	3.75g	• 감초(甘草)	1.87g

(목표) 음허화동으로 인한 도한·오열·해수·담성·각혈·육수를 다스린다.

(학투) 기침이 심하면 패모와 상백피를 가한다.

✎ 사백산(瀉白散)

처방				
	• 상백피(桑白皮)	7.5g	• 감초(甘草)	3.75g
	• 지골피(地骨皮)	7.5g		

(목표) 폐실을 다스린다.
① 건해·수고·화염도 다스린다.
② 비창에 황금·치자·박하를 가하며, 길경·치자·지모·패모·맥문동·생지황을 가하기도 한다.

✎ 신기환(腎氣丸)

처방				
	• 숙지황(熟地黃)	300g	• 백복령(白茯苓)	112.5g
	• 산약(山藥)	150g	• 목단피(牧丹皮)	112.5g
	• 산수유(山茱萸)	150g	• 택사(澤瀉)	112.5g
	• 오미자(五味子)	150g		

〔목표〕 신수 부족을 다스린다.
① 폐의 원천을 자양하여 신수를 나게 한다.

▌열수(熱嗽)▐

서열에 상하여 기침을 하며 입이 마르고, 목이 쉬며 번열하고 객혈도 하는 경우.

✎ 진사익원산(辰砂益元散)

처방				
	• 활석(滑石)	225g	• 진사(辰砂)	37.5g
	• 감초(甘草)	37.5g		

〔목표〕 상한열의 불퇴로 인한 광증의 섬어를 다스린다.
〔용법〕 11.25g씩 따뜻한 꿀물에 타서 수시로 먹는다.

✎ 소조중탕(小調中湯)

처방				
	• 감초(甘草)	각등분	• 반하(半夏)	각등분
	• 황련(黃連)	각등분	• 과루인(瓜蔞仁)	각등분

〔목표〕 일체의 담화와 여러 가지의 괴병을 다스리며 비위를 잘 조리한다.
　① 혹은 작말해서 양강의 전즙으로 쑨 풀로 환을 지어 백탕으로 50환을 복용한다.
　② 적열과 토혈에 쓰며 18.75g씩 달여 먹는다.
〔합투〕 음허로 인한 담화에는 육미원(六味元)을 합방한다.
　③ 혈허로 인한 담화에는 사물탕(四物湯)과 합방하든지 혹은 귀비탕(歸脾湯)과 합방한다.

④ 일체의 담화에는 도담탕(導痰湯)과 합방한다.

습수(濕嗽)

폐가 습에 상하여 사지가 무겁고, 뼈마디가 번동(煩疼)하고 춥기도 하며, 땀도 나고 소변이 불리하는 등의 경우.

✑ 오령산(五苓散)

처방				
	• 택사(澤瀉)	9.37g	• 저령(豬苓)	5.62g
	• 적복령(赤茯苓)	5.62g	• 육계(肉桂)	1.87g
	• 백출(白朮)	5.62g		

【목표】 태양병이 이(裏)로 들어가 번갈하고 소변이 불리한 것을 다스린다.
  ① 육계를 빼고 인삼을 가한 것을 춘택탕(春澤湯)이라 하며, 서열과 번갈을 다스린다.
  ② 각기에는 창출과 진피를 가한다.
  ③ 습으로 인한 설사에는 강활과 창출을 가한다.
  ④ 진사 1.87g을 가한 것을 진사오령산(辰砂五苓散)이라고 하며, 상한 발열·섬어 및 산후허번을 다스린다.
  ⑤ 육계를 뺀 것을 사령산(四苓散)이라고 하며, 화설을 다스린다.
【학투】 사군자탕(四君子湯)과 합방한 것을 군령탕(君苓湯)이라고 하며, 음허로 인한 부종을 다스린다.
  ⑥ 더위로 설사하는 데는 향유·백편두·진피·백단향·오매 등을 가한다.
  ⑦ 습으로 인한 설사에는 평위산(平胃散)과 합방하는데, 위령탕(胃苓湯)이라고도 하고 평령산(平苓散)이라고도 한다.

🖋 불환금정기산(不換金正氣散)

처방				
	• 창출(蒼朮)	7.5g	• 곽향(藿香)	3.75g
	• 후박(厚朴)	3.75g	• 반하(半夏)	3.75g
	• 진피(陳皮)	3.75g	• 감초(甘草)	3.75g

(목표) 상한음증의 두통·신통·한열을 다스린다.

(학투) 외감 및 협체는 곽향정기산(藿香正氣散)으로 다스리는 것이 좋다.

▌건수(乾嗽)▐

담은 없고 소리만 있는 기침이며, 연달아 10여 번 기침을 해야 담이 나오고, 심한 것은 10여 번을 기침해도 담이 나오지 않는 경우도 있다.

🖋 사물탕(四物湯)

처방				
	• 숙지황(熟地黃)	4.68g	• 천궁(川芎)	4.68g
	• 백작약(白芍藥)	4.68g	• 당귀(當歸)	4.68g

(목표) 혈병을 통치한다.
 ① 각통(脚痛) 혈열에는 지백과 우슬을 가한다.
 ② 허양(虛痒)에는 황금을 가하고 부평초(浮萍草) 가루를 첨가한다.
 ③ 봄에는 천궁을 배로 하고, 여름에는 작약을 배로 하며, 가을에는 지황을 배로 하고, 겨울에는 당귀를 배로 한다.
 ④ 봄에는 방풍을 가하고, 여름에는 황금을 가하며, 가을에는 천문동을 가하고, 겨울에는 계지를 가한다.

(학투) 혈허(血虛)의 증세로 월경이 고르지 못할 때는 향부자·익모

초·오수유·육계·인삼 등을 가한다.

화수(火嗽)

기침소리는 있고 담은 적으며, 얼굴이 붉고 번갈하여 인음하고 맥이 홍(洪)·삭(數)한 경우.

청금강화탕(淸金降火湯)

처방				
	• 진피(陳皮)	5.62g	• 전호(前胡)	3.75g
	• 행인(杏仁)	5.62g	• 과루인(瓜蔞仁)	3.75g
	• 적복령(赤茯苓)	3.75g	• 황금(黃芩)	3.75g
	• 반하(半夏)	3.75g	• 석고(石膏)	3.75g
	• 길경(桔梗)	3.75g	• 지각(枳殼)	3g
	• 패모(貝母)	3.75g	• 감초(甘草)	1.12g

【목표】 서열로 인한 해수를 다스리며, 폐와 위의 화를 사할 수 있다. 화가 내리면 담이 꺼지고 해수가 멎는다.

기수(氣嗽)

7기가 쌓이고 상해서 기침이 생기고, 가래가 엉켜서 헌 솜이나 매핵(梅核)처럼 되어 인후를 막아 뱉어도 나오지 않고 삼켜도 넘어가지 않는 경우.

소자강기탕(蘇子降氣湯)

처방				
	• 반하국(半夏麯)	3.75g	• 당귀(當歸)	1.87g
	• 소자(蘇子)	3.75g	• 전호(前胡)	1.87g
	• 관계(官桂)	2.81g	• 후박(厚朴)	1.87g
	• 진피(陳皮)	2.81g	• 감초(甘草)	1.87g

◀목표▶ 상기천촉을 다스린다.
◀학투▶ 기허에는 인삼 11.25~18.75g, 맥문동 7.5g, 오미자 3.75g을 가한다.
① 음허에는 숙지황 18.75~26.25g을 가한다.

✎ 가미사칠탕(加味四七湯)

처방				
	• 반하(半夏)	3.75g	• 후박(厚朴)	1.87g
	• 진피(陳皮)	3.75g	• 소엽(蘇葉)	1.87g
	• 적복령(赤茯苓)	3.75g	• 빈랑(檳榔)	1.87g
	• 신곡(神麯)	2.62g	• 축사(縮砂)	1.87g
	• 지실(枳實)	2.62g	• 백두구(白荳蔲)	1.12g
	• 남성(南星)	2.62g	• 익지인(益智仁)	1.12g
	• 청피(靑皮)	1.87g		

◀목표▶ 담과 기가 울결되어 인후 사이를 꽉 막아서 장애하므로, 뱉으려 해도 나오지 않고 삼키려 해도 내려가지 않는 매핵기를 다스린다.

✎ 삼자양친탕(三子養親湯)

처방				
	• 소자(蘇子)	3.75g	• 백개자(白芥子)	3.75g
	• 나복자(蘿葍子)	3.75g		

◀목표▶ 해수와 기급을 다스리고 비를 보양하며 식욕을 증진시킨다.
◀학투▶ 폐허에는 생맥산(生脈散)을 합방하고, 표기가 있으면 삼소음(蔘蘇飮)을 합방한다.

혈수(血嗽)

타박 손상으로 인하여 기침을 할 때 목에서 비린 기운이 나고 어혈을 뱉거나 토하는 경우.

인삼백합탕(人蔘百合湯)

처방					
	• 백출(白朮)	3.75g	• 황기(黃芪)	2.62g
	• 백복령(白茯苓)	3.75g	• 반하(半夏)	2.62g
	• 백합(百合)	3.75g	• 행인(杏仁)	2.62g
	• 아교주(阿膠珠)	3.75g	• 세신(細辛)	1.12g
	• 천문동(天門冬)	3.75g	• 홍화(紅花)	1.12g
	• 백작약(白芍藥)	2.62g	• 계지(桂枝)	1.12g
	• 인삼(人蔘)	2.62g	• 감초(甘草)	1.12g
	• 오미자(五味子)	2.62g		

목표 결핵성 해수로 각혈하는 것을 다스린다.

사물탕(四物湯)

처방				
	• 숙지황(熟地黃)	4.68g	• 천궁(川芎)	4.68g
	• 백작약(白芍藥)	4.68g	• 당귀(當歸)	4.68g

목표 혈병을 통치한다.
① 각통(脚痛) 혈열에는 지백과 우슬을 가한다.
② 허양(虛痒)에는 황금을 가하고 부평초(浮萍草) 가루를 첨가한다.
③ 봄에는 천궁을 배로 하고, 여름에는 작약을 배로 하며, 가을에는 지황을 배로 하고, 겨울에는 당귀를 배로 한다.
④ 봄에는 방풍을 가하고, 여름에는 황금을 가하며, 가을에는 천문동을 가하고, 겨울에는 계지를 가한다.

〖학투〗 혈허(血虛)의 증세로 월경이 고르지 못할 때는 향부자·익모초·오수유·육계·인삼 등을 가한다.

폐창폐위(肺脹肺痿)

① 폐창증은 해수하면서 상기하고 번조하며, 잠을 못 자고 눈이 빠지는 것 같고, 숨이 차며 맥이 부(浮)·대(大)해진다. 심하에 비민이 있으면 헛구역질도 한다. ② 폐위증은 열이 상초에 있어서 기침을 하고, 탁타(濁唾)와 연말(涎沫)이 많고 심하면 침 속에 홍사나 농혈이 섞이기도 한다.

✐ 소청룡탕(小靑龍湯)

처방				
	• 마황(麻黃)	5.62g	• 세신(細辛)	3.75g
	• 백작약(白芍藥)	5.62g	• 건강(乾薑)	3.75g
	• 오미자(五味子)	5.62g	• 계지(桂枝)	3.75g
	• 반하(半夏)	5.62g	• 감초(甘草)	3.75g

〖목표〗 상한으로 표가 불해하고 심하에 수기가 있으며, 건구·기역·발열·해천하는 증을 다스린다.
① 이 약을 먹고 갈증이 나는 것은 이기가 온해져서 몸 속의 수분이 발산코자 함이다.

✐ 사물탕(四物湯)

처방				
	• 숙지황(熟地黃)	4.68g	• 천궁(川芎)	4.68g
	• 백작약(白芍藥)	4.68g	• 당귀(當歸)	4.68g

〖목표〗 혈병을 통치한다.
① 각통(脚痛) 혈열에는 지백과 우슬을 가한다.

② 허양(虛痒)에는 황금을 가하고 부평초(浮萍草) 가루를 첨가한다.
③ 봄에는 천궁을 배로 하고, 여름에는 작약을 배로 하며, 가을에는 지황을 배로 하고, 겨울에는 당귀를 배로 한다.
④ 봄에는 방풍을 가하고, 여름에는 황금을 가하며, 가을에는 천문동을 가하고, 겨울에는 계지를 가한다.

(학투) 혈허(血虛)의 증세로 월경이 고르지 못할 때는 향부자·익모초·오수유·육계·인삼 등을 가한다.

폐실(肺實)

폐기가 실하여 천갈(喘喝)하고 가슴이 들먹거리며 우러러보면서 숨을 쉬는 경우.

사백산(瀉白散)

처방			
• 상백피(桑白皮)	7.5g	• 감초(甘草)	3.75g
• 지골피(地骨皮)	7.5g		

(목표) 폐실을 다스린다.
① 건해·수고·화염도 다스린다.
② 비창에 황금·치자·박하를 가하며, 길경·치자·지모·패모·맥문동·생지황을 가하기도 한다.

야수(夜嗽)

밤에 기침하는 경우.

육미지황원(六味地黃元)

처방
- 숙지황(熟地黃)　　　300g
- 산약(山藥)　　　　　150g
- 산수유(山茱萸)　　　150g
- 백복령(白茯苓)　　　112.5g
- 목단피(牧丹皮)　　　112.5g
- 택사(澤瀉)　　　　　112.5g

목표　신수 부족을 다스린다.
① 오미자 150g을 가한 것을 신기환(腎氣丸)이라고 한다. 이는 폐의 원천을 자양하여 신수를 나게 하는 것이다.
② 육계와 부자포를 각 37.5g씩 가하면 팔미원(八味元)인데, 명문 양허를 다스린다.
③ 음허부종에는 우슬과 차전자를 가하여 쓰는데, 금궤신기환(金匱腎氣丸)이라고 한다.
④ 유뇨무도에는 택사를 빼고 인지인을 가한다.
⑤ 노인 및 잉부의 전포에는 택사를 배로 한다.
⑥ 냉림(冷淋)으로 먼저 추워서 떨고 설하지 못하는 데는 팔미원(八味元)이 좋다.

용법　위의 약미들을 작말하여 오자대(梧子大)로 밀환을 지어 온주나 염탕으로 50~70알씩 복용한다.
⑦ 신기환(腎氣丸)에 오미자를 37.5g 가하여 속용하기도 한다.

활투　20첩으로 분작해서 쓴다.
⑧ 음허부종에는 숙지황을 감하고, 우슬·차전자·계지·부자 등을 가한다.
⑨ 황달 증세가 있을 때는 인진을 가한다.
⑩ 상한이 과경하여 허열이 불퇴하고 입이 조하고 혀가 마르고 맥이 허한 증세 등에는 인삼을 배로 하고 맥문동·귤피 따위를 가한다.
⑪ 가감팔미원(加減八味元)을 소갈에 구복하면 영구히 없어진다. 소질

되었으면 신기가 회복된 것이다.

식적급담수(食積及痰嗽)

식적으로 인하여 담이 나오고 기침하며 가슴이 가득한 것 같고 신물 트림이 나는 경우.

이진탕(二陳湯)

처방				
	• 반하(半夏)	7.5g	• 적복령(赤茯苓)	3.75g
	• 귤피(橘皮)	3.75g	• 감초(甘草)	1.87g

목표 담음을 통치한다.
① 좌두통은 혈허에 속한다. 조경·석중하면 사물탕(四物湯)을 합방한 데다가 형개·박하·세신·만형자·시호·황금 등을 가한다.
② 기울에는 이 약을 달인 물로 교감단(交感丹)을 삼킨다.

주수구수(酒嗽久嗽)

주담(酒痰)의 기침과 적담(積痰)의 기침이 오래 된 경우.

신기환(腎氣丸)

처방				
	• 숙지황(熟地黃)	300g	• 백복령(白茯苓)	112.5g
	• 산약(山藥)	150g	• 목단피(牧丹皮)	112.5g
	• 산수유(山茱萸)	150g	• 택사(澤瀉)	112.5g
	• 오미자(五味子)	150g		

목표 신수 부족을 다스린다.
① 폐의 원천을 자양하여 신수를 나게 한다.

수해(水咳)

물을 과음하여 수결흉(水結胸)을 이루어 딸꾹질을 하는 경우.

✍ 소청룡탕(小靑龍湯)

처방				
	• 마황(麻黃)	5.62g	• 세신(細辛)	3.75g
	• 백작약(白芍藥)	5.62g	• 건강(乾薑)	3.75g
	• 오미자(五味子)	5.62g	• 계지(桂枝)	3.75g
	• 반하(半夏)	5.62g	• 감초(甘草)	3.75g

【목표】 상한으로 표가 불해(不解)하고 심하에 수기가 있으며, 건구·기역·발열·해천하는 증을 다스린다.

① 이 약을 먹고 갈증이 나는 것은 이기가 온해져서 몸 속의 수분이 발산되기 때문이다.

화천(火喘)

화(열)가 흉중에 운행하여 나는 기침으로서, 가만히 있으면 멎고 움직이면 발작하는 경우.

✍ 백호탕(白虎湯)

처방				
	• 석고(石膏)	18.75g	• 감초(甘草)	2.62g
	• 지모(知母)	7.5g		

【목표】 양명경의 병으로서 땀이 많고 번갈(煩渴 : 가슴이 답답하고 목이 마름)하며 맥이 홍대(洪大 : 맥이 보통 이상으로 큼)한 것을 다스린다.

① 인삼 3.75g을 가한 것은 인삼백호탕(人蔘白虎湯)이라고 하며,

② 창출 3.75g을 가한 것은 창출백호탕(蒼朮白虎湯)이라고 한다.

도담탕(導淡湯)

처방				
	• 반하(半夏)	7.5g	• 지각(枳殼)	3.75g
	• 남성(南星)	3.75g	• 적복령(赤茯苓)	3.75g
	• 귤피(橘皮)	3.75g	• 감초(甘草)	3.75g

【목표】 중풍으로 인한 담성(痰聲 : 목구멍에서 가래가 끓는 소리), 어삽(語澁 : 말이 잘 나오지 않는 증세), 어지럼증을 다스린다.
　이 처방에 황금과 황련을 가한 것은 청열도담탕, 강활과 백출을 가한 것은 거풍도담탕, 원지·창포·황련·황금·주사를 가한 것은 영신도담탕, 인삼·창포·죽여를 각 1.87g씩 가한 것은 척담탕이라고 한다.

【학투】 기허에 쓰도록 백출·전갈·백부자를 가하고 인삼을 배가한 것은 도담군자탕(導痰君子湯)이다.

자음강화탕(滋飮降火湯)

처방				
	• 백작약(白芍藥)	4.87g	• 생지황(生地黃)	3g
	• 당귀(當歸)	4.5g	• 진피(陳皮)	2.62g
	• 숙지황(熟地黃)	3.75g	• 지모(知母)	1.87g
	• 맥문동(麥門冬)	3.75g	• 황백(黃栢)	1.87g
	• 백출(白朮)	3.75g	• 감초(甘草)	1.87g

【목표】 음허화동으로 인한 도한·오열·해수·담성·각혈·육수를 다스린다.

【학투】 기침이 심하면 패모와 상백피를 가한다.

담천기천(痰喘氣喘)

① 담천은 폐가 실하거나 열하여 담이 흉격에 성하므로 목에서 소리가 나면서 기침하는 것.
② 기천은 7정이 상해서 나는 기침으로 호흡은 촉급하면서도 소리는 없다.

천민도담탕(千緡導痰湯)

처방
- 반하(半夏)   3.75g
- 남성(南星)   3.75g
- 진피(陳皮)   3.75g
- 적복령(赤茯苓) 3.75g
- 지각(枳殼)   3.75g
- 감초(甘草)   3.75g

목표 담천을 다스리는데, 몇 번 복용하면 안정된다.

정천화담탕(定喘化痰湯)

처방
- 진피(陳皮)   7.5g
- 반하(半夏)   5.62g
- 남성(南星)   5.62g
- 행인(杏仁)   3.75g
- 오미자(五味子) 3g
- 감초(甘草)   3g
- 관동화(款冬花) 2.62g
- 인삼(人蔘)   2.62g

목표 해수와 담천을 다스린다.

소자강기탕(蘇子降氣湯)

처방
- 반하국(半夏麴) 3.75g
- 소자(蘇子)   3.75g
- 관계(官桂)   2.81g
- 진피(陳皮)   2.81g
- 당귀(當歸)   1.87g
- 전호(前胡)   1.87g
- 후박(厚朴)   1.87g
- 감초(甘草)   1.87g

목표 상기천촉을 다스린다.

〔학투〕 기허에는 인삼 11.25~18.75g, 맥문동 7.5g, 오미자 3.75g을 가한다.

① 음허에는 숙지황 18.75~26.25g을 가한다.

소자도담강기탕(蘇子導痰降氣湯)

처방				
	• 소자(蘇子)	7.5g	• 전호(前胡)	2.62g
	• 반하(半夏)	5.62g	• 후박(厚朴)	2.62g
	• 당귀(當歸)	5.62g	• 적복령(赤茯苓)	2.62g
	• 남성(南星)	3.75g	• 지실(枳實)	2.62g
	• 진피(陳皮)	3.75g	• 감초(甘草)	1.87g

〔목표〕 담천과 상기를 다스린다.

〔학투〕 음허에는 숙지황 18.75g~26.25g을 가한다.

① 폐화에는 황금·상백피를 가한다.

삼요탕(三拗湯)

처방				
	• 마황(麻黃)	5.62g	• 감초(甘草)	5.62g
	• 행인(杏仁)	5.62g		

〔목표〕 풍한에 들려서 된 해수·비색·실음을 다스린다.

① 형개·길경 각 3.75g을 가한 것을 오요탕(五拗湯)이라고 한다.

〔학투〕 열이 있으면 황금을 가한다.

② 표울에는 소엽을 가한다.

🖎 신보원(神保元)

처방				
	• 전갈(全蝎)	7枚	• 호초(胡椒)	9.37g
	• 파두(巴豆)	10枚	• 주사(朱砂)	3.75g
	• 목향(木香)	9.37g		

(목표) 모든 기의 주통을 다스리며, 심격통·복협통·신기통을 다스린다.

(용법) 위의 약미들을 작말하여 쪄서 떡을 만들어 마자같이 환을 지어 주사를 입혀서 5~7환을 생강탕이나 온주로 복용한다.

🖎 사칠탕(四七湯)

처방				
	• 반하(半夏)	7.5g	• 후박(厚朴)	4.5g
	• 적복령(赤茯苓)	6g	• 소엽(蘇葉)	3g

(목표) 7기가 솜뭉치나 매핵처럼 응결해서 토하려 해도 나오지 않고 삼키려 해도 내려가지 않는 것 같은 흉비를 다스린다.

음허천(陰虛喘)

음히 허하고 천급(喘急)한 경우.

🖎 사물탕(四物湯)

처방				
	• 숙지황(熟地黃)	4.68g	• 천궁(川芎)	4.68g
	• 백작약(白芍藥)	4.68g	• 당귀(當歸)	4.68g

(목표) 혈병을 통치한다.

① 각통(脚痛) 혈열에는 지백과 우슬을 가한다.
② 허양(虛痒)에는 황금을 가하고 부평초(浮萍草) 가루를 첨가한다.
③ 봄에는 천궁을 배로 하고, 여름에는 작약을 배로 하며, 가을에는 지황을 배로 하고, 겨울에는 당귀를 배로 한다.
④ 봄에는 방풍을 가하고, 여름에는 황금을 가하며, 가을에는 천문동을 가하고, 겨울에는 계지를 가한다.

【학투】 혈허(血虛)의 증세로 월경이 고르지 못할 때는 향부자·익모초·오수유·육계·인삼 등을 가한다.

위허천(胃虛喘)

위가 허해서 천식하는 경우.

생맥산(生脈散)

처방				
	• 맥문동(麥門冬)	7.5g	• 오미자(五味子)	3.75g
	• 인삼(人蔘)	3.75g		

【목표】 여름에 상복하는데, 숙수(熟水) 대신 마신다.
① 황기와 감초를 각 3.75g씩 가하거나, 혹은 생황백 0.75g을 가하면 기력이 용출한다.

【학투】 향유와 백편두를 가하면 더욱 좋은데, 제호탕(醍醐湯)과 합방해도 좋다.

이중탕(理中湯)

처방				
	• 인삼(人蔘)	7.5g	• 건강(乾薑)	7.5g
	• 백출(白朮)	7.5g	• 감초(甘草)	3.75g

【목표】 태음복통과 자리 불갈을 다스린다.
① 원방에 진피와 청피를 가한 것을 치중탕(治中湯)이라고 한다.
【학투】 소건중탕(小建中湯)과 합방한 것을 건리탕(建理湯)이라고 하는데, 비위허랭과 적취와 기가 상공(上攻)한 것을 다스린다.
② 오령산(五苓散)과 합방한 것을 이령탕(理苓湯)이라고 하는데, 양허부종을 다스린다.
③ 회적(蛔積 : 회충이 한데 뭉쳐 수시로 움직이는 증세)에는 계지·부자·화초·오매를 가한다.
④ 기허에는 인삼을 18.7~26.2g 배량한다.
⑤ 음달에는 이령탕(理苓湯)에 인진을 가하고, 설사에는 육두구·차전자를 가한다.

풍한천(風寒喘)

폐가 풍한에 상하여 천식을 하는 경우.

삼요탕(三拗湯)

처방				
	• 마황(麻黃)	5.62g	• 감초(甘草)	5.62g
	• 행인(杏仁)	5.62g		

【목표】 풍한에 들려서 된 해수·비색·실음을 다스린다.
① 형개·길경 각 3.75g을 가한 것을 오요탕(五拗湯)이라고 한다.
【학투】 열이 있으면 황금을 가한다.
② 표울에는 소엽을 가한다.

팔미원(八味元)

처방				
	• 숙지황(熟地黃)	300g	• 목단피(牧丹皮)	113.5g
	• 산약(山藥)	150g	• 택사(澤瀉)	113.5g
	• 산수유(山茱萸)	150g	• 육계(肉桂)	37.5g
	• 백복령(白茯苓)	113.5g	• 부자포(附子炮)	37.5g

[목표] 신수 부족을 다스린다.

① 명문 양허를 다스린다.

소청룡탕(小靑龍湯)

처방				
	• 마황(麻黃)	5.62g	• 세신(細辛)	3.75g
	• 백작약(白芍藥)	5.62g	• 건강(乾薑)	3.75g
	• 오미자(五味子)	5.62g	• 계지(桂枝)	3.75g
	• 반하(半夏)	5.62g	• 감초(甘草)	3.75g

[목표] 상한으로 표가 불해(不解)하고 심하에 수기가 있으며, 건구·기역·발열·해천하는 증을 다스린다.

① 이 약을 먹고 갈증이 나는 것은 이기가 온해져서 몸 속의 수분이 발산되기 때문이다.

곽향정기산(藿香正氣散)

처방				
	• 곽향(藿香)	5.62g	• 백출(白朮)	1.87g
	• 소엽(蘇葉)	3.75g	• 진피(陳皮)	1.87g
	• 백지(白芷)	1.87g	• 반하(半夏)	1.87g
	• 대복피(大腹皮)	1.87g	• 길경(桔梗)	1.87g
	• 백복령(白茯苓)	1.87g	• 감초(甘草)	1.87g
	• 후박(厚朴)	1.87g		

｛목표｝ 상한음증과 신통 등 표증과 이증을 분간하지 않고 다스린다. 이 약으로 도인경락하면 변동하지 않는다.

｛학투｝ 남성과 목향을 가한 것을 성향정기산(星香正氣散)이라고 하며, 대개 중기·중풍·담궐·식궐 등에 먼저 이 약 1~2첩을 써서 그 기를 바로잡은 후 증세에 따라 치료한다.

① 복령·후박·진피·반하를 각 3.75g씩 증량하면 효력이 매우 좋다.
② 서(暑)에는 향유 7.5g, 백편두 3.75g을 가하는데 이를 여곽탕(茹藿湯)이라고 한다.
③ 식상협체에는 산사육·신곡·빈랑·지실·사인을 가한다.
④ 외감에는 건갈·변향부자·강활을 가하고 두통에는 천궁을 가하며, 지절통에는 목과를 가하고 오한에는 계지를 가한다.
⑤ 자현과 임산에는 사인을 가해도 좋다.
⑥ 부종에는 사령산(四苓散)을 합방하여 쓰는데, 이렇게 한 것을 곽령탕(藿苓湯)이라고 하며, 기천이 되면 소경을 가해도 좋다.

효후(哮吼)

담천이 심하여 천촉(喘促)하면서 수계성(水鷄聲)과 같은 소리가 나는 경우.

정천탕(定喘湯)

처방			
• 마황(麻黃)	11.25g	• 상백피(桑白皮)	3.75g
• 행인(杏仁)	5.62g	• 소자(蘇子)	3.75g
• 편금(片芩)	3.75g	• 관동화(款冬花)	3.75g
• 반하(半夏)	3.75g	• 감초(甘草)	3.75g

｛목표｝ 효천을 다스리는 신통한 처방이다.

［학투］ 환자의 표가 실한지를 살핀 후에 써야 한다.

✎ 청상보하환(清上補下丸)

처방				
	• 숙지황(熟地黃)	150g	• 천문동(天門冬)	56.25g
	• 산약(山藥)	75g	• 패모(貝母)	56.25g
	• 산수유(山茱萸)	75g	• 길경(桔梗)	56.25g
	• 백복령(白茯苓)	56.25g	• 황련(黃連)	56.25g
	• 목단피(牧丹皮)	56.25g	• 행인(杏仁)	56.25g
	• 택사(澤瀉)	56.25g	• 반하(半夏)	56.25g
	• 지실(枳實)	56.25g	• 과루인(瓜蔞仁)	56.25g
	• 오미자(五味子)	56.25g	• 황금(黃芩)	56.25g
	• 맥문동(麥門冬)	56.25g	• 감초(甘草)	18.75g

［목표］ 효후와 한을 만나면 해수가 발하고, 담연이 위를 막아 천급해지는 증세가 오래 낫지 않는 것을 다스린다.

［용법］ 위의 약미들의 분말을 오자대로 밀환을 지어 70~80환을 미음으로 삼킨다.

［학투］ 탕을 만들어 복용해도 좋다.

✎ 해표이진탕(解表二陳湯)

처방				
	• 반하(半夏)	7.5g	• 행인(杏仁)	1.87g
	• 귤피(橘皮)	3.75g	• 상백피(桑白皮)	1.87g
	• 적복령(赤茯苓)	3.75g	• 자원(紫苑)	1.87g
	• 감초(甘草)	1.87g	• 패모(貝母)	1.87g
	• 소엽(蘇葉)	1.87g	• 길경(桔梗)	1.87g
	• 마황(麻黃)	1.87g		

［목표］ 그르렁거리는 천식을 다스린다.

천민도담탕(千緡導痰湯)

처방					
	• 반하(半夏)	3.75g	• 적복령(赤茯苓)	3.75g
	• 남성(南星)	3.75g	• 지각(枳殼)	3.75g
	• 진피(陳皮)	3.75g	• 감초(甘草)	3.75g

목표 담천을 다스리는데, 몇 번 복용하면 안정된다.

해역(咳逆)

딸꾹질의 경우.

정향시체산(丁香柿蔕散)

처방					
	• 정향(丁香)	3.75g	• 귤피(橘皮)	3.75g
	• 시체(柿蔕)	3.75g	• 양강(良薑)	3.75g
	• 인삼(人蔘)	3.75g	• 반하(半夏)	3.75g
	• 백복령(白茯苓)	3.75g	• 감초(甘草)	3.87g

목표 대병 후에 위증이 허한하고 해역하는 증을 다스린다.
활투 소합원(蘇合元)으로 조복하기도 한다.

귤피죽여탕(橘皮竹茹湯)

처방					
	• 죽여(竹茹)	15g	• 인삼(人蔘)	7.5g
	• 귤피(橘皮)	11.25g	• 감초(甘草)	3.75g

목표 위가 허하고 흉격의 열로 인해 되는 해역(복받치는 기침)을 다스린다.

인삼복맥탕(人蔘復脈湯)

처방				
	• 반하(半夏)	5.62g	• 감초(甘草)	1.87g
	• 백출(白朮)	5.62g	• 맥문동(麥門冬)	3.75g
	• 진피(陳皮)	3.75g	• 죽여(竹茹)	3.75g
	• 백복령(白茯苓)	3.75g	• 오미자(五味子)	3.75g
	• 인삼(人蔘)	3.75g		

목표 해역(딸꾹질)과 무맥을 다스린다.

이후한얼(痢後寒噦)

이질 후에 기식이 접속되지 못하여 딸꾹질하는 경우.

보중익기탕(補中益氣湯)

처방				
	• 황기(黃芪)	5.62g	• 당귀신(當歸身)	1.87g
	• 인삼(人蔘)	3.75g	• 진피(陳皮)	1.87g
	• 백출(白朮)	3.75g	• 승마(升麻)	1.12g
	• 감초(甘草)	3.75g	• 시호(柴胡)	1.12g

목표 노역을 아주 심하게 했거나 음식 조절을 못하여 신열이 나고 자한이 나는 것을 다스린다.
① 황백 1.12g, 홍화 0.75g을 가하면 가슴으로 들어가서 양혈한다.
② 자한에는 부자·마황근·부소맥을 가한다.
③ 이질이 오래 되어 물갈이 되는 데는 부자를 가한다.
④ 비색에는 맥문동과 산치자를 가한다.
⑤ 유뇨에는 산약과 오미자를 가한다.
⑥ 이후얼에는 부자·죽여·생강을 가한다.

⑦ 활설에는 가자와 육두구를 가한다.
⑧ 잉부의 소복추와 기함에는 승마와 방풍을 가한다.
⑨ 전신이 마비되는 기허에는 목과・오약・향부자・청피・방풍・천궁을 가하고, 계지도 조금 가한다.
⑩ 폐한과 탈항에는 가자 3.75g과 저근백피를 조금 가한다.
⑪ 도씨보중익기탕(陶氏補中益氣湯)은 인삼・백출・황기・당귀・시호・진피를 합쳐서 2.62g과 감초 1.87g을 가하고, 혹은 승마를 빼고 총백・생강・대추를 넣는다. 내외감의 두통・신열・자한을 다 스린다.

【할투】 황기와 백출을 빼고 숙지황과 산약을 가한 것을 보음익기전(補陰益氣煎)이라고 한다.

⑫ 땀이 많으면 계지 7.5g, 방풍 3.75g과 부소맥・오매를 가한다.
⑬ 기가 허해서 요삽이 되면 빈랑・목향을 가하고, 혹 차전자・택사를 가하기도 한다.
⑭ 허리로 하중하면 빈랑・목향・황련을 가하며, 혹 오수유를 가하기도 한다. 복통에는 계심을 가하고, 열이 있을 때는 대황을 가하면 약간 유리하다.
⑮ 기가 허하고 조열이 있으면 시호를 배로 하고 별갑을 가한다.

12 적취(積聚)

내인성 내과 질환. 체증이 오래 되어 뱃속에 덩어리지는 병.
① 적(積)은 늘 한 곳에 몰려 있는 덩어리.
② 취(聚)는 간혹 생기고, 또 이리저리 이동하는 것이다.

▌육울(六鬱)▐

기울·습울·열울·담울·혈울·식울 등의 경우.

✍ 육울탕(六鬱湯)

처방				
	• 향부자(香附子)	3.75g	• 천궁(川芎)	3.75g
	• 창출(蒼朮)	3.75g	• 적복령(赤茯苓)	3.75g
	• 신곡(神麯)	3.75g	• 패모(貝母)	3.75g
	• 치자(梔子)	3.75g	• 지각(枳殼)	3.75g
	• 연교(連翹)	3.75g	• 소엽(蘇葉)	3.75g
	• 진피(陳皮)	3.75g	• 감초(甘草)	1.87g

【목 표】 여러 가지의 울화를 다스린다.
① 기울에는 목향·빈랑·소엽을 가한다.
② 습울에는 백출·강활·방기를 가한다.
③ 열울에는 황련·연교를 가한다.
④ 담울에는 남성·과루인·해분을 가한다.
⑤ 혈울에는 목단피·도인·구즙을 가한다.
⑥ 식울에는 산사·신곡·맥아를 가한다.
⑦ 다른 처방으로는 신곡·연교·패모·지각·소엽을 빼고, 사인·반

하를 가한다.

식적(食積)

음식물의 소화 불량으로 적취가 되어 비민증(痞悶症)을 일으키는 경우.

평위산(平胃散)

처방				
	• 창출(蒼朮)	7.5g	• 후박(厚朴)	3.75g
	• 진피(陳皮)	5.25g	• 감초(甘草)	2.25g

【목표】 비를 조화시키고 위를 튼튼하게 한다. 위가 조화되고 기가 순평하면 복약을 중지한다. 상복은 불가하다.

【활투】 식체에는 산사·신곡·맥아·빈랑·지실·나복자·사인·초과 따위를 가한다.

① 서체에는 향유산(香薷散)과 합방해서 쓰는데, 이것을 향평산(香平散)이라고 한다.
② 변혈에는 산사 7.5g, 당귀·지각·지유 각 3.75g, 형개 2.62g을 가한다.
③ 한열에는 소시호탕(小柴胡湯)과 합방하는데, 이것을 시평탕(柴平湯)이라고 하며 학질도 다스린다.
④ 체리에는 지각·빈랑·황련 각 3.75g, 목향 1.87g을 가한다.
⑤ 설사를 하면 사령산(四苓散)과 합방한 데다가 등심·차전자 따위를 가하되 증세에 따라 적당히 가감한다.
⑥ 잉부의 제증(諸症)에는 창출을 백출로 바꾸고, 반하·신곡 등의 약만을 기한다.
⑦ 냉적에는 건강과 계지를 가한다.
⑧ 주체에는 건갈 혹은 갈화·양강·초두구 따위를 가한다.

주적(酒積)

음주로 인하여 적취가 되어 안색이 황흑(黃黑)하며, 배가 팽창하여 가끔 담수(淡水)를 토하는 경우.

✍ 대금음자(對金飮子)

처방				
	• 진피(陳皮)	11.25g	• 창출(蒼朮)	2.62g
	• 후박(厚朴)	2.62g	• 감초(甘草)	2.62g

(목표) 주상과 식상을 다스린다.
① 건갈 7.5g, 적복령・사인・신곡 각 3.75g을 가하면 더욱 좋다.
(활투) 냉에는 양강 7.5g, 초두구 3.75g을 가하면 역시 효력이 좋다.

어해적(魚蟹積)

물고기나 게를 과식하여 적취가 되어 복통이 나고, 구역질도 하고 설하기도 하는 경우.

✍ 향소산(香蘇散)

처방				
	• 향부자(香附子)	7.5g	• 진피(陳皮)	3.75g
	• 소엽(蘇葉)	7.5g	• 감초(甘草)	1.87g
	• 창출(蒼朮)	5.62g		

(목표) 사시상한과 두통・신통・한열・상풍・상습・시기온역을 다스린다.
① 습으로 인한 수족마비에는 마황・계지・강활・백지・목과를 가한다.
② 천궁과 백지를 가한 것을 궁지향소산(芎芷香蘇散)이라고 한다.

과채적(果菜積)

과채의 과식으로 적취가 되어 오심·구토·복통·설사 등이 나는 경우.

평위산(平胃散)

처방				
	• 창출(蒼朮)	7.5g	• 후박(厚朴)	3.75g
	• 진피(陳皮)	5.25g	• 감초(甘草)	2.25g

[목표] 비를 조화시키고 위를 튼튼하게 한다. 위가 조화되고 기가 순평하면 복약을 중지한다. 상복은 불가하다.

[학투] 식체에는 산사·신곡·맥아·빈랑·지실·나복자·사인·초과 따위를 가한다.

① 서체에는 향유산(香薷散)과 합방해서 쓰는데, 이것을 향평산(香平散)이라고 한다.
② 변혈에는 산사 7.5g, 당귀·지각·지유 각 3.75g, 형개 2.62g을 가한다.
③ 한열에는 소시호탕(小柴胡湯)과 합방하는데, 이것을 시평탕(柴平湯)이라고 하며 학질도 다스린다.
④ 체리에는 지각·빈랑·황련 각 3.75g, 목향 1.87g을 가한다.
⑤ 설사를 하면 사령산(四苓散)과 합방한 데다가 등심·차전자 따위를 가하되 증세에 따라 적당히 가감한다.
⑥ 잉부의 제증(諸症)에는 창출을 백출로 바꾸고, 반하·신곡 등의 약만을 기한다.
⑦ 냉적에는 건강과 계지를 가한다.
⑧ 주체에는 건갈 혹은 갈화·양강·초두구 따위를 가한다.

수적(水積)

물·음료의 과음으로 적취가 되어 흉협이 아프고 꿀렁거리는 경우.

궁하탕(芎夏湯)

처방				
	• 천궁(川芎)	3.75g	• 청피(靑皮)	1.87g
	• 반하(半夏)	3.75g	• 지각(枳殼)	1.87g
	• 적복령(赤茯苓)	3.75g	• 백출(白朮)	0.93g
	• 진피(陳皮)	1.87g	• 감초(甘草)	0.93g

[목표] 축수와 이음에 통용된다.
[활투] 담견에는 백개자와 향부자를 가한다.
① 냉담에는 생강·계지·회향을 가한다.
② 해수에는 패모·행인을 가한다.

혈적(血積)

어혈로 적취가 되거나 어혈이 흉복에 정체하여 얼굴이 누렇고 대변이 흑색으로 되는 경우.

도인승기탕(桃仁承氣湯)

처방				
	• 대황(大黃)	11.25g	• 감초(甘草)	3.75g
	• 계심(桂心)	7.5g	• 도인(桃仁)	10枚
	• 망초(芒硝)	7.5g		

[목표] 방광의 혈결로 인한 소복의 급결·변흑·섬어를 다스린다.
[용법] 물로 달여서 망초를 넣어 온복한다.

충적(蟲積)

식상(食傷)으로 인한 적취가 변화해서 충이 된 경우.

✍ 자금정(紫金錠)

처방				
	• 문합(文蛤)	112.5g	• 속수자(續隨子)	37.5g
	• 산자고(山茨菰)	75g	• 사향(麝香)	11.25g
	• 대극(大戟)	56.25g		

◀목표▶ 일명 태을자금단(太乙紫金丹) 또는 만병해독단(萬病解毒丹)이라고 한다.
① 고독·호리·서망의 악균, 하돈·죽은 우마의 육독, 모든 약제·초목·금석·조수·백충 등으로부터 오는 독을 다스린다. 석웅황 37.5g과 주사 18.75g을 가한 것을 옥추단이라고 한다.

◀용법▶ 위의 약미들을 작말해서 찹쌀로 호환을 짓는데, 37.5g으로 30정을 만들어 1정씩 박하탕으로 복용한다.

적취(積聚)

5적과 6취의 경우이다.
① 5적은 5장의 병이다. 적이란 병은 장(臟)에서 음기의 작용으로 한 곳에서 생겨, 그 자리에 쌓이고 아플 때는 이동하지 않는다.
② 6취는 6부의 병이다. 취란 병은 부(腑)에서 양기의 작용으로 생겨 한 자리에 머무르지 않고 아플 때에 이동한다.

✍ 보화환(保和丸)

처방				
	• 백출(白朮)	187.5g	• 향부자(香附子)	75g
	• 진피(陳皮)	112.5g	• 후박(厚朴)	75g

• 반하(半夏)	112.5g	• 나복자(蘿葍子)	75g
• 적복령(赤茯苓)	112.5g	• 지실(枳實)	37.5g
• 신곡(神麯)	112.5g	• 맥아(麥芽)	37.5g
• 산사육(山査肉)	112.5g	• 황련(黃連)	37.5g
• 연교(連翹)	75g	• 황금(黃芩)	37.5g

【목표】 일체의 식상과 적취 및 비괴를 다스린다.

① 다른 한 처방에는 산사육이 187.5g, 신곡·반하 각 112.5g, 적복령·진피·나복자·연교·맥아가 각 37.5g이다.

【용법】 위의 약미들을 작말하여 생강즙으로 개어 오자대로 호환을 지어 차로 50~70환을 복용한다.

【학투】 20첩으로 분작해도 좋다.

② 식울에는 빈랑 3.75g, 목향 1.87g, 하엽 손바닥만한 것을 가하고, 열이 없으면 황금과 황련을 뺀다.

대칠기탕(大七氣湯)

처방				
	• 삼릉(三稜)	3.75g	• 곽향(藿香)	3.75g
	• 봉출(蓬朮)	3.75g	• 익지인(益智仁)	3.75g
	• 청피(靑皮)	3.75g	• 향부자(香附子)	3.75g
	• 진피(陳皮)	3.75g	• 관계(官桂)	3.75g
	• 길경(桔梗)	3.75g	• 감초(甘草)	3.75g

【목표】 5적·6취와 심복의 통창 및 대소변 불리를 다스린다.

소적정원산(消積正元散)

처방				
	• 백출(白朮)	5.62g	• 진피(陳皮)	2.62g
	• 신곡(神麯)	3.75g	• 청피(靑皮)	2.62g

• 향부자(香附子)	3.75g	• 사인(砂仁)	2.62g
• 지실(枳實)	3.75g	• 맥아(麥芽)	2.62g
• 현호색(玄胡索)	3.75g	• 산사육(山査肉)	2.62g
• 해분(海粉)	3.75g	• 감초(甘草)	2.62g
• 적복령(赤茯苓)	3.75g		

【목표】 담음과 기혈의 울결·식적 및 기가 승강하지 못하는 것을 다스린다.

① 일명 개울정원산(開鬱正元散)인데, 지실이 없고 길경이 있다.

▌냉적(冷積)▐

허랭한 적기(積氣)가 상공(上攻)하는 경우.

✍ 이중탕(理中湯)

처방				
	• 인삼(人蔘)	7.5g	• 건강(乾薑)	7.5g
	• 백출(白朮)	7.5g	• 감초(甘草)	3.75g

【목표】 태음복통과 자리 불갈을 다스린다.

① 원방에 진피와 청피를 가한 것을 치중탕(治中湯)이라고 한다.

【학투】 소건중탕(小建中湯)과 합방한 것을 건리탕(建理湯)이라고 하는데, 비위허랭과 적취와 기가 상공(上攻)한 것을 다스린다.

② 오령산(五苓散)과 합방한 것을 이령탕(理苓湯)이라고 하는데, 양허 부종을 다스린다.

③ 회적(蛔積 : 회충이 한데 뭉쳐 수시로 움직이는 증세)에는 계지·부자·화초·오매를 가한다.

④ 기허에는 인삼을 18.7~26.2g 배량한다.

⑤ 음달에는 이령탕(理苓湯)에 인진을 가하고, 설사에는 육두구·차전자를 가한다.

🌿 계강양위탕(桂薑養胃湯)

처방				
	• 계지(桂枝)	7.5g	• 적복령(赤茯苓)	3.75g
	• 건강포(乾薑炮)	7.5g	• 곽향(藿香)	3.75g
	• 창출(蒼朮)	5.62g	• 인삼(人蔘)	1.87g
	• 진피(陳皮)	4.68g	• 초과(草果)	1.87g
	• 후박(厚朴)	4.68g	• 감초(甘草)	1.87g
	• 반하(半夏)	4.68g		

【목표】 상한음증 및 두통·신통 등을 다스린다.

🌿 오적산(五積散)

처방				
	• 창출(蒼朮)	7.5g	• 백작약(白芍藥)	3g
	• 마황(麻黃)	3.75g	• 백복령(白茯苓)	3g
	• 진피(陳皮)	3.75g	• 천궁(川芎)	2.62g
	• 후박(厚朴)	3g	• 백지(白芷)	2.62g
	• 길경(桔梗)	3g	• 반하(半夏)	2.62g
	• 지각(枳殼)	3g	• 계피(桂皮)	2.62g
	• 당귀(當歸)	3g	• 감초(甘草)	2.25g
	• 건강(乾薑)	3g		

【목표】 풍한으로 인해 두통이 나고 몸이 아프며, 사지가 역랭하고 가슴과 배가 아프며, 구토·설사가 나고, 내상으로 냉증이 생기는 등의 증세를 다스린다.

① 좌섬 및 어혈종통에는 마황을 빼고 회향·목향·빈랑·도인·홍화를 가한다.

② 풍이 신을 상하여 허리의 좌우가 간간이 결리거나 양발이 뻣뻣해지면 방풍과 전갈을 가한다.
③ 백지와 계피를 제외하고 나머지 약미들을 초하면 숙료오적산(熟料五積散)이 된다.

｛학투｝ 외감협체에는 산사·신곡·빈랑을 가한다.

④ 회충이 동하면 오매·화초를 가한다.
⑤ 산후협체와 어혈복통에는 마황을 빼고 산사 7.5g, 현호색 3.75g을 가한다.

13 부종(浮腫)

내인성 내과 질환. 부종병은 폐(肺)와 신(腎)이 동시에 발병하므로 복부가 비만하며, 각경(脚脛)이 붓고 천해(喘咳)하여, 앉으나 누우나 괴로운 것이다.

음수(陰水)

흡연·음주, 기타 음료의 과음 및 음식의 부절제로 인한 기포(飢飽) 또는 노역·방로(房勞) 과다 등으로 인한 부종의 경우.

실비산(實脾散)

처방		
• 후박(厚朴) 3.75g	• 부자(附子) 3.75g
• 백출(白朮) 3.75g	• 백복령(白茯苓) 3.75g
• 목과(木瓜) 3.75g	• 목향(木香) 1.87g
• 초과(草果) 3.75g	• 건강(乾薑) 1.87g
• 대복자(大腹子) 3.75g	• 감초(甘草) 1.87g

목표 음수로 인한 부종을 다스리려고 먼저 비를 실하게 한다.
활투 인삼을 가하면 더욱 좋다.

장원탕(壯原湯)

처방		
• 인삼(人蔘) 7.5g	• 육계(肉桂) 1.87g
• 백출(白朮) 7.5g	• 건강(乾薑) 1.87g
• 적복령(赤茯苓) 3.75g	• 부자(附子) 1.87g
• 파고지(破古紙) 3.75g	• 축사(縮砂) 1.87g
• 진피(陳皮) 2.62g	

【목표】 하초가 허한하여 중만·종창하고, 소변이 불리하고 상기로 천급, 음낭과 퇴부에 부종이 나는 증세들을 다스린다.

【학투】 ① 기침에는 상백피를 가한다.
② 다리와 얼굴의 부종에는 의이인을 가한다.
③ 중기불운에는 목향과 후박을 가한다.
④ 기울에는 침향과 오약을 가한다.
⑤ 허한 데는 인삼 11.25g과 부자 3.75g을 가한다.
⑥ 땀에는 계지와 작약을 가한다.
⑦ 여름의 천핍과 한다에는 맥문동·오미자를 가하고 전측하지 못하는 데는 창출과 택사를 가한다.
⑧ 습성에는 적소두와 상백피를 가한다.

복원단(復元丹)

처방				
	• 택사(澤瀉)	93.75g	• 백출(白朮)	37.5g
	• 부자(附子)	75g	• 귤피(橘皮)	37.5g
	• 목향(木香)	37.5g	• 오수유(吳茱萸)	37.5g
	• 회향(茴香)	37.5g	• 계심(桂心)	37.5g
	• 천초(川椒)	37.5g	• 육두구(肉荳蔲)	18.75g
	• 독활(獨活)	37.5g	• 빈랑(檳榔)	18.75g
	• 후박(厚朴)	37.5g		

【목표】 심신의 진화라야 비폐의 진토를 양생할 수 있는데, 심신의 진화가 이미 없어졌으면 비폐의 진토를 자양할 수 없으니 토가 수를 제어하지 못한다. 따라서 종창·천급·고랭·설건·요폐 등이 생긴다.

【용법】 위의 약미들을 작말해서 오자대로 호환을 지어 소엽탕으로 50환씩 하루 세 번 복용한다.

【학투】 10첩으로 분작해서 쓰기도 한다.

① 기허에는 인삼 11.25g~18.75g을 가한다.

🔖 금궤신기환(金匱腎氣丸)

처방				
	• 숙지황(熟地黃)	300g	• 목단피(牧丹皮)	112.5g
	• 산약(山藥)	150g	• 택사(澤瀉)	112.5g
	• 산수유(山茱萸)	150g	• 우슬(牛膝)	112.5g
	• 백복령(白茯苓)	112.5g	• 차전자(車前子)	112.5g

【목표】 신수 부족을 다스린다.

🔖 이중탕(理中湯)

처방				
	• 인삼(人蔘)	7.5g	• 건강(乾薑)	7.5g
	• 백출(白朮)	7.5g	• 감초(甘草)	3.75g

【목표】 태음복통(太陰腹痛)과 자리 불같을 다스린다.

① 원방에 진피와 청피를 가한 것을 치중탕(治中湯)이라고 한다.

【활투】 소건중탕(小建中湯)과 합방한 것을 건리탕(建理湯)이라고 하는데, 비위허랭과 적취와 기가 상공(上攻)한 것을 다스린다.

② 오령산(五苓散)과 합방한 것을 이령탕(理苓湯)이라고 하는데, 양허부종(陽虛浮腫)을 다스린다.

③ 회적(蛔積 : 회충이 한데 뭉쳐 수시로 움직이는 증세)에는 계지·부자·화초·오매를 가한다.

④ 기허에는 인삼을 18.7~26.2g 배량한다.

⑤ 음달에는 이령탕(理苓湯)에 인진을 가하고, 설사에는 육두구·차전자를 가한다.

종천(腫喘)

종창하고 천급이 있는 경우.

분심기음(分心氣飮)

처방					
	• 소엽(蘇葉)	4.5g	• 목향(木香)	1.87g
	• 감초(甘草)	2.62g	• 적복령(赤茯苓)	1.87g
	• 반하(半夏)	2.25g	• 빈랑(檳榔)	1.87g
	• 지각(枳殼)	2.25g	• 봉출(蓬朮)	1.87g
	• 청피(靑皮)	1.87g	• 맥문동(麥門冬)	1.87g
	• 진피(陳皮)	1.87g	• 길경(桔梗)	1.87g
	• 목통(木通)	1.87g	• 계피(桂皮)	1.87g
	• 대복피(大腹皮)	1.87g	• 향부자(香附子)	1.87g
	• 상백피(桑白皮)	1.87g	• 곽향(藿香)	1.87g

【목표】 7정이 비체한 것을 다스려서 대소변을 통리시켜 맑고 상쾌하게 한다.

서종(暑腫)

상서로 인한 부종의 경우.

청서육화탕(淸暑六和湯)

처방					
	• 향유(香薷)	5.62g	• 황련(黃連)	3.75g
	• 후박(厚朴)	5.62g	• 축사(縮砂)	1.87g
	• 적복령(赤茯苓)	3.75g	• 반하(半夏)	1.87g
	• 곽향(藿香)	3.75g	• 행인(杏仁)	1.87g
	• 백편두(白扁豆)	3.75g	• 인삼(人蔘)	1.87g
	• 목과(木瓜)	3.75g	• 감초(甘草)	1.87g

◖목표◗ 심비의 상서·구토·설사·곽란전근·종학을 다스린다.

▌창종(瘡腫)▐

생창이 종만(腫滿)으로 변화한 경우.

✎ 적소두탕(赤小豆湯)

처방					
	• 적소두(赤小豆)	3.75g	• 택사(澤瀉)	3.75g
	• 저령(豬苓)	3.75g	• 당귀(當歸)	3.75g
	• 상백피(桑白皮)	3.75g	• 상륙(商陸)	3.75g
	• 방기(防己)	3.75g	• 적작약(赤芍藥)	3.75g
	• 연교(連翹)	3.75g		

◖목표◗ 연소자가 기혈이 뜨거워 생창했다가 종만으로 변한 것을 다스린다.

▌풍종(風腫)▐

풍·습이 상박(相博)하여 붓고 아픈 경우.

✎ 대강활탕(大羌活湯)

처방					
	• 강활(羌活)	5.62g	• 백출(白朮)	2.62g
	• 승마(升麻)	5.62g	• 당귀(當歸)	2.62g
	• 독활(獨活)	3.75g	• 적복령(赤茯苓)	2.62g
	• 창출(蒼朮)	2.62g	• 택사(澤瀉)	2.62g
	• 방기(防己)	2.62g	• 감초(甘草)	2.62g
	• 위령선(威靈仙)	2.62g		

【목표】 풍습의 상박으로 인하여 지절이 종통하고 굴신할 수 없는 증을 다스린다.

통치(通治)

부종의 통치약.

보중치습탕(補中治濕湯)

처방				
	• 인삼(人蔘)	3.75g	• 목통(木通)	2.62g
	• 백출(白朮)	3.75g	• 당귀(當歸)	2.62g
	• 창출(蒼朮)	2.62g	• 황금(黃芩)	1.87g
	• 진피(陳皮)	2.62g	• 후박(厚朴)	1.12g
	• 적복령(赤茯苓)	2.62g	• 승마(升麻)	1.12g
	• 맥문동(麥門冬)	2.62g		

【목표】 수병을 통치하여 보중·행습·이수한다.
【활투】 기허하면 인삼을 배로 하고 열이 없으면 황금을 뺀다.

곽령탕(藿苓湯)

처방				
	• 택사(澤瀉)	9.37g	• 백복령(白茯苓)	1.87g
	• 적복령(赤茯苓)	5.62g	• 후박(厚朴)	1.87g
	• 백출(白朮)	5.62g	• 백출(白朮)	1.87g
	• 저령(猪苓)	5.62g	• 진피(陳皮)	1.87g
	• 곽향(藿香)	5.62g	• 반하(半夏)	1.87g
	• 소엽(蘇葉)	3.75g	• 길경(桔梗)	1.87g
	• 백지(白芷)	1.87g	• 감초(甘草)	1.87g
	• 대복피(大腹皮)	1.87g		

｢목표｣ 상한음증과 신통 등 표증과 이증을 분간하지 않고 다스린다. 이 약으로 도인경락하면 변동하지 않는다.

✎ 사령오피산(四苓五皮散)

처방				
	• 상백피(桑白皮)	3.75g	• 창출(蒼朮)	3.75g
	• 진피(陳皮)	3.75g	• 백출(白朮)	3.75g
	• 지골피(地骨皮)	3.75g	• 택사(澤瀉)	3.75g
	• 복령피(茯苓皮)	3.75g	• 저령(猪苓)	3.75g
	• 생강피(生薑皮)	3.75g	• 청피(靑皮)	3.75g
	• 대복피(大腹皮)	3.75g	• 차전자(車前子)	3.75g

｢목표｣ 부종을 다스린다.

14 창만(脹滿)

내인성 내과 질환. 창만증은 배만 불룩하게 부르고 얼굴·눈·사지에는 부종이 없으며, 배를 누르면 북처럼 팽만하고, 부종중에서는 평상시처럼 음식을 섭취하나 창만증은 비기가 극히 허하므로 음식을 섭취하지 못한다.

곡창(穀脹)

먹은 곡기에 상해서 배가 창만한 경우.

✎ 대이향산(大異香散)

처방				
• 삼릉(三稜)	3.75g	• 길경(桔梗)	3.75g
• 봉출(蓬朮)	3.75g	• 익지인(益智仁)	3.75g
• 청피(靑皮)	3.75g	• 향부자(香附子)	3.75g
• 빈피(陳皮)	3.75g	• 지각(枳殼)	3.75g
• 곽향(藿香)	3.75g	• 감초(甘草)	0.93g
• 반하국(半夏麴)	3.75g		

【목표】 곡창(음식이 소화되지 않아 배가 팽창하는 증세)을 다스리고 기창도 다스린다.

기창(氣脹)

7정(七情)의 울결로 기도가 막혀서 신체는 부어 부풀고 사지가 마르는 경우.

삼화탕(三和湯)

처방				
	• 백출(白朮)	3.75g	• 대복피(大腹皮)	1.87g
	• 진피(陳皮)	3.75g	• 백복령(白茯苓)	1.87g
	• 후박(厚朴)	3.75g	• 지각(枳殼)	1.87g
	• 소엽(蘇葉)	2.81g	• 해금사(海金砂)	1.87g
	• 빈랑(檳榔)	2.81g	• 감초(甘草)	1.87g
	• 목통(木通)	1.87g		

【목표】 기창으로 인한 대소변 불리를 다스린다.

혈창(血脹)

어혈이 응결하여 창만이 되는 경우.

인삼궁귀탕(人蔘芎歸湯)

처방				
	• 천궁(川芎)	7.5g	• 오약(烏藥)	3.75g
	• 당귀(當歸)	5.62g	• 감초(甘草)	3.75g
	• 반하(半夏)	5.62g	• 인삼(人蔘)	1.87g
	• 봉출(蓬朮)	3.75g	• 계피(桂皮)	1.87g
	• 목향(木香)	3.75g	• 오영지(五靈脂)	1.87g
	• 사인(砂仁)	3.75g		

【목표】 혈창을 다스린다.
① 이는 어혈이 엉기어 창이 된 것이다.
② 오약을 빼고 작약을 가한 것을 산혈소종탕(散血消腫湯)이라고 하며, 혈창·번조·수구를 다스리는 데 쓴다.

한창(寒脹)

한기가 이(裏)로 들어가 내(內)에서 창만하거나, 음기가 모여 엉켜서 흩어지지 않고 장과 위를 내공(內攻)해서 창만하는 경우.

✎ 중만분소탕(中滿分消湯)

처방				
	• 익지인(益智仁)	2.81g	• 시호(柴胡)	1.87g
	• 반하(半夏)	2.81g	• 생강(生薑)	1.87g
	• 목향(木香)	2.81g	• 건강(乾薑)	1.87g
	• 적복령(赤茯苓)	2.81g	• 필징가(蓽澄茄)	1.87g
	• 승마(升麻)	2.81g	• 황련(黃連)	1.87g
	• 천궁(川芎)	1.87g	• 황기(黃芪)	1.87g
	• 인삼(人蔘)	1.87g	• 오수유(吳茱萸)	1.87g
	• 청피(靑皮)	1.87g	• 초두구(草豆蔲)	1.87g
	• 당귀(當歸)	1.87g	• 후박(厚朴)	1.87g

【목표】 중만과 한창으로 대소변이 불통하는 것을 다스린다.

열창(熱脹)

열로 인하여 창만한 경우.

✎ 칠물후박탕(七物厚朴湯)

처방				
	• 후박(厚朴)	11.25g	• 감초(甘草)	3.75g
	• 지실(枳實)	5.62g	• 계심(桂心)	1.87g
	• 대황(大黃)	3.75g		

【목표】 열창을 다스린다.

고창(蠱脹)

비와 위가 허약하여 습열이 적체하거나, 어혈로 내상 또는 삼충의 작태로 복부가 창만하는 경우.

소창음자(消脹飮子)

처방				
	• 저령(豬苓)	1.87g	• 후박(厚朴)	1.87g
	• 택사(澤瀉)	1.87g	• 소엽(蘇葉)	1.87g
	• 인삼(人蔘)	1.87g	• 향부자(香附子)	1.87g
	• 백출(白朮)	1.87g	• 사인(砂仁)	1.87g
	• 적복령(赤茯苓)	1.87g	• 목향(木香)	1.87g
	• 나복자(蘿葍子)	1.87g	• 빈랑(檳榔)	1.87g
	• 반하(半夏)	1.87g	• 대복피(大腹皮)	1.87g
	• 진피(陳皮)	1.87g	• 목통(木通)	1.87g
	• 청피(靑皮)	1.87g	• 감초(甘草)	1.87g

목표 단복고창(배만 팽창하고 사지는 멀쩡한 것)을 다스린다.

활투 기허하면 인삼을 배로 하고, 소변이 불리하면 택사를 배로 한다.
① 냉하면 계지와 부자를 가한다.

탁기(濁氣)

탁기가 상초에 있어서 창만이 생기는 경우.

목향순기탕(木香順氣湯)

처방				
	• 후박(厚朴)	3.75g	• 당귀(當歸)	1.87g
	• 백복령(白茯苓)	3.75g	• 목향(木香)	1.5g
	• 택사(澤瀉)	3.75g	• 건강(乾薑)	1.5g
	• 반하(半夏)	3.75g	• 승마(升麻)	1.5g

- 창출(蒼朮)   3g
- 청피(靑皮)   2.25g
- 진피(陳皮)   2.25g
- 초두구(草豆蔲)   1.87g
- 인삼(人蔘)   1.87g
- 시호(柴胡)   1.5g
- 감초(甘草)   1.5g
- 익지인(益智仁)   1.12g
- 오수유(吳茱萸)   1.12g

〔목표〕 탁기가 상초에 있어서 복부가 창만하는 것을 다스리는데, 먼저 중완에 뜸을 뜬 후에 이 약을 복용하는 것이 좋다.

15 소갈(消渴)

내인성 내과 질환. 소화가 너무 잘 되고 구갈이 심해서 물을 많이 마시는 것을 소갈이라고 하는데, 서양 의학의 당뇨병 같은 것이다.

상소(上消)

소갈증의 하나로서, 심허하여 화열이 폐로 옮아가므로 흉중이 번조하며, 혀와 입술이 붉고 번갈하여 물을 많이 마시고 식욕이 감퇴되고 소변이 잦고 조금씩 누는 경우.

청심연자음(淸心蓮子飮)

처방		
• 연자(蓮子) 7.5g	• 차전자(車前子)	2.62g
• 인삼(人蔘) 3.75g	• 맥문동(麥門冬)	2.62g
• 황기(黃芪) 3.75g	• 지골피(地骨皮)	2.62g
• 적복령(赤茯苓) 3.75g	• 감초(甘草)	2.62g
• 황금(黃芩) 2.62g		

【목표】 심화가 타 올라서 입이 마르고 번갈하며 소변이 붉고 삽한 것을 다스린다.

① 소변을 따라 나오는 정액 같은 백물을 다스려 심화를 내리는 데 좋다.
② 소변의 적탁과 백탁도 다스린다.
③ 이 약은 먹지 못해서 갈한 것을 다스린다.

생진양혈탕(生津養血湯)

처방
- 당귀(當歸)   3.75g
- 백작약(白芍藥) 3.75g
- 생지황(生地黃) 3.75g
- 맥문동(麥門冬) 3.75g
- 천궁(川芎)   3g
- 황련(黃連)   3g
- 천화분(天花粉) 2.62g
- 지모(知母)   1.87g
- 황백(黃栢)   1.87g
- 연육(蓮肉)   1.87g
- 오매(烏梅)   1.87g
- 박하(薄荷)   1.87g
- 감초(甘草)   1.87g

목표 상초의 소갈을 다스린다.

인삼백호탕(人蔘白虎湯)

처방
- 석고(石膏)   18.75g
- 지모(知母)   7.5g
- 인삼(人蔘)   3.75g
- 감초(甘草)   2.62g

목표 양명경의 병으로서 땀이 많이 번갈하며 맥이 홍대한 것을 다스린다.

백출산(白朮散)

처방
- 건갈(乾葛)   7.5g
- 인삼(人蔘)   3.75g
- 백출(白朮)   3.75g
- 백복령(白茯苓) 3.75g
- 목향(木香)   3.75g
- 곽향(藿香)   3.75g
- 감초(甘草)   3.75g

목표 일명 전씨백출산(錢氏白朮散)이라고도 하고 청녕산(淸寧散)이라고도 한다.
① 토사를 오래 하여 진액이 말라 번만하고 내키는 대로 인음해서 된

만경(慢驚)을 다스린다.
② 설사에는 산약·백편두·육두구를 가한다.
③ 만경에는 천마·세신·백부자를 가한다.
④ 7.5g씩 수전해서 임의로 복용한다.
⑤ 목향과 감초를 각각 1.87g씩 줄여서 전복해도 무방하다.

활투 대인이나 소아가 설사로 기탈하면 인삼을 증량하고, 육두구·파고지·금앵자·오수유를 가한다.
⑥ 요불리에는 택사·차전자를 가한다.
⑦ 상한의 여열이 채 가시지 않아 설사를 하는 경우에도 좋다.

중소(中消)

비위가 허약해서 화열이 위를 훈증(熏蒸)하므로 음식을 먹을수록 소화는 더욱 잘 되나 몸은 반대로 파리해지고, 구갈은 있으나 번조하지 않고 누런 감미의 소변을 자주 누는 경우.

조위승기탕(調胃承氣湯)

처방				
	• 대황(大黃)	15g	• 감초(甘草)	3.75g
	• 망초(芒硝)	7.5g		

하소(下消)

신수가 부족하여 화열이 하초에서 전오(前熬)하므로, 퇴슬(腿膝)이 마르며 골절이 몹시 아프고, 정수(精髓)가 허탈되고 물은 많이 마시지 않되 곧 유고(油膏) 같은 탁한 소변을 누는 경우.

🖋 육미지황원(六味地黃元)

처방				
	• 숙지황(熟地黃)	300g	• 백복령(白茯苓)	112.5g
	• 산약(山藥)	150g	• 목단피(牧丹皮)	112.5g
	• 산수유(山茱萸)	150g	• 택사(澤瀉)	112.5g

〔목표〕 신수 부족을 다스린다.

① 오미자 150g을 가한 것을 신기환(腎氣丸)이라고 한다. 이는 폐의 원천을 자양하여 신수를 나게 하는 것이다.
② 육계와 부자포를 각 37.5g씩 가하면 팔미원(八味元)인데, 명문 양허를 다스린다.
③ 음허부종에는 우슬과 차전자를 가하여 쓰는데, 금궤신기환(金匱腎氣丸)이라고 한다.
④ 유뇨무도에는 택사를 빼고 인지인을 가한다.
⑤ 노인 및 잉부의 전포에는 택사를 배로 한다.
⑥ 냉림(冷淋)으로 먼저 추워서 떨고 설하지 못하는 데는 팔미원(八味元)이 좋다.

〔용법〕 위의 약미들을 작말하여 오자대(梧子大)로 밀환을 지어 온주나 염탕으로 50~70알씩 복용한다.

⑦ 신기환(腎氣丸)에 오미자를 37.5g 가하여 속용하기도 한다.

〔학투〕 20첩으로 분작해서 쓴다.

⑧ 음허부종에는 숙지황을 감하고, 그리고 우슬·차전자·계지·부자 등을 가한다.
⑨ 황달 증세가 있을 때는 인진을 가한다.
⑩ 상한이 과경하여 허열이 불퇴하고 입이 조하고 혀가 마르고 맥이 허한 증세 등에는 인삼을 배로 하고 맥문동·귤피 따위를 가한다.
⑪ 가감팔미원(加減八味元)을 소갈에 구복하면 영구히 없어진다. 소질

되었으면 신기가 회복된 것이다.

실열(實熱)

실열로 인한 소갈의 경우.

인삼백호탕(人蔘白虎湯)

처방				
	• 석고(石膏)	18.75g	• 인삼(人蔘)	3.75g
	• 지모(知母)	7.5g	• 감초(甘草)	2.62g

(목표) 양명경의 병으로서 땀이 많고 번갈하며 맥이 홍대한 것을 다스린다.

통치(通治)

모든 소갈을 통치하는 약.

활혈윤조생진음(活血潤燥生津飮)

처방				
	• 천문동(天門冬)	3.75g	• 당귀(當歸)	3.75g
	• 맥문동(麥門冬)	3.75g	• 숙지황(熟地黃)	3.75g
	• 오미자(五味子)	3.75g	• 생지황(生地黃)	3.75g
	• 과루인(瓜蔞仁)	3.75g	• 천화분(天花粉)	3.75g
	• 마자인(麻子仁)	3.75g	• 감초(甘草)	3.75g

(목표) 소갈을 통치한다.

🌿 생혈윤부음(生血潤膚飮)

처방				
	• 천문동(天門冬)	5.62g	• 황기(黃芪)	3.75g
	• 생지황(生地黃)	3.75g	• 편금(片芩)	1.87g
	• 숙지황(熟地黃)	3.75g	• 과루인(瓜蔞仁)	1.87g
	• 맥문동(麥門冬)	3.75g	• 승마(升麻)	0.75g
	• 당귀(當歸)	3.75g	• 주홍화(酒紅花)	0.37g

【목표】 조증으로 인하여 피부가 까슬까슬해지고 피가 나는 것을 다스린다.

【학투】 소갈에는 천화분을 가한다.

🌿 사물탕(四物湯)

처방				
	• 숙지황(熟地黃)	4.68g	• 천궁(川芎)	4.68g
	• 백작약(白芍藥)	4.68g	• 당귀(當歸)	4.68g

【목표】 혈병을 통치한다.
① 각통(脚痛) 혈열에는 지백과 우슬을 가한다.
② 허양(虛痒)에는 황금을 가하고 부평초(浮萍草) 가루를 첨가한다.
③ 봄에는 천궁을 배로 하고, 여름에는 작약을 배로 하며, 가을에는 지황을 배로 하고, 겨울에는 당귀를 배로 한다.
④ 봄에는 방풍을 가하고, 여름에는 황금을 가하며, 가을에는 천문동을 가하고, 겨울에는 계지를 가한다.

【학투】 혈허(血虛)의 증세로 월경이 고르지 못할 때는 향부자·익모초·오수유·육계·인삼 등을 가한다.

예방옹저(豫防癰疽)

소갈증이 오래 되어 전변(轉變)해서 옹저가 되는 것을 예방하는 경우.

익원산(益元散)

처방	• 활석(滑石)	225g	• 감초(甘草)	37.5g

【목표】 일명 육일산(六一散) 또는 천수산(天水散)이라고 한다.
① 중서로 인한 토사와 하리를 다스리며, 지갈·제번하고, 백약과 주식의 사독을 푼다.
② 건강 18.75g을 가한 것을 온육환(溫六丸)이라고 하며, 한으로 인한 토사를 다스린다.
③ 진사 37.5g을 가한 것을 진사익원산(辰砂益元散)이라고 하며, 상한 열의 불퇴로 인한 광증의 헛소리 하는 것을 다스린다.

【용법】 11.25g씩 따뜻한 꿀물에 타서 먹는다.

16 황달(黃疸)

내인성 내과 질환. 황달은 얼굴과 눈알·치석·손톱, 또는 온몸이 누렇게 되고, 소변 색이 황적색을 띠고 편안히 눕기를 좋아하며 음식을 먹고도 항상 허기증을 느끼는 병이다. 원인은 음주·음식의 정체로 인한 경우가 많고, 유행 감기·삼복 더위·유행 역려 등이 그 원인이다.

▌습열(濕熱)▐

습과 열로 인하여 황달이 된 경우.

✍ 인진오령산(茵蔯五苓散)

처방				
	• 인진(茵蔯)	56.25g	• 백출(白朮)	5.62g
	• 택사(澤瀉)	9.37g	• 저령(豬苓)	5.62g
	• 적복령(赤茯苓)	5.62g	• 육계(肉桂)	1.87g

【목표】 습열로 인한 황달을 다스린다.
【활투】 허하면 인삼 11.25g~18.75g을 가한다.
① 냉하면 생강과 부자를 가한다.
② 울열이 있으면 산치자를 가한다.

✍ 대분청음(大分淸飮)

처방				
	• 적복령(赤茯苓)	3.75g	• 치자(梔子)	3.75g
	• 택사(澤瀉)	3.75g	• 지각(枳殼)	3.75g
	• 목통(木通)	3.75g	• 차전자(車前子)	3.75g
	• 저령(豬苓)	3.75g		

◀목표▶ 적열이 폐결되어 소변불리하고, 황달과 요혈 및 임폐된 것을 다스린다.
① 황달일 경우는 인진을 가한다.
② 목통과 차전자를 빼고 의이인과 후박을 가한 것을 소분청음(小分淸飮)이라고 하며, 습체로 보양을 받아들이지 못하는 것을 다스린다.

가감위령탕(加減胃苓湯)

처방				
	• 창출(蒼朮)	3.75g	• 반하(半夏)	1.87g
	• 후박(厚朴)	3.75g	• 대복피(大腹皮)	1.87g
	• 진피(陳皮)	3.75g	• 산사자(山査子)	1.87g
	• 저령(豬苓)	3.75g	• 나복자(蘿葍子)	1.87g
	• 택사(澤瀉)	3.75g	• 삼릉(三稜)	1.87g
	• 백출(白朮)	3.75g	• 봉출(蓬朮)	1.87g
	• 적복령(赤茯苓)	3.75g	• 청피(靑皮)	1.87g
	• 백작약(白芍藥)	3.75g	• 관계(官桂)	1.87g
	• 곽향(藿香)	1.87g	• 감초(甘草)	1.87g

◀목표▶ 황달로 인하여 음식 무미하고 맥이 깔깔하고 유(濡)한 것을 다스린다.

주달(酒疸)

소변을 잘 누지 못하며, 가슴이 번열하여 울렁거리면서 토하려 하고, 음식을 먹지 못하고 발바닥이 달아오르는 경우.

주증황련환(酒蒸黃連丸)

처방	
	• 황련(黃連) 150g

【목표】 오래도록 잠복해 있는 중서증(中暑症)을 다스린다.
【용법】 청주 7홉에 담가서 증건하여, 술이 없어지거든 작말하여 면호로 오자만큼 크게 환을 지어 30환씩 더운물로 목이 마르지 않게 될 때까지 먹는다.

여달(女疸)

일명 색달이다. 과도한 노역을 했거나, 열이 있을 때 남녀 교접 방사로 인하여 생기는 병으로서 이마가 검어지며 땀이 약간 나고, 손바닥과 발바닥에 밤이면 열이 나고, 방광이 만급(滿急)해서 소변이 자리하는 경우.

자신환(滋腎丸)

처방				
	• 황백(黃栢)	37.5g	• 관계(官桂)	1.87g
	• 지모(知母)	37.5g		

【목표】 갈하지 않으면서 소변이 불통하는 것을 다스린다.
【용법】 위의 약미들의 분말을 오자대로 환을 지어 공심에 백탕으로 100환을 삼킨다.

음황(陰黃)

몸과 얼굴이 다 황색으로 변하고 사지가 나른하고, 등이 춥고 몸이 차며 명치가 비경(痞硬)하고 자한(自汗)하며, 소변이 자주 마렵고 맥이 긴세(緊細)하고 공허한 경우.

📝 인진사역탕(茵蔯四逆湯)

처방				
	• 인진(茵蔯)	3.75g	• 건강(乾薑)	3.75g
	• 부자(附子)	3.75g	• 감초(甘草)	3.75g

목표 음황·지체역랭·자한 등을 다스린다.

📝 육미지황원(六味地黃元)

처방				
	• 숙지황(熟地黃)	300g	• 백복령(白茯苓)	112.5g
	• 산약(山藥)	150g	• 목단피(牧丹皮)	112.5g
	• 산수유(山茱萸)	150g	• 택사(澤瀉)	112.5g

목표 신수 부족을 다스린다.

① 오미자 150g을 가한 것을 신기환(腎氣丸)이라고 한다. 이는 폐의 원천을 자양하여 신수를 나게 하는 것이다.
② 육계와 부자포를 각 37.5g씩 가하면 팔미원(八味元)인데, 명문 양허를 다스린다.
③ 음허부종에는 우슬과 차전자를 가하여 쓰는데, 금궤신기환(金匱腎氣丸)이라고 한다.
④ 유뇨무도에는 택사를 빼고 인지인을 가한다.
⑤ 노인 및 잉부의 전포에는 택사를 배로 한다.
⑥ 냉림(冷淋)으로 먼저 추워서 떨고 설하지 못하는 데는 팔미원(八味元)이 좋다.

용법 위의 약미들을 작말하여 오자대(梧子大)로 밀환을 지어 온주나 염탕으로 50~70알씩 복용한다.

⑦ 신기환(腎氣丸)에 오미자를 37.5g 가하여 속용하기도 한다.

학투 20첩으로 분작해서 쓴다.

⑧ 음허부종에는 숙지황을 감하고, 그리고 우슬·차전자·계지·부자 등을 가한다.
⑨ 황달 증세가 있을 때는 인진을 가한다.
⑩ 상한이 과경하여 허열이 불퇴하고 입이 조하고 혀가 마르고 맥이 허한 증세 등에는 인삼을 배로 하고 맥문동·귤피 따위를 가한다.
⑪ 가감팔미원(加減八味元)을 소갈에 구복하면 영구히 없어진다. 소질되었으면 신기가 회복된 것이다.

✎ 팔미원(八味元)

처방				
	• 숙지황(熟地黃)	300g	• 목단피(牧丹皮)	112.5g
	• 산약(山藥)	150g	• 택사(澤瀉)	112.5g
	• 산수유(山茱萸)	150g	• 육계(肉桂)	37.5g
	• 백복령(白茯苓)	112.5g	• 부자포(附子炮)	37.5g

【목표】 신수 부족을 다스린다.
① 명문 양허를 다스린다.

✎ 군령탕(君苓湯)

처방				
	• 택사(澤瀉)	9.37g	• 인삼(人蔘)	4.68g
	• 적복령(赤茯苓)	5.62g	• 백출(白朮)	4.68g
	• 백출(白朮)	5.62g	• 감초(甘草)	4.68g
	• 저령(豬苓)	5.62g	• 육계(肉桂)	1.87g

【목표】 음허로 인한 부종을 다스린다.

이중탕(理中湯)

처방				
	• 인삼(人蔘)	7.5g	• 건강(乾薑)	7.5g
	• 백출(白朮)	7.5g	• 감초(甘草)	3.75g

목표 태음복통과 자리 불갈을 다스린다.

① 원방에 진피와 청피를 가한 것을 치중탕(治中湯)이라고 한다.

활투 소건중탕(小建中湯)과 합방한 것을 건리탕(建理湯)이라고 하는데, 비위허랭과 적취와 기가 상공(上攻)한 것을 다스린다.

② 오령산(五苓散)과 합방한 것을 이령탕(理苓湯)이라고 하는데, 양허 부종을 다스린다.

③ 회적(蛔積 : 회충이 한데 뭉쳐 수시로 움직이는 증세)에는 계지·부자·화초·오매를 가한다.

④ 기허에는 인삼 18.7~26.2g을 배량한다.

⑤ 음달에는 이령탕(理苓湯)에 인진을 가하고, 설사에는 육두구·차전자를 가한다.

17 학질(瘧疾)

외인성 내과 질환. 말라리아인데 해학(痎瘧)이라고도 한다. 해(痎)는 격일에 한 번씩 발병하는 것이고, 학은 매일 발병하는 것을 말한다.

▌태양(太陽)▌

일명 한학(寒瘧)인데, 머리와 목 뒤가 아프고 등과 허리가 뻣뻣하고 저절로 땀이 많이 나는 경우.

✍ 오적산(五積散)

처방				
	• 창출(蒼朮)	7.5g	• 백작약(白芍藥)	3g
	• 마황(麻黃)	3.75g	• 백복령(白茯苓)	3g
	• 진피(陳皮)	3.75g	• 천궁(川芎)	2.62g
	• 후박(厚朴)	3g	• 백지(白芷)	2.62g
	• 길경(桔梗)	3g	• 반하(半夏)	2.62g
	• 지각(枳殼)	3g	• 계피(桂皮)	2.62g
	• 당귀(當歸)	3g	• 감초(甘草)	2.25g
	• 건강(乾薑)	3g		

【목표】 풍한으로 인해 두통이 나고 몸이 아프며, 사지가 역랭하고 가슴과 배가 아프며, 구토·설사가 나고, 내상으로 냉증이 생기는 등의 증세를 다스린다.

① 좌섬 및 어혈종통에는 마황을 빼고 회향·목향·빈랑·도인·홍화를 가한다.
② 풍이 신을 상하여 허리의 좌우가 간간이 결리거나 양발이 뻣뻣해지

면 방풍과 전갈을 가한다.
③ 백지와 계피를 제외하고 나머지 약미들을 초하면 숙료오적산(熟料五積散)이 된다.

(학투) 외감협체에는 산사·신곡·빈랑을 가한다.
④ 회충이 동하면 오매·화초를 가한다.
⑤ 산후협체와 어혈복통에는 마황을 빼고 산사 7.5g, 현호색 3.75g을 가한다.

✍ 과부탕(果附湯)

| 처방 | • 초과(草果) | 9.37g | • 부자(附子) | 9.37g |

(목표) 비한의 학질로 얼굴이 푸르고 추워서 떠는 것을 다스린다.

양명(陽明)

일명 열학(熱瘧)이다. 열과 땀이 나며 가슴이 답답해서 물을 마시는 경우.

✍ 시령탕(柴苓湯)

처방	• 시호(柴胡)	6g	• 반하(半夏)	2.62g
	• 택사(澤瀉)	4.87g	• 황금(黃芩)	2.25g
	• 백출(白朮)	2.81g	• 인삼(人蔘)	2.25g
	• 저령(豬苓)	2.81g	• 감초(甘草)	2.25g
	• 적복령(赤茯苓)	2.81g	• 계심(桂心)	1.12g

(목표) 상한양증으로 신열이 나며, 맥이 빠르고 번갈·자리하는 것

을 다스린다.

◀학투▶ 허열번갈에는 인삼을 배가하고, 맥문동을 가한다.
① 이 처방은 곧 소시호탕(小柴胡湯)과 오령산(五苓散)을 합방한 것인데, 중수의 가감을 참작해서 쓴다.

소양(少陽)

일명 풍학(風瘧)이다. 한열이 왕래하며 구역질을 하는 경우.

오약순기산(烏藥順氣散)

처방				
	• 마황(麻黃)	5.62g	• 백강잠(白殭蠶)	3.75g
	• 진피(陳皮)	5.62g	• 지각(枳殼)	3.75g
	• 오약(烏藥)	5.62g	• 길경(桔梗)	3.75g
	• 천궁(川芎)	3.75g	• 건강(乾薑)	1.87g
	• 백지(白芷)	3.75g	• 감초(甘草)	1.12g

◀목표▶ 일체의 풍병을 다스리는데, 먼저 이 약을 복용하여 기도를 소통시킨 다음에 풍병의 약을 쓴다.

◀학투▶ 기허로 담이 성한 데는 마황을 빼고 육군자탕(六君子湯)과 합방하든가 혹은 도담탕(導痰湯)과 합방한다.

인삼패독산(人蔘敗毒散)

처방				
	• 인삼(人蔘)	3.75g	• 지각(枳殼)	3.75g
	• 시호(柴胡)	3.75g	• 길경(桔梗)	3.75g
	• 전호(前胡)	3.75g	• 천궁(川芎)	3.75g
	• 강활(羌活)	3.75g	• 적복령(赤茯苓)	3.75g
	• 독활(獨活)	3.75g	• 감초(甘草)	3.75g

【목표】 상한의 시기(환절기 유행병)으로 인한 발열·두통·지체통 및 상풍의 해수·비색·성중을 다스린다.
① 천마·지골피를 각각 조금씩 가한 것은 인삼강활산(人蔘羌活散)이라 하며, 소아의 상풍한·발열을 다스린다.
② 형개·방풍을 가한 것을 형방패독산(荊防敗毒散)이라고 하며, 장역 및 대두온을 다스린다.
③ 형방패독산에 연교·금은화를 가한 것은 연교패독산(連翹敗毒散)이라고 하며, 옹저의 초발에 한열이 몹시 심하여 상한 같아 보이는 것을 다스린다.
④ 향유 7.5g, 황련 3.75g을 가한 것을 소서패독산(消暑敗毒散)이라고 한다.

【학투】 반진종독에는 형방·현삼·황금·황련·악실(우방자)·산사·금은화를 증세에 따라 적당히 가한다.

삼소음(蔘蘇飮)

처방				
	• 인삼(人蔘)	3.75g	• 적복령(赤茯苓)	3.75g
	• 소엽(蘇葉)	3.75g	• 진피(陳皮)	2.06g
	• 전호(前胡)	3.75g	• 길경(桔梗)	2.06g
	• 반하(半夏)	3.75g	• 지각(枳殼)	2.06g
	• 건갈(乾葛)	3.75g	• 감초(甘草)	2.06g

【목표】 풍한에 감상한 두통·발열·해수 및 내인의 7정으로 인한 담성과 조열을 다스린다.

【학투】 담성에는 3자(나복자·백개자·소자)를 가한다.
① 폐열에는 인삼 대신 사삼으로 바꾸고 상백피·맥문동을 가한다.
② 허랭에는 인삼을 배로 하고 계지를 가한다.

▎태음(太陰)▎

일명 습학(濕瘧)이다. 우습에 촉상되거나 땀이 난 직후에 목욕을 해서 발병하는데, 한열이 상반하고 소변이 불리한 경우.

✍ 이공산(異功散)

처방				
	• 인삼(人蔘)	4.68g	• 진피(陳皮)	4.68g
	• 백출(白朮)	4.68g	• 감초(甘草)	4.68g
	• 백복령(白茯苓)	4.68g		

【목표】 진기가 허약한 것을 보양한다.

✍ 이중탕(理中湯)

처방				
	• 인삼(人蔘)	7.5g	• 건강(乾薑)	7.5g
	• 백출(白朮)	7.5g	• 감초(甘草)	3.75g

【목표】 태음복통과 자리 불갈을 다스린다.

① 원방에 진피와 청피를 가한 것을 치중탕(治中湯)이라고 한다.

【활투】 소건중탕(小建中湯)과 합방한 것을 건리탕(建理湯)이라고 하는데, 비위허랭과 적취와 기가 상공(上攻)한 것을 다스린다.

② 오령산(五苓散)과 합방한 것을 이령탕(理苓湯)이라고 하는데, 양허부종을 다스린다.

③ 회적(蛔積 : 회충이 한데 뭉쳐 수시로 움직이는 증세)에는 계지·부자·화초·오매를 가한다.

④ 기허에는 인삼을 18.7~26.2g 배량한다.

⑤ 음달에는 이령탕(理苓湯)에 인진을 가하고, 설사에는 육두구·차전자를 가한다.

소음(少陰)

 허리가 아프고 등이 뻣뻣하며 입이 마르고 구토가 심하며 소변이 조금씩 잦고, 열이 많고 한은 적은 경우.

소시호탕(小柴胡湯)

처방				
	• 시호(柴胡)	11.25g	• 반하(半夏)	3.75g
	• 황금(黃芩)	7.5g	• 감초(甘草)	1.87g
	• 인삼(人蔘)	3.75g		

【목표】 소양병인 반표반리의 왕래 한열을 다스린다.
① 일명 삼금탕(三禁湯 : 汗·吐·下의 3가지 치료법을 금함)이다.

【학투】 식학(食瘧)에는 평위산(平胃散)을 합방하든가 혹은 양위탕(養胃湯)을 합방한다. 서에는 향유·백편두를 가하고, 이질이 겸발되면 빈랑과 황금을 가하고, 설사가 겹치면 택사와 저령을 또 가한다.

궐음(厥陰)

 허리가 아프고 하복부가 팽만하며, 소변 불리하고 춥다가 열이 나며, 머리가 아프다가 갈증이 나는 경우.

소건중탕(小建中湯)

처방				
	• 백작약(白芍藥)	18.75g	• 감초(甘草)	3.75g
	• 계피(桂皮)	11.25g		

【목표】 허로·이급·복통·몽유·인건 등을 다스린다.
① 자한에 황기를 가해서 쓰는 것을 황기건중탕(黃芪建中湯)이라고 한다.

② 혈허에 당귀를 가해서 쓰는 것은 당귀건중탕(當歸建中湯)이다.
③ 이중탕(理中湯)과 합방한 것은 건리탕(建理湯)인데, 허랭·복통을 다스린다.

학투 적기와 산기가 상공하면 회향·오수유·호초·현호색·전갈 따위를 가한다.

④ 회충이 창궐하면 용안육 18.75g과 화초·오매·사군자 따위를 가한다.
⑤ 허가 심하면 인삼 11.25g~18.75g을 가한다.

사물탕(四物湯)

처방				
	• 숙지황(熟地黃)	4.68g	• 천궁(川芎)	4.68g
	• 백작약(白芍藥)	4.68g	• 당귀(當歸)	4.68g

목표 혈병을 통치한다.

① 각통(脚痛) 혈열에는 지백과 우슬을 가한다.
② 허양(虛痒)에는 황금을 가하고 부평초(浮萍草) 가루를 첨가한다.
③ 봄에는 천궁을 배로 하고, 여름에는 작약을 배로 하며, 가을에는 지황을 배로 하고, 겨울에는 당귀를 배로 한다.
④ 봄에는 방풍을 가하고, 여름에는 황금을 가하며, 가을에는 천문동을 가하고, 겨울에는 계지를 가한다.

학투 혈허(血虛)의 증세로 월경이 고르지 못할 때는 향부자·익모초·오수유·육계·인삼 등을 가한다.

한학(寒瘧)

일명 장학(壯瘧)이다. 한에 손상되어 한기는 많고 열기는 적은 경우.

✍ 과부탕(果附湯)

처방	• 초과(草果)	9.37g	• 부자(附子)	9.37g

(목표) 비한의 학질로 얼굴이 푸르고 추워서 떠는 것을 다스린다.

✍ 보음익기전(補陰益氣煎)

처방	• 숙지황(熟地黃)	11.25~75g	• 진피(陳皮)	3.75g
	• 인삼(人蔘)	7.5g	• 감초(甘草)	3.75g
	• 산약(山藥)	7.5g	• 승마(升麻)	1.12~1.87g
	• 당귀(當歸)	3.75g	• 시호(柴胡)	3.75~7.5g

(목표) 음허로 인한 한열·학질·대변비결을 다스리며, 음이 부족하여 병사가 외침한 데에 신효하다.
① 외사가 없으면 시호를 뺀다.
② 화가 부하면 승마를 뺀다.

✍ 마계음(麻桂飮)

처방	• 당귀(當歸)	11.25~15g	• 감초(甘草)	3.75g
	• 마황(麻黃)	7.5~11.25g	• 진피(陳皮)	3.75g
	• 관계(官桂)	3.75~7.5g		

(목표) 상한·온역·음서·학질을 다스린다. 퇴산시킬 수 없는 음한사는 대개 이 약이 아니면 안 된다. 이 처방은 곧 마황탕(麻黃湯)과 계지탕(桂枝湯)의 변방으로서, 효력이 아주 신통하고 특출하다.

인삼양위탕(人蔘養胃湯)

처방

• 창출(蒼朮)	5.62g	• 곽향(藿香)	3.75g
• 진피(陳皮)	4.68g	• 인삼(人蔘)	1.87g
• 후박(厚朴)	4.68g	• 초과(草果)	1.87g
• 반하(半夏)	4.68g	• 감초(甘草)	1.87g
• 적복령(赤茯苓)	3.75g		

목표 상한음증 및 외감풍한·내상생랭·증한장렬·두통·신통 등을 다스린다.

활투 진피와 후박·반하를 속방에서는 모두 3.75g씩 쓴다.

① 협체에는 산사 7.5g, 신곡·빈랑 각 3.75g, 지실 2.62g을 가한다.
② 외감에는 건갈·변향부 각 3.75g, 소엽 2.62g을 가하고, 울열에는 두시(豆豉) 30~50 알을 가하고, 열이 심하면 산치자 1.87~2.62g을 또 가한다.
③ 서(暑)에는 향유와 백편두를 가하는데 이것을 향유양위탕(香薷養胃湯)이라고 한다.
④ 설사에는 택사·차전자·저령을 가한다.
⑤ 이질에는 신곡·지각·천황련 각 3.75g과 당목향 1.87g, 빈랑가루 3.75g을 가하여 조복하고, 혈리(血痢)에는 도인을 가하며 요(尿)불리에는 저령·택사를 가한다.
⑥ 학질에는 시호 7.5g, 황금·빈랑 각 3.75g을 가하고, 초과를 배로 하며, 노학(老瘧)에는 75g의 생강즙에 타서 복용한다.
⑦ 임부의 잡증도 위의 각 조에 의거하되 창출을 백출로 바꾸고 반하를 뺀다.
⑧ 회적에는 산사육·빈랑·사군자·화초 등을 가한다.
⑨ 냉적에는 계지·건강포 각 7.5g을 가하는데, 이것을 계강양위탕(桂

薑養胃湯)이라고 한다.

습학(濕瘧)

발병하면 온 몸이 아프고 손발이 무거우며, 소변이 불리하고 구역이 나며 배가 창만한 경우.

오령산(五苓散)

처방				
	• 택사(澤瀉)	9.37g	• 저령(豬苓)	5.62g
	• 적복령(赤茯苓)	5.62g	• 육계(肉桂)	1.87g
	• 백출(白朮)	5.62g		

[목표] 태양병이 이(裏)로 들어가 번갈하고 소변이 불리한 것을 다스린다.

① 육계를 빼고 인삼을 가한 것을 춘택탕(春澤湯)이라 하며, 서열과 번갈을 다스린다.
② 각기에는 창출과 진피를 가한다.
③ 습으로 인한 설사에는 강활과 창출을 가한다.
④ 진사 1.87g을 가한 것을 진사오령산(辰砂五苓散)이라고 하며, 상한 발열·섬어 및 산후허번을 다스린다.
⑤ 육계를 뺀 것을 사령산(四苓散)이라고 하며, 화설을 다스린다.

[활투] 사군자탕(四君子湯)과 합방한 것을 군령탕(君苓湯)이라고 하며, 음허로 인한 부종을 다스린다.

⑥ 더위로 설사하는 데는 향유·백편두·진피·백단향·오매 등을 가한다.
⑦ 습으로 인한 설사에는 평위산(平胃散)과 합방하는데, 위령탕(胃苓湯)이라고도 하고 평령산(平苓散)이라고도 한다.

열학(熱瘧)

열이 많고 한은 적으며 번갈하여 물을 잘 마시는 경우.

쟁공산(爭功散)

처방				
	• 지모(知母)	3.75g	• 지골피(地骨皮)	3.75g
	• 패모(貝母)	3.75g	• 감초(甘草)	3.75g
	• 시호(柴胡)	3.75g	• 선퇴(蟬退)	27枚
	• 상산(常山)	3.75g	• 도지(桃枝)	5寸
	• 치자(梔子)	3.75g	• 유지(柳枝)	5寸
	• 빈랑(檳榔)	3.75g		

목표 열학을 다스리는 데 효력이 많다.

① 효력이 미흡하면 과로의 갈등 5치를 가한다.

소시호탕(小柴胡湯)

처방				
	• 시호(柴胡)	11.25g	• 반하(半夏)	3.75g
	• 황금(黃芩)	7.5g	• 감초(甘草)	1.87g
	• 인삼(人蔘)	3.75g		

목표 소양병인 반표반리의 왕래 한열을 다스린다.

① 일명 삼금탕(三禁湯 : 汗・吐・下의 3가지 치료법을 금함)이다.

활투 식학(食瘧)에는 평위산(平胃散)을 합방하든가 혹은 양위탕(養胃湯)을 합방한다. 서에는 향유・백편두를 가하고, 이질이 겸발되면 빈랑과 황금을 가하고, 설사가 겹치면 택사와 저령을 또 가한다.

✎ 백호탕(白虎湯)

처방				
	• 석고(石膏)	18.75g	• 감초(甘草)	2.62g
	• 지모(知母)	7.5g		

(목표) 양명경의 병으로서 땀이 많고 번갈(煩渴 : 가슴이 답답하고 목이 마름)하며 맥이 홍대(洪大 : 맥이 보통 이상으로 큼)한 것을 다스린다.
① 인삼 3.75g을 가한 것은 인삼백호탕(人蔘白虎湯)이라고 하며,
② 창출 3.75g을 가한 것은 창출백호탕(蒼朮白虎湯)이라고 한다.

┃ 담학(痰瘧) ┃

한열이 많고 흉비하고, 구토하며 두통이 나고, 근육이 실룩거리며 심하면 혼미 졸도하는 경우.

✎ 시평탕(柴平湯)

처방				
	• 시호(柴胡)	7.5g	• 반하(半夏)	3.75g
	• 창출(蒼朮)	7.5g	• 황금(黃芩)	3.75g
	• 후박(厚朴)	3.75g	• 인삼(人蔘)	1.87g
	• 진피(陳皮)	3.75g	• 감초(甘草)	1.87g

(목표) 모든 학질을 다스린다.

✎ 이진탕(二陳湯)

처방				
	• 반하(半夏)	7.5g	• 적복령(赤茯苓)	3.75g
	• 귤피(橘皮)	3.75g	• 감초(甘草)	1.87g

【목표】 담음을 통치한다.
① 좌두통은 혈허에 속한다. 조경·석중하면 사물탕(四物湯)을 합방한 데다가 형개·박하·세신·만형자·시호·황금 등을 가한다.
② 기울에는 이 약을 달인 물로 교감단(交感丹)을 삼킨다.

시진탕(柴陳湯)

처방				
	• 시호(柴胡)	7.5g	• 진피(陳皮)	3.75g
	• 반하(半夏)	7.5g	• 적복령(赤茯苓)	3.75g
	• 인삼(人蔘)	3.75g	• 감초(甘草)	1.87g
	• 황금(黃芩)	3.75g		

【목표】 담학을 다스린다.
① 담열로 흉격이 비만한 것을 다스린다.
【활투】 협식에는 빈랑·초과·신곡 따위를 가한다.
② 서에는 향유·백편두를 가한다.

냉부탕(冷附湯)

처방				
	• 대부자(大附子)	半板	• 생강(生薑)	10片

【목표】 학질이 잘 떨어지지 않으면 이는 담은 실한데 비가 약해서 그 담이 흉격에 정체해 있기 때문이다.
① 수전해서 하룻밤 밖에 두었다가 5경에 냉복하면 약력이 하달하게 된다.

사수음(四獸飮)

처방
- 인삼(人蔘)　　　3.75g
- 백출(白朮)　　　3.75g
- 백복령(白茯苓)　3.75g
- 진피(陳皮)　　　3.75g
- 반하(半夏)　　　3.75g
- 초과(草果)　　　3.75g
- 감초(甘草)　　　3.75g
- 오매(烏梅)　　　3.75g
- 생강(生薑)　　　3.75g
- 대조(大棗)　　　3.75g

목표　7정에서 모인 담과 5장의 기허로 인하여 학질이 오래도록 낫지 않는 것을 다스린다.

① 발증 전에 연속해서 수 첩을 복용한다.

용법　이 약미들에다 소금을 섞어 잠깐 동안 두었다가 피지로 싸서 속 안의 것이 축축해질 만큼 수침해 가지고 불에 묻어 굽는다. 냄새가 나게 더워지면 내려서 달여 먹는다.

학투　허가 심하면 인삼을 11.25g~18.75g 증량한다.

② 한이 많으면 생강을 18.75g~26.25g 증량한다.

노강음(露薑飮)

처방
- 생강(生薑)　　　150g

목표　담학을 다스린다.

학투　열이 심하고 번조하면 청심원(淸心元) 1알을 조복한다.

용법　자연즙을 내어 깁 조각으로 덮고 하룻밤 한 데에 두었다가 새벽에 마신다.

식학(食瘧)

춥다가 그치면 열이 나고, 열이 멎으면 다시 오한이 나며, 주려도 먹지 못하고, 먹으면 담을 토하며, 식후에는 배가 팽창하고 병이 매일 발작하는 경우.

인삼양위탕(人蔘養胃湯)

처방

• 창출(蒼朮)	5.62g	• 곽향(藿香)	3.75g
• 진피(陳皮)	4.68g	• 인삼(人蔘)	1.87g
• 후박(厚朴)	4.68g	• 초과(草果)	1.87g
• 반하(半夏)	4.68g	• 감초(甘草)	1.87g
• 적복령(赤茯苓)	3.75g		

목표 상한음증 및 외감풍한·내상생랭·증한장렬·두통·신통 등을 다스린다.

활투 진피와 후박·반하를 속방에서는 모두 3.75g씩 쓴다.

① 협체에는 산사 7.5g, 신곡·빈랑 각 3.75g, 지실 2.62g을 가한다.
② 외감에는 건갈·변향부 각 3.75g, 소엽 2.62g을 가하고, 울열에는 두시(豆豉) 30~50 알을 가하고, 열이 심하면 산치자 1.87~2.62g을 또 가한다.
③ 서(暑)에는 향유와 백편두를 가하는데 이것을 향유양위탕(香薷養胃湯)이라고 한다.
④ 설사에는 택사·차전자·저령을 가한다.
⑤ 이질에는 신곡·지각·천황련 각 3.75g과 당목향 1.87g, 빈랑가루 3.75g을 가하여 조복하고, 혈리(血痢)에는 도인을 가하며 요(尿)불리에는 저령·택사를 가한다.
⑥ 학질에는 시호 7.5g, 황금·빈랑 각 3.75g을 가하고, 초과를 배로 하며, 노학(老瘧)에는 75g의 생강즙에 타서 복용한다.

⑦ 임부의 잡증도 위의 각 조에 의거하되 창출을 백출로 바꾸고 반하를 뺀다.
⑧ 회적에는 산사육・빈랑・사군자・화초 등을 가한다.
⑨ 냉적에는 계지・건강포 각 7.5g을 가하는데, 이것을 계강양위탕(桂薑養胃湯)이라고 한다.

✍ 청비음(淸脾飮)

처방				
	• 시호(柴胡)	3.75g	• 적복령(赤茯苓)	3.75g
	• 반하(半夏)	3.75g	• 후박(厚朴)	3.75g
	• 황금(黃芩)	3.75g	• 청피(靑皮)	3.75g
	• 백출(白朮)	3.75g	• 감초(甘草)	1.87g
	• 초과(草果)	3.75g		

(목표) 식학을 다스린다.
① 이 처방은 소시호탕(小柴胡湯), 평위산(平胃散), 이진탕(二陳湯) 등을 합방한 것이다. 또 상산 7.5g을 가해서 노복하고 토하지 않으면 학질을 떼기에 더욱 좋다.
② 일명 청비탕(淸脾湯)이다.

✍ 평진탕(平陳湯)

처방				
	• 창출(蒼朮)	7.5g	• 진피(陳皮)	4.68g
	• 반하(半夏)	7.5g	• 적복령(赤茯苓)	4.68g
	• 후박(厚朴)	4.68g	• 감초(甘草)	2.62g

(목표) 식학을 다스린다.
(활투) 협체에는 산사・신곡・빈랑・초과・오매를 가한다.
① 열이 있으면 시호 3.75~7.5g과 황금 3.75g~7.5g을 가한다.

🖎 청서육화탕(清暑六和湯)

처방				
	• 향유(香薷)	5.62g	• 황련(黃連)	3.75g
	• 후박(厚朴)	5.62g	• 축사(縮砂)	1.87g
	• 적복령(赤茯苓)	3.75g	• 반하(半夏)	1.87g
	• 곽향(藿香)	3.75g	• 행인(杏仁)	1.87g
	• 백편두(白扁豆)	3.75g	• 인삼(人蔘)	1.87g
	• 목과(木瓜)	3.75g	• 감초(甘草)	1.87g

【목표】 심비의 상서·구토·설사·곽란전근 및 종학을 다스린다.

노학(勞瘧)

일명 구학(久瘧)이다. 열이 있으면 오한이 나고 표리가 함께 허하며, 진기가 회복되지 않아 병이 조금 나았다가도 조금만 노동을 하면 다시 발작하곤 해서 오래도록 잘 낫지 않는 경우.

🖎 궁귀별갑산(芎歸鼈甲散)

처방				
	• 별갑(鼈甲)	7.5g	• 반하(半夏)	3.75g
	• 천궁(川芎)	3.75g	• 진피(陳皮)	3.75g
	• 당귀(當歸)	3.75g	• 청피(靑皮)	3.75g
	• 적작약(赤芍藥)	3.75g		

【목표】 노학을 다스린다.

🖎 노강음(露薑飮)

처방		
	• 생강(生薑)	150g

【목표】 담학을 다스린다.
【활투】 열이 심하고 번조하면 청심원(淸心元) 1알을 조복한다.
【용법】 자연즙을 내어 깁 조각으로 덮고 하룻밤 한 데에 두었다가 새벽에 마신다.

풍학(風瘧)

더위를 피해 냉기를 쐬었거나 땀을 내고 바람을 맞아, 모공이 막혀서 번조와 두통이 오고 오한이 나며 자한이 나는데, 먼저 열이 난 다음 오한이 난다.

소시호탕(小柴胡湯)

처방				
	• 시호(柴胡)	11.25g	• 반하(半夏)	3.75g
	• 황금(黃芩)	7.5g	• 감초(甘草)	1.87g
	• 인삼(人蔘)	3.75g		

【목표】 소양병인 반표반리의 왕래 한열을 다스린다.
① 일명 삼금탕(三禁湯 : 汗·吐·下의 3가지 치료법을 금함)이다.
【활투】 식학(食瘧)에는 평위산(平胃散)을 합방하든가 혹은 양위탕(養胃湯)을 합방한다. 서에는 향유·백편두를 가하고, 이질이 겸발되면 빈랑과 황금을 가하고, 설사가 겹치면 택사와 저령을 또 가한다.

사청환(瀉靑丸)

처방				
	• 당귀(當歸)	각등분	• 대황(大黃)	각등분
	• 초용담(草龍膽)	각등분	• 강활(羌活)	각등분
	• 천궁(川芎)	각등분	• 방풍(防風)	각등분
	• 치자(梔子)	각등분		

【목표】 간의 실열을 다스린다.
① 누독의 경축을 다스리고 심간의 열을 사하며, 간풍이 스스로 사라지게 하는 데는 이 처방이 좋고, 소변을 통리하게 하여 열이 나지 못하게 하는 데는 도적산(導赤散)이 좋다.
② 두후의 여독이 눈으로 들어가 흐리게 하는 증세에 효력이 크며, 설탕을 탄 죽엽전탕으로 삼킨다.
【용법】 위의 약말들을 감실대로 밀환으로 지어 쓴다.
【학투】 소양의 풍학에는 3~5환을 생강차에 타서 먹으면 신효를 본다.
③ 봄에 상풍된 것이 여름에 이르러 폭사를 하면 3~5환을 고본전탕(藁本煎湯)에 타서 먹는다.

허학(虛瘧)

기혈이 허해서 발병하는 것으로 증상은 노학과 유사하다.

육군자탕(六君子湯)

처방				
	• 반하(半夏)	5.62g	• 백복령(白茯苓)	3.75g
	• 백출(白朮)	5.62g	• 인삼(人蔘)	3.75g
	• 진피(陳皮)	3.75g	• 감초(甘草)	1.87g

【목표】 원기가 허하고, 목구멍에서 가래 끓는 소리가 나는 증세를 다스린다.
【학투】 허랭(虛冷)에는 생강·계지를 가한다.
① 한다(汗多)에는 계지와 황기를 가한다.
② 혈조(血燥)에는 숙지황·당귀·백작약을 가한다.
③ 해수(咳嗽)에는 패모·오미자를 가한다.
④ 기체(氣滯 : 뱃속에 가스가 많이 생겨서 도포증이 일어나는 증세)에

는 향부자·목향을 가한다.
⑤ 협감(挾感 : 감기에 걸림)에는 향부자와 건갈을 가한다.
⑥ 협식(挾食 : 위장병)에는 신곡·사인·지실을 가한다.
⑦ 부종(浮腫)에는 사령산(四苓散)을 합방한다.

보중익기탕(補中益氣湯)

처방				
	• 황기(黃芪)	5.62g	• 당귀신(當歸身)	1.87g
	• 인삼(人蔘)	3.75g	• 진피(陳皮)	1.87g
	• 백출(白朮)	3.75g	• 승마(升麻)	1.12g
	• 감초(甘草)	3.75g	• 시호(柴胡)	1.12g

【목표】 노역을 아주 심하게 했거나 음식 조절을 못하여 신열이 나고 자한이 나는 것을 다스린다.
① 황백 1.12g, 홍화 0.75g을 가하면 가슴으로 들어가서 양혈한다.
② 자한에는 부자·마황근·부소맥을 가한다.
③ 이질이 오래 되어 물갈이 되는 데는 부자를 가한다.
④ 비색에는 맥문동과 산치자를 가한다.
⑤ 유뇨에는 산약과 오미자를 가한다.
⑥ 이후얼에는 부자·죽여·생강을 가한다.
⑦ 활설에는 가자와 육두구를 가한다.
⑧ 잉부의 소복추와 기함에는 승마와 방풍을 가한다.
⑨ 전신이 마비되는 기허에는 목과·오약·향부자·청피·방풍·천궁을 가하고, 계지도 조금 가한다.
⑩ 폐한과 탈항에는 가자 3.75g과 저근백피를 조금 가한다.
⑪ 도씨보중익기탕(陶氏補中益氣湯)은 인삼·백출·황기·당귀·시호·진피를 합쳐서 2.62g과 감초 1.87g을 가하고, 혹은 승마를 빼고 총백·생강·대추를 넣는다. 내외감의 두통·신열·자한을 다

스린다.
(활투) 황기와 백출을 빼고 숙지황과 산약을 가한 것을 보음익기전(補陰益氣煎)이라고 한다.
⑫ 땀이 많으면 계지 7.5g, 방풍 3.75g과 부소맥·오매를 가한다.
⑬ 기가 허해서 요삽이 되면 빈랑·목향을 가하고, 혹 차전자·택사를 가하기도 한다.
⑭ 허리로 하중하면 빈랑·목향·황련을 가하며, 혹 오수유를 가하기도 한다. 복통에는 계심을 가하고, 열이 있을 때는 대황을 가하면 약간 유리하다.
⑮ 기가 허하고 조열이 있으면 시호를 배로 하고 별갑을 가한다.

십전대보탕(十全大補湯)

처방		
• 인삼(人蔘) 4.5g	• 백작약(白芍藥) 4.5g
• 백출(白朮) 4.5g	• 천궁(川芎) 4.5g
• 백복령(白茯苓) 4.5g	• 당귀(當歸) 4.5g
• 감초(甘草) 4.5g	• 황기(黃芪) 3.75g
• 숙지황(熟地黃) 4.5g	• 육계(肉桂) 3.75g

(목표) 기와 혈이 모두 허할 때 쓴다.
(활투) 증세에 따라 가감할 수 있다.

귤피전원(橘皮煎元)

처방		
• 귤피(橘皮) 187.5g	• 파극(巴戟) 37.5g
• 감초(甘草) 123.75g	• 석각(石斛) 37.5g
• 당귀(當歸) 37.5g	• 부자(附子) 37.5g
• 비해(萆薢) 37.5g	• 토사자(兎絲子) 37.5g
• 육종용(肉蓯蓉) 37.5g	• 우슬(牛膝) 37.5g

• 오수유(吳茱萸)	37.5g	• 녹용(鹿茸)	37.5g
• 후박(厚朴)	37.5g	• 두충(杜冲)	37.5g
• 관계(官桂)	37.5g	• 건강(乾薑)	37.5g
• 양기석(陽起石)	37.5g		

◀목 표▶ 비와 신이 다 허한 것과 오래 된 학질, 오래 된 이질을 다스린다.

◀용 법▶ 위의 약미들을 작말해 놓고, 먼저 술 1되 5홉에다 귤피가루를 타서 자기에 담아 엿처럼 달인 다음 나머지 16가지의 약가루를 넣고 고루 이겨서 오자대로 환을 지어, 공복에 온주나 염탕으로 50~70알씩 복용한다.

◀합 투▶ 양기석(陽起石)은 조혈(燥血)의 염려가 있으니 빼고, 인삼과 숙지황을 배가하면 매우 좋다.

① 20첩으로 분작해서 사용해도 좋다.

구학(久瘧)

원기가 허한해서 몇 해가 되어도 낫지 않으며, 먹지 못하고 가슴이 답답하며 토하려 해도 토해지지 않는 경우.

노강양위탕(露薑養胃湯)

처방		
• 생강(生薑)	150g	

◀목 표▶ 오래 된 학질로서 3일이나 5일 만에 한 번씩 발작하는 것을 다스린다.

◀용 법▶ 즙을 내어 하룻밤 한 데에 두었다가 다음날 일찍 인삼양위탕

(人蔘養胃湯)에 타서 공심에 온복한다.

귤피전원(橘皮煎元)

처방				
	• 귤피(橘皮)	187.5g	• 파극(巴戟)	37.5g
	• 감초(甘草)	123.75g	• 석각(石斛)	37.5g
	• 당귀(當歸)	37.5g	• 부자(附子)	37.5g
	• 비해(萆薢)	37.5g	• 토사자(兎絲子)	37.5g
	• 육종용(肉蓯蓉)	37.5g	• 우슬(牛膝)	37.5g
	• 오수유(吳茱萸)	37.5g	• 녹용(鹿茸)	37.5g
	• 후박(厚朴)	37.5g	• 두충(杜沖)	37.5g
	• 관계(官桂)	37.5g	• 건강(乾薑)	37.5g
	• 양기석(陽起石)	37.5g		

【목표】 비와 신이 다 허한 것과 오래 된 학질, 오래 된 이질을 다스린다.

【용법】 위의 약미들을 작말해 놓고, 먼저 술 1되 5홉에다 귤피가루를 타서 자기에 담아 엿처럼 달인 다음 나머지 16가지의 약가루를 넣고 고루 이겨서 오자대로 환을 지어, 공복에 온주나 염탕으로 50~70알씩 복용한다.

【학투】 양기석(陽起石)은 조혈(燥血)의 염려가 있으니 빼고, 인삼과 숙지황을 배가하면 매우 좋다.

① 20첩으로 분작해서 사용해도 좋다.

십장군환(十將軍丸)

처방				
	• 축사(縮砂)	75g	• 봉출(蓬朮)	37.5g
	• 빈랑(檳榔)	75g	• 청피(靑皮)	37.5g
	• 상산(常山)	75g	• 진피(陳皮)	37.5g

| • 초과(草果) | 75g | • 오매(烏梅) | 37.5g |
| • 삼릉(三稜) | 37.5g | • 반하(半夏) | 37.5g |

【목표】 구학과 학모를 다스린다.

【용법】 위의 약미들 중에서 먼저 상산과 초과를 술과 초각 1완에 담가 하룻밤 재운 후, 나머지를 함께 넣어 담가 해가 질 무렵에 숯불로 달여 말려가지고 작말해서, 술과 초를 각기 반씩으로 반죽하여 오자대로 호환을 지어 백탕으로 30~40환을 하루에 두 번 복용한다. 300g을 복용하면 병이 근치된다.

휴학음(休瘧陰)

처방	• 하수오(何首烏)	18.75g	• 당귀(當歸)	11.25~15g
	• 인삼(人蔘)	11.25~15g	• 자감(炙甘)	3g
	• 백출(白朮)	11.25~15g		

【목표】 이 약은 학질에 가장 신묘해서, 한산(汗散)이 이미 많이 되어 원기가 회복되지 않는 것을 다스린다.
① 흑음수와 양수를 각 한 종지로 달여 먹고, 하룻밤 밖에 두었다가 다음 날 일찍이 온복하고, 식후 오래 있다가 재복한다.

우슬전(牛膝煎)

| 처방 | • 당귀(當歸) | 11.25g | • 우슬(牛膝) | 7.5g |
| | • 진피(陳皮) | 11.25g | | |

【목표】 학질을 떼는 데는 효과가 크나 기혈은 약간 허해진다.

【용법】 술 1종지에 하룻밤 담갔다가 물 1종지를 더 가해서 달여 먹는다.

✍ 추학음(追瘧飮)

처방				
• 하수오(何首烏)	37.5g	• 시호(柴胡)	11.25g
• 청피(靑皮)	11.25g	• 반하(半夏)	11.25g
• 진피(陳皮)	11.25g	• 감초(甘草)	11.25g
• 당귀(當歸)	11.25g		

【목표】 학질을 떼는 데 매우 효력이 있다. 기혈이 채 쇠하기 전에 여러 번 학질을 퇴산시킨 후에도 멎지 않는 데 쓴다.

【용법】 물 2종지를 붓고 반이 되게 달여서 하루 동안 밖에 두었다가 다음날 일찍이 온복하고 식원(食遠)에 재복한다.

✍ 하인음(何人飮)

처방				
• 하수오(何首烏)	11.25~37.5g	• 당귀(當歸)	7.5~11.25g
• 인삼(人蔘)	11.25~37.5g	• 진피(陳皮)	7.5~11.25g

【목표】 학질을 떼는 데 신기한 약이며, 대개 기혈이 오래도록 허하여 오랜 학질이 낫지 않는 것을 고친다.

① 술과 물 반반으로 달여 쓴다.

▌장학(瘴瘧)▐

일종의 풍토증으로서, 발작시에 혼미하고 심하면 발광하며 혹은 말을 못하고, 잠시 오한이 나다가 잠시 열이 나며, 병세가 잠시 멎었다가 이내 도지고 온 몸이 무거운 경우.

쌍해음자(雙解飮子)

처방				
	• 육두구(肉荳蔲)	1枚	• 대감초(大甘草)	37.5g
	• 초두구(草荳蔲)	1枚	• 생강(生薑)	1塊
	• 후박(厚朴)	1寸		

목표 장학과 한학을 다스리는데 신효가 있다.

① 일명 교해음(交解飮) 또는 생숙음(生熟飮)이라고 한다.

불환금정기산(不換金正氣散)

처방				
	• 창출(蒼朮)	7.5g	• 곽향(藿香)	3.75g
	• 후박(厚朴)	3.75g	• 반하(半夏)	3.75g
	• 진피(陳皮)	3.75g	• 감초(甘草)	3.75g

목표 상한음증의 두통·신통·한열을 다스린다.

학투 외감 및 협체는 곽향정기산(藿香正氣散)으로 다스리는 것이 좋다.

통치(通治)

모든 학질의 통치약.

육화탕(六和湯)

처방				
	• 향유(香薷)	5.62g	• 축사(縮砂)	1.87g
	• 후박(厚朴)	5.62g	• 반하(半夏)	1.87g
	• 적복령(赤茯苓)	3.75g	• 행인(杏仁)	1.87g
	• 곽향(藿香)	3.75g	• 인삼(人蔘)	1.87g
	• 백편두(白扁豆)	3.75g	• 감초(甘草)	1.87g
	• 목과(木瓜)	3.75g		

◀목표▶ 심비(心脾)의 상서·구토·설사·곽란·전근 및 종학(腫瘧)을 다스린다.
① 황련 3.75g을 가한 것을 청서육화탕(淸暑六和湯)이라고 한다.
◀학투▶ 구토 설사에는 축비음(縮脾飮)을 합방한다.
② 서학에는 시호 3.75~11.25g과 황금·빈랑·초과 각 3.75g을 가한다.
③ 서리(暑痢)에는 인삼과 축사를 빼고, 빈랑·지각·목향을 가한다.
④ 설사에는 저령·택사·등심을 가한다.
⑤ 서곽에는 신곡·빈랑·지실을 가한다.
⑥ 부종에는 사령산(四苓散)을 합방한다.
⑦ 황달에는 인진·저령·택사를 가한다.

정시호음(正柴胡飮)

처방		
• 시호(柴胡) 11.25g	• 방풍(防風) 3.75g
• 백작약(白芍藥) 7.5g	• 감초(甘草) 3.75g
• 진피(陳皮) 5.62g	

◀목표▶ 풍한에 걸려 나는 발열·오한·두통과 해학(痎瘧:이틀거리)을 다스린다.
① 구갈에는 건갈을 가한다.

시평탕(柴平湯)

처방		
• 시호(柴胡) 7.5g	• 반하(半夏) 3.75g
• 창출(蒼朮) 7.5g	• 황금(黃芩) 3.75g
• 후박(厚朴) 3.75g	• 인삼(人蔘) 1.87g
• 진피(陳皮) 3.75g	• 감초(甘草) 1.87g

◀목표▶ 모든 학질을 다스린다.

🌿 인출탕(茵朮湯)

처방				
	• 인진(茵蔯)	7.5g	• 후박(厚朴)	3.75g
	• 창출(蒼朮)	5.62g	• 신곡(神麯)	2.62g
	• 청피(靑皮)	3.75g	• 사인(砂仁)	2.62g
	• 적복령(赤茯苓)	3.75g	• 목향(木香)	2.62g

【목표】 여러 가지 학질을 다스린다.

【용법】 주사와 밀타승의 세말 각 1.87g을 타서 복용한다.

【학투】 위가 약한 사람은 경솔히 복용해서는 안 된다.

🌿 가감청비음(加減淸脾飮)

처방				
	• 시호(柴胡)	11.25g	• 후박(厚朴)	4.68g
	• 황금(黃芩)	7.5g	• 적복령(赤茯苓)	3.75g
	• 인삼(人蔘)	3.75g	• 곽향(藿香)	3.75g
	• 반하(半夏)	3.75g	• 초과(草果)	1.87g
	• 감초(甘草)	1.87g	• 도지(桃枝)	3寸
	• 창출(蒼朮)	5.62g	• 유지(柳枝)	3寸
	• 진피(陳皮)	4.68g		

【목표】 모든 학질을 다스린다.

18 사수(邪祟)

보고 듣고 말하고 행동하는 것이 모두 허망한 증상을 나타내는 것을 사수라고 한다. 예를 들면, 허튼 노래도 하고, 턱 없이 울고 웃기도 하고, 혹은 나체로 몸을 드러내고, 혹은 밤낮 돌아다니고 혹은 성을 내며 꾸짖고, 남이 희롱하고 욕을 해도 탓하지 않고, 높은 데 오르고, 험한 데를 평지와 같이 다니고, 혹은 사람을 대하려 하지 않으며, 미친 듯도 하고 취한 듯도 하다. 중세는 한열이 왕래하고 심·복이 허만하고 단기해서 음식을 먹지 못한다. 즉, 신기가 완전하지 못하고 원기가 극히 허한 탓이다.

통치(通治)

사수를 통치하는 약.

성향정기산(星香正氣散)

처방

- 곽향(藿香)   5.62g
- 소엽(蘇葉)   3.75g
- 남성(南星)   3.75g
- 목향(木香)   3.75g
- 백지(白芷)   1.87g
- 대복피(大腹皮) 1.87g
- 백복령(白茯苓) 1.87g
- 후박(厚朴)   1.87g
- 백출(白朮)   1.87g
- 진피(陳皮)   1.87g
- 반하(半夏)   1.87g
- 길경(桔梗)   1.87g
- 감초(甘草)   1.87g

목표 졸중풍으로 인사불성이다가 좀 깨어나고 관절을 움직일 수 있게 된 후에 이 약을 복용해서 기를 조리한다.

〔핥투〕 식궐(食厥)에는 산사·신곡·빈랑·지실을 가하고, 서궐(暑厥)에는 향유·백편두·황련을 가한다.

🌿 자금정(紫金錠)

처방				
	• 문합(文蛤)	112.5g	• 속수자(續隨子)	37.5g
	• 산자고(山茨菰)	75g	• 사향(麝香)	11.25g
	• 대극(大戟)	56.25g		

〔목표〕 일명 태을자금단(太乙紫金丹) 또는 만병해독단(萬病解毒丹)이라고 한다.
① 고독·호리·서망의 악균, 하돈·죽은 우마의 육독, 모든 약제·초목·금석·조수·백충 등으로부터 오는 독을 다스린다. 석웅황 37.5g과 주사 18.75g을 가한 것을 옥추단이라고 한다.

〔용법〕 위의 약미들을 작말해서 찹쌀로 호환을 짓는데, 37.5g으로 30정을 만들어 1정씩 박하탕으로 복용한다.

🌿 소합향원(蘇合香元)

처방				
	• 백출(白朮)	75g	• 서각(犀角)	75g
	• 목향(木香)	75g	• 가자피(訶子皮)	75g
	• 침향(沈香)	75g	• 향부자(香附子)	75g
	• 사향(麝香)	75g	• 필발(畢撥)	75g
	• 정향(丁香)	75g	• 소합유(蘇合油)	37.5g
	• 안식향(安息香)	75g	• 유향(乳香)	37.5g
	• 백단향(白檀香)	75g	• 용뇌(龍腦)	37.5g
	• 주사(朱砂)	75g		

〔목표〕 기로 인한 일체의 질환을 다스린다.

〖용법〗 위의 약미들을 작말하여 안식향고로 이겨서 밀환을 짓되, 37.5g씩 40환을 만들어 두고 2~3환씩 온수, 온주, 혹은 생강탕에서 타서 먹는다.

① 용뇌가 있으면 용뇌소합원(龍腦蘇合元)이고, 용뇌가 없으면 사향소합원(麝香蘇合元)이다.
② 안식향이 건조해 있으면 작고(作膏)할 필요는 없다.

19 신형(身形)

인신(人身)의 형기(形氣)를 양생하는 약방.

익수(益壽)

연년익수할 때.

경옥고(瓊玉膏)

처방				
	• 생지황(生地黃)	9600g	• 백복령(白茯苓)	1800g
	• 인삼(人蔘)	900g	• 백밀(白蜜)	600g

【목표】 정을 채우고 수를 보하며, 모발을 검게 하고 치아를 나게 하고, 만신이 구족하여 백병을 제거한다.

【용법】 위의 약미들을 고루 섞어서 사기항아리에 넣고, 유지 다섯 겹과 두꺼운 천 한 겹으로 항아리의 아가리를 꼭 봉해서, 구리냄비 속에 넣어 수중에 매달아 놓되 항아리의 아가리는 물 위로 나오게 해서 뽕나무 불로 3일 동안 끓인다. 만일 냄비 안의 물이 줄면 따뜻한 물을 더 부어 넣고 끓여서, 기일이 차면 꺼내어 다시 전의 탕 안에 넣고 하루 동안 끓여서 물기가 나간 다음 꺼내어 온주로 조복한다. 술을 못 마시면 백비탕으로 하루 2~3복한다.

① 다른 한 처방은 호박과 침향을 각 18.75g씩 가한다.
② 천문동과 구기자를 각 1근씩 가한 것을 익수영진고(益壽永眞膏)라고 한다.
③ 다른 처방으로는 천문동·맥문동·지골피를 각 300g씩 가한다.

반룡환(班龍丸)

처방		
• 녹각교(鹿角膠) 300g	• 숙지황(熟地黃) 300g
• 녹각상(鹿角霜) 300g	• 백복령(白茯苓) 150g
• 토사자(兔絲子) 300g	• 파고지(破古紙) 150g
• 백자인(栢子仁) 300g	

【목표】 연년익수한다.

【용법】 위의 약미 가루들을 주호(酒糊)로 환을 지어 쓰거나, 녹각교를 좋은 술에 넣어 녹을 때 거기에 약미들의 가루를 넣고 오자대로 환을 지어 50알씩 강염탕(薑鹽湯)으로 복용한다.

노인요삭(老人尿數)

늙어서 소변이 자주 마려운 증세.

신기환(腎氣丸)

처방		
• 숙지황(熟地黃) 300g	• 백복령(白茯苓) 112.5g
• 산약(山藥) 150g	• 목단피(牧丹皮) 112.5g
• 산수유(山茱萸) 150g	• 택사(澤瀉) 112.5g
• 오미자(五味子) 150g	

【목표】 신수 부족을 다스린다.
① 폐의 원천을 자양하여 신수를 나게 한다.

20 정(精)

신형의 근본을 정으로 보고, 정의 이상으로 인해서 탈이 생긴 경우의 치료법을 보인 것이며, 여기서 말하는 정은 정수(精水)·정수(精髓)·정기·정액 등인데, 주로 정액의 경우이다.

▌화동(火動)▐

군화(君火)가 동하여 상화가 따르므로 정설(精泄)이 되는 경우.

✎ 황련청심음(黃連淸心飮)

처방				
	• 황련(黃連)	각등분	• 산조인(酸棗仁)	각등분
	• 생지황(生地黃)	각등분	• 원지(遠志)	각등분
	• 당귀(當歸)	각등분	• 인삼(人蔘)	각등분
	• 감초(甘草)	각등분	• 연육(蓮肉)	각등분
	• 백복신(白茯神)	각등분		

【목표】 군화(君火)가 동함에 따라 상화(相火)가 동하여 정액이 누설되는 것을 다스린다.

✎ 고암심신환(古庵心腎丸)

처방				
	• 숙지황(熟地黃)	112.5g	• 구기자(枸杞子)	37.5g
	• 생건지황(生乾地黃)	112.5g	• 귀판(龜板)	37.5g
	• 산약(山藥)	112.5g	• 우슬(牛膝)	37.5g
	• 백복신(白茯神)	112.5g	• 황련(黃連)	37.5g
	• 당귀(當歸)	56.25g	• 목단피(牧丹皮)	37.5g

• 택사(澤瀉)	56.25g	• 녹용(鹿茸)	37.5g
• 황백(黃栢)	56.25g	• 생감초(生甘草)	18.75g
• 산수유(山茱萸)	37.5g	• 주사(朱砂)	37.5g

목표 신허·유열·정충·도한·유정을 다스린다.

용법 이 약미들을 가루로 만들어 꿀로 반죽하여 오자대만큼 환을 지어 주사를 입혀서 공복에 염탕이나 온주로 100환씩 삼킨다.

활투 열이 없으면 황련과 황백을 뺀다.
① 해수에는 귤피와 패모를 가한다.
② 허가 심하면 숙지황과 녹용을 배로 하고 인삼을 가한다.

청심연자음(淸心蓮子飮)

• 연자(蓮子)	7.5g	• 차전자(車前子)	2.62g
• 인삼(人蔘)	3.75g	• 맥문동(麥門冬)	2.62g
• 황기(黃芪)	3.75g	• 지골피(地骨皮)	2.62g
• 적복령(赤茯苓)	3.75g	• 감초(甘草)	2.62g
• 황금(黃芩)	2.62g		

목표 심화가 타 올라서 입이 마르고 번갈하며 소변이 붉고 삽한 것을 다스린다.
① 소변을 따라 나오는 정액 같은 백물을 다스려 심화를 내리는 데 좋다.
② 소변의 적탁과 백탁도 다스린다.
③ 이 약은 먹지 못해서 갈한 것을 다스린다.

습담(濕痰)

습담의 삼설(滲泄)에 따라 유정(遺精)이 되는 경우.

🖋 가미이진탕(加味二陳湯)

처방				
	• 반하(半夏)	5.62g	• 승마(升麻)	3.75g
	• 적복령(赤茯苓)	5.62g	• 시호(柴胡)	3.75g
	• 치자(梔子)	5.62g	• 감초(甘草)	3.75g
	• 진피(陳皮)	3.75g	• 석창포(石菖蒲)	2.62g
	• 백출(白朮)	3.75g	• 지모(知母)	1.12g
	• 길경(桔梗)	3.75g	• 황백(黃栢)	1.12g

【목표】 습담이 스며나와 유정이 되는 것을 다스린다.

▌습열(濕熱)▐

습증 발열로 인하여 정설(精泄)이 되는 경우.

🖋 사령산(四苓散)

처방				
	• 택사(澤瀉)	9.37g	• 백출(白朮)	5.62g
	• 적복령(赤茯苓)	5.62g	• 저령(豬苓)	5.62g

【목표】 태양병이 이로 들어가 번갈하고 소변이 불리한 것을 다스린다.
① 화설을 다스린다.

🖋 대분청음(大分淸飮)

처방				
	• 적복령(赤茯苓)	3.75g	• 치자(梔子)	3.75g
	• 택사(澤瀉)	3.75g	• 지각(枳殼)	3.75g
	• 목통(木通)	3.75g	• 차전자(車前子)	3.75g
	• 저령(豬苓)	3.75g		

【목표】 적열이 폐결되어 소변불리하고, 황달과 요혈 및 임폐된 것을 다스린다.
① 황달일 경우는 인진을 가한다.
② 목통과 차전자를 빼고 의이인과 후박을 가한 것을 소분청음(小分淸飮)이라고 하며, 습체로 보양을 받아들이지 못하는 것을 다스린다.

선천부족과복냉약(先天不足過服冷藥)

선천적으로 양이 쇠하고 음이 승하여, 정기가 부족한 것으로 잘못 알고 냉약을 과복했을 경우.

우귀음(右歸飮)

처방				
	• 숙지황(熟地黃)	11.25~75g	• 산수유(山茱萸)	3.75g
	• 산약(山藥)	7.5g	• 부자(附子)	3.75g
	• 구기자(枸杞子)	7.5g	• 육계(肉桂)	3.75g
	• 두충(杜冲)	7.5g	• 감초(甘草)	3.75g

【목표】 화를 보익하는 약인데, 양이 쇠약해지고 음이 승세한 것을 다스린다.
① 기허에는 인삼과 백출을 가한다.
② 가열에는 택사를 가하든지 냉수침해서 냉복한다.
③ 인삼과 당귀를 가한 것을 보원전(補元煎)이라고 한다.

【활투】 기허에는 인삼과 백출을 가한다.

팔미원(八味元)

처방				
	• 숙지황(熟地黃)	300g	• 목단피(牧丹皮)	112.5g
	• 산약(山藥)	150g	• 택사(澤瀉)	112.5g

• 산수유(山茱萸)	150g	• 육계(肉桂)	37.5g
• 백복령(白茯苓)	112.5g	• 부자포(附子炮)	37.5g

◀목표▶ 신수 부족을 다스린다.
① 명문 양허를 다스린다.

고정(固精)

상화(相火)가 동하여 정액이 저절로 활설(滑泄)되는 정탈(精脫)의 경우.

✎ 비원전(秘元煎)

처방				
	• 산약(山藥)	7.5g	• 백출(白朮)	5.62g
	• 감인(芡仁)	7.5g	• 백복령(白茯苓)	5.62g
	• 산조인(酸棗仁)	7.5g	• 감초(甘草)	3.75g
	• 인삼(人蔘)	7.5g	• 원지(遠志)	3g
	• 금앵자(金櫻子)	7.5g	• 오미자(五味子)	14粒

◀목표▶ 유정과 대탁을 다스린다.
① 허에는 황기를 가한다.
② 열이 있으면 고삼을 가한다.
③ 식후 오래 있다가 복용한다.

매촉유정(每觸遺精)

성행위에서 접촉 즉시 유정되는 조루증의 경우.

귀비탕(歸脾湯)

처방				
	• 당귀(當歸)	3.75g	• 황기(黃芪)	3.75g
	• 용안육(龍眼肉)	3.75g	• 백출(白朮)	3.75g
	• 산조인(酸棗仁)	3.75g	• 백복신(白茯神)	3.75g
	• 원지(遠志)	3.75g	• 목향(木香)	1.87g
	• 인삼(人蔘)	3.75g	• 감초(甘草)	1.12g

【목표】 우사(憂思)로 인한 심비의 노상(勞傷)과 건망·정충을 다스린다.

① 접촉할 때마다 유정되는 것을 다스린다.

【활투】 기가 승강하지 못할 때는 변향·부자를 가한다.

② 허화로 인해 토혈하면 숙지황 18.75~26.25g 및 검게 초한 건강 3.75g~7.5g을 가한다.

③ 붕루·대하가 오래 가면 인삼을 배로 하고 지유·형방·승마 등을 가한다. 불면에는 숙지황 18.75g~26.25g을 가한다.

척열몽유(脊熱夢遺)

척수염으로 인하여 몽유가 되는 경우.

우황청심원(牛黃淸心元)

처방				
	• 산약(山藥)	26.25g	• 백출(白朮)	5.62g
	• 감초(甘草)	18.75g	• 시호(柴胡)	4.68g
	• 인삼(人蔘)	9.37g	• 길경(桔梗)	4.68g
	• 포황(蒲黃)	9.37g	• 행인(杏仁)	4.68g
	• 신곡(神麯)	9.37g	• 백복령(白茯苓)	4.68g
	• 서각(犀角)	7.5g	• 천궁(川芎)	4.68g

• 대두황권(大豆黃卷)	6.56g	• 우황(牛黃)	4.5g
• 관계(官桂)	6.56g	• 영양각(羚羊角)	3.75g
• 아교(阿膠)	6.56g	• 사향(麝香)	3.75g
• 백작약(白芍藥)	5.62g	• 용뇌(龍腦)	3.75g
• 맥문동(麥門冬)	5.62g	• 석웅황(石雄黃)	3g
• 황금(黃芩)	5.62g	• 백렴(白蘞)	2.81g
• 당귀(當歸)	5.62g	• 건강(乾薑)	2.81g
• 방풍(防風)	5.62g	• 금박(金箔)	40片
• 주사(朱砂)	5.62g	• 대조(大棗)	20枚

【목표】 졸중풍으로 인하여 인사불성하고, 가래가 막히며, 정신이 혼미하고, 언어가 메마르고, 눈과 입이 한 쪽으로 틀어져 쏠리며, 손발이 움직이지 않는 등의 증세를 다스린다.

또, 척심열(脊心熱)·몽유(夢遺)를 다스린다.

【활투】 노학(老瘧)에는 노강음(露薑飮)을 함께 복용하고, 허학(虛瘧)에는 삼강전탕(蔘薑煎湯)을 함께 복용하며, 두드러기가 생겼을 경우에는 화피금은화탕(樺皮金銀花湯)을 함께 복용한다.

【용법】 처방에 있는 약재들을 잘게 썰거나 빻은 후 조고(棗膏)를 넣고 꿀로 이겨 고루 섞어서 37.5g씩 10환(丸)을 만들어 금박을 입힌다. 그리고 1환씩 온수에 타서 먹는다.

백음(白淫)

교합하지 않고도 음담을 듣거나 미색을 보거나, 또는 방사가 심하여 종근이 이완되어 정액이 저절로 흘러나오는 경우.

청심연자음(清心蓮子飮)

처방
- 연자(蓮子)　　　 7.5g
- 인삼(人蔘)　　　 3.75g
- 황기(黃芪)　　　 3.75g
- 적복령(赤茯苓)　 3.75g
- 황금(黃芩)　　　 2.62g
- 차전자(車前子)　 2.62g
- 맥문동(麥門冬)　 2.62g
- 지골피(地骨皮)　 2.62g
- 감초(甘草)　　　 2.62g

목표 심화가 타 올라서 입이 마르고 번갈하며 소변이 붉고 삽한 것을 다스린다.

① 소변을 따라 나오는 정액 같은 백물을 다스려 심화를 내리는 데 좋다.
② 소변의 적탁과 백탁도 다스린다.
③ 이 약은 먹지 못해서 갈한 것을 다스린다.

21 기(氣)

기병제증(氣病諸症). 갖가지 기의 변조로 생기는 병증을 다스리는 경우.

7기(七氣)

사람에게는 7정(七情)이 있는 동시에 7기(七氣)가 있다. 7기는 기쁨(喜)・노함(怒)・근심(憂)・생각(思)・슬픔(悲)・놀람(驚)・두려움(恐)인데, 어떤 이는 추움(寒)・더움(熱)・원망(恚)・노함(怒)・기쁨(喜)・근심(憂)・수심(愁)이라고도 한다. 7기가 서로 범하고 변조되어 탈이 생겼을 때 조기(調氣)해야 할 경우.

칠기탕(七氣湯)

처방				
	• 반하(半夏)	11.25g	• 관계(官桂)	2.62g
	• 인삼(人蔘)	2.62g	• 감초(甘草)	2.62g

◀목표▶ 7정의 울결로 인해 심복이 교통하는 것을 다스린다.

분심기음(分心氣飮)

처방				
	• 소엽(蘇葉)	4.5g	• 목향(木香)	1.87g
	• 감초(甘草)	2.62g	• 적복령(赤茯苓)	1.87g
	• 반하(半夏)	2.25g	• 빈랑(檳榔)	1.87g
	• 지각(枳殼)	2.25g	• 봉출(蓬朮)	1.87g
	• 청피(靑皮)	1.87g	• 맥문동(麥門冬)	1.87g
	• 진피(陳皮)	1.87g	• 길경(桔梗)	1.87g
	• 목통(木通)	1.87g	• 계피(桂皮)	1.87g

• 대복피(大腹皮)	1.87g	• 향부자(香附子)	1.87g
• 상백피(桑白皮)	1.87g	• 곽향(藿香)	1.87g

◀목표▶ 7정이 비체한 것을 다스려서 대소변을 통리시켜 맑고 상쾌하게 한다.

사칠탕(四七湯)

처방	• 반하(半夏)	7.5g	• 후박(厚朴)	4.5g
	• 적복령(赤茯苓)	6g	• 소엽(蘇葉)	3g

◀목표▶ 7기가 솜뭉치나 매핵처럼 응결해서 토하려 해도 나오지 않고 삼키려 해도 내려가지 않는 것 같은 흉비를 다스린다.

사마탕(四磨湯)

처방	• 빈랑(檳榔)	각등분	• 목향(木香)	각등분
	• 침향(沈香)	각등분	• 오약(烏藥)	각등분

◀목표▶ 기체로 인한 변비를 다스린다.

◀용법▶ 위의 약미들을 물을 가해 진하게 갈아서, 그 즙 70%를 잔에다가 3~5차례 끓여 미지근한 것을 공심에 먹는다.

① 대황과 지각을 가한 것은 육마탕(六磨湯)인데, 열비를 다스린다.

◀학투▶ 혈이 조하면 사물탕(四物湯)을 합방하며, 산후변비도 다스린다.

② 한결(寒結)되면 생강과 부자를 가한다.

9기(九氣)

9기의 ①은 격기(膈氣), ②는 풍기(風氣), ③은 한기(寒氣), ④는 열기

(熱氣), ⑤는 우기(憂氣), ⑥은 희기(喜氣), ⑦은 경기(驚氣), ⑧은 노기(怒氣), ⑨는 산람장기(山嵐瘴氣)인데, 이 9기가 서로 범하거나 변조되어 탈이 생겼을 경우.

정기천향탄(正氣天香湯)

처방				
	• 향부자(香附子)	11.25g	• 소엽(蘇葉)	3.75g
	• 오약(烏藥)	3.75g	• 건강(乾薑)	1.87g
	• 진피(陳皮)	3.75g	• 감초(甘草)	1.87g

(목표) 9기가 작통하는 것을 다스리며 부인의 기통도 다스린다.

중기(中氣)

중기가 상해서 허한 사람이 남과 다투다가 갑자기 몹시 분노하여 혼도(昏倒)했을 경우.

팔미순기산(八味順氣散)

처방				
	• 인삼(人蔘)	2.62g	• 백지(白芷)	2.62g
	• 백출(白朮)	2.62g	• 진피(陳皮)	2.62g
	• 백복령(白茯苓)	2.62g	• 오약(烏藥)	2.62g
	• 청피(靑皮)	2.62g	• 감초(甘草)	1.12g

(목표) 중기되어 허한 것을 다스린다.

성향정기산(星香正氣散)

처방				
	• 곽향(藿香)	5.62g	• 후박(厚朴)	1.87g
	• 소엽(蘇葉)	3.75g	• 백출(白朮)	1.87g

• 남성(南星)	3.75g	• 진피(陳皮)	1.87g
• 목향(木香)	3.75g	• 반하(半夏)	1.87g
• 백지(白芷)	1.87g	• 길경(桔梗)	1.87g
• 대복피(大腹皮)	1.87g	• 감초(甘草)	1.87g
• 백복령(白茯苓)	1.87g		

【목표】 졸중풍으로 인사불성이다가 좀 깨어나고 관절을 움직일 수 있게 된 후에 이 약을 복용해서 기를 조리한다.

【학투】 식궐(食厥)에는 산사·신곡·빈랑·지실을 가하고, 서궐(暑厥)에는 향유·백편두·황련을 가한다.

상기역기(上氣逆氣)

기가 상충하여 숨이 가쁘고 기침이 나며, 기가 치밀어올라 가슴이 답답하고 뻑적지근하며, 목이 마르고 손발이 차가워지는 경우.

자음강화탕(滋飮降火湯)

처방				
	• 백작약(白芍藥)	4.87g	• 생지황(生地黃)	3g
	• 당귀(當歸)	4.5g	• 진피(陳皮)	2.62g
	• 숙지황(熟地黃)	3.75g	• 지모(知母)	1.87g
	• 맥문동(麥門冬)	3.75g	• 황백(黃栢)	1.87g
	• 백출(白朮)	3.75g		

【목표】 음허화동으로 인한 도한·오열·해수·담성·각혈·육수를 다스린다.

【학투】 기침이 심하면 패모와 상백피를 가한다.

✎ 팔물탕(八物湯)

처방				
	• 인삼(人蔘)	4.5g	• 숙지황(熟地黃)	4.5g
	• 백출(白朮)	4.5g	• 백작약(白芍藥)	4.5g
	• 백복령(白茯苓)	4.5g	• 천궁(川芎)	4.5g
	• 감초(甘草)	4.5g	• 당귀(當歸)	4.5g

【목표】 기와 혈이 다 허한 것을 다스린다.

① 일명 팔진탕(八珍湯)이다.
② 허림(虛淋)에는 황기·호장근·황금·우슬 등을 가한다.

【학투】 자학이 오래 된 데에는 인삼과 숙지황을 배로 하고, 시호·조금·사인 등을 가한다.

③ 한다에는 계지·황기·방풍을 가한다.
④ 두통에는 천마와 세신을 가한다.

단기(短氣)

기가 짧아 서로 접속이 안 되는 증상이다. 호흡이 잦아지고 담음이 생기고 심장부와 복부가 창만하며, 소변이 이(利)하고 권태롭고 무력한 경우.

✎ 신기환(腎氣丸)

처방				
	• 숙지황(熟地黃)	300g	• 백복령(白茯苓)	112.5g
	• 산약(山藥)	150g	• 목단피(牧丹皮)	112.5g
	• 산수유(山茱萸)	150g	• 택사(澤瀉)	112.5g
	• 오미자(五味子)	150g		

【목표】 신수 부족을 다스린다.

① 폐의 원천을 자양하여 신수를 나게 한다.

📝 인삼양영탕(人蔘養榮湯)

처방				
	• 백작약(白芍藥)	7.5g	• 진피(陳皮)	3.75g
	• 당귀(當歸)	3.75g	• 감초(甘草)	3.75g
	• 인삼(人蔘)	3.75g	• 숙지황(熟地黃)	2.81g
	• 백출(白朮)	3.75g	• 오미자(五味子)	2.81g
	• 황기(黃芪)	3.75g	• 방풍(防風)	2.81g
	• 육계(肉桂)	3.75g	• 원지(遠志)	1.87g

【목표】 노손과 기혈 부족·기단·소식·한열·자한 등을 다스린다.

소기(少氣)

기가 적어서 말을 힘차게 하지 못하는 경우.

📝 사군자탕(四君子湯)

처방				
	• 인삼(人蔘)	4.68g	• 백복령(白茯苓)	4.68g
	• 백출(白朮)	4.68g	• 감초(甘草)	4.68g

【목표】 진기가 허약한 것을 보양하고, 기단기소한 것을 다스린다.
① 허손을 다스리기 위해서는 당귀와 황기를 가하는데, 이것은 인삼황기탕(人蔘黃芪湯)이다.
② 사물탕(四物湯)과 합방한 것은 팔물탕(八物湯)이라 하며, 또 황기·육계 각 3.75g을 가한 것은 십전대보탕(十全大補湯)이다.
③ 진피를 가하면 이공산(異功散)이고, 진피와 반하를 가하면 육군자탕(六君子湯)이다.
④ 허설에는 황기·승마·시호·방풍을 가한다.

【활투】 냉에는 육계와 부자를 가한다.

⑤ 부종이 나면 저령과 택사를 가한다.
⑥ 서에는 향유·백편두·백단향 등을 가한다.
⑦ 허설에는 오령산(五苓散)을 합방한다.

정원음(貞元飮)

처방				
	• 숙지황(熟地黃)	26.25~75g	• 당귀(當歸)	7.5~11.25g
	• 감초(甘草)	3.75~11.25g		

목표 마치 천식처럼 기단해서 호흡이 위험스러울 정도로 촉급한 것을 다스린다. 부일혈해가 항상 휴손되는 사람에게 이 증세가 가장 많다.
① 기허에는 인삼을 가한다.
② 수족 궐랭에는 관계와 부자를 가한다.

거원전(擧元煎)

처방				
	• 인삼(人蔘)	11.25~18.75g	• 백출(白朮)	3.75~7.5g
	• 황기(黃芪)	11.25~18.75g	• 승마(升麻)	1.87~2.62g
	• 감초(甘草)	3.75~7.5g		

목표 기허하함(氣虛下陷)으로 인한 혈붕(血崩)·혈탈(血脫)을 다스리는데, 당귀나 숙지황으로 듣지 않을 때 쓴다.

생맥산(生脈散)

처방				
	• 맥문동(麥門冬)	7.5g	• 오미자(五味子)	3.75g
	• 인삼(人蔘)	3.75g		

목표 여름에 상복하는데, 숙수(熟水) 대신 마신다.

① 황기와 감초를 각 3.75g씩 가하거나, 혹은 생황백 0.75g을 가하면 기력이 용출한다.

◀학투▶ 향유와 백편두를 가하면 더욱 좋은데, 제호탕(醍醐湯)과 합방해도 좋다.

✎ 보중익기탕(補中益氣湯)

처방				
	• 황기(黃芪)	5.62g	• 당귀신(當歸身)	1.87g
	• 인삼(人蔘)	3.75g	• 진피(陳皮)	1.87g
	• 백출(白朮)	3.75g	• 승마(升麻)	1.12g
	• 감초(甘草)	3.75g	• 시호(柴胡)	1.12g

◀목표▶ 노역을 아주 심하게 했거나 음식 조절을 못하여 신열이 나고 자한이 나는 것을 다스린다.

① 황백 1.12g, 홍화 0.75g을 가하면 가슴으로 들어가서 양혈한다.
② 자한에는 부자·마황근·부소맥을 가한다.
③ 이질이 오래 되어 물갈이 되는 데는 부자를 가한다.
④ 비색에는 맥문동과 산치자를 가한다.
⑤ 유뇨에는 산약과 오미자를 가한다.
⑥ 이후얼에는 부자·죽여·생강을 가한다.
⑦ 활설에는 가자와 육두구를 가한다.
⑧ 잉부의 소복추와 기함에는 승마와 방풍을 가한다.
⑨ 전신이 마비되는 기허에는 목과·오약·향부자·청피·방풍·천궁을 가하고, 계지도 조금 가한다.
⑩ 폐한과 탈항에는 가자 3.75g과 저근백피를 조금 가한다.
⑪ 도씨보중익기탕(陶氏補中益氣湯)은 인삼·백출·황기·당귀·시호·진피를 합쳐서 2.62g과 감초 1.87g을 가하고, 혹은 승마를 빼고 총백·생강·대추를 넣는다. 내외감의 두통·신열·자한을 다

스린다.

활투 황기와 백출을 빼고 숙지황과 산약을 가한 것을 보음익기전(補陰益氣煎)이라고 한다.

⑫ 땀이 많으면 계지 7.5g, 방풍 3.75g과 부소맥·오매를 가한다.

⑬ 기가 허해서 요삽이 되면 빈랑·목향을 가하고, 혹 차전자·택사를 가하기도 한다.

⑭ 허리로 하중하면 빈랑·목향·황련을 가하며, 혹 오수유를 가하기도 한다. 복통에는 계심을 가하고, 열이 있을 때는 대황을 가하면 약간 유리하다.

⑮ 기가 허하고 조열이 있으면 시호를 배로 하고 별갑을 가한다.

익위승양탕(益胃升陽湯)

처방			
• 백출(白朮)	5.62g	• 진피(陳皮)	1.87g
• 황기(黃芪)	3.75g	• 감초(甘草)	1.87g
• 인삼(人蔘)	2.81g	• 승마(升麻)	1.12g
• 신곡(神麯)	2.81g	• 시호(柴胡)	1.12g
• 당귀신(當歸身)	1.87g	• 생황금(生黃芩)	0.75g

목표 내상의 여러 가지 증세와 혈탈을 다스린다. 기를 보익하는 옛 성인의 법은 먼저 위기(胃氣)를 조리하여 생발(生發)하는 기를 돕게 하였다.

활투 붕루·대하가 오래 가면 인삼을 11.25g~18.75g으로 증량하거나, 혹은 숙지황·건강·초흑한 형개·초흑한 지유 따위를 가한다.

① 오래 된 변혈이 과다한 것과 원기가 떨어진 것을 다스린다.

기체(氣滯)

생활이 편안하면 기가 체하는데, 가벼운 증상은 운동을 함으로써 고칠 수 있다. 그러나 중한 증상에는 다음 처방을 써야 한다.

귤피일물탕(橘皮一物湯)

처방
- 귤피(橘皮) 37.5g

목표 기결을 다스리는데, 신수로 전복한다.

기통(氣痛)

기가 울체하여 통증이 생겼을 경우, 상초에서는 심장과 흉부가 아프고, 중초에서는 배와 갈비가 지르듯이 아프며, 하초에서는 허리가 아프고, 외부에서는 전신이 쑤시며 부종이 생기기도 한다.

신보원(神保元)

처방
- 전갈(全蝎) 7枚
- 파두(巴豆) 10枚
- 목향(木香) 9.37g
- 호초(胡椒) 9.37g
- 주사(朱砂) 3.75g

목표 모든 기의 주통을 다스리며, 심격통·복협통·신기통을 다스린다.

용법 위의 약미들을 작말하여 쪄서 떡을 만들어 마자같이 환을 지어 주사를 입혀서 5~7환을 생강탕이나 온주로 복용한다.

✐ 삼화산(三和散)

처방					
	• 천궁(川芎)	3.75g	• 목향(木香)	1.12g
	• 침향(沈香)	1.87g	• 백출(白朮)	1.12g
	• 소엽(蘇葉)	1.87g	• 빈랑(檳榔)	1.12g
	• 대복피(大腹皮)	1.87g	• 진피(陳皮)	1.12g
	• 강활(羌活)	1.87g	• 감초(甘草)	1.12g
	• 목과(木瓜)	1.87g		

❰목표❱ 여러 기가 울체 또는 창만해서 동통이 이는 것을 다스린다.

✐ 길경탕(桔梗湯)

처방					
	• 길경(桔梗)	4.5g	• 지각(枳殼)	2.62g
	• 패모(貝母)	4.5g	• 황기(黃芪)	2.62g
	• 과루인(瓜蔞仁)	3.75g	• 방풍(防風)	2.62g
	• 의이인(薏苡仁)	3.75g	• 행인(杏仁)	1.87g
	• 당귀(當歸)	3.75g	• 백합(百合)	1.87g
	• 상백피(桑白皮)	2.62g	• 감초(甘草)	1.87g

❰목표❱ 폐장농양(肺臟膿瘍)을 다스린다.

✐ 반총산(蟠葱散)

처방					
	• 창출(蒼朮)	3.75g	• 사인(砂仁)	1.87g
	• 감초(甘草)	3.75g	• 정향피(丁香皮)	1.87g
	• 삼릉(三稜)	2.62g	• 빈랑(檳榔)	1.87g
	• 봉출(蓬朮)	2.62g	• 현호색(玄胡索)	1.12g
	• 백복령(白茯苓)	2.62g	• 관계(官桂)	1.12g
	• 청피(靑皮)	2.62g	• 건강(乾薑)	1.12g

【목표】 비위의 허랭이 심복을 공격하여 자통하다가 흉협·방광·소장에까지 뻗쳐 아픈 것과 신기의 작통을 다스린다.

기울(氣鬱)

기가 울결하여 흉협이 비만하거나 동통하며 부종과 창만을 겸하는 경우.

교감단(交感丹)

처방				
	• 향부자(香附子)	600g	• 복신(茯神)	150g

【목표】 여러 기의 울체를 다스려 수화가 승강하게 한다.
① 향부자·복신·감초 각 3.75g을 가한 것을 강기탕(降氣湯)이라고 한다.
【용법】 위의 약미들을 탄자대(彈子大)로 밀환을 지어 강기탕(降氣湯)으로 한 알씩 씹어 먹는다.

이진탕(二陳湯)

처방				
	• 반하(半夏)	7.5g	• 적복령(赤茯苓)	3.75g
	• 귤피(橘皮)	3.75g	• 감초(甘草)	1.87g

【목표】 담음을 통치한다.
① 좌두통은 혈허에 속한다. 조경·석중하면 사물탕(四物湯)을 합방한 데다가 형개·박하·세신·만형자·시호·황금 등을 가한다.
② 기울에는 이 약을 달인 물로 교감단(交感丹)을 삼킨다.

통치(通治)

모든 기(氣) 증세의 통치약.

소합향원(蘇合香元)

처방					
	• 백출(白朮)	75g	• 서각(犀角)	75g
	• 목향(木香)	75g	• 가자피(訶子皮)	75g
	• 침향(沈香)	75g	• 향부자(香附子)	75g
	• 사향(麝香)	75g	• 필발(畢撥)	75g
	• 정향(丁香)	75g	• 소합유(蘇合油)	37.5g
	• 안식향(安息香)	75g	• 유향(乳香)	37.5g
	• 백단향(白檀香)	75g	• 용뇌(龍腦)	37.5g
	• 주사(朱砂)	75g		

(목표) 기로 인한 일체의 질환을 다스린다.

(용법) 위의 약미들을 작말하여 안식향고로 이겨서 밀환을 짓되, 37.5g씩 40환을 만들어 두고 2~3환씩 온수, 온주, 혹은 생강탕에서 타서 먹는다.

① 용뇌가 있으면 용뇌소합원(龍腦蘇合元)이고, 용뇌가 없으면 사향소합원(麝香蘇合元)이다.
② 안식향이 건조해 있으면 작고(作膏)할 필요는 없다.

22 신(神)

신병제증(神病諸症). 신명이라고도 한다. 현대적으로는 정신 신경 작용을 의미하는 것인데, 한방에서는 음양의 두 정기가 상박하는 작용을 신이라고 보기도 하고, 일신의 군주격으로 희(喜)·노(怒)·우(憂)·사(思)·비(悲)·경(驚)·공(恐) 등의 7정을 통할하는 것이라 한다.

▌담허(膽虛)▐

심과 담이 허해서 무서워 혼자 자지 못하는 경우.

🖉 인숙산(仁熟散)

처방				
	• 백자인(栢子仁)	3.75g	• 계심(桂心)	2.8g
	• 숙지황(熟地黃)	3.75g	• 산수유(山茱萸)	2.8g
	• 인삼(人蔘)	2.8g	• 감국(甘菊)	2.8g
	• 지각(枳殼)	2.8g	• 백복신(白茯神)	2.8g
	• 오미자(五味子)	2.8g	• 구기자(枸杞子)	2.8g

◖목표◗ 심과 담이 허하므로 무서워서 혼자 누워 있지 못하는 증세를 다스린다.

◖용법◗ 작말해서 온주로 7.5g씩 조복한다.

▌경계(驚悸)▐

심과 담이 허겁(虛怯)하여, 사물을 대하면 잘 놀라고 가슴이 두근거리는 경우.

가미온담탕(加味溫膽湯)

처방				
• 향부자(香附子)	9g	• 백복령(白茯苓)	2.25g
• 귤홍(橘紅)	4.5g	• 시호(柴胡)	2.25g
• 반하(半夏)	3g	• 맥문동(麥門冬)	2.25g
• 지실(枳實)	3g	• 길경(桔梗)	2.25g
• 죽여(竹茹)	3g	• 감초(甘草)	1.5g
• 인삼(人蔘)	2.25g		

〔목표〕 심과 담이 허겁해서 무슨 일에나 놀라기 잘하는 것을 다스린다.

〔활투〕 기울에는 소엽을 가한다.

① 불면에는 당귀와 산조인을 가한다.

가미사칠탕(加味四七湯)

처방				
• 반하(半夏)	3.75g	• 후박(厚朴)	1.87g
• 진피(陳皮)	3.75g	• 소엽(蘇葉)	1.87g
• 적복령(赤茯苓)	3.75g	• 빈랑(檳榔)	1.87g
• 신곡(神麴)	2.62g	• 축사(縮砂)	1.87g
• 지실(枳實)	2.62g	• 백두구(白荳蔻)	1.12g
• 남성(南星)	2.62g	• 익지인(益智仁)	1.12g
• 청피(靑皮)	1.87g		

〔목표〕 담과 기가 울결되어 인후 사이를 꽉 막아서 장애하므로, 뱉으려 해도 나오지 않고 삼키려 해도 내려가지 않는 매핵기를 다스린다.

📝 오령산(五苓散)

처방				
	• 택사(澤瀉)	9.37g	• 저령(豬苓)	5.62g
	• 적복령(赤茯苓)	5.62g	• 육계(肉桂)	1.87g
	• 백출(白朮)	5.62g		

【목표】 태양병이 이(裏)로 들어가 번갈하고 소변이 불리한 것을 다스린다.

① 육계를 빼고 인삼을 가한 것은 춘택탕(春澤湯)이라 하며, 서열과 번갈을 다스린다.
② 각기에는 창출과 진피를 가한다.
③ 습으로 인한 설사에는 강활과 창출을 가한다.
④ 진사 1.87g 가한 것은 진사오령산(辰砂五苓散)이라고 하며, 상한발열·섬어 및 산후허번을 다스린다.
⑤ 육계를 뺀 것을 사령산(四苓散)이라고 하며, 화설을 다스린다.

【활투】 사군자탕(四君子湯)과 합방한 것을 군령탕(君苓湯)이라고 하며, 음허로 인한 부종을 다스린다.

⑥ 더위로 설사하는 데는 향유·백편두·진피·백단향·오매 등을 가한다.
⑦ 습으로 인한 설사에는 평위산(平胃散)과 합방하는데, 위령탕(胃苓湯)이라고도 하고 평령산(平苓散)이라고도 한다.

📝 궁하탕(芎夏湯)

처방				
	• 천궁(川芎)	3.75g	• 청피(靑皮)	1.87g
	• 반하(半夏)	3.75g	• 지각(枳殼)	1.87g
	• 적복령(赤茯苓)	3.75g	• 백출(白朮)	0.93g
	• 진피(陳皮)	1.87g	• 감초(甘草)	0.93g

【목표】 축수와 이음에 통용된다.
【학투】 담견에는 백개자와 향부자를 가한다.
① 냉담에는 생강·계지·회향을 가한다.
② 해수에는 패모·행인을 가한다.

정충(怔忡)

마음이 불안해서 들떠 깜짝깜짝 놀라고 무엇에 쫓기는 듯한 느낌이 들고, 속이 울렁거리고 트림도 나는 경우.

✍ 사물안신탕(四物安神湯)

처방				
	• 당귀(當歸)	2.62g	• 백복신(白茯神)	2.62g
	• 백작약(白芍藥)	2.62g	• 산조인(酸棗仁)	2.62g
	• 생지황(生地黃)	2.62g	• 황련(黃連)	2.62g
	• 숙지황(熟地黃)	2.62g	• 치자(梔子)	2.62g
	• 인삼(人蔘)	2.62g	• 맥문동(麥門冬)	2.62g
	• 백출(白朮)	2.62g	• 죽여(竹茹)	2.62g

【목표】 심중에 피가 없어서 정충 동계하는 것을 다스린다.

✍ 십전대보탕(十全大補湯)

처방				
	• 인삼(人蔘)	4.5g	• 백작약(白芍藥)	4.5g
	• 백출(白朮)	4.5g	• 천궁(川芎)	4.5g
	• 백복령(白茯苓)	4.5g	• 당귀(當歸)	4.5g
	• 감초(甘草)	4.5g	• 황기(黃芪)	3.75g
	• 숙지황(熟地黃)	4.5g	• 육계(肉桂)	3.75g

【목표】 기와 혈이 모두 허할 때 쓴다.

〔학투〕 증세에 따라 가감할 수 있다.

✎ 이음전(理陰煎)

처방				
	• 숙지황(熟地黃)	18.75g	• 육계(肉桂)	3.75g
	• 당귀(當歸)	11.25g	• 감초(甘草)	3.75g
	• 건강(乾薑)	7.5g		

〔목표〕 비(脾)와 신(腎)의 허를 다스리는 데 온윤(溫潤)하게 한다. 즉, 이중탕(理中湯)의 변방이다.

① 맥이 삭(數)하고 불홍(不洪)하면 시호를 가한다.
② 한응(寒凝)에는 마황을 가한다.
③ 맥이 세(細)하고 오한이 나면 세신을 가하고, 증세가 심하면 부자를 가하거나 혹은 시호를 함께 가하여 돕게 한다.
④ 설사에는 당귀를 빼고, 오수유・파고지・육두구・부자를 가한다.
⑤ 체기에는 진피와 향부자를 가한다.
⑥ 음허화성에는 건강과 육계를 빼고 인삼을 가한다.
⑦ 인삼과 부자를 가한 것을 육미회양음(六味回陽飮)이라고 한다.

✎ 소요산(逍遙散)

처방				
	• 백출(白朮)	3.75g	• 당귀(當歸)	3.75g
	• 백작약(白芍藥)	3.75g	• 맥문동(麥門冬)	3.75g
	• 백복령(白茯苓)	3.75g	• 감초(甘草)	1.87g
	• 시호(柴胡)	3.75g	• 박하(薄荷)	1.87g

〔목표〕 월경부조 및 혈허・오심번열・한열이 학질과 같은 증을 다스린다.

건망(健忘)

　근심 걱정으로 심장과 비장을 피로하게 하고 손상시켜 정충증(怔忡症)과 건망증을 일으킨 경우.

귀비탕(歸脾湯)

처방				
	• 당귀(當歸)	3.75g	• 황기(黃芪)	3.75g
	• 용안육(龍眼肉)	3.75g	• 백출(白朮)	3.75g
	• 산조인(酸棗仁)	3.75g	• 백복신(白茯神)	3.75g
	• 원지(遠志)	3.75g	• 목향(木香)	1.87g
	• 인삼(人蔘)	3.75g	• 감초(甘草)	1.12g

【목표】　우사(憂思)로 인한 심비의 노상(勞傷)과 건망·정충을 다스린다.

① 접촉할 때마다 유정되는 것을 다스린다.

【활투】　기가 승강하지 못할 때는 변향·부자를 가한다.

② 허화로 인해 토혈하면 숙지황 18.75~26.25g 및 검게 초한 건강 3.75g~7.5g을 가한다.

③ 붕루·대하가 오래 가면 인삼을 배로 하고 지유·형방·승마 등을 가한다. 불면에는 숙지황 18.75g~26.25g을 가한다.

전간(癲癇)

　풍담으로 인하여 발작하는 전간과 계간·마간·우간·양간·저간 등 다섯 가지의 간질을 다스리는 경우(지랄병).

🖋 추풍거담환(追風祛痰丸)

처방				
	• 반하(半夏)	37.5g	• 백부자(白附子)	37.5g
	• 남성(南星)	37.5g	• 조각(皂角)	37.5g
	• 방풍(防風)	37.5g	• 전갈(全蝎)	18.75g
	• 천마(天麻)	37.5g	• 고백반(枯白礬)	18.75g
	• 백강잠(白殭蠶)	37.5g	• 목향(木香)	18.75g

【목표】 풍담으로 인한 간질 발작을 다스린다.
【용법】 위의 약미들의 분말을 강즙호로 오자대의 환을 지어 주사를 입힌 다음 생강탕으로 70~80환을 복용한다.

🖋 용뇌안신환(龍腦安神丸)

처방				
	• 백복령(白茯苓)	112.5g	• 우황(牛黃)	18.75g
	• 인삼(人蔘)	75g	• 용뇌(龍腦)	11.25g
	• 지골피(地骨皮)	75g	• 사향(麝香)	11.25g
	• 맥문동(麥門冬)	75g	• 주사(朱砂)	7.5g
	• 감초(甘草)	75g	• 마아초(馬牙草)	7.5g
	• 상백피(桑白皮)	37.5g	• 금박(金箔)	35片
	• 서각(犀角)	37.5g		

【목표】 신구 원근을 불문하고 다섯 가지의 전간을 다스린다.
【활투】 두후의 여열로 인한 여러 가지의 증세에도 좋다.
【용법】 위의 약미들을 작말하여 탄자대의 밀환을 지어 금박을 입혀서 1환씩 겨울에는 온수에, 여름에는 냉수에 타서 먹는다.

전광(癲狂)

크게 노하고 미쳐 날뛰는 증상이 전광인데, 높은 데 올라가 노래도 하고, 담장을 뛰어 넘고 며칠 동안 먹지 않아도 주린 기색이 없고 말의 선악과 사람의 친소를 분간하지 못하는 경우.

당귀승기탕(當歸承氣湯)

처방				
	• 당귀(當歸)	13.12g	• 망초(芒硝)	9.37g
	• 대황(大黃)	13.12g	• 감초(甘草)	3.75g

◀목표▶ 양광분주를 다스린다.

도인승기탕(桃仁承氣湯)

처방				
	• 대황(大黃)	11.25g	• 감초(甘草)	3.75g
	• 계심(桂心)	7.5g	• 도인(桃仁)	10枚
	• 망초(芒硝)	7.5g		

◀목표▶ 방광의 혈결로 인한 소복의 급결·변흑·섬어를 다스린다.
◀용법▶ 물로 달여서 망초를 넣어 온복한다.

방풍통성산(防風通聖散)

처방				
	• 활석(滑石)	6.37g	• 대황(大黃)	1.68g
	• 감초(甘草)	4.5g	• 마황(麻黃)	1.68g
	• 석고(石膏)	2.62g	• 박하(薄荷)	1.68g
	• 황금(黃芩)	2.62g	• 연교(連翹)	1.68g
	• 길경(桔梗)	2.62g	• 망초(芒硝)	1.68g
	• 방풍(防風)	1.68g	• 형개(荊芥)	1.31g
	• 천궁(川芎)	1.68g	• 백출(白朮)	1.31g

• 당귀(當歸)	1.68g	• 치자(梔子)	1.31g
• 적작약(赤芍藥)	1.68g		

【목표】 모든 풍열과 창진흑함(瘡疹黑陷 : 마마가 곪을 때 농포 속에 출혈이 되어 생기는 증세), 풍열창개(風熱瘡疥)·두생백설(頭生白屑)·면비자적(面鼻紫赤)·폐풍창(肺風瘡)·대풍나질(大風癩疾), 혹은 열결(熱結)로 인한 대소변 불통을 다스린다. 아울러 주독을 푼다.

【활투】 활석과 망초를 빼고 나머지를 아울러 주초한 것을 주제통성산(酒製通聖散)이라고 한다.

① 은진소양(癮疹瘙痒 : 두드러기가 나서 아프고 가려운 증세)에는 금은화·현삼·선퇴를 가한다.

✍ 우황청심원(牛黃淸心元)

처방				
	• 산약(山藥)	26.25g	• 백출(白朮)	5.62g
	• 감초(甘草)	18.75g	• 시호(柴胡)	4.68g
	• 인삼(人蔘)	9.37g	• 길경(桔梗)	4.68g
	• 포황(蒲黃)	9.37g	• 행인(杏仁)	4.68g
	• 신곡(神麴)	9.37g	• 백복령(白茯苓)	4.68g
	• 서각(犀角)	7.5g	• 천궁(川芎)	4.68g
	• 대두황권(大豆黃卷)	6.56g	• 우황(牛黃)	4.5g
	• 관계(官桂)	6.56g	• 영양각(羚羊角)	3.75g
	• 아교(阿膠)	6.56g	• 사향(麝香)	3.75g
	• 백작약(白芍藥)	5.62g	• 용뇌(龍腦)	3.75g
	• 맥문동(麥門冬)	5.62g	• 석웅황(石雄黃)	3g
	• 황금(黃芩)	5.62g	• 백렴(白蘞)	2.81g
	• 당귀(當歸)	5.62g	• 건강(乾薑)	2.81g
	• 방풍(防風)	5.62g	• 금박(金箔)	40片
	• 주사(朱砂)	5.62g	• 대조(大棗)	20枚

【목표】 졸중풍으로 인하여 인사불성하고, 가래가 막히며, 정신이 혼미하고, 언어가 메마르고, 눈과 입이 한 쪽으로 틀어져 쏠리며, 손발이 움직이지 않는 등의 증세를 다스린다.

또, 척심열(脊心熱)·몽유(夢遺)를 다스린다.

【활투】 노학(老瘧)에는 노강음(露薑飮)을 함께 복용하고, 허학(虛瘧)에는 삼강전탕(蔘薑煎湯)을 함께 복용하며, 두드러기가 생겼을 경우에는 화피금은화탕(樺皮金銀花湯)을 함께 복용한다.

【용법】 처방에 있는 약재들을 잘게 썰거나 빻은 후 조고(棗膏)를 넣고 꿀로 이겨 고루 섞어서 37.5g씩 10환(丸)을 만들어 금박을 입힌다. 그리고 1환씩 온수에 타서 먹는다.

23 혈(血)

혈병제증(血病諸症). 여러 가지의 토혈증과 출혈로 인한 증상을 다스리는 경우.

▌육혈(衄血)▐

코피의 경우인데, 다량일 경우에는 입으로도 나온다.

✎ 사궁산(莎芎散)

처방	• 향부자(香附子) 150g	• 천궁(川芎) 75g

- 【목표】 육혈을 다스린다.
- 【용법】 위의 약미들의 분말을 7.5g씩 다청(茶淸)에 타서 무시로 복용한다.

✎ 박하전원(薄荷煎元)

처방	• 박하(薄荷) 600g	• 방풍(防風) 112.5g
	• 길경(桔梗) 187.5g	• 천궁(川芎) 112.5g
	• 감초(甘草) 150g	• 사인(砂仁) 18.75g

- 【목표】 풍열을 없애고 담연을 삭혀서 인후가 막힌 것을 통리하게 하고, 머리와 눈을 맑게 하고 코피와 대소변의 변혈을 다스린다.
- 【용법】 위의 약미들을 37.5g으로 30환의 밀알을 지어 1알씩 보드랍게 씹어 차나 술로 삼킨다.

① 내국방에는 백두구가 포함되어 있다.

✍ 서각지황탕(犀角地黃湯)

처방				
• 생지황(生地黃)	11.25g	• 서각(犀角)	3.75g
• 적작약(赤芍藥)	7.5g	• 목단피(牧丹皮)	3.75g

【목표】 멎지 않는 육혈과 상초에 어혈이 있어서 대변이 검게 되는 것을 다스린다.
① 회춘방(回春方)에는 황금·황련·당귀를 가한다.

적열토혈(積熱吐血)

열이 심장을 손상시켜 피를 토하는 경우.

✍ 소조중탕(小調中湯)

처방			
• 감초(甘草)	각등분	• 반하(半夏)	각등분
• 황련(黃連)	각등분	• 과루인(瓜蔞仁)	각등분

【목표】 일체의 담화와 여러 가지의 괴병을 다스리며 비위를 잘 조리한다.
① 혹은 작말해서 양강의 전즙으로 쑨 풀로 환을 지어 백탕으로 50환을 복용한다.
② 적열과 토혈에 쓰며 18.75g씩 달여 먹는다.
【활투】 음허로 인한 담화에는 육미원(六味元)을 합방한다.
③ 혈허로 인한 담화에는 사물탕(四物湯)과 합방하든지 혹은 귀비탕(歸脾湯)과 합방한다.
④ 일체의 담화에는 도담탕(導痰湯)과 합방한다.

소자강기탕(蘇子降氣湯)

처방					
	• 반하국(半夏麴)	3.75g	• 당귀(當歸)	1.87g
	• 소자(蘇子)	3.75g	• 전호(前胡)	1.87g
	• 관계(官桂)	2.81g	• 후박(厚朴)	1.87g
	• 진피(陳皮)	2.81g	• 감초(甘草)	1.87g

【목표】 상기천축을 다스린다.

【학투】 기허에는 인삼 11.25~18.75g, 맥문동 7.5g, 오미자 3.75g을 가한다.

① 음허에는 숙지황 18.75~26.25g을 가한다.

양허토혈(陽虛吐血)

양기가 허해서 토혈하는 경우.

이중탕(理中湯)

처방				
	• 인삼(人蔘)	7.5g	• 건강(乾薑)	7.5g
	• 백출(白朮)	7.5g	• 감초(甘草)	3.75g

【목표】 태음복통과 자리 불갈을 다스린다.

① 원방에 진피와 청피를 가한 것을 치중탕(治中湯)이라고 한다.

【학투】 소건중탕(小建中湯)과 합방한 것을 건리탕(建理湯)이라고 하는데, 비위허랭과 적취와 기가 상공(上攻)한 것을 다스린다.

② 오령산(五苓散)과 합방한 것을 이령탕(理苓湯)이라고 하는데, 양허 부종을 다스린다.

③ 회적(蛔積 : 회충이 한데 뭉쳐 수시로 움직이는 증세)에는 계지·부자·화초·오매를 가한다.

④ 기허에는 인삼을 18.7~26.2g 배량한다.
⑤ 음달에는 이령탕(理苓湯)에 인진을 가하고, 설사에는 육두구·차전자를 가한다.

음허토혈(陰虛吐血)

음기가 허해서 토혈하는 경우.

삼령백출산(蔘苓白朮散)

처방				
	• 인삼(人蔘)	11.25g	• 의이인(薏苡仁)	5.62g
	• 백출(白朮)	11.25g	• 연육(蓮肉)	5.62g
	• 백복령(白茯苓)	11.25g	• 길경(桔梗)	5.62g
	• 산약(山藥)	11.25g	• 사인(砂仁)	5.62g
	• 감초(甘草)	11.25g	• 백편두(白扁豆)	5.62g

【목표】 대병(大病) 후에 조리하여 비와 위를 돕는다.
【용법】 이상의 약제들을 가루로 하여 매 7.5g씩 대추탕으로 조하한다.
① 잘게 썰어서 37.5g에 생강 3쪽·대추 2알을 넣고 달여 먹어도 좋다.
【활투】 ② 비만 증세에는 의이인을 빼고 진피와 백두구를 가한다.
③ 하혈이 오래 된 것에는 지유·형개·초흑 건강·초흑 오매를 가한다.
④ 기함된 데에는 승마와 방풍을 가한다.

사군자탕(四君子湯)

처방				
	• 인삼(人蔘)	4.68g	• 백복령(白茯苓)	4.68g
	• 백출(白朮)	4.68g	• 감초(甘草)	4.68g

【목표】 진기가 허약한 것을 보양하고, 기단기소한 것을 다스린다.

① 허손을 다스리기 위해서는 당귀와 황기를 가하는데, 이것은 인삼황기탕(人蔘黃芪湯)이다.
② 사물탕(四物湯)과 합방한 것은 팔물탕(八物湯)이라 하며, 또 황기·육계 각 3.75g을 가한 것은 십전대보탕(十全大補湯)이다.
③ 진피를 가하면 이공산(異功散)이고, 진피와 반하를 가하면 육군자탕(六君子湯)이다.
④ 허설에는 황기·승마·시호·방풍을 가한다.

[학투] 냉에는 육계와 부자를 가한다.

⑤ 부종이 나면 저령과 택사를 가한다.
⑥ 서에는 향유·백편두·백단향 등을 가한다.
⑦ 허설에는 오령산(五苓散)을 합방한다.

진음전(鎭飮煎)

처방				
	· 숙지황(熟地黃)	37.5~75g	· 택사(澤瀉)	5.62g
	· 부자(附子)	3.75~11.25g	· 육계(肉桂)	3.75~7.5g
	· 우슬(牛膝)	7.5g	· 자감(炙甘)	3.75g

[목표] 음허 격양으로 인해 진양이 지켜지지 않아 혈이 수시로 넘쳐서 대토 대육하는 것을 다스린다. 맥이 세하고 사지가 냉하면 격양을 다스리고 후비·상열자는 냉복한다.

① 구토를 겸했으면 초황한 건강을 가한다.
② 기탈이 빨라지면 인삼을 많이 가한다.

노상토혈(勞傷吐血)

과로로 심폐와 비가 상하여 토혈하는 경우.

✍ 복령보심탕(茯苓補心湯)

처방				
	• 백작약(白芍藥)	7.5g	• 전호(前胡)	2.62g
	• 숙지황(熟地黃)	5.62g	• 진피(陳皮)	1.87g
	• 당귀(當歸)	4.87g	• 지각(枳殼)	1.87g
	• 천궁(川芎)	2.62g	• 길경(桔梗)	1.87g
	• 백복령(白茯苓)	2.62g	• 건갈(乾葛)	1.87g
	• 인삼(人蔘)	2.62g	• 소엽(蘇葉)	1.87g
	• 반하(半夏)	2.62g	• 감초(甘草)	1.87g

【목표】 노심하여 토혈하는 것을 다스린다.

【활투】 사궁산(莎芎散)을 합방해도 좋다.

① 열이 있으면 인삼을 사삼으로 바꾸고, 생지황·황금·황련 따위를 가한다.

✍ 귀비탕(歸脾湯)

처방				
	• 당귀(當歸)	3.75g	• 황기(黃芪)	3.75g
	• 용안육(龍眼肉)	3.75g	• 백출(白朮)	3.75g
	• 산조인(酸棗仁)	3.75g	• 백복신(白茯神)	3.75g
	• 원지(遠志)	3.75g	• 목향(木香)	1.87g
	• 인삼(人蔘)	3.75g	• 감초(甘草)	1.12g

【목표】 우사(憂思)로 인한 심비의 노상(勞傷)과 건망·정충을 다스린다.

① 접촉할 때마다 유정되는 것을 다스린다.

【활투】 기가 승강하지 못할 때는 변향·부자를 가한다.

② 허화로 인해 토혈하면 숙지황 18.75~26.25g 및 검게 초한 건강 3.75g~7.5g을 가한다.

③ 붕루·대하가 오래 가면 인삼을 배로 하고 지유·형방·승마 등을 가한다. 불면에는 숙지황 3.75g~7.5g을 가한다.

해타객혈(咳唾喀血)

① 해혈은 기침이 심할 때 출혈하는 경우. ② 타혈은 선혈이 가래를 따라 나오는 경우. ③ 객혈은 혈설(血屑)을 토하고 심하면 가는 혈사(血絲)를 띠고 나오는 경우.

자음강화탕(滋飮降火湯)

처방				
	• 백작약(白芍藥)	4.87g	• 생지황(生地黃)	3g
	• 당귀(當歸)	4.5g	• 진피(陳皮)	2.62g
	• 숙지황(熟地黃)	3.75g	• 지모(知母)	1.87g
	• 맥문동(麥門冬)	3.75g	• 황백(黃栢)	1.87g
	• 백출(白朮)	3.75g	• 감초(甘草)	1.87g

【목표】 음허화동으로 인한 도한·오열·해수·담성·각혈·육수를 다스린다.

【활투】 기침이 심하면 패모와 상백피를 가한다.

팔물탕(八物湯)

처방				
	• 인삼(人蔘)	4.5g	• 숙지황(熟地黃)	4.5g
	• 백출(白朮)	4.5g	• 백작약(白芍藥)	4.5g
	• 백복령(白茯苓)	4.5g	• 천궁(川芎)	4.5g
	• 감초(甘草)	4.5g	• 당귀(當歸)	4.5g

【목표】 기와 혈이 다 허한 것을 다스린다.

① 일명 팔진탕(八珍湯)이다.

② 허림(虛淋)에는 황기·호장근·황금·우슬 등을 가한다.

〔학투〕 자학이 오래 된 데에는 인삼과 숙지황을 배로 하고, 시호·조금·사인 등을 가한다.

③ 한다에는 계지·황기·방풍을 가한다.
④ 두통에는 천마와 세신을 가한다.

육군자탕(六君子湯)

처방				
	• 반하(半夏)	5.62g	• 백복령(白茯苓)	3.75g
	• 백출(白朮)	5.62g	• 인삼(人蔘)	3.75g
	• 진피(陳皮)	3.75g	• 감초(甘草)	1.87g

〔목표〕 원기가 허하고, 목구멍에서 가래 끓는 소리가 나는 증세를 다스린다.

〔학투〕 허랭(虛冷)에는 생강·계지를 가한다.

① 한다(汗多)에는 계지와 황기를 가한다.
② 혈조(血燥)에는 숙지황·당귀·백작약을 가한다.
③ 해수(咳嗽)에는 패모·오미자를 가한다.
④ 기체(氣滯 : 뱃속에 가스가 많이 생겨서 도포증이 일어나는 증세)에는 향부자·목향을 가한다.
⑤ 협감(挾感)에는 건갈을 가한다.
⑥ 협식(挾食 : 위장병)에는 신곡·사인·지실을 가한다.
⑦ 부종(浮腫)에는 사령산(四苓散)을 합방한다.

가미소요산(加味逍遙散)

처방				
	• 목단피(牧丹皮)	5.62g	• 산치(山梔)	3g
	• 백출(白朮)	5.62g	• 황금(黃芩)	3g

• 당귀(當歸)	3.75g	• 길경(桔梗)	2.62g
• 적작약(赤芍藥)	3.75g	• 청피(靑皮)	1.87g
• 도인(桃仁)	3.75g	• 감초(甘草)	1.12g
• 패모(貝母)	3.75g		

【목표】 담 중에 피가 보이는 것을 다스린다.

적혈토혈(積血吐血)

속에 축적된 어혈을 토하는 경우.

칠생탕(七生湯)

처방				
	• 생지황(生地黃)	37.5g	• 생비채(生非菜)	37.5g
	• 생하엽(生荷葉)	37.5g	• 생모근(生茅根)	37.5g
	• 생우절(生藕節)	37.5g	• 생강(生薑)	18.75g

【목표】 피가 입과 코로 샘처럼 흘러, 다른 여러 가지 약으로는 효력이 없는 것을 다스린다.

【활투】 생삽주의 즙을 가하면 더욱 좋다.

【용법】 위의 약미들을 함께 찧어 즙을 취해서 진하게 간경묵과 함께 복용한다.

도인승기탕(桃仁承氣湯)

처방				
	• 대황(大黃)	11.25g	• 감초(甘草)	3.75g
	• 계심(桂心)	7.5g	• 도인(桃仁)	10枚
	• 망초(芒硝)	7.5g		

｛목표｝ 방광의 혈결로 인한 소복의 급결·변흑·섬어를 다스린다.
｛용법｝ 물로 달여서 망초를 넣어 온복한다.

요혈(尿血)

신장결석이나 방광염 등으로 인한 출혈이 소변을 따라 나오는 경우.

✍ 사물탕(四物湯)

처방				
	• 숙지황(熟地黃)	4.68g	• 천궁(川芎)	4.68g
	• 백작약(白芍藥)	4.68g	• 당귀(當歸)	4.68g

｛목표｝ 혈병을 통치한다.
① 각통(脚痛) 혈열에는 지백과 우슬을 가한다.
② 허양(虛痒)에는 황금을 가하고 부평초(浮萍草) 가루를 첨가한다.
③ 봄에는 천궁을 배로 하고, 여름에는 작약을 배로 하며, 가을에는 지황을 배로 하고, 겨울에는 당귀를 배로 한다.
④ 봄에는 방풍을 가하고, 여름에는 황금을 가하며, 가을에는 천문동을 가하고, 겨울에는 계지를 가한다.

｛활투｝ 혈허(血虛)의 증세로 월경이 고르지 못할 때는 향부자·익모초·오수유·육계·인삼 등을 가한다.

✍ 도적산(導赤散)

처방				
	• 생지황(生地黃)	3.75g	• 감초(甘草)	3.75g
	• 목통(木通)	3.75g		

｛목표｝ 소장열로 인한 소변불리를 다스린다.
① 사령산(四苓散)과 합방한 것을 이열탕(移熱湯)이라고 하며, 구미·

심위의 옹열·구창 등을 다스린다.
② 다른 한 처방에는 죽엽이 있고 등심이 없다.

〔활투〕 열이 심하면 황금·황련·맥문동을 가한다.

팔정산(八正散)

처방				
• 구맥(瞿麥)	3.75g	• 치자(梔子)	3.75g
• 대황(大黃)	3.75g	• 차전자(車前子)	3.75g
• 목통(木通)	3.75g	• 감초(甘草)	3.75g
• 편축(萹蓄)	3.75g	• 등심(燈心)	3.75g
• 활석(滑石)	3.75g		

〔목표〕 방광의 적열로 인한 소변의 융폐를 다스린다.

청장탕(淸腸湯)

처방				
• 당귀(當歸)	2.62g	• 적복령(赤茯苓)	2.62g
• 생지황(生地黃)	2.62g	• 목통(木通)	2.62g
• 치자(梔子)	2.62g	• 편축(萹蓄)	2.62g
• 황련(黃連)	2.62g	• 지모(知母)	2.62g
• 적작약(赤芍藥)	2.62g	• 맥문동(麥門冬)	2.62g
• 황백(黃栢)	2.62g	• 감초(甘草)	1.87g
• 구맥(瞿麥)	2.62g		

〔목표〕 요혈을 다스린다.

① 공심에 복용한다.

🔖 신기환(腎氣丸)

처방				
	• 숙지황(熟地黃)	300g	• 백복령(白茯苓)	112.5g
	• 산약(山藥)	150g	• 목단피(牧丹皮)	112.5g
	• 산수유(山茱萸)	150g	• 택사(澤瀉)	112.5g
	• 오미자(五味子)	150g		

【목표】 신수 부족을 다스린다.
① 폐의 원천을 자양하여 신수를 나게 한다.

🔖 육미지황원(六味地黃元)

처방				
	• 숙지황(熟地黃)	300g	• 백복령(白茯苓)	112.5g
	• 산약(山藥)	150g	• 목단피(牧丹皮)	112.5g
	• 산수유(山茱萸)	150g	• 택사(澤瀉)	112.5g

【목표】 신수 부족을 다스린다.
① 오미자 150g을 가한 것을 신기환(腎氣丸)이라고 한다. 이는 폐의 원천을 자양하여 신수를 나게 하는 것이다.
② 육계와 부자포를 각 37.5g씩 가하면 팔미원(八味元)인데, 명문 양허를 다스린다.
③ 음허부종에는 우슬과 차전자를 가하여 쓰는데, 금궤신기환(金匱腎氣丸)이라고 한다.
④ 유뇨무도에는 택사를 빼고 익지인을 가한다.
⑤ 노인 및 잉부의 전포에는 택사를 배로 한다.
⑥ 냉림(冷淋)으로 먼저 추위서 떨고 설하지 못하는 데는 팔미원(八味元)이 좋다.

【용법】 위의 약미들을 작말하여 오자대(梧子大)로 밀환을 지어 온주

나 염탕으로 50~70알씩 복용한다.
⑦ 신기환(腎氣丸)에 오미자를 37.5g 가하여 속용하기도 한다.

[학투] 20첩으로 분작해서 쓴다.

⑧ 음허부종에는 숙지황을 감하고, 우슬·차전자·계지·부자 등을 가한다.
⑨ 황달 증세가 있을 때는 인진을 가한다.
⑩ 상한이 과경하여 허열이 불퇴하고 입이 조하고 혀가 마르고 맥이 허한 증세 등에는 인삼을 배로 하고 맥문동·귤피 따위를 가한다.
⑪ 가감팔미원(加減八味元)을 소갈에 구복하면 영구히 없어진다. 소질되었으면 신기가 회복된 것이다.

변혈(便血)

대변에 섞여 하혈되는 경우인데, 오풍증(惡風症)으로 인한 청혈이 하혈할 경우도 있고, 주독으로 적열하여 항문까지 달면서 출혈되는 경우도 있으며, 한증(寒症)으로 암색이 되어 하혈되는 경우도 있고, 내상으로 인하여 하혈되는 경우와 노상으로 인하여 하혈되는 경우도 있다.

평위지유탕(平胃地楡湯)

처방				
• 창출(蒼朮)	3.75g	• 적복령(赤茯苓)	1.87g
• 승마(升麻)	3.75g	• 건강(乾薑)	1.12g
• 부자(附子)	3.75g	• 당귀(當歸)	1.12g
• 지유(地油)	2.62g	• 신곡(神麯)	1.12g
• 건갈(乾葛)	1.87g	• 백작약(白芍藥)	1.12g
• 후박(厚朴)	1.87g	• 인삼(人蔘)	1.12g
• 백출(白朮)	1.87g	• 익지인(益智仁)	1.12g
• 진피(陳皮)	1.87g	• 감초(甘草)	1.12g

｢목표｣ 결음(結陰)으로 인한 변혈 즉 음기가 내결(內結)해서 장 사이로 스며든 것을 다스린다.

✎ 후박전(厚朴煎)

처방				
	• 후박(厚朴)	187.5g	• 신곡(神麴)	37.5g
	• 생강(生薑)	187.5g	• 맥아(麥芽)	37.5g
	• 백출(白朮)	37.5g	• 오미자(五味子)	37.5g

｢목표｣ 기허로 인해 장기가 엷어져서 영위로부터 스며들어 내려가는 변혈 및 여러 가지 하혈을 다스린다.

｢용법｣ 위의 약미들을 작말해서 물로 오자대의 환을 지어 미음으로 100환을 복용한다.

✎ 익위승양탕(益胃升陽湯)

처방				
	• 백출(白朮)	5.62g	• 진피(陳皮)	1.87g
	• 황기(黃芪)	3.75g	• 감초(甘草)	1.87g
	• 인삼(人蔘)	2.81g	• 승마(升麻)	1.12g
	• 신곡(神麴)	2.81g	• 시호(柴胡)	1.12g
	• 당귀신(當歸身)	1.87g	• 생황금(生黃芩)	0.75g

｢목표｣ 내상의 여러 가지 증세와 혈탈을 다스린다. 기를 보익하는 옛 성인의 법은 먼저 위기(胃氣)를 조리하여 생발(生發)하는 기를 돕게 하였다.

｢학투｣ 붕루·대하가 오래 가면 인삼을 11.25g∼18.75g으로 증량하거나, 혹은 숙지황·건강·초흑한 형개·초흑한 지유 따위를 가한다.
① 오래 된 변혈이 과다한 것과 원기가 떨어진 것을 다스린다.

불환금정기산(不換金正氣散)

처방				
	• 창출(蒼朮)	7.5g	• 곽향(藿香)	3.75g
	• 후박(厚朴)	3.75g	• 반하(半夏)	3.75g
	• 진피(陳皮)	3.75g	• 감초(甘草)	3.75g

【목표】 상한음증의 두통·신통·한열을 다스린다.

【학두】 외감 및 협체는 곽향정기산(藿香正氣散)으로 다스리는 것이 좋다.

주증황련환(酒蒸黃連丸)

처방
• 황련(黃連) 150g

【목표】 오래도록 잠복해 있는 중서증(中暑症)을 다스린다.

【용법】 청주 7홉에 담가서 증건하여, 술이 없어지거든 작말하여 면호로 오자만큼 크게 환을 지어 30환씩 더운물로 목이 마르지 않게 될 때까지 먹는다.

평위산합이중탕(平胃散合理中湯)

처방				
	• 인삼(人蔘)	7.5g	• 진피(陳皮)	5.25g
	• 백출(白朮)	7.5g	• 후박(厚朴)	3.75g
	• 건강(乾薑)	7.5g	• 감초(甘草)	3.75g
	• 창출(蒼朮)	7.5g		

【목표】 태음복통과 자리(自利) 불갈(不渴)을 다스린다.

✍ 평위산(平胃散)

처방				
	• 창출(蒼朮)	7.5g	• 후박(厚朴)	3.75g
	• 진피(陳皮)	5.25g	• 감초(甘草)	2.25g

목표 비를 조화시키고 위를 튼튼하게 한다. 위가 조화되고 기가 순평하면 복약을 중지한다. 상복은 불가하다.

학투 식체에는 산사·신곡·맥아·빈랑·지실·나복자·사인·초과 따위를 가한다.

① 서체에는 향유산(香薷散)과 합방해서 쓰는데, 이것을 향평산(香平散)이라고 한다.
② 변혈에는 산사 7.5g, 당귀·지각·지유 각 3.75g, 형개 2.62g을 가한다.
③ 한열에는 소시호탕(小柴胡湯)과 합방하는데, 이것을 시평탕(柴平湯)이라고 하며 학질도 다스린다.
④ 체리에는 지각·빈랑·황련 각 3.75g, 목향 1.87g을 가한다.
⑤ 설사를 하면 사령산(四苓散)과 합방한 데다가 등심·차전자 따위를 가하되 증세에 따라 적당히 가감한다.
⑥ 잉부의 제증(諸症)에는 창출을 백출로 바꾸고, 반하·신곡 등의 약만을 가한다.
⑦ 냉적에는 건강과 계지를 가한다.
⑧ 주체에는 건갈 혹은 갈화·양강·초두구 따위를 가한다.

✍ 보중익기탕(補中益氣湯)

처방				
	• 황기(黃芪)	5.62g	• 당귀신(當歸身)	1.87g
	• 인삼(人蔘)	3.75g	• 진피(陳皮)	1.87g
	• 백출(白朮)	3.75g	• 승마(升麻)	1.12g
	• 감초(甘草)	3.75g	• 시호(柴胡)	1.12g

【목표】 노역을 아주 심하게 했거나 음식 조절을 못하여 신열이 나고 자한이 나는 것을 다스린다.

① 황백 1.12g, 홍화 0.75g을 가하면 가슴으로 들어가서 양혈한다.
② 자한에는 부자・마황근・부소맥을 가한다.
③ 이질이 오래 되어 물갈이 되는 데는 부자를 가한다.
④ 비색에는 맥문동과 산치자를 가한다.
⑤ 유뇨에는 산약과 오미자를 가한다.
⑥ 이후얼에는 부자・죽여・생강을 가한다.
⑦ 활설에는 가자와 육두구를 가한다.
⑧ 잉부의 소복추와 기함에는 승마와 방풍을 가한다.
⑨ 전신이 마비되는 기허에는 목과・오약・향부자・청피・방풍・천궁을 가하고, 계지도 조금 가한다.
⑩ 폐한과 탈항에는 가자 3.75g과 저근백피를 조금 가한다.
⑪ 도씨보중익기탕(陶氏補中益氣湯)은 인삼・백출・황기・당귀・시호・진피를 합쳐서 2.62g과 감초 1.87g을 가하고, 혹은 승마를 빼고 총백・생강・대추를 넣는다. 내외감의 두통・신열・자한을 다스린다.

【학투】 황기와 백출을 빼고 숙지황과 산약을 가한 것을 보음익기전(補陰益氣煎)이라고 한다.

⑫ 땀이 많으면 계지 7.5g, 방풍 3.75g과 부소맥・오매를 가한다.
⑬ 기가 허해서 요삽이 되면 빈랑・목향을 가하고, 혹 차전자・택사를 가하기도 한다.
⑭ 허리로 하중하면 빈랑・목향・황련을 가하며, 혹 오수유를 가하기도 한다. 복통에는 계심을 가하고, 열이 있을 때는 대황을 가하면 약간 유리하다.
⑮ 기가 허하고 조열이 있으면 시호를 배로 하고 별갑을 가한다.

황기건중탕(黃芪建中湯)

처방				
	• 백작약(白芍藥)	18.75g	• 황기(黃芪)	3.75g
	• 계지(桂枝)	11.25g	• 감초(甘草)	3.75g

(목표) 허로·이급·복통·몽유·인건 등을 다스린다.
① 자한을 다스린다.

치설육(齒舌衄)

① 치육은 잇몸에서 피가 나오는 경우.
② 설육은 혀에서 피가 나오는 경우.

녹포산(綠袍散)

처방				
	• 황백(黃栢)	각등분	• 청대(靑黛)	각등분
	• 박하(薄荷)	각등분	• 용뇌(龍腦)	각등분
	• 망초(芒硝)	각등분		

(목표) 잇몸에서 피가 나와 멎지 않는 것을 다스린다.
(용법) 위의 약미들을 작말하여 잇몸에 바르면 곧 피가 멎는다.

우황고(牛黃膏)

처방				
	• 주사(朱砂)	11.25g	• 목단피(牧丹皮)	7.5g
	• 울금(鬱金)	11.25g	• 감초(甘草)	3.75g
	• 우황(牛黃)	9.37g	• 용뇌(龍腦)	1.87g

(목표) 산후에 열이 혈실[子宮]로 들어간 것을 다스린다.
(용법) 위의 약미들로 조자(皁子)같이 밀환을 지어 1환씩 물에 타서

먹는다.

(학투) 두후(痘後)의 창진(瘡疹)과 안질 및 유열(遺熱)에도 좋다.

✎ 조위승기탕(調胃承氣湯)

처방				
	• 대황(大黃)	15g	• 감초(甘草)	3.75g
	• 망초(芒硝)	7.5g		

✎ 팔미원(八味元)

처방				
	• 숙지황(熟地黃)	300g	• 목단피(牧丹皮)	112.5g
	• 산약(山藥)	150g	• 택사(澤瀉)	112.5g
	• 산수유(山茱萸)	150g	• 육계(肉桂)	37.5g
	• 백복령(白茯苓)	112.5g	• 부자포(附子炮)	37.5g

(목표) 신수 부족을 다스린다.
① 명문 양허를 다스린다.

▍구규출혈(九竅出血)▍

갑자기 몹시 놀라서 9규(九竅 : 耳·目·口·鼻·前陰·後陰)에서 동시에 출혈하는 경우.

✎ 십전대보탕(十全大補湯)

처방				
	• 인삼(人蔘)	4.5g	• 백작약(白芍藥)	4.5g
	• 백출(白朮)	4.5g	• 천궁(川芎)	4.5g
	• 백복령(白茯苓)	4.5g	• 당귀(當歸)	4.5g
	• 감초(甘草)	4.5g	• 황기(黃芪)	3.75g
	• 숙지황(熟地黃)	4.5g	• 육계(肉桂)	3.75g

◀목표▶ 기와 혈이 모두 허할 때 쓴다.
◀활투▶ 증세에 따라 가감할 수 있다.

실혈현훈(失血眩暈)

실혈이 너무 심해서 어지러운 경우.

궁귀탕(芎歸湯)

처방				
	• 천궁(川芎)	18.75g	• 당귀(當歸)	18.75g

◀목표▶ 산전 산후의 여러 질환 및 혈훈・인사불성・횡산・역산・사태불하・혈붕(血崩)이 멎지 않는 것 등을 다스리며, 산월에 임해서 이 약을 복용하면 축태(縮胎)되어 해산이 용이해지고, 산후에 복용하면 악혈(惡血)이 저절로 내린다.

전생활혈탕(全生活血湯)

처방				
	• 백작약(白芍藥)	3.75g	• 감초(甘草)	2.62g
	• 승마(升麻)	3.75g	• 고본(藁本)	1.87g
	• 방풍(防風)	2.62g	• 천궁(川芎)	1.87g
	• 강활(羌活)	2.62g	• 생지황(生地黃)	1.5g
	• 독활(獨活)	2.62g	• 숙지황(熟地黃)	1.5g
	• 시호(柴胡)	2.62g	• 만형자(蔓荊子)	1.12g
	• 당귀신(當歸身)	2.62g	• 세신(細辛)	1.12g
	• 건갈(乾葛)	2.62g	• 홍화(紅花)	0.37g

◀목표▶ 붕루과다(崩漏過多)로 인한 혼모불성(昏冒不省)을 다스린다. 이 약은 보혈・양혈・생혈・익양해서 수족궐음(手足厥陰)을 보한다.

통치(通治)

혈증상의 통치약.

✎ 사물탕(四物湯)

처방				
	• 숙지황(熟地黃)	4.68g	• 천궁(川芎)	4.68g
	• 백작약(白芍藥)	4.68g	• 당귀(當歸)	4.68g

【목표】 혈병을 통치한다.

① 각통(脚痛) 혈열에는 지백과 우슬을 가한다.
② 허양(虛痒)에는 황금을 가하고 부평초(浮萍草) 가루를 첨가한다.
③ 봄에는 천궁을 배로 하고, 여름에는 작약을 배로 하며, 가을에는 지황을 배로 하고, 겨울에는 당귀를 배로 한다.
④ 봄에는 방풍을 가하고, 여름에는 황금을 가하며, 가을에는 천문동을 가하고, 겨울에는 계지를 가한다.

24 몽(夢)

불수(不睡)

불면증의 경우.

온담탕(溫膽湯)

처방				
	• 반하(半夏)	7.5g	• 지실(枳實)	7.5g
	• 진피(陳皮)	7.5g	• 죽여(竹茹)	3.75g
	• 백복령(白茯苓)	7.5g	• 감초(甘草)	1.87g

목표 심담이 허겁하여 몽매(夢寐)가 부상하고, 허번(虛煩)으로 불면하는 것을 다스린다.

귀비탕(歸脾湯)

처방				
	• 당귀(當歸)	3.75g	• 황기(黃芪)	3.75g
	• 용안육(龍眼肉)	3.75g	• 백출(白朮)	3.75g
	• 산조인(酸棗仁)	3.75g	• 백복신(白茯神)	3.75g
	• 원지(遠志)	3.75g	• 목향(木香)	1.87g
	• 인삼(人蔘)	3.75g	• 감초(甘草)	1.12g

목표 우사(憂思)로 인한 심비의 노상(勞傷)과 건망·정충을 다스린다.

① 접촉할 때마다 유정되는 것을 다스린다.

활투 기가 승강하지 못할 때는 변향·부자를 가한다.

② 허화로 인해 토혈하면 숙지황 18.75~26.25g 및 검게 초한 건강

3.75g~7.5g을 가한다.
③ 붕루·대하가 오래 가면 인삼을 배로 하고 지유·형방·승마 등을 가한다. 불면에는 숙지황 3.75g~7.5g을 가한다.

육군자탕(六君子湯)

처방				
	• 반하(半夏)	5.62g	• 백복령(白茯苓)	3.75g
	• 백출(白朮)	5.62g	• 인삼(人蔘)	3.75g
	• 진피(陳皮)	3.75g	• 감초(甘草)	1.87g

【목표】 원기가 허하고, 목구멍에서 가래 끓는 소리가 나는 증세를 다스린다.

【활투】 허랭(虛冷)에는 생강·계지를 가한다.
① 한다(汗多)에는 계지와 황기를 가한다.
② 혈조(血燥)에는 숙지황·당귀·백작약을 가한다.
③ 해수(咳嗽)에는 패모·오미자를 가한다.
④ 기체(氣滯 : 뱃속에 가스가 많이 생겨서 도포증이 일어나는 증세)에는 향부자·목향을 가한다.
⑤ 협감(挾感 : 감기에 걸림)에는 향부자와 건갈을 가한다.
⑥ 협식(挾食 : 위장병)에는 신곡·사인·지실을 가한다.
⑦ 부종(浮腫)에는 사령산(四苓散)을 합방한다.

25 성음(聲音)

성음제증. 음성 이상의 경우.

▌풍한실음(風寒失音)▐

풍한에 상해서 목이 쉬는 경우.

✎ 삼소음(蔘蘇飮)

처방				
	• 인삼(人蔘)	3.75g	• 적복령(赤茯苓)	3.75g
	• 소엽(蘇葉)	3.75g	• 진피(陳皮)	2.06g
	• 전호(前胡)	3.75g	• 길경(桔梗)	2.06g
	• 반하(半夏)	3.75g	• 지각(枳殼)	2.06g
	• 건갈(乾葛)	3.75g	• 감초(甘草)	2.06g

【목표】 풍한에 감상한 두통·발열·해수 및 내인의 7정으로 인한 담성과 조열을 다스린다.

【활투】 담성에는 3자(나복자·백개자·소자)를 가한다.
① 폐열에는 인삼 대신 사삼으로 바꾸고 상백피·맥문동을 가한다.
② 허랭에는 인삼을 배로 하고 계지를 가한다.

✎ 이진탕(二陳湯)

처방				
	• 반하(半夏)	7.5g	• 적복령(赤茯苓)	3.75g
	• 귤피(橘皮)	3.75g	• 감초(甘草)	1.87g

【목표】 담음을 통치한다.

① 좌두통은 혈허에 속한다. 조경·석중하면 사물탕(四物湯)을 합방한 데다가 형개·박하·세신·만형자·시호·황금 등을 가한다.
② 기울에는 이 약을 달인 물로 교감단(交感丹)을 삼킨다.

소청룡탕(小靑龍湯)

처방				
	• 마황(麻黃)	5.62g	• 세신(細辛)	3.75g
	• 백작약(白芍藥)	5.62g	• 건강(乾薑)	3.75g
	• 오미자(五味子)	5.62g	• 계지(桂枝)	3.75g
	• 반하(半夏)	5.62g	• 감초(甘草)	3.75g

【목표】 상한으로 표가 불해(不解)하고 심하에 수기가 있으며, 건구·기역·발열·해천하는 증을 다스린다.
① 이 약을 먹고 갈증이 나는 것은 이기가 온해져서 몸 속의 수분이 발산되기 때문이다.

금수육군전(金水六君煎)

처방				
	• 숙지황(熟地黃)	11.25~18.75g	• 진피(陳皮)	5.62g
	• 당귀(當歸)	3.75g	• 감초(甘草)	3.75g
	• 반하(半夏)	3.75g	• 백개자(白芥子)	2.62g
	• 백복령(白茯苓)	3.75g		

【목표】 폐와 신이 허한하고 수범 때문에 담이 된 것과 해수·천급 등을 다스린다.
① 대변이 활하면 당귀를 빼고 산약을 넣는다.
② 담에는 백개자를 가한다.
③ 음한에는 세신 1.87g을 가한다.
④ 한열에는 시호를 가한다.

활투 기허에는 인삼과 호두를 가한다.
⑤ 담성에는 패모와 행인을 가한다.
⑥ 냉에는 건강과 육계를 가한다.
⑦ 기가 회복되지 않으면 파고지와 오미자를 가한다.
⑧ 조담에는 과루인을 가한다.

삼요탕(三拗湯)

처방				
	• 마황(麻黃)	5.62g	• 감초(甘草)	5.62g
	• 행인(杏仁)	5.62g		

목표 풍한에 들려서 된 해수·비색·실음을 다스린다.
① 형개·길경 각 3.75g을 가한 것을 오요탕(五拗湯)이라고 한다.
활투 열이 있으면 황금을 가한다.
② 표울에는 소엽을 가한다.

형소탕(荊蘇湯)

처방				
	• 형개(荊芥)	3.75g	• 당귀(當歸)	3.75g
	• 소엽(蘇葉)	3.75g	• 날계(辣桂)	3.75g
	• 목통(木通)	3.75g	• 석창포(石菖蒲)	3.75g
	• 귤홍(橘紅)	3.75g		

목표 풍한에 들려 갑자기 벙어리가 된 것을 다스리며, 기타 실음에 통용된다.
활투 인통에는 날계를 빼고 길경과 감초를 넣는다.

▌색상(色傷)▐

남녀가 색을 과용한 탓으로 신기가 부족하여 목이 쉬는 경우.

✍ 팔미원(八味元)

처방				
	• 숙지황(熟地黃)	300g	• 목단피(牧丹皮)	112.5g
	• 산약(山藥)	150g	• 택사(澤瀉)	112.5g
	• 산수유(山茱萸)	150g	• 육계(肉桂)	37.5g
	• 백복령(白茯苓)	112.5g	• 부자포(附子炮)	37.5g

◀목표▶ 신수 부족을 다스린다.

▌병후(病後)▐

중병 후에 신기 부족으로 목이 쉬는 경우.

✍ 신기환(腎氣丸)

처방				
	• 숙지황(熟地黃)	300g	• 백복령(白茯苓)	112.5g
	• 산약(山藥)	150g	• 목단피(牧丹皮)	112.5g
	• 산수유(山茱萸)	150g	• 택사(澤瀉)	112.5g
	• 오미자(五味子)	150g		

◀목표▶ 신수 부족을 다스린다.
① 폐의 원천을 자양하여 신수를 나게 한다.

▌중풍(中風)▐

중풍으로 말을 못하는 경우.

✎ 소속명탕(小續命湯)

처방				
	• 방풍(防風)	5.62g	• 인삼(人蔘)	3.75g
	• 방기(防己)	3.75g	• 천궁(川芎)	3.75g
	• 관계(官桂)	3.75g	• 마황(麻黃)	3.75g
	• 행인(杏仁)	3.75g	• 감초(甘草)	3.75g
	• 황금(黃芩)	3.75g	• 부자(附子)	1.875g
	• 백작약(白芍藥)	3.75g		

【목표】 모든 풍증의 초기와 중간에 무한표실한 것을 다스린다.

① 다른 처방으로는 방기와 부자가 없고, 당귀와 석고가 있는 처방도 있다.

② 열이 있으면 백부자를 쓰고, 6경이 혼효하고 지절이 마비되면 강활과 연교를 가한다.

③ 수족의 구련에는 의이인(薏苡仁) 37.5g을 가한다.

【학투】 중풍 시초의 증세는 흔히 감체를 끼고 발작하니, 먼저 성향정기산(星香正氣散) 1~2첩을 복용한 후 그 허실을 살펴서 이 처방을 쓴다.

▌산후(産後)▐

산후에 목이 쉬거나 말을 잘 못하는 경우.

✎ 복령보심탕(茯苓補心湯)

처방				
	• 백작약(白芍藥)	7.5g	• 전호(前胡)	2.62g
	• 숙지황(熟地黃)	5.62g	• 진피(陳皮)	1.87g
	• 당귀(當歸)	4.87g	• 지각(枳殼)	1.87g
	• 천궁(川芎)	2.62g	• 길경(桔梗)	1.87g
	• 백복령(白茯苓)	2.62g	• 건갈(乾葛)	1.87g

• 인삼(人蔘)	2.62g	• 소엽(蘇葉)	1.87g
• 반하(半夏)	2.62g	• 감초(甘草)	1.87g

[목표] 노심하여 토혈하는 것을 다스린다.

[학투] 사궁산(莎芎散)을 합방해도 좋다.

① 열이 있으면 인삼을 사삼으로 바꾸고, 생지황·황금·황련 따위를 가한다.

노급허인(老及虛人)

노인 및 허약한 사람의 성음이 미약할 경우.

✎ 십전대보탕(十全大補湯)

처방			
• 인삼(人蔘)	4.5g	• 백작약(白芍藥)	4.5g
• 백출(白朮)	4.5g	• 천궁(川芎)	4.5g
• 백복령(白茯苓)	4.5g	• 당귀(當歸)	4.5g
• 감초(甘草)	4.5g	• 황기(黃芪)	3.75g
• 숙지황(熟地黃)	4.5g	• 육계(肉桂)	3.75g

[목표] 기와 혈이 모두 허할 때 쓴다.

[학투] 증세에 따라 가감할 수 있다.

26 진액(津液)

한병(汗病). 체내에 있는 정상적인 모든 수액을 진액이라고 한다. 여기에서는 땀에 이상이 있는 경우.

자한(自汗)

무시로 나는 땀이 자한이며, 자한이 날 때 운동을 하면 더욱 심해진다.

옥병풍산(玉屛風散)

처방				
	• 백출(白朮)	9.37g	• 황기(黃芪)	4.5g
	• 방풍(防風)	4.5g		

목표 표허로 자한되는 것을 다스린다.

활투 음허로 자한이 되는 데는 지황탕(地黃湯)을 합방해서 쓴다.
① 기가 허해서 자한이 되는 데는 보익탕(補益湯)을 합방하고, 부소맥을 가하면 더욱 좋다.

보중익기탕(補中益氣湯)

처방				
	• 황기(黃芪)	5.62g	• 당귀신(當歸身)	1.87g
	• 인삼(人蔘)	3.75g	• 진피(陳皮)	1.87g
	• 백출(白朮)	3.75g	• 승마(升麻)	1.12g
	• 감초(甘草)	3.75g	• 시호(柴胡)	1.12g

목표 노역을 아주 심하게 했거나 음식 조절을 못하여 신열이 나고 자한이 나는 것을 다스린다.

① 황백 1.12g, 홍화 0.75g을 가하면 가슴으로 들어가서 양혈한다.
② 자한에는 부자·마황근·부소맥을 가한다.
③ 이질이 오래 되어 물갈이 되는 데는 부자를 가한다.
④ 비색에는 맥문동과 산치자를 가한다.
⑤ 유뇨에는 산약과 오미자를 가한다.
⑥ 이후얼에는 부자·죽여·생강을 가한다.
⑦ 활설에는 가자와 육두구를 가한다.
⑧ 잉부의 소복추와 기함에는 승마와 방풍을 가한다.
⑨ 전신이 마비되는 기허에는 목과·오약·향부자·청피·방풍·천궁을 가하고, 계지도 조금 가한다.
⑩ 폐한과 탈항에는 가자 3.75g과 저근백피를 조금 가한다.
⑪ 도씨보중익기탕(陶氏補中益氣湯)은 인삼·백출·황기·당귀·시호·진피를 합쳐서 2.62g과 감초 1.87g을 가하고, 혹은 승마를 빼고 총백·생강·대추를 넣는다. 내외감의 두통·신열·자한을 다스린다.

【학투】 황기와 백출을 빼고 숙지황과 산약을 가한 것을 보음익기전(補陰益氣煎)이라고 한다.

⑫ 땀이 많으면 계지 7.5g, 방풍 3.75g과 부소맥·오매를 가한다.
⑬ 기가 허해서 요삽이 되면 빈랑·목향을 가하고, 혹 차전자·택사를 가하기도 한다.
⑭ 허리로 하중하면 빈랑·목향·황련을 가하며, 혹 오수유를 가하기도 한다. 복통에는 계심을 가하고, 열이 있을 때는 대황을 가하면 약간 유리하다.
⑮ 기가 허하고 조열이 있으면 시호를 배로 하고 별갑을 가한다.

소건중탕(小建中湯)

처방	• 백작약(白芍藥)	18.75g	• 감초(甘草)	3.75g
	• 계피(桂皮)	11.25g		

목표 허로·이급·복통·몽유·인건 등을 다스린다.
① 자한에 황기를 가해서 쓰는 것을 황기건중탕(黃芪建中湯)이라고 한다.
② 혈허에 당귀를 가해서 쓰는 것은 당귀건중탕(當歸建中湯)이다.
③ 이중탕(理中湯)과 합방한 것은 건리탕(建理湯)인데, 허랭·복통을 다스린다.

활투 적기와 산기가 상공하면 회향·오수유·호초·현호색·전갈 따위를 가한다.
④ 회충이 창궐하면 용안육 18.75g과 화초·오매·사군자 따위를 가한다.
⑤ 허가 심하면 인삼 11.25g~18.75g을 가한다.

팔물탕(八物湯)

처방	• 인삼(人蔘)	4.5g	• 숙지황(熟地黃)	4.5g
	• 백출(白朮)	4.5g	• 백작약(白芍藥)	4.5g
	• 백복령(白茯苓)	4.5g	• 천궁(川芎)	4.5g
	• 감초(甘草)	4.5g	• 당귀(當歸)	4.5g

목표 기와 혈이 다 허한 것을 다스린다.
① 일명 팔진탕(八珍湯)이다.
② 허림(虛淋)에는 황기·호장근·황금·우슬 등을 가한다.

활투 자학이 오래 된 데에는 인삼과 숙지황을 배로 하고, 시호·조금・사인 등을 가한다.
③ 한다에는 계지・황기・방풍을 가한다.
④ 두통에는 천마와 세신을 가한다.

🖎 인삼양영탕(人蔘養榮湯)

처방				
	• 백작약(白芍藥)	7.5g	• 진피(陳皮)	3.75g
	• 당귀(當歸)	3.75g	• 감초(甘草)	3.75g
	• 인삼(人蔘)	3.75g	• 숙지황(熟地黃)	2.81g
	• 백출(白朮)	3.75g	• 오미자(五味子)	2.81g
	• 황기(黃芪)	3.75g	• 방풍(防風)	2.81g
	• 육계(肉桂)	3.75g	• 원지(遠志)	1.87g

◀목표▶ 노손과 기혈 부족・기단・소식・한열・자한 등을 다스린다.

▌도한(盜汗)▐

몸이 쇠약하여 잠자는 사이에 저절로 식은땀이 나는 경우.

🖎 당귀육황탕(當歸六黃湯)

처방				
	• 황기(黃芪)	7.5g	• 황련(黃連)	2.62g
	• 생지황(生地黃)	3.75g	• 황백(黃栢)	2.62g
	• 숙지황(熟地黃)	3.75g	• 황금(黃芩)	2.62g
	• 당귀(當歸)	3.75g		

◀목표▶ 혈허・유화로 인한 도한을 다스리는 성약이다.
① 기허로 인한 도한에는 창출을 가한다.

🔖 소시호탕(小柴胡湯)

처방				
	• 시호(柴胡)	11.25g	• 반하(半夏)	3.75g
	• 황금(黃芩)	7.5g	• 감초(甘草)	1.87g
	• 인삼(人蔘)	3.75g		

목표 소양병인 반표반리의 왕래 한열을 다스린다.

① 일명 삼금탕(三禁湯 : 汗・吐・下의 3가지 치료법을 금함)이다.

활투 식학(食瘧)에는 평위산(平胃散)을 합방하든가 혹은 양위탕(養胃湯)을 합방한다. 서에는 향유・백편두를 가하고, 이질이 겸발되면 빈랑과 황금을 가하고, 설사가 겹치면 택사와 저령을 또 가한다.

🔖 육미지황원(六味地黃元)

처방				
	• 숙지황(熟地黃)	300g	• 백복령(白茯苓)	112.5g
	• 산약(山藥)	150g	• 목단피(牧丹皮)	112.5g
	• 산수유(山茱萸)	150g	• 택사(澤瀉)	112.5g

목표 신수 부족을 다스린다.

① 오미자 150g을 가한 것을 신기환(腎氣丸)이라고 한다. 이는 폐의 원천을 자양하여 신수를 나게 하는 것이다.
② 육계와 부자포를 각 37.5g씩 가하면 팔미원(八味元)인데, 명문 양허를 다스린다.
③ 음허부종에는 우슬과 차전자를 가하여 쓰는데, 금궤신기환(金匱腎氣丸)이라고 한다.
④ 유뇨무도에는 택사를 빼고 인지인을 가한다.
⑤ 노인 및 잉부의 전포에는 택사를 배로 한다.
⑥ 냉림(冷淋)으로 먼저 추워서 떨고 설하지 못하는 데는 팔미원(八味

元)이 좋다.

｛용법｝ 위의 약미들을 작말하여 오자대(梧子大)로 밀환을 지어 온주나 염탕으로 50~70알씩 복용한다.

⑦ 신기환(腎氣丸)에 오미자를 37.5g 가하여 속용하기도 한다.

｛활투｝ 20첩으로 분작해서 쓴다.

⑧ 음허부종에는 숙지황을 감하고, 우슬·차전자·계지·부자 등을 가한다.

⑨ 황달 증세가 있을 때는 인진을 가한다.

⑩ 상한이 과경하여 허열이 불퇴하고 입이 조하고 혀가 마르고 맥이 허한 증세 등에는 인삼을 배로 하고 맥문동·귤피 따위를 가한다.

⑪ 가감팔미원(加減八味元)을 소갈에 구복하면 영구히 없어진다. 소질되었으면 신기가 회복된 것이다.

✍ 십전대보탕(十全大補湯)

처방				
	• 인삼(人蔘)	4.5g	• 백작약(白芍藥)	4.5g
	• 백출(白朮)	4.5g	• 천궁(川芎)	4.5g
	• 백복령(白茯苓)	4.5g	• 당귀(當歸)	4.5g
	• 감초(甘草)	4.5g	• 황기(黃芪)	3.75g
	• 숙지황(熟地黃)	4.5g	• 육계(肉桂)	3.75g

｛목표｝ 기와 혈이 모두 허할 때 쓴다.

｛활투｝ 증세에 따라 가감할 수 있다.

27 담음(痰飮)

여러 종류의 담음증이 생길 경우.

▌풍담(風痰)▐

풍증으로 인하여 생기는 담병으로서 반신불수 등 기괴한 증상을 나타내기도 하고, 두풍·현훈·암풍·민란·축닉·순동의 증상을 나타내며, 담색은 청색이다.

도담탕(導淡湯)

처방				
	• 반하(半夏)	7.5g	• 지각(枳殼)	3.75g
	• 남성(南星)	3.75g	• 적복령(赤茯苓)	3.75g
	• 귤피(橘皮)	3.75g	• 감초(甘草)	3.75g

【목표】 중풍으로 인한 담성(痰聲 : 목구멍에서 가래가 끓는 소리), 어삽(語澁 : 말이 잘 나오지 않는 증세), 어지럼증을 다스린다.
이 처방에 황금과 황련을 가한 것은 청열도담탕, 강활과 백출을 가한 것은 거풍도담탕, 원지·창포·황련·황금·주사를 가한 것은 영신도담탕, 인삼·창포·죽여를 각 1.87g씩 가한 것은 척담탕이라고 한다.

【활투】 기허에 쓰도록 백출·전갈·백부자를 가하고 인삼을 배가한 것은 도담군자탕(導痰君子湯)이다.

소청룡탕(小靑龍湯)

처방				
	• 마황(麻黃)	5.62g	• 세신(細辛)	3.75g
	• 백작약(白芍藥)	5.62g	• 건강(乾薑)	3.75g

• 오미자(五味子)	5.62g	• 계지(桂枝)	3.75g
• 반하(半夏)	5.62g	• 감초(甘草)	3.75g

【목표】 상한으로 표가 불해(不解)하고 심하에 수기가 있으며, 건구·기역·발열·해천하는 증을 다스린다.
① 이 약을 먹고 갈증이 나는 것은 이기가 온해져서 몸 속의 수분이 발산되기 때문이다.

한담(寒痰)

냉담이라고도 한다. 팔과 다리가 차서 마비되고, 근육이 군데군데 쑤시며 담색은 청색이다. 곧 사지신경통과 같은 것이다.

✎ 반하온폐탕(半夏溫肺湯)

처방	• 반하(半夏)	3.75g	• 계심(桂心)	3.75g
	• 진피(陳皮)	3.75g	• 길경(桔梗)	3.75g
	• 선복화(旋覆花)	3.75g	• 백작약(白芍藥)	3.75g
	• 인삼(人蔘)	3.75g	• 백복령(白茯苓)	3.75g
	• 세신(細辛)	3.75g	• 감초(甘草)	3.75g

【목표】 중완(中脘)에 담수가 있어서 청수를 토하고 맥이 침·세·현·지한 것을 다스린다. 이는 위가 허랭한 탓이다.

✎ 화위이진전(和胃二陳煎)

처방	• 건강(乾薑)	7.5g	• 백복령(白茯苓)	5.62g
	• 진피(陳皮)	5.62g	• 감초(甘草)	2.62g
	• 반하(半夏)	5.62g	• 사인(砂仁)	1.87g

목표 위한으로 인한 생담·오심·구토·애기를 다스린다.

✎ 오적산(五積散)

처방				
• 창출(蒼朮)	7.5g	• 백작약(白芍藥)	3g
• 마황(麻黃)	3.75g	• 백복령(白茯苓)	3g
• 진피(陳皮)	3.75g	• 천궁(川芎)	2.62g
• 후박(厚朴)	3g	• 백지(白芷)	2.62g
• 길경(桔梗)	3g	• 반하(半夏)	2.62g
• 지각(枳殼)	3g	• 계피(桂皮)	2.62g
• 당귀(當歸)	3g	• 감초(甘草)	2.25g
• 건강(乾薑)	3g		

목표 풍한으로 인해 두통이 나고 몸이 아프며, 사지가 역랭하고 가슴과 배가 아프며, 구토·설사가 나고, 내상으로 냉증이 생기는 등의 증세를 다스린다.

① 좌섬 및 어혈종통에는 마황을 빼고 회향·목향·빈랑·도인·홍화를 가한다.
② 풍이 신을 상하여 허리의 좌우가 간간이 결리거나 양발이 뻣뻣해지면 방풍과 전갈을 가한다.
③ 백지와 계피를 제외하고 나머지 약미들을 초하면 숙료오적산(熟料五積散)이 된다.

학투 외감협체에는 산사·신곡·빈랑을 가한다.

④ 회충이 동하면 오매·화초를 가한다.
⑤ 산후협체와 어혈복통에는 마황을 빼고 산사 7.5g, 현호색 3.75g을 가한다.

이중탕(理中湯)

처방				
	• 인삼(人蔘)	7.5g	• 건강(乾薑)	7.5g
	• 백출(白朮)	7.5g	• 감초(甘草)	3.75g

[목표] 태음복통과 자리 불갈을 다스린다.

① 원방에 진피와 청피를 가한 것을 치중탕(治中湯)이라고 한다.

[학투] 소건중탕(小建中湯)과 합방한 것을 건리탕(建理湯)이라고 하는데, 비위허랭과 적취와 기가 상공(上攻)한 것을 다스린다.

② 오령산(五苓散)과 합방한 것을 이령탕(理苓湯)이라고 하는데, 양허부종을 다스린다.

③ 회적(蛔積 : 회충이 한데 뭉쳐 수시로 움직이는 증세)에는 계지·부자·화초·오매를 가한다.

④ 기허에는 인삼을 18.7~26.2g 배량한다.

⑤ 음달에는 이령탕(理苓湯)에 인진을 가하고, 설사에는 육두구·차전자를 가한다.

이진탕(二陳湯)

처방				
	• 반하(半夏)	7.5g	• 적복령(赤茯苓)	3.75g
	• 귤피(橘皮)	3.75g	• 감초(甘草)	1.87g

[목표] 담음을 통치한다.

① 좌두통은 혈허에 속한다. 조경·석중하면 사물탕(四物湯)을 합방한 데다가 형개·박하·세신·만형자·시호·황금 등을 가한다.

② 기울에는 이 약을 달인 물로 교감단(交感丹)을 삼킨다.

📝 팔미원(八味元)

처방					
	• 숙지황(熟地黃)	300g	• 목단피(牧丹皮)	112.5g
	• 산약(山藥)	150g	• 택사(澤瀉)	112.5g
	• 산수유(山茱萸)	150g	• 육계(肉桂)	37.5g
	• 백복령(白茯苓)	112.5g	• 부자포(附子炮)	37.5g

【목표】 신수 부족을 다스린다.
① 명문 양허를 다스린다.

∥습담(濕痰)∥

습기로 인하여 맥이 완하고, 얼굴이 누렇고 몸과 사지가 무겁고 나른하며, 눕기를 즐기고 배가 부르고 식체하며, 담이 활해서 배출이 잘 되고 분비량이 많은 담병이며 담색은 희다.

📝 이진탕(二陳湯)

처방					
	• 반하(半夏)	7.5g	• 적복령(赤茯苓)	3.75g
	• 귤피(橘皮)	3.75g	• 감초(甘草)	1.87g

【목표】 담음을 통치한다.
① 좌두통은 혈허에 속한다. 조경·석중하면 사물탕(四物湯)을 합방한 데다가 형개·박하·세신·만형자·시호·황금 등을 가한다.
② 기울에는 이 약을 달인 물로 교감단(交感丹)을 삼킨다.

∥열담(熱痰)∥

곧 화담이며 그 증세는 맥이 홍하고, 얼굴이 붉어지며 번열심통하고,

입 안이 마르고 입술이 건조해지며, 때로는 기뻐서 많이 웃고, 담이 굳어서 덩어리가 된다. 담의 색은 누렇다.

소조중탕(小調中湯)

처방				
	• 감초(甘草)	각등분	• 반하(半夏)	각등분
	• 황련(黃連)	각등분	• 과루인(瓜蔞仁)	각등분

목표 일체의 담화와 여러 가지의 괴병을 다스리며 비위를 잘 조리한다.

① 혹은 작말해서 양강의 전즙으로 쑨 풀로 환을 지어 백탕으로 50환을 복용한다.
② 적열과 토혈에 쓰며 18.75g씩 달여 먹는다.

학투 음허로 인한 담화에는 육미원(六味元)을 합방한다.

③ 혈허로 인한 담화에는 사물탕(四物湯)과 합방하든지 혹은 귀비탕(歸脾湯)과 합방한다.
④ 일체의 담화에는 도담탕(導痰湯)과 합방한다.

대조중탕(大調中湯)

처방				
	• 인삼(人蔘)	각등분	• 백작약(白芍藥)	각등분
	• 백출(白朮)	각등분	• 감초(甘草)	각등분
	• 백복령(白茯苓)	각등분	• 황련(黃連)	각등분
	• 당귀(當歸)	각등분	• 반하(半夏)	각등분
	• 천궁(川芎)	각등분	• 과루인(瓜蔞仁)	각등분
	• 생지황(生地黃)	각등분		

목표 일체의 담화와 여러 가지의 괴병을 다스리며 비위를 잘 조리한다.

① 작말해서 양강의 전즙으로 쑨 풀로 환을 지어 백탕으로 50환을 복용한다.

울담(鬱痰)

울담은 7정이 울결해서 목에 걸린 것인데, 일설로는 화담이 심장과 폐에 적체된 것이라고도 한다. 인후나 흉격에 끈끈하게 달라붙어서 토해도 나오지 않고 삼켜도 내려가지 않으며, 입과 목이 건조하고 기침이 나고 숨이 가쁘며, 가슴이 뭉클하고, 욕지기가 나고 얼굴이 마른 뼈같이 희고 맥은 침체하거나 활하다. 담색은 까맣다.

과루지실탕(瓜蔞枳實湯)

처방					
	• 과루인(瓜蔞仁)	3.75g	• 편금(片芩)	3.75g
	• 지실(枳實)	3.75g	• 치자(梔子)	3.75g
	• 길경(桔梗)	3.75g	• 당귀(當歸)	2.25g
	• 적복령(赤茯苓)	3.75g	• 축사(縮砂)	1.87g
	• 패모(貝母)	3.75g	• 목향(木香)	1.87g
	• 진피(陳皮)	3.75g	• 감초(甘草)	1.12g

【목표】 담이 맺혀서 흉만하고 기급(氣急)한 것을 다스린다.

사칠탕(四七湯)

처방					
	• 반하(半夏)	7.5g	• 후박(厚朴)	4.5g
	• 적복령(赤茯苓)	6g	• 소엽(蘇葉)	3g

【목표】 7기가 솜뭉치나 매핵처럼 응결해서 토하려 해도 나오지 않고 삼키려 해도 내려가지 않는 것 같은 흉비를 다스린다.

기담(氣痰)

7정이 울결하여 가래가 목에 걸려서 뱉고 삼키기가 곤란하며, 가슴이 답답하고 괴롭다.

가미사칠탕(加味四七湯)

처방				
	• 반하(半夏)	3.75g	• 후박(厚朴)	1.87g
	• 진피(陳皮)	3.75g	• 소엽(蘇葉)	1.87g
	• 적복령(赤茯苓)	3.75g	• 빈랑(檳榔)	1.87g
	• 신곡(神麴)	2.62g	• 축사(縮砂)	1.87g
	• 지실(枳實)	2.62g	• 백두구(白荳蔻)	1.12g
	• 남성(南星)	2.62g	• 익지인(益智仁)	1.12g
	• 청피(靑皮)	1.87g		

목표 담과 기가 울결되어 인후 사이를 꽉 막아서 장애하므로, 뱉으려 해도 나오지 않고 삼키려 해도 내려가지 않는 매핵기를 다스린다.

십육미유기음(十六味流氣飮)

처방				
	• 소엽(蘇葉)	5.62g	• 방풍(防風)	1.87g
	• 인삼(人蔘)	3.75g	• 오약(烏藥)	1.87g
	• 황기(黃芪)	3.75g	• 빈랑(檳榔)	1.87g
	• 당귀(當歸)	3.75g	• 백작약(白芍藥)	1.87g
	• 천궁(川芎)	1.87g	• 지각(枳殼)	1.87g
	• 관계(官桂)	1.87g	• 목향(木香)	1.87g
	• 후박(厚朴)	1.87g	• 감초(甘草)	1.87g
	• 백지(白芷)	1.87g	• 길경(桔梗)	1.12g

목표 유암(乳癌)을 다스린다.
① 청피 3.75g을 가해서 달여 먹는다.

식담(食痰)

식적담(食積痰)인데, 음식이 소화되지 않았거나 어혈이 껴서 과낭을 만들어, 뱃속에 덩어리와 비만증을 일으킨다.

정전가미이진탕(正傳加味二陳湯)

처방				
	• 산사육(山査肉)	5.62g	• 귤홍(橘紅)	2.62g
	• 향부자(香附子)	3.75g	• 백복령(白茯苓)	2.62g
	• 반하(半夏)	3.75g	• 신곡(神麯)	2.62g
	• 천궁(川芎)	3g	• 사인(砂仁)	1.87g
	• 백출(白朮)	3g	• 맥아(麥芽)	1.87g
	• 창출(蒼朮)	3g	• 감초(甘草)	1.12g

(목표) 식적과 담을 다스리며, 비를 보하여 음식을 소화시키고 기를 순행하게 한다.

주담(酒痰)

술을 마신 것이 소화되지 않았거나, 음주 후 차를 많이 마셔서 음식을 먹지 못하면서 신물을 토하고 담이 끓는 경우.

소조중탕(小調中湯)

처방				
	• 감초(甘草)	각등분	• 반하(半夏)	각등분
	• 황련(黃連)	각등분	• 과루인(瓜蔞仁)	각등분

(목표) 일체의 담화와 여러 가지의 괴병을 다스리며 비위를 잘 조리한다.

① 혹은 작말해서 양강의 전즙으로 쑨 풀로 환을 지어 백탕으로 50환

을 복용한다.

② 적열과 토혈에 쓰며 18.75g씩 달여 먹는다.

【학투】 음허로 인한 담화에는 육미원(六味元)을 합방한다.

③ 혈허로 인한 담화에는 사물탕(四物湯)과 합방하든지 혹은 귀비탕(歸脾湯)과 합방한다.

④ 일체의 담화에는 도담탕(導痰湯)과 합방한다.

대금음자(對金飮子)

처방				
	• 진피(陳皮)	11.25g	• 창출(蒼朮)	2.62g
	• 후박(厚朴)	2.62g	• 감초(甘草)	2.62g

【목표】 주상과 식상을 다스린다.

① 건갈 7.5g, 적복령·사인·신곡 각 3.75g을 가하면 더욱 좋다.

【학투】 냉에는 양강 7.5g, 초두구 3.75g을 가하면 역시 효력이 좋다.

경담(驚痰)

놀란 담이 가슴 속에 뭉쳐서 펄떡펄떡 뛰면서 몹시 아픈 증세를 일으키는 병증이다. 히스테리의 한 가지로서 여자들에게 많다.

곤담환(滾痰丸)

처방				
	• 대황(大黃)	300g	• 청몽석(靑礞石)	300g
	• 황금(黃芩)	300g	• 침향(沈香)	18.75g

【목표】 습열로 인한 담적이 변하여 백병이 생기는 것을 다스린다.

【용법】 위 약미들의 분말에다 물방울을 떨어뜨려 오자대로 환을 지어 다청이나 온수로 40~50환을 삼키되, 잠이 올 때 넘겨서 약기운이

인격 사이에 있게 한다.

유주(流注)

가슴·등·팔·다리·허리·사타구니 등이 욱신거리고, 근골이 당기면서 아프고, 앉으나 누우나 편안하지 않고, 아픈 데가 이리 저리 이동하고, 두통이 나며 정신이 흐려 졸음이 많고, 음식 맛이 없고 가래와 침이 차지며, 밤에는 가래가 성하여 톱질하는 소리를 하고, 침을 흘리며 팔다리가 마비되어 차고, 기맥이 통하지 않는 등 증세가 다양하다.

공연단(控涎丹)

처방				
	• 감수(甘遂)	각등분	• 백개자(白芥子)	각등분
	• 대극(大戟)	각등분		

【목표】 담음이 유주하여 작통하는 것을 다스린다.
① 일명 묘응단(妙應丹)이다.
【활투】 경담이면 주사를 입힌다.
② 통증이 심하면 전갈을 가한다.
③ 비통에는 목별자와 계심을 가한다.
④ 경담이 덩어리가 된 데에는 천산갑·별갑·현호색·봉출을 가한다.
【용법】 위의 약미들을 작말해서 오자대로 호환을 지어, 잘 때에 임박해서 생강탕이나 온수로 7환 내지 10환을 복용한다.

통순산(通順散)

처방				
	• 적작약(赤芍藥)	3.75g	• 회향(茴香)	3.75g
	• 목통(木通)	3.75g	• 오약(烏藥)	3.75g
	• 백지(白芷)	3.75g	• 당귀(當歸)	3.75g

• 하수오(何首烏)	3.75g	• 감초(甘草)	3.75g
• 지각(枳殼)	3.75g		

◀목표▶ 일명 영위반혼탕(榮衛返魂湯)·추풍통기산(追風通氣散)·하수오산(何首烏散)이라고 한다.
① 담음으로 인해 병이 된 것을 모두 다스리는데 주로 담종을 다스린다.
② 인동을 가하면 효력이 매우 좋다.
③ 허하면 부자를 가한다.
④ 실하면 대황을 가한다.
⑤ 담에는 남성과 반하를 가한다.
⑥ 종경에는 천궁·마황·총백·전갈·천산갑을 가한다.
⑦ 유주에는 독활을 가한다.

◀용법▶ 주수 각반으로 전복한다.

◀활투▶ 기허에는 인삼을 가한다.
⑧ 담결에는 백개자를 가한다.
⑨ 냉에는 생강과 부자를 가한다.

담궐(痰厥)

내허해서 한기를 받아 담기가 막혀 손발이 차고 마비되며, 혼도하여 인사불성이 되기도 한다.

곽향정기산(藿香正氣散)

처방				
	• 곽향(藿香)	5.62g	• 백출(白朮)	1.87g
	• 소엽(蘇葉)	3.75g	• 진피(陳皮)	1.87g
	• 백지(白芷)	1.87g	• 반하(半夏)	1.87g
	• 대복피(大腹皮)	1.87g	• 길경(桔梗)	1.87g

• 백복령(白茯苓)	1.87g	• 감초(甘草)	1.87g
• 후박(厚朴)	1.87g		

【목표】 상한음증과 신통 등 표증과 이증을 분간하지 않고 다스린다. 이 약으로 도인경락하면 변동하지 않는다.

【활투】 남성과 목향을 가한 것을 성향정기산(星香正氣散)이라고 하며, 대개 중기·중풍·담궐·식궐 등에 먼저 이 약 1~2첩을 써서 그 기를 바로잡은 후 증세에 따라 치료한다.

① 복령·후박·진피·반하를 각 3.75g씩 증량하면 효력이 매우 좋다.
② 서(暑)에는 향유 7.5g, 백편두 3.75g을 가하는데 이를 여곽탕(茹藿湯)이라고 한다.
③ 식상협체에는 산사육·신곡·빈랑·지실·사인을 가한다.
④ 외감에는 건갈·변향부자·강활을 가하고 두통에는 천궁을 가하며, 지절통에는 목과를 가하고 오한에는 계지를 가한다.
⑤ 자현과 임산에는 사인을 가해도 좋다.
⑥ 부종에는 사령산(四苓散)을 합방하여 쓰는데, 이렇게 한 것을 곽령탕(藿苓湯)이라고 하며, 기천이 되면 소경을 가해도 좋다.

소자강기탕(蘇子降氣湯)

처방
• 반하국(半夏麴)	3.75g	• 당귀(當歸)	1.87g
• 소자(蘇子)	3.75g	• 전호(前胡)	1.87g
• 관계(官桂)	2.81g	• 후박(厚朴)	1.87g
• 진피(陳皮)	2.81g	• 감초(甘草)	1.87g

【목표】 상기천촉을 다스린다.

【활투】 기허에는 인삼 11.25~18.75g, 맥문동 7.5g, 오미자 3.75g을 가한다.

① 음허에는 숙지황 18.75~26.25g을 가한다.

담괴(痰塊)

습담이 엉기어 크고 작은 멍울이 온 몸에 생기는 것인데, 해부해 보면 고름은 없고 담혈이나 육괴 같은 것이 나온다.

죽력달담환(竹瀝達痰丸)

처방				
	• 반하(半夏)	37.5g	• 황금(黃芩)	37.5g
	• 진피(陳皮)	37.5g	• 청몽석(靑礞石)	37.5g
	• 백출(白朮)	37.5g	• 인삼(人蔘)	56.25g
	• 백복령(白茯苓)	37.5g	• 감초(甘草)	56.25g
	• 대황(大黃)	37.5g	• 침향(沈香)	18.75g

【목표】 담을 이동시켜서 대변을 따라서 나오게 하고, 원기는 손상치 않는다.

【용법】 위의 약미들의 분말과 죽력 1완 반을 생강즙 3숟가락으로 고루 버무려 볕에 말리기를 5~6번 반복해 가지고 죽력과 강즙으로 팥알 만큼씩 환을 지어 잘 때에 100환씩 미음이나 생강탕으로 삼킨다.
① 담이 사지에 있으면 죽력이 아니고는 풀 수가 없다.

개기소담탕(開氣消痰湯)

처방				
	• 길경(桔梗)	3.75g	• 지실(枳實)	1.87g
	• 변향부(便香附)	3.75g	• 강활(羌活)	1.87g
	• 백강잠(白殭蠶)	3.75g	• 형개(荊芥)	1.87g
	• 진피(陳皮)	2.62g	• 빈랑(檳榔)	1.87g
	• 편금(片芩)	2.62g	• 사간(射干)	1.87g
	• 지각(枳殼)	2.62g	• 위령선(威靈仙)	1.87g

• 전호(前胡)	1.87g	• 목향(木香)	1.12g
• 반하(半夏)	1.87g	• 감초(甘草)	1.12g

〈목표〉 흉중위완(胸中胃脘)에서 인문(咽門)에 이르기까지 줄지어 동통이 나고, 수족에 호두 같은 담핵이 있는 것을 다스리는 데 매우 효험이 있다.

담음통치(痰飮通治)

담음의 통치약.

이진탕(二陳湯)

처방			
• 반하(半夏)	7.5g	• 적복령(赤茯苓)	3.75g
• 귤피(橘皮)	3.75g	• 감초(甘草)	1.87g

〈목표〉 담음을 통치한다.
① 좌두통은 혈허에 속한다. 조경·석중하면 사물탕(四物湯)을 합방한 데다가 형개·박하·세신·만형자·시호·황금 등을 가한다.
② 기울에는 이 약을 달인 물로 교감단(交感丹)을 삼킨다.

궁하탕(芎夏湯)

처방			
• 천궁(川芎)	3.75g	• 청피(靑皮)	1.87g
• 반하(半夏)	3.75g	• 지각(枳殼)	1.87g
• 적복령(赤茯苓)	3.75g	• 백출(白朮)	0.93g
• 진피(陳皮)	1.87g	• 감초(甘草)	0.93g

〈목표〉 축수와 이음에 통용된다.
〈활투〉 담견에는 백개자와 향부자를 가한다.

① 냉담에는 생강·계지·회향을 가한다.
② 해수에는 패모·행인을 가한다.

육군자탕(六君子湯)

처방				
	• 반하(半夏)	5.62g	• 백복령(白茯苓)	3.75g
	• 백출(白朮)	5.62g	• 인삼(人蔘)	3.75g
	• 진피(陳皮)	3.75g	• 감초(甘草)	1.87g

[목표] 원기가 허하고, 목구멍에서 가래 끓는 소리가 나는 증세를 다스린다.

[활투] 허랭(虛冷)에는 생강·계지를 가한다.
① 한다(汗多)에는 계지와 황기를 가한다.
② 혈조(血燥)에는 숙지황·당귀·백작약을 가한다.
③ 해수(咳嗽)에는 패모·오미자를 가한다.
④ 기체(氣滯 : 뱃속에 가스가 많이 생겨서 도포증이 일어나는 증세)에는 향부자·목향을 가한다.
⑤ 협감(挾感 : 감기에 걸림)에는 향부자와 건갈을 가한다.
⑥ 협식(挾食 : 위장병)에는 신곡·사인·지실을 가한다.
⑦ 부종(浮腫)에는 사령산(四苓散)을 합방한다.

곤담환(滾痰丸)

처방				
	• 대황(大黃)	300g	• 청몽석(靑礞石)	300g
	• 황금(黃芩)	300g	• 침향(沈香)	18.75g

[목표] 습열로 인한 담적이 변하여 백병이 생기는 것을 다스린다.

[용법] 위 약미들의 분말에다 물방울을 떨어뜨려 오자대로 환을 지

어 다청이나 온수로 40~50환을 삼키되, 잠이 올 때 넘겨서 약기운이 인격 사이에 있게 한다.

✎ 도담탕(導淡湯)

처방				
	• 반하(半夏)	7.5g	• 지각(枳殼)	3.75g
	• 남성(南星)	3.75g	• 적복령(赤茯苓)	3.75g
	• 귤피(橘皮)	3.75g	• 감초(甘草)	3.75g

【목표】 중풍으로 인한 담성(痰聲 : 목구멍에서 가래가 끓는 소리), 어삽(語澁 : 말이 잘 나오지 않는 증세), 어지럼증을 다스린다.

이 처방에 황금과 황련을 가한 것은 청열도담탕, 강활과 백출을 가한 것은 거풍도담탕, 원지・창포・황련・황금・주사를 가한 것은 영신도담탕, 인삼・창포・죽여를 각 1.87g씩 가한 것은 척담탕이라고 한다.

【학투】 기허에 쓰도록 백출・전갈・백부자를 가하고 인삼을 배가한 것은 도담군자탕(導痰君子湯)이다.

✎ 소청룡탕(小靑龍湯)

처방				
	• 마황(麻黃)	5.62g	• 세신(細辛)	3.75g
	• 백작약(白芍藥)	5.62g	• 건강(乾薑)	3.75g
	• 오미자(五味子)	5.62g	• 계지(桂枝)	3.75g
	• 반하(半夏)	5.62g	• 감초(甘草)	3.75g

【목표】 상한으로 표가 불해(不解)하고 심하에 수기가 있으며, 건구・기역・발열・해천하는 증을 다스린다.

① 이 약을 먹고 갈증이 나는 것은 이기가 온해져서 몸 속의 수분이 발산되기 때문이다.

【적응증】 기관지염・천식・폐렴・백일해・신염

28 충(蟲)

기생충병. 기생충의 경우.

회궐(蛔厥)

회충이 성하여 배가 아프다가 멎고, 번조해지다가 구토도 하고 회충을 토하기도 한다.

✎ 오매환(烏梅丸)

처방				
	• 오매(烏梅)	28.12g	• 부자(附子)	11.25g
	• 황련(黃連)	28.12g	• 계심(桂心)	11.25g
	• 당귀(當歸)	11.25g	• 인삼(人蔘)	11.25g
	• 천초(川椒)	11.25g	• 황백(黃栢)	11.25g
	• 세신(細辛)	11.25g		

【목표】 회궐로 인한 심복통을 다스린다.

【용법】 위의 약미들의 분말과, 초침해서 만든 오매가루를 섞은 약말을 찧어서 아주 고르게 만들어 오자대로 환을 지어 10~20환씩 미음으로 먹는다.

✎ 건리탕(健理湯)

처방				
	• 인삼(人蔘)	11.25~18.75g	• 백출(白朮)	3.75g
	• 건강(乾薑)	7.5g	• 백작약(白芍藥)	3.75g
	• 계지(桂枝)	7.5g	• 감초(甘草)	1.87g

【목표】 비위 허랭 혹은 적취 기상하여 심복 자통하는 것을 다스린다. 그러므로 양비·배원하는 약이다.

【활투】 진피와 청피를 가한 것을 치중탕(治中湯)이라고 한다.

🖉 안회이중탕(安蛔理中湯)

처방				
	• 백출(白朮)	3.75g	• 인삼(人蔘)	2.62g
	• 건강(乾薑)	2.62g	• 백복령(白茯苓)	2.62g

【목표】 비허와 충통(蟲痛)을 다스린다.

【활투】 허랭에는 인삼과 생강을 배로 하고, 계심을 가하거나 용안육 11.25~18.75g을 가한다.

🖉 삼원음(蔘圓飮)

처방				
	• 인삼(人蔘)	18.75~26.25g	• 귤피(橘皮)	3.75g
	• 용안육(龍眼肉)	18.75~26.25g		

【목표】 회궐로 인한 심복통을 다스리는데, 이미 온보해 보아도 통증이 멎지 않으면 이 약으로 윤하게 한다.

① 계심 3.75~7.5g을 가하기도 한다.

🖉 이중탕(理中湯)

처방				
	• 인삼(人蔘)	7.5g	• 건강(乾薑)	7.5g
	• 백출(白朮)	7.5g	• 감초(甘草)	3.75g

【목표】 태음복통과 자리 불갈을 다스린다.

① 원방에 진피와 청피를 가한 것을 치중탕(治中湯)이라고 한다.

〔학투〕 소건중탕(小建中湯)과 합방한 것을 건리탕(建理湯)이라고 하는데, 비위허랭과 적취와 기가 상공(上攻)한 것을 다스린다.
② 오령산(五苓散)과 합방한 것을 이령탕(理苓湯)이라고 하는데, 양허부종을 다스린다.
③ 회적(蛔積 : 회충이 한데 뭉쳐 수시로 움직이는 증세)에는 계지·부자·화초·오매를 가한다.
④ 기허에는 인삼을 18.7~26.2g 배량한다.
⑤ 음달에는 이령탕(理苓湯)에 인진을 가하고, 설사에는 육두구·차전자를 가한다.

온장환(溫臟丸)

처방				
	• 인삼(人蔘)	150g	• 세비육(細榧肉)	75g
	• 백출(白朮)	150g	• 사군자육(使君子肉)	75g
	• 백작약(白芍藥)	150g	• 빈랑(檳榔)	75g
	• 백복령(白茯苓)	150g	• 건강(乾薑)	37.5g
	• 천초(川椒)	150g	• 오수유(吳茱萸)	37.5g
	• 당귀(當歸)	150g		

〔목표〕 충적을 이미 몰아냈는데 다시 생기는 것은 대개 장기가 허한하기 때문이니, 비위를 온보해서 튼튼하게 해야 한다.
① 장이 한하면 부자를 가한다.
② 장이 열하면 황련을 가한다.

〔학투〕 계심과 오매를 가해도 좋다.

〔용법〕 위의 약미들을 작말하여 신곡호로 오자대의 환을 지어, 배고플 때 50~70환씩 백탕으로 먹는다.

연진탕(楝陳湯)

처방	• 고연근피(苦楝根皮)	7.5g	• 적백령(赤茯苓)	3.75g
	• 진피(陳皮)	3.75g	• 감초(甘草)	1.87g
	• 반하(半夏)	3.75g		

목표 소아의 회충을 다스린다.

학투 협체가 있으면 산사·신곡·빈랑을 가한다.
① 통증이 심하면 사군자와 오매를 가한다.

흉통(胸痛)

회충으로 인한 흉통의 경우.

수점산(手拈散)

처방	• 초과(草果)	각등분	• 오령지(五靈脂)	각등분
	• 현호색(玄胡索)	각등분	• 몰약(沒藥)	각등분

목표 구종심통 및 심비통을 다스린다.

용법 위의 약미들을 작말하여 술에 조합해서 3.75~7.5g을 복용한다.

학투 탕을 만들어 쓰기도 한다.
① 허랭에는 건리탕(建理湯)을 합방한다.
② 협체에는 산사·신곡·빈랑을 가한다.
③ 회궐에는 산사·계심·오매·화초를 가한다.

✎ 후박온중탕(厚朴溫中湯)

처방		
• 건강(乾薑) 7.5g	• 초두구(草豆蔻) 2.62g
• 후박(厚朴) 5.62g	• 목향(木香) 1.87g
• 진피(陳皮) 5.62g	• 감초(甘草) 1.87g
• 적복령(赤茯苓) 2.62g	

【목표】 객한이 위를 침범하여 심복이 허랭하고 붓고 아픈 것을 다스린다.

【학투】 기허에는 인삼과 계지를 가한다.
① 협체에는 산사·신곡·빈랑·지실을 가한다.
② 회가 동하면 산사·빈랑·사군자·오매·화초를 가한다.

✎ 인삼양위탕(人蔘養胃湯)

처방		
• 창출(蒼朮) 5.62g	• 곽향(藿香) 3.75g
• 진피(陳皮) 4.68g	• 인삼(人蔘) 1.87g
• 후박(厚朴) 4.68g	• 초과(草果) 1.87g
• 반하(半夏) 4.68g	• 감초(甘草) 1.87g
• 적복령(赤茯苓) 3.75g	

【목표】 상한음증 및 외감풍한·내상생랭·증한장렬·두통·신통 등을 다스린다.

【학투】 진피와 후박·반하를 속방에서는 모두 3.75g씩 쓴다.
① 협체에는 산사 7.5g, 신곡·빈랑 각 3.75g, 지실 2.62g을 가한다.
② 외감에는 건갈·변향부 각 3.75g, 소엽 2.62g을 가하고, 울열에는 두시(豆豉) 30~50알을 가하고, 열이 심하면 산치자 1.87~2.62g을 또 가한다.

③ 서(暑)에는 향유와 백편두를 가하는데 이것을 향유양위탕(香薷養胃湯)이라고 한다.
④ 설사에는 택사·차전자·저령을 가한다.
⑤ 이질에는 신곡·지각·천황련 각 3.75g과 당목향 1.87g, 빈랑가루 3.75g을 가하여 조복하고, 혈리(血痢)에는 도인을 가하며 요(尿)불리에는 저령·택사를 가한다.
⑥ 학질에는 시호 7.5g, 황금·빈랑 각 3.75g을 가하고, 초과를 배로 하며, 노학(老瘧)에는 75g의 생강즙에 타서 복용한다.
⑦ 임부의 잡증도 위의 각 조에 의거하되 창출을 백출로 바꾸고 반하를 뺀다.
⑧ 회적에는 산사육·빈랑·사군자·화초 등을 가한다.
⑨ 냉적에는 계지·건강포 각 7.5g을 가하는데, 이것을 계강양위탕(桂薑養胃湯)이라고 한다.

29 소변(小便)

소변 이상제증. 소변에 이상이 있는 경우.

▌불리(不利)▐

소변이 배출은 되나 순조롭게 쾌통하지 못하는 증상.

✍ 도적산(導赤散)

처방				
	• 생지황(生地黃)	3.75g	• 감초(甘草)	3.75g
	• 목통(木通)	3.75g		

【목표】 소장열로 인한 소변불리를 다스린다.
 ① 사령산(四苓散)과 합방한 것을 이열탕(移熱湯)이라고 하며, 구미·심위의 옹열·구창 등을 다스린다.
 ② 다른 한 처방에는 죽엽이 있고 등심이 없다.

【활투】 열이 심하면 황금·황련·맥문동을 가한다.

✍ 청심연자음(淸心蓮子飮)

처방				
	• 연자(蓮子)	7.5g	• 차전자(車前子)	2.62g
	• 인삼(人蔘)	3.75g	• 맥문동(麥門冬)	2.62g
	• 황기(黃芪)	3.75g	• 지골피(地骨皮)	2.62g
	• 적복령(赤茯苓)	3.75g	• 감초(甘草)	2.62g
	• 황금(黃芩)	2.62g		

【목표】 심화가 타 올라서 입이 마르고 번갈하며 소변이 붉고 삽한

것을 다스린다.
① 소변을 따라 나오는 정액 같은 백물을 다스려 심화를 내리는 데 좋다.
② 소변의 적탁과 백탁도 다스린다.
③ 이 약은 먹지 못해서 갈한 것을 다스린다.

사물탕(四物湯)

처방				
	• 숙지황(熟地黃)	4.68g	• 천궁(川芎)	4.68g
	• 백작약(白芍藥)	4.68g	• 당귀(當歸)	4.68g

목표 혈병을 통치한다.
① 각통(脚痛) 혈열에는 지백과 우슬을 가한다.
② 허양(虛痒)에는 황금을 가하고 부평초(浮萍草) 가루를 첨가한다.
③ 봄에는 천궁을 배로 하고, 여름에는 작약을 배로 하며, 가을에는 지황을 배로 하고, 겨울에는 당귀를 배로 한다.
④ 봄에는 방풍을 가하고, 여름에는 황금을 가하며, 가을에는 천문동을 가하고, 겨울에는 계지를 가한다.

학두 혈허(血虛)의 증세로 월경이 고르지 못할 때는 향부자·익모초·오수유·육계·인삼 등을 가한다.

불통(不通)

급성병이며 소변이 똑똑 떨어지기만 하거나 아주 통하지 않는 경우도 있다.

팔정산(八正散)

처방				
	• 구맥(瞿麥)	3.75g	• 치자(梔子)	3.75g
	• 대황(大黃)	3.75g	• 차전자(車前子)	3.75g

• 목통(木通)	3.75g	• 감초(甘草)	3.75g
• 편축(萹蓄)	3.75g	• 등심(燈心)	3.75g
• 활석(滑石)	3.75g		

【목표】 방광의 적열로 인한 소변의 융폐를 다스린다.
【적응증】 방광염・요도염・소변불통

✍ 우공산(禹功散)

처방					
	• 진피(陳皮)	3.75g	• 목통(木通)	3.75g
	• 반하(半夏)	3.75g	• 조령(條苓)	3.75g
	• 적복령(赤茯苓)	3.75g	• 산치(山梔)	3.75g
	• 저령(豬苓)	3.75g	• 승마(升麻)	1.12g
	• 택사(澤瀉)	3.75g	• 감초(甘草)	0.75g
	• 백출(白朮)	3.75g		

【목표】 소변불통을 다스린다. 여러 가지 방법으로도 치료가 안 될 때 이 약을 복용하면 잘 낫는다.

✍ 대분청음(大分淸飮)

처방					
	• 적복령(赤茯苓)	3.75g	• 치자(梔子)	3.75g
	• 택사(澤瀉)	3.75g	• 지각(枳殼)	3.75g
	• 목통(木通)	3.75g	• 차전자(車前子)	3.75g
	• 저령(豬苓)	3.75g		

【목표】 적열이 폐결되어 소변불리하고, 황달과 요혈 및 임폐된 것을 다스린다.
① 황달일 경우는 인진을 가한다.

② 목통과 차전자를 빼고 의이인과 후박을 가한 것을 소분청음(小分淸飮)이라고 하며, 습체로 보양을 받아들이지 못하는 것을 다스린다.

보중익기탕(補中益氣湯)

처방
- 황기(黃芪)　　　　5.62g
- 인삼(人蔘)　　　　3.75g
- 백출(白朮)　　　　3.75g
- 감초(甘草)　　　　3.75g
- 당귀신(當歸身)　　1.87g
- 진피(陳皮)　　　　1.87g
- 승마(升麻)　　　　1.12g
- 시호(柴胡)　　　　1.12g

목표　노역을 아주 심하게 했거나 음식 조절을 못하여 신열이 나고 자한이 나는 것을 다스린다.

① 황백 1.12g, 홍화 0.75g을 가하면 가슴으로 들어가서 양혈한다.
② 자한에는 부자·마황근·부소맥을 가한다.
③ 이질이 오래 되어 물갈이 되는 데는 부자를 가한다.
④ 비색에는 맥문동과 산치자를 가한다.
⑤ 유뇨에는 산약과 오미자를 가한다.
⑥ 이후얼에는 부자·죽여·생강을 가한다.
⑦ 활설에는 가자와 육두구를 가한다.
⑧ 잉부의 소복추와 기함에는 승마와 방풍을 가한다.
⑨ 전신이 마비되는 기허에는 목과·오약·향부자·청피·방풍·천궁을 가하고, 계지도 조금 가한다.
⑩ 폐한과 탈항에는 가자 3.75g과 저근백피를 조금 가한다.
⑪ 도씨보중익기탕(陶氏補中益氣湯)은 인삼·백출·황기·당귀·시호·진피를 합쳐서 2.62g과 감초 1.87g을 가하고, 혹은 승마를 빼고 총백·생강·대추를 넣는다. 내외감의 두통·신열·자한을 다스린다.

활투　황기와 백출을 빼고 숙지황과 산약을 가한 것을 보음익기전

(補陰益氣煎)이라고 한다.
⑫ 땀이 많으면 계지 7.5g, 방풍 3.75g과 부소맥·오매를 가한다.
⑬ 기가 허해서 요삽이 되면 빈랑·목향을 가하고, 혹 차전자·택사를 가하기도 한다.
⑭ 허리로 하중하면 빈랑·목향·황련을 가하며, 혹 오수유를 가하기도 한다. 복통에는 계심을 가하고, 열이 있을 때는 대황을 가하면 약간 유리하다.
⑮ 기가 허하고 조열이 있으면 시호를 배로 하고 별갑을 가한다.

자신환(滋腎丸)

처방				
	• 황백(黃栢)	37.5g	• 관계(官桂)	1.87g
	• 지모(知母)	37.5g		

(목표) 갈하지 않으면서 소변이 불통하는 것을 다스린다.

(용법) 위의 약미들의 분말을 오자대로 환을 지어 공심에 백탕으로 100환을 삼킨다.

팔물탕(八物湯)

처방				
	• 인삼(人蔘)	4.5g	• 숙지황(熟地黃)	4.5g
	• 백출(白朮)	4.5g	• 백작약(白芍藥)	4.5g
	• 백복령(白茯苓)	4.5g	• 천궁(川芎)	4.5g
	• 감초(甘草)	4.5g	• 당귀(當歸)	4.5g

(목표) 기와 혈이 다 허한 것을 다스린다.
① 일명 팔진탕(八珍湯)이다.
② 허림(虛淋)에는 황기·호장근·황금·우슬 등을 가한다.

(활투) 자학이 오래 된 데에는 인삼과 숙지황을 배로 하고, 시호·조

금・사인 등을 가한다.
③ 한다에는 계지・황기・방풍을 가한다.
④ 두통에는 천마와 세신을 가한다.

자음강화탕(滋飮降火湯)

처방				
	• 백작약(白芍藥)	4.87g	• 생지황(生地黃)	3g
	• 당귀(當歸)	4.5g	• 진피(陳皮)	2.62g
	• 숙지황(熟地黃)	3.75g	• 지모(知母)	1.87g
	• 맥문동(麥門冬)	3.75g	• 황백(黃栢)	1.87g
	• 백출(白朮)	3.75g	• 감초(甘草)	1.87g

【목표】 음허화동으로 인한 도한・오열・해수・담성・각혈・육수를 다스린다.

【활투】 기침이 심하면 패모와 상백피를 가한다.

팔미원(八味元)

처방				
	• 숙지황(熟地黃)	300g	• 목단피(牧丹皮)	112.5g
	• 산약(山藥)	150g	• 택사(澤瀉)	112.5g
	• 산수유(山茱萸)	150g	• 육계(肉桂)	37.5g
	• 백복령(白茯苓)	112.5g	• 부자포(附子炮)	37.5g

【목표】 신수 부족을 다스린다.
① 명문 양허를 다스린다.

도담탕(導淡湯)

처방				
	• 반하(半夏)	7.5g	• 지각(枳殼)	3.75g
	• 남성(南星)	3.75g	• 적복령(赤茯苓)	3.75g
	• 귤피(橘皮)	3.75g	• 감초(甘草)	3.75g

「목표」 중풍으로 인한 담성(痰聲 : 목구멍에서 가래가 끓는 소리), 어삽(語澁 : 말이 잘 나오지 않는 증세), 어지럼증을 다스린다.
 이 처방에 황금과 황련을 가한 것은 청열도담탕, 강활과 백출을 가한 것은 거풍도담탕, 원지·창포·황련·황금·주사를 가한 것은 영신도담탕, 인삼·창포·죽여를 각 1.87g씩 가한 것은 척담탕이라고 한다.
「활투」 기허에 쓰도록 백출·전갈·백부자를 가하고 인삼을 배가한 것은 도담군자탕(導痰君子湯)이다.

🍃 도적산(導赤散)

처방				
	• 생지황(生地黃)	3.75g	• 감초(甘草)	3.75g
	• 목통(木通)	3.75g		

「목표」 소장열로 인한 소변불리를 다스린다.
 ① 사령산(四苓散)과 합방한 것은 이열탕(移熱湯)이라고 하며, 구미·심위의 옹열·구창 등을 다스린다.
 ② 다른 한 처방에는 죽엽이 있고 등심이 없다.
「활투」 열이 심하면 황금·황련·맥문동을 가한다.

🍃 신보원(神保元)

처방				
	• 전갈(全蝎)	7枚	• 호초(胡椒)	9.37g
	• 파두(巴豆)	10枚	• 주사(朱砂)	3.75g
	• 목향(木香)	9.37g		

「목표」 모든 기의 주통을 다스리며, 심격통·복협통·신기통을 다스린다.
「용법」 위의 약미들을 작말하여 쪄서 떡을 만들어 마자같이 환을 지

어 주사를 입혀서 5~7환을 생강탕이나 온주로 복용한다.

✍ 이진탕(二陳湯)

처방				
	• 반하(半夏)	7.5g	• 적복령(赤茯苓)	3.75g
	• 귤피(橘皮)	3.75g	• 감초(甘草)	1.87g

목표 담음을 통치한다.

① 좌두통은 혈허에 속한다. 조경·석중하면 사물탕(四物湯)을 합방한 데다가 형개·박하·세신·만형자·시호·황금 등을 가한다.
② 기울에는 이 약을 달인 물로 교감단(交感丹)을 삼킨다.

✍ 육미지황원(六味地黃元)

처방				
	• 숙지황(熟地黃)	300g	• 백복령(白茯苓)	112.5g
	• 산약(山藥)	150g	• 목단피(牧丹皮)	112.5g
	• 산수유(山茱萸)	150g	• 택사(澤瀉)	112.5g

목표 신수 부족을 다스린다.

① 오미자 150g을 가한 것을 신기환(腎氣丸)이라고 한다. 이는 폐의 원천을 자양하여 신수를 나게 하는 것이다.
② 육계와 부자포를 각 37.5g씩 가하면 팔미원(八味元)인데, 명문 양허를 다스린다.
③ 음허부종에는 우슬과 차전자를 가하여 쓰는데, 금궤신기환(金匱腎氣丸)이라고 한다.
④ 유뇨무도에는 택사를 빼고 익지인을 가한다.
⑤ 노인 및 잉부의 전포에는 택사를 배로 한다.
⑥ 냉림(冷淋)으로 먼저 추워서 떨고 설하지 못하는 데는 팔미원(八味元)이 좋다.

[용법] 위의 약미들을 작말하여 오자대(梧子大)로 밀환을 지어 온주나 염탕으로 50~70알씩 복용한다.

⑦ 신기환(腎氣丸)에 오미자를 37.5g 가하여 속용하기도 한다.

[학투] 20첩으로 분작해서 쓴다.

⑧ 음허부종에는 숙지황을 감하고, 우슬·차전자·계지·부자 등을 가한다.

⑨ 황달 증세가 있을 때는 인진을 가한다.

⑩ 상한이 과경하여 허열이 불퇴하고 입이 조하고 혀가 마르고 맥이 허한 증세 등에는 인삼을 배로 하고 맥문동·귤피 따위를 가한다.

⑪ 가감팔미원(加減八味元)을 소갈에 구복하면 영구히 없어진다. 소질되었으면 신기가 회복된 것이다.

✍ 삼출음(蔘朮飮)

처방				
	• 숙지황(熟地黃)	3.75g	• 백출(白朮)	3.75g
	• 백작약(白芍藥)	3.75g	• 반하(半夏)	3.75g
	• 천궁(川芎)	3.75g	• 진피(陳皮)	3.75g
	• 당귀(當歸)	3.75g	• 감초(甘草)	1.87g
	• 인삼(人蔘)	3.75g		

[목표] 잉부의 전포로 인한 요폐를 다스린다.

[용법] 위의 약미들을 달여 먹고 토하도록 한다.

▌기허요삽(氣虛尿澁)▐

기가 허하고 부족하여 요도가 뿌듯하고 소변보기가 힘든 경우.

보중익기탕(補中益氣湯)

처방				
	• 황기(黃芪)	5.62g	• 당귀신(當歸身)	1.87g
	• 인삼(人蔘)	3.75g	• 진피(陳皮)	1.87g
	• 백출(白朮)	3.75g	• 승마(升麻)	1.12g
	• 감초(甘草)	3.75g	• 시호(柴胡)	1.12g

【목표】 노역을 아주 심하게 했거나 음식 조절을 못하여 신열이 나고 자한이 나는 것을 다스린다.

① 황백 1.12g, 홍화 0.75g을 가하면 가슴으로 들어가서 양혈한다.
② 자한에는 부자·마황근·부소맥을 가한다.
③ 이질이 오래 되어 물갈이 되는 데는 부자를 가한다.
④ 비색에는 맥문동과 산치자를 가한다.
⑤ 유뇨에는 산약과 오미자를 가한다.
⑥ 이후얼에는 부자·죽여·생강을 가한다.
⑦ 활설에는 가자와 육두구를 가한다.
⑧ 잉부의 소복추와 기함에는 승마와 방풍을 가한다.
⑨ 전신이 마비되는 기허에는 목과·오약·향부자·청피·방풍·천궁을 가하고, 계지도 조금 가한다.
⑩ 폐한과 탈항에는 가자 3.75g과 저근백피를 조금 가한다.
⑪ 도씨보중익기탕(陶氏補中益氣湯)은 인삼·백출·황기·당귀·시호·진피를 합쳐서 2.62g과 감초 1.87g을 가하고, 혹은 승마를 빼고 총백·생강·대추를 넣는다. 내외감의 두통·신열·자한을 다스린다.

【활투】 황기와 백출을 빼고 숙지황과 산약을 가한 것을 보음익기전(補陰益氣煎)이라고 한다.

⑫ 땀이 많으면 계지 7.5g, 방풍 3.75g과 부소맥·오매를 가한다.

⑬ 기가 허해서 요삽이 되면 빈랑·목향을 가하고, 혹 차전자·택사를 가하기도 한다.
⑭ 허리로 하중하면 빈랑·목향·황련을 가하며, 혹 오수유를 가하기도 한다. 복통에는 계심을 가하고, 열이 있을 때는 대황을 가하면 약간 유리하다.
⑮ 기가 허하고 조열이 있으면 시호를 배로 하고 별갑을 가한다.

관격(關格)

구역질을 하면서 소변이 불통.

지축이진탕(枳縮二陳湯)

처방					
	• 지실(枳實)	7.5g	• 과루인(瓜蔞仁)	2.62g
	• 천궁(川芎)	3g	• 후박(厚朴)	2.62g
	• 축사(縮砂)	2.62g	• 변향부(便香附)	2.62g
	• 백복령(白茯苓)	2.62g	• 목향(木香)	1.87g
	• 패모(貝母)	2.62g	• 침향(沈香)	1.87g
	• 진피(陳皮)	2.62g	• 감초(甘草)	1.12g
	• 소자(蘇子)	2.62g		

【목표】 관격으로 인해 상하가 불통하는 것을 다스린다. 이는 담이 중초에 격해 있는 경우이다.

【용법】 죽력 및 목향·침향을 넣고 농후하게 갈아 물에 타서 먹는다.

팔정산(八正散)

처방					
	• 구맥(瞿麥)	3.75g	• 치자(梔子)	3.75g
	• 대황(大黃)	3.75g	• 차전자(車前子)	3.75g
	• 목통(木通)	3.75g	• 감초(甘草)	3.75g

| • 편축(萹蓄) | 3.75g | • 등심(燈心) | 3.75g |
| • 활석(滑石) | 3.75g | | |

(목표) 방광의 적열로 인한 소변의 융폐를 다스린다.

(적응증) 방광염 · 요도염 · 소변불통

불금(不禁)

소변이 자주 마렵고 찔끔거리는 경우. 원인으로는 비와 폐가 허해서 불금하는 경우도 있고, 간과 신이 허해서 불금하는 경우도 있다.

🖋 축천환(縮泉丸)

| 처방 | • 오약(烏藥) | 각등분 | • 익지인(益智仁) | 각등분 |

(목표) 포기(脬氣)의 부족으로 소변이 잦아서 하루 100여 차례 배뇨하는 증세를 다스린다.

(용법) 위의 약미들을 작말해서 술에 끓여 산약호(山藥糊)로 오자대의 환을 지어 취침 전에 염탕으로 70환씩 복용한다.

🖋 삼기탕(蔘芪湯)

처방	• 인삼(人蔘)	3.75g	• 진피(陳皮)	3.75g
	• 황기(黃芪)	3.75g	• 익지인(益智仁)	3g
	• 백복령(白茯苓)	3.75g	• 승마(升麻)	1.87g
	• 당귀(當歸)	3.75g	• 육계(肉桂)	1.87g
	• 숙지황(熟地黃)	3.75g	• 감초(甘草)	1.12g
	• 백출(白朮)	3.75g		

【목표】 기허·유뇨를 다스린다.
① 노인용으로는 부자를 가한다.

☘ 보중익기탕(補中益氣湯)

처방				
	• 황기(黃芪)	5.62g	• 당귀신(當歸身)	1.87g
	• 인삼(人蔘)	3.75g	• 진피(陳皮)	1.87g
	• 백출(白朮)	3.75g	• 승마(升麻)	1.12g
	• 감초(甘草)	3.75g	• 시호(柴胡)	1.12g

【목표】 노역을 아주 심하게 했거나 음식 조절을 못하여 신열이 나고 자한이 나는 것을 다스린다.

① 황백 1.12g, 홍화 0.75g을 가하면 가슴으로 들어가서 양혈한다.
② 자한에는 부자·마황근·부소맥을 가한다.
③ 이질이 오래 되어 물갈이 되는 데는 부자를 가한다.
④ 비색에는 맥문동과 산치자를 가한다.
⑤ 유뇨에는 산약과 오미자를 가한다.
⑥ 이후얼에는 부자·죽여·생강을 가한다.
⑦ 활설에는 가자와 육두구를 가한다.
⑧ 잉부의 소복추와 기함에는 승마와 방풍을 가한다.
⑨ 전신이 마비되는 기허에는 목과·오약·향부자·청피·방풍·천궁을 가하고, 계지도 조금 가한다.
⑩ 폐한과 탈항에는 가자 3.75g과 저근백피를 조금 가한다.
⑪ 도씨보중익기탕(陶氏補中益氣湯)은 인삼·백출·황기·당귀·시호·진피를 합쳐서 2.62g과 감초 1.87g을 가하고, 혹은 승마를 빼고 총백·생강·대추를 넣는다. 내외감의 두통·신열·자한을 다스린다.

【활투】 황기와 백출을 빼고 숙지황과 산약을 가한 것을 보음익기전

(補陰益氣煎)이라고 한다.
⑫ 땀이 많으면 계지 7.5g, 방풍 3.75g과 부소맥・오매를 가한다.
⑬ 기가 허해서 요삽이 되면 빈랑・목향을 가하고, 혹 차전자・택사를 가하기도 한다.
⑭ 허리로 하중하면 빈랑・목향・황련을 가하며, 혹 오수유를 가하기도 한다. 복통에는 계심을 가하고, 열이 있을 때는 대황을 가하면 약간 유리하다.
⑮ 기가 허하고 조열이 있으면 시호를 배로 하고 별갑을 가한다.

육미지황원(六味地黃元)

처방				
	• 숙지황(熟地黃)	300g	• 백복령(白茯苓)	112.5g
	• 산약(山藥)	150g	• 목단피(牧丹皮)	112.5g
	• 산수유(山茱萸)	150g	• 택사(澤瀉)	112.5g

【목표】 신수 부족을 다스린다.

① 오미자 150g을 가한 것을 신기환(腎氣丸)이라고 한다. 이는 폐의 원천을 자양하여 신수를 나게 하는 것이다.
② 육계와 부자포를 각 37.5g씩 가하면 팔미원(八味元)인데, 명문 양허를 다스린다.
③ 음허부종에는 우슬과 차전자를 가하여 쓰는데, 금궤신기환(金匱腎氣丸)이라고 한다.
④ 유뇨무도에는 택사를 빼고 익지인을 가한다.
⑤ 노인 및 잉부의 전포에는 택사를 배로 한다.
⑥ 냉림(冷淋)으로 먼저 추워서 떨고 설하지 못하는 데는 팔미원(八味元)이 좋다.

【용법】 위의 약미들을 작말하여 오자대(梧子大)로 밀환을 지어 온주나 염탕으로 50~70알씩 복용한다.

⑦ 신기환(腎氣丸)에 오미자를 37.5g 가하여 속용하기도 한다.

[학투] 20첩으로 분작해서 쓴다.

⑧ 음허부종에는 숙지황을 감하고, 그리고 우슬·차전자·계지·부자 등을 가한다.
⑨ 황달 증세가 있을 때는 인진을 가한다.
⑩ 상한이 과경하여 허열이 불퇴하고 입이 조하고 혀가 마르고 맥이 허한 증세 등에는 인삼을 배로 하고 맥문동·귤피 따위를 가한다.
⑪ 가감팔미원(加減八味元)을 소갈에 구복하면 영구히 없어진다. 소질되었으면 신기가 회복된 것이다.

이중탕(理中湯)

[처방]
- 인삼(人蔘)   7.5g
- 건강(乾薑)   7.5g
- 백출(白朮)   7.5g
- 감초(甘草)   3.75g

[목표] 태음복통과 자리 불갈을 다스린다.

① 원방에 진피와 청피를 가한 것을 치중탕(治中湯)이라고 한다.

[학투] 소건중탕(小建中湯)과 합방한 것을 건리탕(建理湯)이라고 하는데, 비위허랭과 적취와 기가 상공(上攻)한 것을 다스린다.

② 오령산(五苓散)과 합방한 것을 이령탕(理苓湯)이라고 하는데, 양허부종을 다스린다.
③ 회적(蛔積 : 회충이 한데 뭉쳐 수시로 움직이는 증세)에는 계지·부자·화초·오매를 가한다.
④ 기허에는 인삼을 18.7~26.2g 배량한다.
⑤ 음달에는 이령탕(理苓湯)에 인진을 가하고, 설사에는 육두구·차전자를 가한다.

🖉 귀비탕(歸脾湯)

처방					
	• 당귀(當歸)	3.75g	• 황기(黃芪)	3.75g
	• 용안육(龍眼肉)	3.75g	• 백출(白朮)	3.75g
	• 산조인(酸棗仁)	3.75g	• 백복신(白茯神)	3.75g
	• 원지(遠志)	3.75g	• 목향(木香)	1.87g
	• 인삼(人蔘)	3.75g	• 감초(甘草)	1.12g

【목표】 우사(憂思)로 인한 심비의 노상(勞傷)과 건망·정충을 다스린다.

① 접촉할 때마다 유정되는 것을 다스린다.

【학투】 기가 승강하지 못할 때는 변향·부자를 가한다.

② 허화로 인해 토혈하면 숙지황 18.75~26.25g 및 검게 초한 건강 3.75g~7.5g을 가한다.

③ 붕루·대하가 오래 가면 인삼을 배로 하고 지유·형방·승마 등을 가한다. 불면에는 숙지황 3.75g~7.5g을 가한다.

🖉 우귀음(右歸飮)

처방					
	• 숙지황(熟地黃)	11.25~75g	• 산수유(山茱萸)	3.75g
	• 산약(山藥)	7.5g	• 부자(附子)	3.75g
	• 구기자(枸杞子)	7.5g	• 육계(肉桂)	3.75g
	• 두충(杜冲)	7.5g	• 감초(甘草)	3.75g

【목표】 화를 보익하는 약인데, 양이 쇠약해지고 음이 승세한 것을 다스린다.

① 기허에는 인삼과 백출을 가한다.

② 가열에는 택사를 가하든지 냉수침해서 냉복한다.

③ 인삼과 당귀를 가한 것을 보원전(補元煎)이라고 한다.

｛합투｝ 기허에는 인삼과 백출을 가한다.

팔미원(八味元)

처방				
	• 숙지황(熟地黃)	300g	• 목단피(牧丹皮)	112.5g
	• 산약(山藥)	150g	• 택사(澤瀉)	112.5g
	• 산수유(山茱萸)	150g	• 육계(肉桂)	37.5g
	• 백복령(白茯苓)	112.5g	• 부자포(附子炮)	37.5g

｛목표｝ 신수 부족을 다스린다.
① 명문 양허를 다스린다.

소아유뇨(小兒遺尿)

소아가 소변이 나와도 본인은 느끼지 못하는 경우인데, 폐의 기가 허하든가 하초가 허하면 유뇨가 되어 소변을 가리지 못한다.

계장산(鷄腸散)

처방				
	• 계장(鷄腸)	18.75g	• 날계(辣桂)	18.75g
	• 모려(牡蠣)	18.75g	• 용골(龍骨)	9.37g
	• 상표초(桑螵蛸)	18.75g		

｛목표｝ 소아유뇨를 다스린다.
① 위의 약미들을 작말하여 7.5g씩 달여서 먹든지, 3.75g씩 미음에 조합해서 복용한다.

열림(熱淋)

요도의 발열로 뿌듯하고, 소변 색이 붉고 찔끔거리며, 배꼽 아래가 몹시 아픈 경우.

✎ 대분청음(大分淸飮)

처방				
	• 적복령(赤茯苓)	3.75g	• 치자(梔子)	3.75g
	• 택사(澤瀉)	3.75g	• 지각(枳殼)	3.75g
	• 목통(木通)	3.75g	• 차전자(車前子)	3.75g
	• 저령(猪苓)	3.75g		

【목표】 적열이 폐결되어 소변불리하고, 황달과 요혈 및 임폐된 것을 다스린다.
① 황달일 경우는 인진을 가한다.
② 목통과 차전자를 빼고 의이인과 후박을 가한 것을 소분청음(小分淸飮)이라고 하며, 습체로 보양을 받아들이지 못하는 것을 다스린다.

✎ 팔정산(八正散)

처방				
	• 구맥(瞿麥)	3.75g	• 치자(梔子)	3.75g
	• 대황(大黃)	3.75g	• 차전자(車前子)	3.75g
	• 목통(木通)	3.75g	• 감초(甘草)	3.75g
	• 편축(萹蓄)	3.75g	• 등심(燈心)	3.75g
	• 활석(滑石)	3.75g		

【목표】 방광의 적열로 인한 소변의 융폐를 다스린다.
【적응증】 방광염 · 요도염 · 소변불통

✎ 도적산(導赤散)

처방				
	• 생지황(生地黃)	3.75g	• 감초(甘草)	3.75g
	• 목통(木通)	3.75g		

【목표】 소장열로 인한 소변불리를 다스린다.
① 사령산(四苓散)과 합방한 것을 이열탕(移熱湯)이라고 하며, 구미·심위의 옹열·구창 등을 다스린다.
② 다른 한 처방에는 죽엽이 있고 등심이 없다.

【활투】 열이 심하면 황금·황련·맥문동을 가한다.

청심연자음(清心蓮子飲)

처방				
	• 연자(蓮子)	7.5g	• 차전자(車前子)	2.62g
	• 인삼(人蔘)	3.75g	• 맥문동(麥門冬)	2.62g
	• 황기(黃芪)	3.75g	• 지골피(地骨皮)	2.62g
	• 적복령(赤茯苓)	3.75g	• 감초(甘草)	2.62g
	• 황금(黃芩)	2.62g		

【목표】 심화가 타 올라서 입이 마르고 번갈하며 소변이 붉고 삽한 것을 다스린다.
① 소변을 따라 나오는 정액 같은 백물을 다스려 심화를 내리는 데 좋다.
② 소변의 적탁과 백탁도 다스린다.
③ 이 약은 먹지 못해서 갈한 것을 다스린다.

혈림(血淋)

소변이 잘 안 나오고 피가 나오면서 뿌듯이 아픈 경우.

증미도적산(增味導赤散)

처방				
	• 생건지황(生乾地黃)	3.75g	• 치자(梔子)	3.75g
	• 목통(木通)	3.75g	• 천궁(川芎)	3.75g
	• 황금(黃芩)	3.75g	• 적작약(赤芍藥)	3.75g
	• 차전자(車前子)	3.75g	• 감초(甘草)	3.75g

〔목표〕 혈림(血淋)의 삽통(澁痛)을 다스린다.

〔활투〕 택사를 가하기도 하고 사향을 조합해서 복용하기도 한다.

사물탕(四物湯)

처방				
	• 숙지황(熟地黃)	4.68g	• 천궁(川芎)	4.68g
	• 백작약(白芍藥)	4.68g	• 당귀(當歸)	4.68g

〔목표〕 혈병을 통치한다.
① 각통(脚痛) 혈열에는 지백과 우슬을 가한다.
② 허양(虛痒)에는 황금을 가하고 부평초(浮萍草) 가루를 첨가한다.
③ 봄에는 천궁을 배로 하고, 여름에는 작약을 배로 하며, 가을에는 지황을 배로 하고, 겨울에는 당귀를 배로 한다.
④ 봄에는 방풍을 가하고, 여름에는 황금을 가하며, 가을에는 천문동을 가하고, 겨울에는 계지를 가한다.

〔활투〕 혈허(血虛)의 증세로 월경이 고르지 못할 때는 향부자 · 익모초 · 오수유 · 육계 · 인삼 등을 가한다.

익원산(益元散)

처방				
	• 활석(滑石)	225g	• 감초(甘草)	37.5g

〔목표〕 일명 육일산(六一散) 또는 천수산(天水散)이라고 한다.
① 중서로 인한 토사와 하리를 다스리며, 지갈 · 제번하고, 백약과 주식의 사독을 푼다.
② 건강 18.75g을 가한 것을 온육환(溫六丸)이라고 하며, 한으로 인한 토사를 다스린다.

③ 진사 37.5g을 가한 것을 진사익원산(辰砂益元散)이라고 하며, 상한 열의 불퇴로 인한 광증의 헛소리 하는 것을 다스린다.

【용법】 11.25g씩 따뜻한 꿀물에 타서 먹는다.

팔물탕(八物湯)

처방				
	• 인삼(人蔘)	4.5g	• 숙지황(熟地黃)	4.5g
	• 백출(白朮)	4.5g	• 백작약(白芍藥)	4.5g
	• 백복령(白茯苓)	4.5g	• 천궁(川芎)	4.5g
	• 감초(甘草)	4.5g	• 당귀(當歸)	4.5g

【목표】 기와 혈이 다 허한 것을 다스린다.

① 일명 팔진탕(八珍湯)이다.

② 허림(虛淋)에는 황기・호장근・황금・우슬 등을 가한다.

【학투】 자학이 오래 된 데에는 인삼과 숙지황을 배로 하고, 시호・조금・사인 등을 가한다.

③ 한다에는 계지・황기・방풍을 가한다.

④ 두통에는 천마와 세신을 가한다.

보중익기탕(補中益氣湯)

처방				
	• 황기(黃芪)	5.62g	• 당귀신(當歸身)	1.87g
	• 인삼(人蔘)	3.75g	• 진피(陳皮)	1.87g
	• 백출(白朮)	3.75g	• 승마(升麻)	1.12g
	• 감초(甘草)	3.75g	• 시호(柴胡)	1.12g

【목표】 노역을 아주 심하게 했거나 음식 조절을 못하여 신열이 나고 자한이 나는 것을 다스린다.

① 황백 1.12g, 홍화 0.75g을 가하면 가슴으로 들어가서 양혈한다.

② 자한에는 부자·마황근·부소맥을 가한다.
③ 이질이 오래 되어 물갈이 되는 데는 부자를 가한다.
④ 비색에는 맥문동과 산치자를 가한다.
⑤ 유뇨에는 산약과 오미자를 가한다.
⑥ 이후얼에는 부자·죽여·생강을 가한다.
⑦ 활설에는 가자와 육두구를 가한다.
⑧ 잉부의 소복추와 기함에는 승마와 방풍을 가한다.
⑨ 전신이 마비되는 기허에는 목과·오약·향부자·청피·방풍·천궁을 가하고, 계지도 조금 가한다.
⑩ 폐한과 탈항에는 가자 3.75g과 저근백피를 조금 가한다.
⑪ 도씨보중익기탕(陶氏補中益氣湯)은 인삼·백출·황기·당귀·시호·진피를 합쳐서 2.62g과 감초 1.87g을 가하고, 혹은 승마를 빼고 총백·생강·대추를 넣는다. 내외감의 두통·신열·자한을 다스린다.

〖학투〗 황기와 백출을 빼고 숙지황과 산약을 가한 것을 보음익기전(補陰益氣煎)이라고 한다.

⑫ 땀이 많으면 계지 7.5g, 방풍 3.75g과 부소맥·오매를 가한다.
⑬ 기가 허해서 요삽이 되면 빈랑·목향을 가하고, 혹 차전자·택사를 가하기도 한다.
⑭ 허리로 하중하면 빈랑·목향·황련을 가하며, 혹 오수유를 가하기도 한다. 복통에는 계심을 가하고, 열이 있을 때는 대황을 가하면 약간 유리하다.
⑮ 기가 허하고 조열이 있으면 시호를 배로 하고 별갑을 가한다.

🌿 팔미원(八味元)

처방					
	• 숙지황(熟地黃)	300g	• 목단피(牧丹皮)	112.5g
	• 산약(山藥)	150g	• 택사(澤瀉)	112.5g
	• 산수유(山茱萸)	150g	• 육계(肉桂)	37.5g
	• 백복령(白茯苓)	112.5g	• 부자포(附子炮)	37.5g

【목표】 신수 부족을 다스린다.
① 명문 양허를 다스린다.

▌통치(通治)▐

소변 질환의 통치약.

🌿 오림산(五淋散)

처방					
	• 적작약(赤芍藥)	7.5g	• 적복령(赤茯苓)	3.75g
	• 산치(山梔)	7.5g	• 조령(條苓)	1.87g
	• 당귀(當歸)	3.75g	• 감초(甘草)	1.87g

【목표】 오림(五淋)을 다스린다.
【학투】 우슬을 가하거나 심하지 않으면 산치자를 뺀다.
【적응증】 방광염 · 요도염 · 임질 · 신석증

🌿 사령산(四苓散)

처방					
	• 택사(澤瀉)	9.37g	• 백출(白朮)	5.62g
	• 적복령(赤茯苓)	5.62g	• 저령(豬苓)	5.62g

【목표】 태양병이 이(裏)로 들어가 번갈하고 소변이 불리한 것을 다

스린다.

적백탁(赤白濁)

소변이 적색이나 백색으로 혼탁하게 변해서 배설되는 경우인데, 그릇에 받아 두면 죽 같은 침전이 생긴다. 적탁은 혈에 속하고 백탁은 기에 속한다.

✍ 비해분청음(萆薢分淸飮)

처방				
	• 석창포(石菖蒲)	3.75g	• 비해(萆薢)	3.75g
	• 오약(烏藥)	3.75g	• 백복령(白茯苓)	3.75g
	• 익지인(益智仁)	3.75g	• 감초(甘草)	1.87g

【목표】 소변이 백탁하여 풀처럼 응결하는 것을 다스린다.
① 공심에 복용한다.

✍ 청심연자음(淸心蓮子飮)

처방				
	• 연자(蓮子)	7.5g	• 차전자(車前子)	2.62g
	• 인삼(人蔘)	3.75g	• 맥문동(麥門冬)	2.62g
	• 황기(黃芪)	3.75g	• 지골피(地骨皮)	2.62g
	• 적복령(赤茯苓)	3.75g	• 감초(甘草)	2.62g
	• 황금(黃芩)	2.62g		

【목표】 심화가 타 올라서 입이 마르고 번갈하며 소변이 붉고 삽한 것을 다스린다.
① 소변을 따라 나오는 정액 같은 백물을 다스려 심화를 내리는 데 좋다.
② 소변의 적탁과 백탁도 다스린다.
③ 이 약은 먹지 못해서 갈한 것을 다스린다.

이진탕(二陳湯)

처방				
	• 반하(半夏)	7.5g	• 적복령(赤茯苓)	3.75g
	• 귤피(橘皮)	3.75g	• 감초(甘草)	1.87g

【목표】 담음을 통치한다.
① 좌두통은 혈허에 속한다. 조경·석중하면 사물탕(四物湯)을 합방한 데다가 형개·박하·세신·만형자·시호·황금 등을 가한다.
② 기울에는 이 약을 달인 물로 교감단(交感丹)을 삼킨다.

사물탕(四物湯)

처방				
	• 숙지황(熟地黃)	4.68g	• 천궁(川芎)	4.68g
	• 백작약(白芍藥)	4.68g	• 당귀(當歸)	4.68g

【목표】 혈병을 통치한다.
① 각통(脚痛) 혈열에는 지백과 우슬을 가한다.
② 허양(虛痒)에는 황금을 가하고 부평초(浮萍草) 가루를 첨가한다.
③ 봄에는 천궁을 배로 하고, 여름에는 작약을 배로 하며, 가을에는 지황을 배로 하고, 겨울에는 당귀를 배로 한다.
④ 봄에는 방풍을 가하고, 여름에는 황금을 가하며, 가을에는 천문동을 가하고, 겨울에는 계지를 가한다.
【학투】 혈허(血虛)의 증세로 월경이 고르지 못할 때는 향부자·익모초·오수유·육계·인삼 등을 가한다.

경중양통(莖中痒痛)

음경 속이 가렵고 아플 경우.

육미지황원(六味地黃元)

처방				
	• 숙지황(熟地黃)	300g	• 백복령(白茯苓)	112.5g
	• 산약(山藥)	150g	• 목단피(牧丹皮)	112.5g
	• 산수유(山茱萸)	150g	• 택사(澤瀉)	112.5g

《목표》 신수 부족을 다스린다.

① 오미자 150g을 가한 것은 신기환(腎氣丸)이라고 한다. 이는 폐의 원천을 자양하여 신수를 나게 하는 것이다.
② 육계와 부자포를 각 37.5g씩 가하면 팔미원(八味元)인데, 명문 양허를 다스린다.
③ 음허부종에는 우슬과 차전자를 가하여 쓰는데, 금궤신기환(金匱腎氣丸)이라고 한다.
④ 유뇨무도에는 택사를 빼고 인지인을 가한다.
⑤ 노인 및 잉부의 전포에는 택사를 배로 한다.
⑥ 냉림(冷淋)으로 먼저 추워서 떨고 설하지 못하는 데는 팔미원(八味元)이 좋다.

《용법》 위의 약미들을 작말하여 오자대(梧子大)로 밀환을 지어 온주나 염탕으로 50~70알씩 복용한다.

⑦ 신기환(腎氣丸)에 오미자를 37.5g 가하여 속용하기도 한다.

《활투》 20첩으로 분작해서 쓴다.

⑧ 음허부종에는 숙지황을 감하고, 우슬·차전자·계지·부자 등을 가한다.
⑨ 황달 증세가 있을 때는 인진을 가한다.
⑩ 상한이 과경하여 허열이 불퇴하고 입이 조하고 혀가 마르고 맥이 허한 증세 등에는 인삼을 배로 하고 맥문동·귤피 따위를 가한다.
⑪ 가감팔미원(加減八味元)을 소갈에 구복하면 영구히 없어진다. 소질

되었으면 신기가 회복된 것이다.

팔미원(八味元)

처방					
	• 숙지황(熟地黃)	300g	• 목단피(牧丹皮)	112.5g
	• 산약(山藥)	150g	• 택사(澤瀉)	112.5g
	• 산수유(山茱萸)	150g	• 육계(肉桂)	37.5g
	• 백복령(白茯苓)	112.5g	• 부자포(附子炮)	37.5g

【목표】 신수 부족을 다스린다.
① 명문 양허를 다스린다.

보중익기탕(補中益氣湯)

처방					
	• 황기(黃芪)	5.62g	• 당귀신(當歸身)	1.87g
	• 인삼(人蔘)	3.75g	• 진피(陳皮)	1.87g
	• 백출(白朮)	3.75g	• 승마(升麻)	1.12g
	• 감초(甘草)	3.75g	• 시호(柴胡)	1.12g

【목표】 노역을 아주 심하게 했거나 음식 조절을 못하여 신열이 나고 자한이 나는 것을 다스린다.
① 황백 1.12g, 홍화 0.75g을 가하면 가슴으로 들어가서 양혈한다.
② 자한에는 부자·마황근·부소맥을 가한다.
③ 이질이 오래 되어 물갈이 되는 데는 부자를 가한다.
④ 비색에는 맥문동과 산치자를 가한다.
⑤ 유뇨에는 산약과 오미자를 가한다.
⑥ 이후얼에는 부자·죽여·생강을 가한다.
⑦ 활설에는 가자와 육두구를 가한다.
⑧ 잉부의 소복추와 기함에는 승마와 방풍을 가한다.

⑨ 전신이 마비되는 기허에는 목과·오약·향부자·청피·방풍·천궁을 가하고, 계지도 조금 가한다.
⑩ 폐한과 탈항에는 가자 3.75g과 저근백피를 조금 가한다.
⑪ 도씨보중익기탕(陶氏補中益氣湯)은 인삼·백출·황기·당귀·시호·진피를 합쳐서 2.62g과 감초 1.87g을 가하고, 혹은 승마를 빼고 총백·생강·대추를 넣는다. 내외감의 두통·신열·자한을 다스린다.

〖학투〗 황기와 백출을 빼고 숙지황과 산약을 가한 것을 보음익기전(補陰益氣煎)이라고 한다.

⑫ 땀이 많으면 계지 7.5g, 방풍 3.75g과 부소맥·오매를 가한다.
⑬ 기가 허해서 요삽이 되면 빈랑·목향을 가하고, 혹 차전자·택사를 가하기도 한다.
⑭ 허리로 하중하면 빈랑·목향·황련을 가하며, 혹 오수유를 가하기도 한다. 복통에는 계심을 가하고, 열이 있을 때는 대황을 가하면 약간 유리하다.
⑮ 기가 허하고 조열이 있으면 시호를 배로 하고 별갑을 가한다.

청심연자음(淸心蓮子飮)

〖처방〗

• 연자(蓮子)	7.5g	• 차전자(車前子)	2.62g
• 인삼(人蔘)	3.75g	• 맥문동(麥門冬)	2.62g
• 황기(黃芪)	3.75g	• 지골피(地骨皮)	2.62g
• 적복령(赤茯苓)	3.75g	• 감초(甘草)	2.62g
• 황금(黃芩)	2.62g		

〖목표〗 심화가 타 올라서 입이 마르고 번갈하며 소변이 붉고 삽한 것을 다스린다.
① 소변을 따라 나오는 정액 같은 백물을 다스려 심화를 내리는 데 좋다.

② 소변의 적탁과 백탁도 다스린다.
③ 이 약은 먹지 못해서 갈한 것을 다스린다.

🖋 도적산(導赤散)

처방	• 생지황(生地黃)	3.75g	• 감초(甘草)	3.75g
	• 목통(木通)	3.75g		

【목표】 소장열로 인한 소변불리를 다스린다.
① 사령산(四苓散)과 합방한 것을 이열탕(移熱湯)이라고 하며, 구미·심위의 옹열·구창 등을 다스린다.
② 다른 한 처방에는 죽엽이 있고 등심이 없다.
【활투】 열이 심하면 황금·황련·맥문동을 가한다.

🖋 용담사간탕(龍膽瀉肝湯)

처방	• 초용담(草龍膽)	3.75g	• 생지황(生地黃)	1.87g
	• 시호(柴胡)	3.75g	• 당귀(當歸)	1.87g
	• 택사(澤瀉)	3.75g	• 산치(山梔)	1.87g
	• 목통(木通)	1.87g	• 황금(黃芩)	1.87g
	• 차전자(車前子)	1.87g	• 감초(甘草)	1.87g
	• 적복령(赤茯苓)	1.87g		

【목표】 간장의 습기로 인한 남자의 음정과 여자의 음의 양창을 다스린다.
① 공심에 복용한다.
【적응증】 급성요도염·임질·질염·방광염·체하·자궁내막염

교장증(交腸症)

여자의 소변에 대변이 섞여 나오는 경우.

오령산(五苓散)

처방				
	• 택사(澤瀉)	9.37g	• 저령(豬苓)	5.62g
	• 적복령(赤茯苓)	5.62g	• 육계(肉桂)	1.87g
	• 백출(白朮)	5.62g		

목표 태양병이 이(裏)로 들어가 번갈하고 소변이 불리한 것을 다스린다.

① 육계를 빼고 인삼을 가한 것을 춘택탕(春澤湯)이라 하며, 서열과 번갈을 다스린다.
② 각기에는 창출과 진피를 가한다.
③ 습으로 인한 설사에는 강활과 창출을 가한다.
④ 진사 1.87g을 가한 것을 진사오령산(辰砂五苓散)이라고 하며, 상한 발열·섬어 및 산후허번을 다스린다.
⑤ 육계를 뺀 것을 사령산(四苓散)이라고 하며, 화설을 다스린다.

활투 사군자탕(四君子湯)과 합방한 것을 군령탕(君苓湯)이라고 하며, 음허로 인한 부종을 다스린다.
⑥ 더위로 설사하는 데는 향유·백편두·진피·백단향·오매 등을 가한다.
⑦ 습으로 인한 설사에는 평위산(平胃散)과 합방하는데, 위령탕(胃苓湯)이라고도 하고 평령산(平苓散)이라고도 한다.

✎ 사물탕(四物湯)

처방				
	• 숙지황(熟地黃)	4.68g	• 천궁(川芎)	4.68g
	• 백작약(白芍藥)	4.68g	• 당귀(當歸)	4.68g

【목표】 혈병을 통치한다.
① 각통(脚痛) 혈열에는 지백과 우슬을 가한다.
② 허양(虛痒)에는 황금을 가하고 부평초(浮萍草) 가루를 첨가한다.
③ 봄에는 천궁을 배로 하고, 여름에는 작약을 배로 하며, 가을에는 지황을 배로 하고, 겨울에는 당귀를 배로 한다.
④ 봄에는 방풍을 가하고, 여름에는 황금을 가하며, 가을에는 천문동을 가하고, 겨울에는 계지를 가한다.

【활투】 혈허(血虛)의 증세로 월경이 고르지 못할 때는 향부자·익모초·오수유·육계·인삼 등을 가한다.

✎ 보중익기탕(補中益氣湯)

처방				
	• 황기(黃芪)	5.62g	• 당귀신(當歸身)	1.87g
	• 인삼(人蔘)	3.75g	• 진피(陳皮)	1.87g
	• 백출(白朮)	3.75g	• 승마(升麻)	1.12g
	• 감초(甘草)	3.75g	• 시호(柴胡)	1.12g

【목표】 노역을 아주 심하게 했거나 음식 조절을 못하여 신열이 나고 자한이 나는 것을 다스린다.
① 황백 1.12g, 홍화 0.75g을 가하면 가슴으로 들어가서 양혈한다.
② 자한에는 부자·마황근·부소맥을 가한다.
③ 이질이 오래 되어 물갈이 되는 데는 부자를 가한다.
④ 비색에는 맥문동과 산치자를 가한다.

⑤ 유뇨에는 산약과 오미자를 가한다.
⑥ 이후얼에는 부자·죽여·생강을 가한다.
⑦ 활설에는 가자와 육두구를 가한다.
⑧ 잉부의 소복추와 기함에는 승마와 방풍을 가한다.
⑨ 전신이 마비되는 기허에는 목과·오약·향부자·청피·방풍·천궁을 가하고, 계지도 조금 가한다.
⑩ 폐한과 탈항에는 가자 3.75g과 저근백피를 조금 가한다.
⑪ 도씨보중익기탕(陶氏補中益氣湯)은 인삼·백출·황기·당귀·시호·진피를 합쳐서 2.62g과 감초 1.87g을 가하고, 혹은 승마를 빼고 총백·생강·대추를 넣는다. 내외감의 두통·신열·자한을 다 스린다.

학투 황기와 백출을 빼고 숙지황과 산약을 가한 것을 보음익기전 (補陰益氣煎)이라고 한다.

⑫ 땀이 많으면 계지 7.5g, 방풍 3.75g과 부소맥·오매를 가한다.
⑬ 기가 허해서 요삽이 되면 빈랑·목향을 가하고, 혹 차전자·택사를 가하기도 한다.
⑭ 허리로 하중하면 빈랑·목향·황련을 가하며, 혹 오수유를 가하기도 한다. 복통에는 계심을 가하고, 열이 있을 때는 대황을 가하면 약간 유리하다.
⑮ 기가 허하고 조열이 있으면 시호를 배로 하고 별갑을 가한다.

음즉소변(飮卽小便)

물을 마시면 이내 소변이 나오는 경우.

📖 보중익기탕(補中益氣湯)

처방				
• 황기(黃芪)	5.62g	• 당귀신(當歸身)	1.87g
• 인삼(人蔘)	3.75g	• 진피(陳皮)	1.87g
• 백출(白朮)	3.75g	• 승마(升麻)	1.12g
• 감초(甘草)	3.75g	• 시호(柴胡)	1.12g

【목표】 노역을 아주 심하게 했거나 음식 조절을 못하여 신열이 나고 자한이 나는 것을 다스린다.

① 황백 1.12g, 홍화 0.75g을 가하면 가슴으로 들어가서 양혈한다.
② 자한에는 부자·마황근·부소맥을 가한다.
③ 이질이 오래 되어 물갈이 되는 데는 부자를 가한다.
④ 비색에는 맥문동과 산치자를 가한다.
⑤ 유뇨에는 산약과 오미자를 가한다.
⑥ 이후얼에는 부자·죽여·생강을 가한다.
⑦ 활설에는 가자와 육두구를 가한다.
⑧ 잉부의 소복추와 기함에는 승마와 방풍을 가한다.
⑨ 전신이 마비되는 기허에는 목과·오약·향부자·청피·방풍·천궁을 가하고, 계지도 조금 가한다.
⑩ 폐한과 탈항에는 가자 3.75g과 저근백피를 조금 가한다.
⑪ 도씨보중익기탕(陶氏補中益氣湯)은 인삼·백출·황기·당귀·시호·진피를 합쳐서 2.62g과 감초 1.87g을 가하고, 혹은 승마를 빼고 총백·생강·대추를 넣는다. 내외감의 두통·신열·자한을 다스린다.

【학투】 황기와 백출을 빼고 숙지황과 산약을 가한 것을 보음익기전(補陰益氣煎)이라고 한다.

⑫ 땀이 많으면 계지 7.5g, 방풍 3.75g과 부소맥·오매를 가한다.

⑬ 기가 허해서 요삽이 되면 빈랑·목향을 가하고, 혹 차전자·택사를 가하기도 한다.
⑭ 허리로 하중하면 빈랑·목향·황련을 가하며, 혹 오수유를 가하기도 한다. 복통에는 계심을 가하고, 열이 있을 때는 대황을 가하면 약간 유리하다.
⑮ 기가 허하고 조열이 있으면 시호를 배로 하고 별갑을 가한다.

30 대변(大便)

대변 이상제증. 배변 이상의 경우

▍체설(滯泄)▍

음식에 체하여 설사를 하며, 설사 후에는 통증이 감소되나 대변 냄새가 계란 썩은 냄새 같으며 쉰 냄새가 나는 트림을 하는 경우.

✎ 인삼양위탕(人蔘養胃湯)

처방				
	• 창출(蒼朮)	5.62g	• 곽향(藿香)	3.75g
	• 진피(陳皮)	4.68g	• 인삼(人蔘)	1.87g
	• 후박(厚朴)	4.68g	• 초과(草果)	1.87g
	• 반하(半夏)	4.68g	• 감초(甘草)	1.87g
	• 적복령(赤茯苓)	3.75g		

【목표】 상한음증 및 외감풍한·내상생랭·증한장열·두통·신통 등을 다스린다.

【활투】 진피와 후박·반하를 속방에서는 모두 3.75g씩 쓴다.
① 협체에는 산사 7.5g, 신곡·빈랑 각 3.75g, 지실 2.62g을 가한다.
② 외감에는 건갈·변향부 각 3.75g, 소엽 2.62g을 가하고, 울열에는 두시(豆豉) 30~50알을 가하고, 열이 심하면 산치자 1.87~2.62g을 또 가한다.
③ 서(暑)에는 향유와 백편두를 가하는데 이것을 향유양위탕(香薷養胃湯)이라고 한다.
④ 설사에는 택사·차전자·저령을 가한다.

⑤ 이질에는 신곡·지각·천황련 각 3.75g과 당목향 1.87g, 빈랑가루 3.75g을 가하여 조복하고, 혈리(血痢)에는 도인을 가하며 요(尿)불리에는 저령·택사를 가한다.
⑥ 학질에는 시호 7.5g, 황금·빈랑 각 3.75g을 가하고, 초과를 배로 하며, 노학(老瘧)에는 75g의 생강즙에 타서 복용한다.
⑦ 임부의 잡증도 위의 각 조에 의거하되 창출을 백출로 바꾸고 반하를 뺀다.
⑧ 회적에는 산사육·빈랑·사군자·화초 등을 가한다.
⑨ 냉적에는 계지·건강포 각 7.5g을 가하는데, 이것을 계강양위탕(桂薑養胃湯)이라고 한다.

위령탕(胃苓湯)

처방				
• 창출(蒼朮)	3.75g	• 백출(白朮)	3.75g
• 후박(厚朴)	3.75g	• 적복령(赤茯苓)	3.75g
• 진피(陳皮)	3.75g	• 백작약(白芍藥)	3.75g
• 저령(猪苓)	3.75g	• 관계(官桂)	1.87g
• 택사(澤瀉)	3.75g	• 감초(甘草)	1.87g

【목표】 비와 위에 습이 성해서 설사와 복통이 나는 것을 다스린다.
【활투】 서에는 향유·백편두를 가한다.
① 활탈하면 육두구와 차전자를 가한다.
② 협체에는 신곡·빈랑·사인을 가한다.

평위산(平胃散)

처방				
• 창출(蒼朮)	7.5g	• 후박(厚朴)	3.75g
• 진피(陳皮)	5.25g	• 감초(甘草)	2.25g

【목표】 비를 조화시키고 위를 튼튼하게 한다. 위가 조화되고 기가 순평하면 복약을 중지한다. 상복은 불가하다.

【학투】 식체에는 산사·신곡·맥아·빈랑·지실·나복자·사인·초과 따위를 가한다.

① 서체에는 향유산(香薷散)과 합방해서 쓰는데, 이것을 향평산(香平散)이라고 한다.
② 변혈에는 산사 7.5g, 당귀·지각·지유 각 3.75g, 형개 2.62g을 가한다.
③ 한열에는 소시호탕(小柴胡湯)과 합방하는데, 이것을 시평탕(柴平湯)이라고 하며 학질도 다스린다.
④ 체리에는 지각·빈랑·황련 각 3.75g, 목향 1.87g을 가한다.
⑤ 설사를 하면 사령산(四苓散)과 합방한 데다가 등심·차전자 따위를 가하되 증세에 따라 적당히 가감한다.
⑥ 잉부의 제증(諸症)에는 창출을 백출로 바꾸고, 반하·신곡 등의 약만을 기한다.
⑦ 냉적에는 건강과 계지를 가한다.
⑧ 주체에는 건강 혹은 갈화·양강·초두구 따위를 가한다.

곽향정기산(藿香正氣散)

처방				
	• 곽향(藿香)	5.62g	• 백출(白朮)	1.87g
	• 소엽(蘇葉)	3.75g	• 진피(陳皮)	1.87g
	• 백지(白芷)	1.87g	• 반하(半夏)	1.87g
	• 대복피(大腹皮)	1.87g	• 길경(桔梗)	1.87g
	• 백복령(白茯苓)	1.87g	• 감초(甘草)	1.87g
	• 후박(厚朴)	1.87g		

【목표】 상한음증과 신통 등 표증과 이증을 분간하지 않고 다스린다.

이 약으로 도인경락하면 변동하지 않는다.

학투 남성과 목향을 가한 것을 성향정기산(星香正氣散)이라고 하며, 대개 중기·중풍·담궐·식궐 등에 먼저 이 약 1~2첩을 써서 그 기를 바로잡은 후 증세에 따라 치료한다.

① 복령·후박·진피·반하를 각 3.75g씩 증량하면 효력이 매우 좋다.
② 서(暑)에는 향유 7.5g, 백편두 3.75g을 가하는데 이를 여곽탕(茹藿湯)이라고 한다.
③ 식상협체에는 산사육·신곡·빈랑·지실·사인을 가한다.
④ 외감에는 건갈·변향부자·강활을 가하고 두통에는 천궁을 가하며, 지절통에는 목과를 가하고 오한에는 계지를 가한다.
⑤ 자현과 임산에는 사인을 가해도 좋다.
⑥ 부종에는 사령산(四苓散)을 합방하여 쓰는데, 이렇게 한 것을 곽령탕(藿苓湯)이라고 하며, 기천이 되면 소경을 가해도 좋다.

습설(濕泄)

한습을 받은 탓으로 음식을 소화하지 못하여 물총같이 설사를 하는 경우. 장이 울고 몸이 무거우나 아프지는 않다.

위풍탕(胃風湯)

처방

• 인삼(人蔘)	3.75g	• 천궁(川芎)	3.75g
• 백출(白朮)	3.75g	• 백작약(白芍藥)	3.75g
• 적복령(赤茯苓)	3.75g	• 계피(桂皮)	3.75g
• 당귀(當歸)	3.75g	• 감초(甘草)	3.75g

목표 장의 풍·습의 독으로 인해 흑두즙 같은 설사가 나오는 것을 다스린다.

【활투】 음독으로 인한 하혈에는 지유·오매·형개를 가한다.
【적응증】 궤양성대장염·만성장염·직장염·하리·직장암

✍ 위령탕(胃苓湯)

처방				
	• 창출(蒼朮)	3.75g	• 백출(白朮)	3.75g
	• 후박(厚朴)	3.75g	• 적복령(赤茯苓)	3.75g
	• 진피(陳皮)	3.75g	• 백작약(白芍藥)	3.75g
	• 저령(猪苓)	3.75g	• 관계(官桂)	1.87g
	• 택사(澤瀉)	3.75g	• 감초(甘草)	1.87g

【목표】 비와 위에 습이 성해서 설사와 복통이 나는 것을 다스린다.
【활투】 서에는 향유·백편두를 가한다.
① 활탈하면 육두구와 차전자를 가한다.
② 협체에는 신곡·빈랑·사인을 가한다.

✍ 삼백탕(三白湯)

처방				
	• 백출(白朮)	5.62g	• 백작약(白芍藥)	5.62g
	• 백복령(白茯苓)	5.62g	• 감초(甘草)	1.87g

【목표】 모든 설사를 다스린다.
① 진피를 가한 것을 조습탕(燥濕湯)이라고 한다.
【활투】 열에는 황련을 가한다.
② 냉에는 생강을 가한다.
③ 습체에는 저령과 택사를 가한다.
④ 서에는 향유와 백두구를 가한다.
⑤ 식체에는 진피·신곡·빈랑·목향을 가한다.

✎ 만병오령산(萬病五苓散)

처방					
	• 적복령(赤茯苓)	3g	• 창출(蒼朮)	3g
	• 백출(白朮)	3g	• 축사(縮砂)	3g
	• 저령(猪苓)	3g	• 육두구(肉荳蔲)	3g
	• 택사(澤瀉)	3g	• 가자(訶子)	3g
	• 산약(山藥)	3g	• 계피(桂皮)	1.87g
	• 진피(陳皮)	3g	• 감초(甘草)	1.87g

【목표】 습으로 인해 설사는 하되 배는 아프지 않고 맥이 세한 것을 다스린다.

✎ 사습탕(瀉濕湯)

처방				
	• 백출(白朮)	11.25g	• 방풍(防風)	3.75g
	• 백작약(白芍藥)	7.5g	• 승마(升麻)	1.87g
	• 진피(陳皮)	5.62g		

【목표】 아주 심한 설사를 다스린다.
【활투】 서에는 향유・백편두를 가한다.
① 소변불리에는 저령・택사・등심・차전자를 가한다.
② 기가 허하면 인삼 11.25~18.75g을 가한다.

✎ 오령산(五苓散)

처방				
	• 택사(澤瀉)	9.37g	• 저령(猪苓)	5.62g
	• 적복령(赤茯苓)	5.62g	• 육계(肉桂)	1.87g
	• 백출(白朮)	5.62g		

【목표】 태양병이 이(裏)로 들어가 번갈하고 소변이 불리한 것을 다

스린다.
① 육계를 빼고 인삼을 가한 것을 춘택탕(春澤湯)이라 하며, 서열과 번갈을 다스린다.
② 각기에는 창출과 진피를 가한다.
③ 습으로 인한 설사에는 강활과 창출을 가한다.
④ 진사 1.87g을 가한 것을 진사오령산(辰砂五苓散)이라고 하며, 상한 발열·섬어 및 산후허번을 다스린다.
⑤ 육계를 뺀 것은 사령산(四苓散)이라고 하며, 화설을 다스린다.

【활투】 사군자탕(四君子湯)과 합방한 것을 군령탕(君苓湯)이라고 하며, 음허로 인한 부종을 다스린다.
⑥ 더위로 설사하는 데는 향유·백편두·진피·백단향·오매 등을 가한다.
⑦ 습으로 인한 설사에는 평위산(平胃散)과 합방하는데, 위령탕(胃苓湯)이라고도 하고 평령산(平苓散)이라고도 한다.

한설(寒泄)

오한이 나며 몸이 무겁고, 배가 부르며 몹시 아프고, 뱃속이 꾸르륵거리며 소화되지 않은 청랭한 묽은 대변을 설하는 경우.

사주산(四柱散)

처방				
	• 목향(木香)	4.68g	• 인삼(人蔘)	4.68g
	• 백복령(白茯苓)	4.68g	• 부자(附子)	4.68g

【목표】 장이 허한해서 대변이 활설(滑泄)하는 증을 다스린다.
① 이 처방에 가자와 육두구를 가한 것을 육주산(六柱散)이라고 한다.

육주산(六柱散)

처방	• 목향(木香)	4.68g	• 부자(附子)	4.68g
	• 백복령(白茯苓)	4.68g	• 가자(訶子)	4.68g
	• 인삼(人蔘)	4.68g	• 육두구(六豆蔲)	4.68g

[목표] 장이 허한해서 대변이 활설하는 증을 다스린다.

이중탕(理中湯)

처방	• 인삼(人蔘)	7.5g	• 건강(乾薑)	7.5g
	• 백출(白朮)	7.5g	• 감초(甘草)	3.75g

[목표] 태음복통과 자리 불갈을 다스린다.

[활투]
① 원방에 진피와 청피를 가한 것을 치중탕(治中湯)이라고 한다. 소건중탕(小建中湯)과 합방한 것을 건리탕(建理湯)이라고 하는데, 비위허랭과 적취와 기가 상공(上攻)한 것을 다스린다.
② 오령산(五苓散)과 합방한 것을 이령탕(理苓湯)이라고 하는데, 양허부종을 다스린다.
③ 회적(蛔積 : 회충이 한데 뭉쳐 수시로 움직이는 증세)에는 계지·부자·화초·오매를 가한다.
④ 기허에는 인삼을 18.7~26.2g 배량한다.
⑤ 음달에는 이령탕(理苓湯)에 인진을 가하고, 설사에는 육두구·차전자를 가한다.

치중탕(治中湯)

처방	• 인삼(人蔘)	7.5g	• 진피(陳皮)	7.5g
	• 백출(白朮)	7.5g	• 청피(靑皮)	7.5g
	• 건강(乾薑)	7.5g	• 감초(甘草)	3.75g

【목표】 태음복통과 자리 불갈을 다스린다.

✍ 춘택탕(春澤湯)

처방				
	• 택사(澤瀉)	9.37g	• 저령(豬苓)	5.62g
	• 적복령(赤茯苓)	5.62g	• 인삼(人蔘)	1.87g
	• 백출(白朮)	5.62g		

【목표】 태양병이 이로 들어가 번갈하고 소변이 불리한 것을 다스린다.
① 서열과 번갈을 다스린다.

▎서설(暑泄)▎

여름에 더위를 먹은 설사의 경우 가슴이 답답하고 목이 마르며, 소변이 붉고 맹물 같은 심한 설사를 한다.

✍ 유령탕(薷苓湯)

처방				
	• 택사(澤瀉)	4.5g	• 황련(黃連)	3.75g
	• 저령(豬苓)	3.75g	• 백편두(白扁豆)	3.75g
	• 적복령(赤茯苓)	3.75g	• 후박(厚朴)	3.75g
	• 백출(白朮)	3.75g	• 감초(甘草)	1.12g
	• 향유(香薷)	3.75g		

【목표】 더운 계절에 설사가 이질로 되려는 것을 다스린다.
【활투】 열이 없으면 황련을 뺀다.
① 체기가 있으면 진피・신곡・빈랑・지각을 가한다.
② 이질이 되었으면 빈랑・지각・목향・등심・차전자 따위를 가한다.

향유산(香薷散)

처방				
	• 향유(香薷)	11.25g	• 백편두(白扁豆)	5.62g
	• 후박(厚朴)	5.62g		

목표 일체의 서병과 곽란·토사를 다스린다.

① 서설·맥허에는 이공산(異功散)을 합방하고, 백작약·차전자를 가한 데다가 진미 100알과 오매·등심을 넣고 술을 조금 넣어서 냉복한다.

학투 서곽에는 회생산(回生産)을 합방하여 신곡·빈랑·지실·소엽·오수유·목통 따위를 가하고, 기허에는 인삼을 가하며, 서열이 심하면 황련을 가하며, 구역에는 백두구·정향을 가하고, 설사에는 저령·택사를 가하고, 구갈에는 건갈을 가한다.

청서육화탕(淸暑六和湯)

처방				
	• 향유(香薷)	5.62g	• 황련(黃連)	3.75g
	• 후박(厚朴)	5.62g	• 축사(縮砂)	1.87g
	• 적복령(赤茯苓)	3.75g	• 반하(半夏)	1.87g
	• 곽향(藿香)	3.75g	• 행인(杏仁)	1.87g
	• 백편두(白扁豆)	3.75g	• 인삼(人蔘)	1.87g
	• 목과(木瓜)	3.75g	• 감초(甘草)	1.87g

목표 심비의 상서·구토 설사·곽란전근·종학을 다스린다.

익원산(益元散)

처방				
	• 활석(滑石)	225g	• 감초(甘草)	37.5g

【목표】 일명 육일산(六一散) 또는 천수산(天水散)이라고 한다.
① 중서로 인한 토사와 하리를 다스리며, 지갈·제번하고, 백약과 주식의 사독을 푼다.
② 건강 18.75g을 가한 것을 온육환(溫六丸)이라고 하며, 한으로 인한 토사를 다스린다.
③ 진사 37.5g을 가한 것을 진사익원산(辰砂益元散)이라고 하며, 상한 열의 불퇴로 인한 광증의 헛소리 하는 것을 다스린다.

【용법】 11.25g씩 따뜻한 꿀물에 타서 먹는다.

청서익기탕(淸暑益氣湯)

처방				
	• 창출(蒼朮)	5.62g	• 택사(澤瀉)	1.87g
	• 황기(黃芪)	3.75g	• 황백(黃柏)	1.12g
	• 승마(升麻)	3.75g	• 당귀(當歸)	1.12g
	• 인삼(人蔘)	1.87g	• 건갈(乾葛)	1.12g
	• 백출(白朮)	1.87g	• 청피(靑皮)	1.12g
	• 진피(陳皮)	1.87g	• 맥문동(麥門冬)	1.12g
	• 신곡(神麯)	1.87g	• 감초(甘草)	1.12g

【목표】 긴 여름에 사지가 곤권하고, 신열이 나며 번갈하고, 설사를 하고 자한이 나는 것 등을 다스린다.

승마갈근탕(升麻葛根湯)

처방				
	• 갈근(葛根)	7.5g	• 승마(升麻)	3.75g
	• 백작약(白芍藥)	3.75g	• 감초(甘草)	3.75g

【목표】 온병 및 환절기 감기를 다스린다.
【확투】 위풍과 면종에는 소풍산(消風散)을 합방한다.

① 은진·풍독에는 산사육·화피·금은화·현삼·우방자·서각·형방을 가하거나 사물탕(四物湯)을 합방한다.
② 상한인지 두진(痘疹)인지 반신반의면 먼저 이 처방으로 가감하되, 협체(挾滯)하면 산사·진피·신곡 따위를 가하고, 협감(挾感)이면 소엽·인동 따위를 가한다.
③ 한열에는 시호를 가하고, 열이 심하면 황금을 가한다.
④ 마진(痲疹) 초기에는 총백·소엽 따위를 가한다.

시령탕(柴苓湯)

처방

• 시호(柴胡)	6g	• 반하(半夏)	2.62g
• 택사(澤瀉)	4.87g	• 황금(黃芩)	2.25g
• 백출(白朮)	2.81g	• 인삼(人蔘)	2.25g
• 저령(豬苓)	2.81g	• 감초(甘草)	2.25g
• 적복령(赤茯苓)	2.81g	• 계심(桂心)	1.12g

목표 상한양증으로 신열이 나며, 맥이 빠르고 번갈·자리하는 것을 다스린다.

활투 허열번갈에는 인삼을 배가하고, 맥문동을 가한다.
① 이 처방은 곧 소시호탕(小柴胡湯)과 오령산(五苓散)을 합방한 것인데, 증수의 가감을 참작해서 쓴다.

적응증 감모·급성위장염·신우염·신염·네프로제·말라리아·부종·간경화증.

풍설(風泄)

봄에 풍사를 맞아 장위가 상하여 오풍(惡風)·자한(自汗)하며, 선혈이 섞여 설사하는 경우.

🌿 위풍탕(胃風湯)

처방				
	• 인삼(人蔘)	3.75g	• 천궁(川芎)	3.75g
	• 백출(白朮)	3.75g	• 백작약(白芍藥)	3.75g
	• 적복령(赤茯苓)	3.75g	• 계피(桂皮)	3.75g
	• 당귀(當歸)	3.75g	• 감초(甘草)	3.75g

【목표】 장의 풍·습의 독으로 인해 흑두즙 같은 설사가 나오는 것을 다스린다.

【학투】 음독으로 인한 하혈에는 지유·오매·형개를 가한다.

【적응증】 궤양성대장염·만성장염·직장염·하리·직장암

🌿 사청환(瀉靑丸)

처방				
	• 당귀(當歸)	각등분	• 대황(大黃)	각등분
	• 초용담(草龍膽)	각등분	• 강활(羌活)	각등분
	• 천궁(川芎)	각등분	• 방풍(防風)	각등분
	• 치자(梔子)	각등분		

【목표】 간의 실열을 다스린다.

① 누독의 경축을 다스리고 심간의 열을 사하며, 간풍이 스스로 사라지게 하는 데는 이 처방이 좋고, 소변을 통리하게 하여 열이 나지 못하게 하는 데는 도적산(導赤散)이 좋다.

② 두후의 여독이 눈으로 들어가 흐리게 하는 증세에 효력이 크며, 설탕을 탄 죽엽전탕으로 삼킨다.

【용법】 위의 약말들을 감실대의 밀환으로 지어 쓴다.

【학투】 소양의 풍학에는 3~5환을 생강차에 타서 먹으면 신효를 본다.

③ 봄에 상풍된 것이 여름에 이르러 폭사를 하면 3~5환을 고본전탕(藁本煎湯)에 타서 먹는다.

허설(虛泄)

기가 허해서 음식을 섭취하는 대로 곧 설하나 대개 복통은 없는 경우.

승양제습탕(升陽除濕湯)

처방				
	• 창출(蒼朮)	5.62g	• 택사(澤瀉)	2.62g
	• 승마(升麻)	2.62g	• 저령(豬苓)	2.62g
	• 시호(柴胡)	2.62g	• 진피(陳皮)	1.87g
	• 강활(羌活)	2.62g	• 맥아(麥芽)	1.87g
	• 방풍(防風)	2.62g	• 감초(甘草)	1.87g
	• 신곡(神麯)	2.62g		

목표 기가 허하여 설사를 하고, 음식 생각이 없으며 곤권무력한 것을 다스린다.
① 공심에 복용한다.

전씨이공산(錢氏異功散)

처방				
	• 백출(白朮)	3.75g	• 귤피(橘皮)	3.75g
	• 백복령(白茯苓)	3.75g	• 목향(木香)	3.75g
	• 인삼(人蔘)	3.75g	• 감초(甘草)	3.75g

목표 비위허약·음식부진·심흉비민(心胸痞悶) 등을 다스린다.
활투 협체에는 산사·신곡·사인을 가한다.
① 설사에는 오령산(五苓散)을 합방한다.
② 허리에는 빈랑·오수유·황련·계심을 가한다.
③ 서열에는 향유·백편두를 가한다.
④ 상한·원기허약·신열·구갈·맥허하거나, 설사를 하는 데는 건갈을 가하든지 인삼을 배가한다.

군령탕(君苓湯)

처방				
	• 택사(澤瀉)	9.37g	• 육계(肉桂)	1.87g
	• 적복령(赤茯苓)	5.62g	• 인삼(人蔘)	4.68g
	• 백출(白朮)	5.62g	• 백복령(白茯苓)	4.68g
	• 저령(猪苓)	5.62g	• 감초(甘草)	4.68g

[목표] 태양병이 이(裏)로 들어가 번갈하고 소변이 불리한 것을 다스린다.
① 음허로 인한 부종을 다스린다.

사군자탕(四君子湯)

처방				
	• 인삼(人蔘)	4.68g	• 백복령(白茯苓)	4.68g
	• 백출(白朮)	4.68g	• 감초(甘草)	4.68g

[목표] 진기가 허약한 것을 보양하고, 기단기소한 것을 다스린다.
① 허손을 다스리기 위해서는 당귀와 황기를 가하는데, 이것은 인삼황기탕(人蔘黃芪湯)이다.
② 사물탕(四物湯)과 합방한 것은 팔물탕(八物湯)이라 하며, 또 황기·육계 각 3.75g을 가한 것은 십전대보탕(十全大補湯)이다.
③ 진피를 가하면 이공산(異功散)이고, 진피와 반하를 가하면 육군자탕(六君子湯)이다.
④ 허설에는 황기·승마·시호·방풍을 가한다.

[학투] 냉에는 육계와 부자를 가한다.
⑤ 부종이 나면 저령과 택사를 가한다.
⑥ 서에는 향유·백편두·백단향 등을 가한다.
⑦ 허설에는 오령산(五苓散)을 합방한다.

📑 백출산(白朮散)

처방				
	• 건갈(乾葛)	7.5g	• 목향(木香)	3.75g
	• 인삼(人蔘)	3.75g	• 곽향(藿香)	3.75g
	• 백출(白朮)	3.75g	• 감초(甘草)	3.75g
	• 백복령(白茯苓)	3.75g		

목표 일명 전씨백출산(錢氏白朮散)이라고도 하고 청녕산(淸寧散)이라고도 한다.

① 토사를 오래 하여 진액이 말라 번만하고 내키는 대로 인음해서 된 만경(慢驚)을 다스린다.

② 설사에는 산약·백편두·육두구를 가한다.

③ 만경에는 천마·세신·백부자를 가한다.

④ 7.5g씩 수전해서 임의로 복용한다.

⑤ 목향과 감초를 1.87g씩 줄여도 무방하다.

학투 대인이나 소아가 설사로 기탈하면 인삼을 증량하고, 육두구·파고지·금앵자·오수유를 가한다.

⑥ 요불리에는 택사·차전자를 가한다.

⑦ 상한의 여열이 채 가시지 않아 설사를 하는 경우에도 좋다.

📑 삼령백출산(蔘苓白朮散)

처방				
	• 인삼(人蔘)	11.25g	• 의이인(薏苡仁)	5.62g
	• 백출(白朮)	11.25g	• 연육(蓮肉)	5.62g
	• 백복령(白茯苓)	11.25g	• 길경(桔梗)	5.62g
	• 산약(山藥)	11.25g	• 사인(砂仁)	5.62g
	• 감초(甘草)	11.25g	• 백편두(白扁豆)	5.62g

목표 대병(大病) 후에 조리하여 비와 위를 돕는다.

【용법】 이상의 약제들을 가루로 하여 매 7.5g씩 대추탕으로 조하한다.
① 잘게 썰어서 37.5g에 생강 3쪽·대추 2알을 넣고 달여 먹어도 좋다.
【학투】 ② 비만 증세에는 의이인을 빼고 진피와 백두구를 가한다.

담설(痰泄)

담으로 인하여 설사를 하는 경우. 다소 간격과 양의 차이가 있기도 한다.

이진탕(二陳湯)

처방				
	• 반하(半夏)	7.5g	• 적복령(赤茯苓)	3.75g
	• 귤피(橘皮)	3.75g	• 감초(甘草)	1.87g

【목표】 담음을 통치한다.
① 좌두통은 혈허에 속한다. 조경·석중하면 사물탕(四物湯)을 합방한 데다가 형개·박하·세신·만형자·시호·황금 등을 가한다.
② 기울에는 이 약을 달인 물로 교감단(交感丹)을 삼킨다.

육군자탕(六君子湯)

처방				
	• 반하(半夏)	5.62g	• 백복령(白茯苓)	3.75g
	• 백출(白朮)	5.62g	• 인삼(人蔘)	3.75g
	• 진피(陳皮)	3.75g	• 감초(甘草)	1.87g

【목표】 원기가 허하고, 목구멍에서 가래 끓는 소리가 나는 증세를 다스린다.
【학투】 허랭(虛冷)에는 생강·계지를 가한다.
① 한다(汗多)에는 계지와 황기를 가한다.
② 혈조(血燥)에는 숙지황·당귀·백작약을 가한다.

③ 해수(咳嗽)에는 패모·오미자를 가한다.
④ 기체(氣滯 : 뱃속에 가스가 많이 생겨서 도포증이 일어나는 증세)에는 향부자·목향을 가한다.
⑤ 협감(挾感 : 감기에 걸림)에는 향부자와 건강을 가한다.
⑥ 협식(挾食 : 위장병)에는 신곡·사인·지실을 가한다.
⑦ 부종(浮腫)에는 사령산(四苓散)을 합방한다.

활설(滑泄)

설사를 오래 하면서 항문의 근육이 이완되어 직설하는 경우.

팔주산(八柱散)

처방				
	• 인삼(人蔘)	3.75g	• 가자(訶子)	3.75g
	• 백출(白朮)	3.75g	• 부자(附子)	3.75g
	• 육두구(肉豆蔲)	3.75g	• 앵속각(鶯粟殼)	3.75g
	• 건강(乾薑)	3.75g	• 감초(甘草)	3.75g

【목표】 활설불금을 다스린다.

보중익기탕(補中益氣湯)

처방				
	• 황기(黃芪)	5.62g	• 당귀신(當歸身)	1.87g
	• 인삼(人蔘)	3.75g	• 진피(陳皮)	1.87g
	• 백출(白朮)	3.75g	• 승마(升麻)	1.12g
	• 감초(甘草)	3.75g	• 시호(柴胡)	1.12g

【목표】 노역을 아주 심하게 했거나 음식 조절을 못하여 신열이 나고 자한이 나는 것을 다스린다.
① 황백 1.12g, 홍화 0.75g을 가하면 가슴으로 들어가서 양혈한다.

② 자한에는 부자·마황근·부소맥을 가한다.
③ 이질이 오래 되어 물갈이 되는 데는 부자를 가한다.
④ 비색에는 맥문동과 산치자를 가한다.
⑤ 유뇨에는 산약과 오미자를 가한다.
⑥ 이후얼에는 부자·죽여·생강을 가한다.
⑦ 활설에는 가자와 육두구를 가한다.
⑧ 잉부의 소복추와 기함에는 승마와 방풍을 가한다.
⑨ 전신이 마비되는 기허에는 목과·오약·향부자·청피·방풍·천궁을 가하고, 계지도 조금 가한다.
⑩ 폐한과 탈항에는 가자 3.75g과 저근백피를 조금 가한다.
⑪ 도씨보중익기탕(陶氏補中益氣湯)은 인삼·백출·황기·당귀·시호·진피를 합쳐서 2.62g과 감초 1.87g을 가하고, 혹은 승마를 빼고 총백·생강·대추를 넣는다. 내외감의 두통·신열·자한을 다 스린다.

[학투] 황기와 백출을 빼고 숙지황과 산약을 가한 것을 보음익기전(補陰益氣煎)이라고 한다.

⑫ 땀이 많으면 계지 7.5g, 방풍 3.75g과 부소맥·오매를 가한다.
⑬ 기가 허해서 요삽이 되면 빈랑·목향을 가하고, 혹 차전자·택사를 가하기도 한다.
⑭ 허리로 하중하면 빈랑·목향·황련을 가하며, 혹 오수유를 가하기도 한다. 복통에는 계심을 가하고, 열이 있을 때는 대황을 가하면 약간 유리하다.
⑮ 기가 허하고 조열이 있으면 시호를 배로 하고 별갑을 가한다.

주상신설(酒傷晨泄)

음주과다로 식상하여 뼈만 남고 오래도록 낫지 않는 것이 주설이고,

새벽에 한 차례씩 통설하는 것이 신설이다.

이중탕(理中湯)

처방				
	• 인삼(人蔘)	7.5g	• 건강(乾薑)	7.5g
	• 백출(白朮)	7.5g	• 감초(甘草)	3.75g

[목표] 태음복통과 자리 불갈을 다스린다.
① 원방에 진피와 청피를 가한 것을 치중탕(治中湯)이라고 한다.
[학투] 소건중탕(小建中湯)과 합방한 것을 건리탕(建理湯)이라고 하는데, 비위허랭과 적취와 기가 상공(上攻)한 것을 다스린다.
② 오령산(五苓散)과 합방한 것을 이령탕(理苓湯)이라고 하는데, 양허 부종을 다스린다.
③ 회적(蛔積 : 회충이 한데 뭉쳐 수시로 움직이는 증세)에는 계지·부자·화초·오매를 가한다.
④ 기허에는 인삼을 18.7~26.2g 배량한다.
⑤ 음달에는 이령탕(理苓湯)에 인진을 가하고, 설사에는 육두구·차전자를 가한다.

평위산(平胃散)

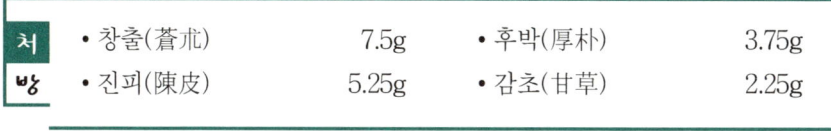

처방				
	• 창출(蒼朮)	7.5g	• 후박(厚朴)	3.75g
	• 진피(陳皮)	5.25g	• 감초(甘草)	2.25g

[목표] 비를 조화시키고 위를 튼튼하게 한다. 위가 조화되고 기가 순평하면 복약을 중지한다. 상복은 불가하다.
[학투] 식체에는 산사·신곡·맥아·빈랑·지실·나복자·사인·초과 따위를 가한다.

① 서체에는 향유산(香薷散)과 합방해서 쓰는데, 이것을 향평산(香平散)이라고 한다.
② 변혈에는 산사 7.5g, 당귀·지각·지유 각 3.75g, 형개 2.62g을 가한다.
③ 한열에는 소시호탕(小柴胡湯)과 합방하는데, 이것을 시평탕(柴平湯)이라고 하며 학질도 다스린다.
④ 체리에는 지각·빈랑·황련 각 3.75g, 목향 1.87g을 가한다.
⑤ 설사를 하면 사령산(四苓散)과 합방한 데다가 등심·차전자 따위를 가하되 증세에 따라 적당히 가감한다.
⑥ 잉부의 제증(諸症)에는 창출을 백출로 바꾸고, 반하·신곡 등의 약만을 기한다.
⑦ 냉적에는 건강과 계지를 가한다.
⑧ 주체에는 건갈 혹은 갈화·양강·초두구 따위를 가한다.

주증황련환(酒蒸黃連丸)

처방
- 황련(黃連)　　　　　150g

목표 오래도록 잠복해 있는 중서증(中暑症)을 다스린다.

용법 청주 7홉에 담가서 증건하여, 술이 없어지거든 작말하여 면호로 오자만큼 크게 환을 지어 30환씩 더운물로 목이 마르지 않게 될 때까지 먹는다.

손설(飧泄)

먹은 음식이 소화되지 않고 전부 설해지는 경우.

창출방풍탕(蒼朮防風湯)

처방				
	• 창출(蒼朮)	22.5g	• 방풍(防風)	3.75g
	• 마황(麻黃)	7.5g		

목표 풍이 오래 되어 먹은 대로 설하므로 음식물이 그대로 나오는 것을 다스린다.

오덕환(五德丸)

처방				
	• 보골지(補骨脂)	150g	• 오미자(五味子)	75g
	• 건강(乾薑)	150g	• 목향(木香)	75g
	• 오수유(吳茱萸)	75g		

목표 비신이 허한하여 손설하는 증세를 다스린다.
① 복통에는 호초를 가한다.
용법 위의 약미들의 분말을 증병(蒸餠)을 만들어 오자대로 환을 지어 60알씩 백비탕이나 인삼탕으로 복용한다.

비신설(脾腎泄)

식후에 배가 몹시 부르다가, 설하고 나면 편해지는 경우가 비설이고, 비설이 신설로 되면 대변에 피가 섞여 나온다.

사신환(四神丸)

처방				
	• 파고지(破古紙)	150g	• 오미자(五味子)	75g
	• 육두구(肉豆蔲)	75g	• 오수유(吳茱萸)	37.5g

【목표】 비신이 허해서 나는 설리와 신설을 다스린다.
【용법】 위의 약미들을 작말하여 생강 300g과 대추 100알을 함께 삶아 오자만큼 조육환을 지어 공심에 30~50환을 염탕으로 복용한다.
① 파고지 150g과 육두구의 날 것 75g을 가지고 위와 같은 방법으로 만든 것을 이신환(二神丸)이라고 하며, 목향 37.5g을 더 가한 것을 삼신환(三神丸)이라고 한다.

✍ 이신환(二神丸)

처방				
	• 파고지(破古紙)	150g	• 육두구(肉豆蔻)	75g

【목표】 비신이 허해서 나는 설리와 신설을 다스린다.

✍ 삼신환(三神丸)

처방				
	• 파고지(破古紙)	150g	• 목향(木香)	37.5g
	• 육두구(肉豆蔻)	75g		

【목표】 비신이 허해서 나는 비신설을 다스린다.

✍ 위관전(胃關煎)

처방				
	• 숙지황(熟地黃)	37.5g	• 건강(乾薑)	7.5g
	• 산약(山藥)	7.5g	• 자감(炙甘)	3.75g
	• 백편두(白扁豆)	7.5g	• 오수유(吳茱萸)	2.62g
	• 백출(白朮)	7.5g		

【목표】 비신의 한허로 인한 설사와 복통 냉리를 다스린다.

① 설사에는 육두구와 파고지를 가한다.
② 기허에는 인삼을 가한다.
③ 양허에는 부자를 가한다.
④ 복통에는 목향을 가한다.
⑤ 활탈(滑脫)에는 오매나 혹은 오미자를 가한다.
⑥ 간모비(肝侮脾)에는 육계를 가한다.

신기환(腎氣丸)

처방		
• 숙지황(熟地黃) 300g	• 백복령(白茯苓)	112.5g
• 산약(山藥) 150g	• 목단피(牧丹皮)	112.5g
• 산수유(山茱萸) 150g	• 택사(澤瀉)	112.5g
• 오미자(五味子) 150g		

(목표) 신수 부족을 다스린다.

① 폐의 원천을 자양하여 신수를 나게 한다.

오적산(五積散)

처방		
• 창출(蒼朮) 7.5g	• 백작약(白芍藥)	3g
• 마황(麻黃) 3.75g	• 백복령(白茯苓)	3g
• 진피(陳皮) 3.75g	• 천궁(川芎)	2.62g
• 후박(厚朴) 3g	• 백지(白芷)	2.62g
• 길경(桔梗) 3g	• 반하(半夏)	2.62g
• 지각(枳殼) 3g	• 계피(桂皮)	2.62g
• 당귀(當歸) 3g	• 감초(甘草)	2.25g
• 건강(乾薑) 3g		

(목표) 풍한으로 인해 두통이 나고 몸이 아프며, 사지가 역랭하고 가슴과 배가 아프며, 구토·설사가 나고, 내상으로 냉증이 생기는 등의

증세를 다스린다.
① 좌섬 및 어혈종통에는 마황을 빼고 회향·목향·빈랑·도인·홍화를 가한다.
② 풍이 신을 상하여 허리의 좌우가 간간이 결리거나 양발이 뻣뻣해지면 방풍과 전갈을 가한다.
③ 백지와 계피를 제외하고 나머지 약미들을 초하면 숙료오적산(熟料五積散)이 된다.

【학투】 외감협체에는 산사·신곡·빈랑을 가한다.
④ 회충이 동하면 오매·화초를 가한다.
⑤ 산후협체와 어혈복통에는 마황을 빼고 산사 7.5g, 현호색 3.75g을 가한다.

황기건중탕(黃芪建中湯)

처방				
	• 백작약(白芍藥)	18.75g	• 황기(黃芪)	3.75g
	• 계지(桂枝)	11.25g	• 감초(甘草)	3.75g

【목표】 허로·이급·복통·몽유·인건 등을 다스린다.
① 자한을 다스린다.

적리(赤痢)

습열로 인하여 대변에 피가 섞여 나오는 혈리.

도적지유탕(導赤地楡湯)

처방				
	• 지유(地楡)	5.62g	• 괴화(槐花)	3.75g
	• 당귀신(當歸身)	5.62g	• 아교주(阿膠珠)	3g
	• 적작약(赤芍藥)	3.75g	• 형개수(荊芥穗)	3g

• 황련(黃連)	3.75g	• 감초(甘草)	1.87g
• 황금(黃芩)	3.75g		

◀목표▶ 적리 및 혈리를 다스린다.

수련환(茱連丸)

처방	• 오수유(吳茱萸)	75g	• 황련(黃連)	75g

◀목표▶ 적리와 백리가 아울러 하리되는 것을 다스린다.
◀용법▶ 위의 두 약미를 좋은 술에 3일간 담갔다가 각각 불에 쬐어 말려 작말하여, 초호로 오자대의 환을 지어 둔다. 적리에는 황련환 30알을 감초탕으로 삼키고, 백리에는 수유환 30알을 건강탕으로 삼키고, 적백리에는 그 두 가지의 환을 각각 30알씩 도합 60알을 취하여 감촉 건강탕으로 삼킨다.

적백리(赤白痢)

냉과 열의 부조로 대변에 적·백이 반씩 섞여 배출되는 경우.

진인양장탕(眞人養臟湯)

처방	• 앵속각(鶯粟殼)	3.75g	• 관계(官桂)	1.12g
	• 감초(甘草)	3.37g	• 인삼(人蔘)	1.12g
	• 백작약(白芍藥)	3g	• 당귀(當歸)	1.12g
	• 목향(木香)	2.62g	• 백출(白朮)	1.12g
	• 가자(訶子)	2.25g	• 육두구(肉豆蔲)	1.12g

【목표】 적리와 백리 및 모든 이질을 다스린다.
① 공심에 온복한다.

✍ 익원산(益元散)

처방	• 활석(滑石)	225g	• 감초(甘草)	37.5g

【목표】 일명 육일산(六一散), 또 일명은 천수산(天水散)이다.
① 중서로 인한 토사와 하리를 다스리며, 지갈·제번하고 백약과 주식의 사독을 푼다.
② 건강 18.75g을 가한 것을 온육환(溫六丸)이라고 하며, 한으로 인한 토사를 다스린다.
③ 진사 37.5g을 가한 것을 진사익원산(辰砂益元散)이라고 하며, 상한 열의 불퇴로 인한 광증의 섬어를 다스린다.

【용법】 11.25g씩 따뜻한 꿀물에 타서 먹는다.

✍ 보화환(保和丸)

처방				
	• 백출(白朮)	187.5g	• 향부자(香附子)	75g
	• 진피(陳皮)	112.5g	• 후박(厚朴)	75g
	• 반하(半夏)	112.5g	• 나복자(蘿葍子)	75g
	• 적복령(赤茯苓)	112.5g	• 지실(枳實)	37.5g
	• 신곡(神麯)	112.5g	• 맥아(麥芽)	37.5g
	• 산사육(山査肉)	112.5g	• 황련(黃連)	37.5g
	• 연교(連翹)	75g	• 황금(黃芩)	37.5g

【목표】 일체의 식상과 적취 및 비괴를 다스린다.
① 다른 한 처방에는 산사육이 187.5g, 신곡·반하 각 112.5g, 적복

령 · 진피 · 나복자 · 연교 · 맥아가 각 37.5g이다.

(용법) 위의 약미들을 작말하여 생강즙으로 개어 오자대로 호환을 지어 차로 50~70환을 복용한다.

(학투) 20첩으로 분작해도 좋다.

② 식울에는 빈랑 3.75g, 목향 1.87g, 하엽 손바닥만한 것을 가하고, 열이 없으면 황금과 황련을 뺀다.

육미지황원(六味地黃元)

처방				
	• 숙지황(熟地黃)	300g	• 백복령(白茯苓)	112.5g
	• 산약(山藥)	150g	• 목단피(牧丹皮)	112.5g
	• 산수유(山茱萸)	150g	• 택사(澤瀉)	112.5g

(목표) 신수 부족을 다스린다.

① 오미자 150g을 가한 것을 신기환(腎氣丸)이라고 한다. 이는 폐의 원천을 자양하여 신수를 나게 하는 것이다.

② 육계와 부자포를 각 37.5g씩 가하면 팔미원(八味元)인데, 명문 양허를 다스린다.

③ 음허부종에는 우슬과 차전자를 가하여 쓰는데, 금궤신기환(金匱腎氣丸)이라고 한다.

④ 유뇨무도에는 택사를 빼고 인지인을 가한다.

⑤ 노인 및 잉부의 전포에는 택사를 배로 한다.

⑥ 냉림(冷淋)으로 먼저 추워서 떨고 설하지 못하는 데는 팔미원(八味元)이 좋다.

(용법) 위의 약미들을 작말하여 오자대(梧子大)로 밀환을 지어 온주나 염탕으로 50~70알씩 복용한다.

⑦ 신기환(腎氣丸)에 오미자를 37.5g 가하여 속용하기도 한다.

【학투】 20첩으로 분작해서 쓴다.
⑧ 음허부종에는 숙지황을 감하고, 우슬·차전자·계지·부자 등을 가한다.
⑨ 황달 증세가 있을 때는 인진을 가한다.
⑩ 상한이 과경하여 허열이 불퇴하고 입이 조하고 혀가 마르고 맥이 허한 증세 등에는 인삼을 배로 하고 맥문동·귤피 따위를 가한다.
⑪ 가감팔미원(加減八味元)을 소갈에 구복하면 영구히 없어진다. 소질되었으면 신기가 회복된 것이다.

농혈리(膿血痢)

농혈이 점조(粘稠)하고 이급후증한 이질의 경우.

황금작약탕(黃芩芍藥湯)

처방				
	• 황금(黃芩)	7.5g	• 감초(甘草)	3.75g
	• 백작약(白芍藥)	7.5g		

【목표】 하리를 하면서 농혈이 나오고 신열과 복통이 나고 맥이 홍삭한 것을 다스린다.
① 복통이 심하면 계심 1.12g을 가한다.
【학투】 서기에는 향유·백편두·황련을 가하고, 소변이 삽하면 저령·택사·등심 따위를 가한다.
【적응증】 급성 장염

도체탕(導滯湯)

처방				
	• 백작약(白芍藥)	7.5g	• 계심(桂心)	1.12g
	• 당귀(當歸)	3.75g	• 목향(木香)	1.12g

• 황금(黃芩)	3.75g	• 빈랑(檳榔)	1.12g
• 황련(黃連)	3.75g	• 감초(甘草)	1.12g
• 대황(大黃)	2.62g		

◀목표▶ 하리에 농혈이 나오고, 이급후중한 것이 주야로 한도가 없는 증세를 다스린다.

① 공심에 복용한다.

◀적응증▶ 적리의 초기

도인승기탕(桃仁承氣湯)

처방				
	• 대황(大黃)	11.25g	• 감초(甘草)	3.75g
	• 계심(桂心)	7.5g	• 도인(桃仁)	10枚
	• 망초(芒硝)	7.5g		

◀목표▶ 방광의 혈결로 인한 소복의 급결·변흑·섬어를 다스린다.

◀용법▶ 물로 달여서 망초를 넣어 온복한다.

금구리(噤口痢)

음식을 먹을 수 없는 이질인데, 머리가 아프고 가슴이 답답하고 손발이 화끈 달아오르는 경우도 있다.

창름탕(倉廩湯)

처방				
	• 인삼(人蔘)	3.75g	• 천궁(川芎)	3.75g
	• 시호(柴胡)	3.75g	• 적복령(赤茯苓)	3.75g
	• 전호(前胡)	3.75g	• 감초(甘草)	3.75g
	• 강활(羌活)	3.75g	• 황련(黃連)	3.75g

• 독활(獨活)	3.75g	• 석연육(石蓮肉)	7枚
• 지각(枳殼)	3.75g	• 진창미(陳倉米)	300粒
• 길경(桔梗)	3.75g		

【목표】 금구리로 인하여 심번하고 수족에 열이 있고 두통이 나는 것을 다스린다. 이는 독기가 심폐로 상충한 탓으로 구역이 나서 먹지 못한다.

【학투】 황금과 빈랑을 가하면 더욱 좋다.

삼령백출산(蔘苓白朮散)

처방				
	• 인삼(人蔘)	11.25g	• 의이인(薏苡仁)	5.62g
	• 백출(白朮)	11.25g	• 연육(蓮肉)	5.62g
	• 백복령(白茯苓)	11.25g	• 길경(桔梗)	5.62g
	• 산약(山藥)	11.25g	• 사인(砂仁)	5.62g
	• 감초(甘草)	11.25g	• 백편두(白扁豆)	5.62g

【목표】 대병(大病) 후에 조리하여 비와 위를 돕는다.

【용법】 이상의 약제들을 가루로 하여 매 7.5g씩 대추탕으로 조하한다.
① 잘게 썰어서 37.5g에 생강 3쪽·대추 2알을 넣고 달여 먹어도 좋다.

【학투】 ② 비만 증세에는 의이인을 빼고 진피와 백두구를 가한다.
③ 하혈이 오래 된 것에는 지유·형개·초흑 건강·초흑 오매를 가한다.
④ 기함된 데에는 승마와 방풍을 가한다.

풍리(風痢)

오슬오슬 춥고 코가 막히고, 몸이 무겁고, 대변은 청색 또는 맑은 물 같은 하리를 하는 경우.

🖋 창름탕(倉廩湯)

처방				
	• 인삼(人蔘)	3.75g	• 천궁(川芎)	3.75g
	• 시호(柴胡)	3.75g	• 적복령(赤茯苓)	3.75g
	• 전호(前胡)	3.75g	• 감초(甘草)	3.75g
	• 강활(羌活)	3.75g	• 황련(黃連)	3.75g
	• 독활(獨活)	3.75g	• 석연육(石蓮肉)	7枚
	• 지각(枳殼)	3.75g	• 진창미(陳倉米)	300粒
	• 길경(桔梗)	3.75g		

목표 금구리로 인하여 심번하고 수족에 열이 있고 두통이 나는 것을 다스린다. 이는 독기가 심폐로 상충한 탓으로 구역이 나서 먹지 못한다.

활투 황금과 빈랑을 가하면 더욱 좋다.

🖋 위풍탕(胃風湯)

처방				
	• 인삼(人蔘)	3.75g	• 천궁(川芎)	3.75g
	• 백출(白朮)	3.75g	• 백작약(白芍藥)	3.75g
	• 적복령(赤茯苓)	3.75g	• 계피(桂皮)	3.75g
	• 당귀(當歸)	3.75g	• 감초(甘草)	3.75g

목표 장의 풍·습의 독으로 인해 흑두즙 같은 설사가 나오는 것을 다스린다.

활투 음독으로 인한 하혈에는 지유·오매·형개를 가한다.

적응증 궤양성대장염·만성장염·직장염·하리·직장암

휴식리(休息痢)

이질이 발증하였다가 멎기도 하면서 1년이 지나도 낫지 않는 경우.

팔물탕(八物湯)

처방					
	• 인삼(人蔘)	4.5g	• 숙지황(熟地黃)	4.5g
	• 백출(白朮)	4.5g	• 백작약(白芍藥)	4.5g
	• 백복령(白茯苓)	4.5g	• 천궁(川芎)	4.5g
	• 감초(甘草)	4.5g	• 당귀(當歸)	4.5g

목표 기와 혈이 다 허한 것을 다스린다.
① 일명 팔진탕(八珍湯)이다.
② 허림(虛淋)에는 황기·호장근·황금·우슬 등을 가한다.

활투 자학이 오래 된 데에는 인삼과 숙지황을 배로 하고, 시호·조금·사인 등을 가한다.
③ 한다에는 계지·황기·방풍을 가한다.
④ 두통에는 천마와 세신을 가한다.

보중익기탕(補中益氣湯)

처방					
	• 황기(黃芪)	5.62g	• 당귀신(當歸身)	1.87g
	• 인삼(人蔘)	3.75g	• 진피(陳皮)	1.87g
	• 백출(白朮)	3.75g	• 승마(升麻)	1.12g
	• 감초(甘草)	3.75g	• 시호(柴胡)	1.12g

목표 노역을 아주 심하게 했거나 음식 조절을 못하여 신열이 나고 자한이 나는 것을 다스린다.
① 황백 1.12g, 홍화 0.75g을 가하면 가슴으로 들어가서 양혈한다.
② 자한에는 부자·마황근·부소맥을 가한다.

③ 이질이 오래 되어 물갈이 되는 데는 부자를 가한다.
④ 비색에는 맥문동과 산치자를 가한다.
⑤ 유뇨에는 산약과 오미자를 가한다.
⑥ 이후얼에는 부자·죽여·생강을 가한다.
⑦ 활설에는 가자와 육두구를 가한다.
⑧ 잉부의 소복추와 기함에는 승마와 방풍을 가한다.
⑨ 전신이 마비되는 기허에는 목과·오약·향부자·청피·방풍·천궁을 가하고, 계지도 조금 가한다.
⑩ 폐한과 탈항에는 가자 3.75g과 저근백피를 조금 가한다.
⑪ 도씨보중익기탕(陶氏補中益氣湯)은 인삼·백출·황기·당귀·시호·진피를 합쳐서 2.62g과 감초 1.87g을 가하고, 혹은 승마를 빼고 총백·생강·대추를 넣는다. 내외감의 두통·신열·자한을 다스린다.

(학투) 황기와 백출을 빼고 숙지황과 산약을 가한 것을 보음익기전(補陰益氣煎)이라고 한다.

⑫ 땀이 많으면 계지 7.5g, 방풍 3.75g과 부소맥·오매를 가한다.
⑬ 기가 허해서 요삽이 되면 빈랑·목향을 가하고, 혹 차전자·택사를 가하기도 한다.
⑭ 허리로 하중하면 빈랑·목향·황련을 가하며, 혹 오수유를 가하기도 한다. 복통에는 계심을 가하고, 열이 있을 때는 대황을 가하면 약간 유리하다.
⑮ 기가 허하고 조열이 있으면 시호를 배로 하고 별갑을 가한다.

삼령백출산(蔘苓白朮散)

처방				
	• 인삼(人蔘)	11.25g	• 의이인(薏苡仁)	5.62g
	• 백출(白朮)	11.25g	• 연육(蓮肉)	5.62g
	• 백복령(白茯苓)	11.25g	• 길경(桔梗)	5.62g

• 산약(山藥)	11.25g	• 사인(砂仁)	5.62g
• 감초(甘草)	11.25g	• 백편두(白扁豆)	5.62g

【목표】 대병(大病) 후에 조리하여 비와 위를 돕는다.

【용법】 이상의 약제들을 가루로 하여 매 7.5g씩 대추탕으로 조하한다.
① 잘게 썰어서 37.5g에 생강 3쪽·대추 2알을 넣고 달여 먹어도 좋다.

【학투】 ② 비만 증세에는 의이인을 빼고 진피와 백두구를 가한다.
③ 하혈이 오래 된 것에는 지유·형개·초흑 건강·초흑 오매를 가한다.
④ 기함된 데에는 승마와 방풍을 가한다.

진인양장탕(眞人養臟湯)

처방				
	• 앵속각(鶯粟殼)	3.75g	• 관계(官桂)	1.12g
	• 감초(甘草)	3.37g	• 인삼(人蔘)	1.12g
	• 백작약(白芍藥)	3g	• 당귀(當歸)	1.12g
	• 목향(木香)	2.62g	• 백출(白朮)	1.12g
	• 가자(訶子)	2.25g	• 육두구(肉豆蔲)	1.12g

【목표】 적리와 백리 및 모든 이질을 다스린다.
① 공심에 온복한다.

한리(寒痢)

설사를 하며 복명·복통하되 후증은 없으며 변색이 없다.

이중탕(理中湯)

처방				
	• 인삼(人蔘)	7.5g	• 건강(乾薑)	7.5g
	• 백출(白朮)	7.5g	• 감초(甘草)	3.75g

｢목표｣ 태음복통과 자리 불갈을 다스린다.

① 원방에 진피와 청피를 가한 것을 치중탕(治中湯)이라고 한다.

｢학투｣ 소건중탕(小建中湯)과 합방한 것을 건리탕(建理湯)이라고 하는데, 비위허랭과 적취와 기가 상공(上攻)한 것을 다스린다.

② 오령산(五苓散)과 합방한 것을 이령탕(理苓湯)이라고 하는데, 양허부종을 다스린다.

③ 회적(蛔積 : 회충이 한데 뭉쳐 수시로 움직이는 증세)에는 계지·부자·화초·오매를 가한다.

④ 기허에는 인삼을 18.7~26.2g 배량한다.

⑤ 음달에는 이령탕(理苓湯)에 인진을 가하고, 설사에는 육두구·차전자를 가한다.

불환금정기산(不換金正氣散)

처방				
	• 창출(蒼朮)	7.5g	• 곽향(藿香)	3.75g
	• 후박(厚朴)	3.75g	• 반하(半夏)	3.75g
	• 진피(陳皮)	3.75g	• 감초(甘草)	3.75g

｢목표｣ 상한음증의 두통·신통·한열을 다스린다.

｢학투｣ 외감 및 협체는 곽향정기산(藿香正氣散)으로 다스리는 것이 좋다.

오적산(五積散)

처방				
	• 창출(蒼朮)	7.5g	• 백작약(白芍藥)	3g
	• 마황(麻黃)	3.75g	• 백복령(白茯苓)	3g
	• 진피(陳皮)	3.75g	• 천궁(川芎)	2.62g
	• 후박(厚朴)	3g	• 백지(白芷)	2.62g

• 길경(桔梗)	3g	• 반하(半夏)	2.62g
• 지각(枳殼)	3g	• 계피(桂皮)	2.62g
• 당귀(當歸)	3g	• 감초(甘草)	2.25g
• 건강(乾薑)	3g		

【목표】 풍한으로 인해 두통이 나고 몸이 아프며, 사지가 역랭하고 가슴과 배가 아프며, 구토·설사가 나고, 내상으로 냉증이 생기는 등의 증세를 다스린다.

① 좌섬 및 어혈종통에는 마황을 빼고 회향·목향·빈랑·도인·홍화를 가한다.

② 풍이 신을 상하여 허리의 좌우가 간간이 결리거나 양발이 뻣뻣해지면 방풍과 전갈을 가한다.

③ 백지와 계피를 제외하고 나머지 약미들을 초하면 숙료오적산(塾料五積散)이 된다.

【활투】 외감협체에는 산사·신곡·빈랑을 가한다.

④ 회충이 동하면 오매·화초를 가한다.

⑤ 산후협체와 어혈복통에는 마황을 빼고 산사 7.5g, 현호색 3.75g을 가한다.

▌습리(濕痢)▐

배가 팽팽해지며 몸이 무겁고, 검은콩의 즙과 같은 변이 나오기도 하고, 검붉은색이 섞여서 탁하게 나오는 경우도 있다.

✍ 당귀화혈탕(當歸和血湯)

처방				
	• 당귀(當歸)	5.62g	• 형개(荊芥)	2.62g
	• 승마(升麻)	5.62g	• 백출(白朮)	2.62g

• 괴화(槐花)	2.62g	• 숙지황(熟地黃)	2.62g
• 청피(靑皮)	2.62g	• 천궁(川芎)	1.87g

목표 장풍사혈과 습독하혈을 다스린다.

용법 위의 약미들을 작말하여 7.5g씩 공심에 미음으로 조복한다.

학투 수전복(水前服)해도 좋다.

열리(熱痢)

삼복 더위로 인한 이질인데, 등이 시렵고 얼굴에 때가 끼고, 번지르르하게 개기름이 돌며 치아가 마르고, 번민·조갈해서 냉수를 자주 들이키고, 변이 달아서 적색으로 보일 경우도 있다.

창름탕(倉廩湯)

처방				
	• 인삼(人蔘)	3.75g	• 천궁(川芎)	3.75g
	• 시호(柴胡)	3.75g	• 적복령(赤茯苓)	3.75g
	• 전호(前胡)	3.75g	• 감초(甘草)	3.75g
	• 강활(羌活)	3.75g	• 황련(黃連)	3.75g
	• 독활(獨活)	3.75g	• 석련육(石蓮肉)	7枚
	• 지각(枳殼)	3.75g	• 진창미(陳倉米)	300粒
	• 길경(桔梗)	3.75g		

목표 금구리로 인하여 심번하고 수족에 열이 있고 두통이 나는 것을 다스린다. 이는 독기가 심폐로 상충한 탓으로 구역이 나서 먹지 못한다.

학투 황금과 빈랑을 가하면 더욱 좋다.

도체탕(導滯湯)

처방					
	• 백작약(白芍藥)	7.5g	• 계심(桂心)	1.12g	
	• 당귀(當歸)	3.75g	• 목향(木香)	1.12g	
	• 황금(黃芩)	3.75g	• 빈랑(檳榔)	1.12g	
	• 황련(黃連)	3.75g	• 감초(甘草)	1.12g	
	• 대황(大黃)	2.62g			

【목표】 하리에 농혈이 나오고, 이급후중한 것이 주야로 한도가 없는 증세를 다스린다.
① 공심에 복용한다.
【적응증】 적리의 초기

주증황련환(酒蒸黃連丸)

처방		
	• 황련(黃連)	150g

【목표】 오래도록 잠복해 있는 중서증(中暑症)을 다스린다.
【용법】 청주 7홉에 담가서 증건하여, 술이 없어지거든 작말하여 면호로 오자만큼 크게 환을 지어 30환씩 더운물로 계속 먹는다.

황금작약탕(黃芩芍藥湯)

처방				
	• 황금(黃芩)	7.5g	• 감초(甘草)	3.75g
	• 백작약(白芍藥)	7.5g		

【목표】 하리를 하면서 농혈이 나오고 신열과 복통이 나고 맥이 홍삭한 것을 다스린다.

① 복통이 심하면 계심 1.12g을 가한다.

(합투) 서기에는 향유·백편두·황련을 가하고, 소변이 삽하면 저령·택사·등심 따위를 가한다.

(적응증) 급성장염

기리(氣痢)

대변이 게거품같이 나오고, 아랫배가 켕기며 아픈 경우.

수련환(茱連丸)

처방		
• 오수유(吳茱萸) 75g	• 황련(黃連) 75g	

(목표) 적리와 백리가 아울러 하리되는 것을 다스린다.

(용법) 위의 두 약미를 좋은 술에 3일간 담갔다가 각각 불에 쬐어 말려 작말하여, 초호로 오자대의 환을 지어 둔다. 적리에는 황련환 30알을 감초탕으로 삼키고, 백리에는 수유환 30알을 건강탕으로 삼키고, 적백리에는 그 두 가지의 환을 각각 30알씩 도합 60알을 취하여 감촉건강탕으로 삼킨다.

육마탕(六磨湯)

처방			
• 빈랑(檳榔)	각등분	• 오약(烏藥)	각등분
• 침향(沈香)	각등분	• 대황(大黃)	각등분
• 목향(木香)	각등분	• 지각(枳殼)	각등분

(목표) 기체로 인한 변비를 다스린다.

허리(虛痢)

기가 허약해서 생기는 이질인데, 권태롭고 소화가 불량하고 복통은 적게도 나고 많이 아프기도 하며, 변의 색이 콧물 비슷하고 탈항이 되는 경우도 있다.

조중이기탕(調中理氣湯)

처방				
	• 백출(白朮)	3.75g	• 창출(蒼朮)	3g
	• 지각(枳殼)	3.75g	• 진피(陳皮)	3g
	• 백작약(白芍藥)	3.75g	• 후박(厚朴)	2.62g
	• 빈랑(檳榔)	3.75g	• 목향(木香)	1.87g

【목표】 허리로 인해 기가 약해진 것을 다스린다.

【활투】 서기가 있으면 향유와 백편두를 가한다.
① 소변이 불리하면 저령·택사·등심을 가한다.
② 열이 있으면 황련을 가한다.
③ 복통이 나면 계심과 오수유를 가한다.
④ 임신부의 이질도 다스린다.

보중익기탕(補中益氣湯)

처방				
	• 황기(黃芪)	5.62g	• 당귀신(當歸身)	1.87g
	• 인삼(人蔘)	3.75g	• 진피(陳皮)	1.87g
	• 백출(白朮)	3.75g	• 승마(升麻)	1.12g
	• 감초(甘草)	3.75g	• 시호(柴胡)	1.12g

【목표】 노역을 아주 심하게 했거나 음식 조절을 못하여 신열이 나고 자한이 나는 것을 다스린다.
① 황백 1.12g, 홍화 0.75g을 가하면 가슴으로 들어가서 양혈한다.

② 자한에는 부자·마황근·부소맥을 가한다.
③ 이질이 오래 되어 물같이 되는 데는 부자를 가한다.
④ 비색에는 맥문동과 산치자를 가한다.
⑤ 유뇨에는 산약과 오미자를 가한다.
⑥ 이후얼에는 부자·죽여·생강을 가한다.
⑦ 활설에는 가자와 육두구를 가한다.
⑧ 잉부의 소복추와 기함에는 승마와 방풍을 가한다.
⑨ 전신이 마비되는 기허에는 목과·오약·향부자·청피·방풍·천궁을 가하고, 계지도 조금 가한다.
⑩ 폐한과 탈항에는 가자 3.75g과 저근백피를 조금 가한다.
⑪ 도씨보중익기탕(陶氏補中益氣湯)은 인삼·백출·황기·당귀·시호·진피를 합쳐서 2.62g과 감초 1.87g을 가하고, 혹은 승마를 빼고 총백·생강·대추를 넣는다. 내외감의 두통·신열·자한을 다스린다.

｜학투｜ 황기와 백출을 빼고 숙지황과 산약을 가한 것을 보음익기전(補陰益氣煎)이라고 한다.

⑫ 땀이 많으면 계지 7.5g, 방풍 3.75g과 부소맥·오매를 가한다.
⑬ 기가 허해서 요삽이 되면 빈랑·목향을 가하고, 혹 차전자·택사를 가하기도 한다.
⑭ 허리로 하중하면 빈랑·목향·황련을 가하며, 혹 오수유를 가하기도 한다. 복통에는 계심을 가하고, 열이 있을 때는 대황을 가하면 약간 유리하다.
⑮ 기가 허하고 조열이 있으면 시호를 배로 하고 별갑을 가한다.

전씨이공산(錢氏異功散)

처방				
	• 백출(白朮)	3.75g	• 귤피(橘皮)	3.75g
	• 백복령(白茯苓)	3.75g	• 목향(木香)	3.75g
	• 인삼(人蔘)	3.75g	• 감초(甘草)	3.75g

【목표】 비위허약·음식부진·심흉비민(心胸痞悶) 등을 다스린다.

【활투】 협체에는 산사·신곡·사인을 가한다.
① 설사에는 오령산(五苓散)을 합방한다.
② 허리에는 빈랑·오수유·황련·계심을 가한다.
③ 서열에는 향유·백편두를 가한다.
④ 상한·원기허약·신열·구갈·맥허하거나, 설사를 하는 데는 건갈을 가하든지 인삼을 배가한다.

이중탕(理中湯)

처방				
	• 인삼(人蔘)	7.5g	• 건강(乾薑)	7.5g
	• 백출(白朮)	7.5g	• 감초(甘草)	3.75g

【목표】 태음복통과 자리 불갈을 다스린다.
① 원방에 진피와 청피를 가한 것을 치중탕(治中湯)이라고 한다.

【활투】 소건중탕(小建中湯)과 합방한 것을 건리탕(建理湯)이라고 하는데, 비위허랭과 적취와 기가 상공(上攻)한 것을 다스린다.
② 오령산(五苓散)과 합방한 것을 이령탕(理苓湯)이라고 하는데, 양허부종을 다스린다.
③ 회적(蛔積: 회충이 한데 뭉쳐 수시로 움직이는 증세)에는 계지·부자·화초·오매를 가한다.
④ 기허에는 인삼을 18.7~26.2g 배량한다.

⑤ 음달에는 이령탕(理苓湯)에 인진을 가하고, 설사에는 육두구·차전자를 가한다.

진인양장탕(眞人養臟湯)

처방				
	• 앵속각(鶯粟殼)	3.75g	• 관계(官桂)	1.12g
	• 감초(甘草)	3.37g	• 인삼(人蔘)	1.12g
	• 백작약(白芍藥)	3g	• 당귀(當歸)	1.12g
	• 목향(木香)	2.62g	• 백출(白朮)	1.12g
	• 가자(訶子)	2.25g	• 육두구(肉豆蔻)	1.12g

[목표] 적리와 백리 및 모든 이질을 다스린다.
① 공심에 온복한다.

사물탕(四物湯)

처방				
	• 숙지황(熟地黃)	4.68g	• 천궁(川芎)	4.68g
	• 백작약(白芍藥)	4.68g	• 당귀(當歸)	4.68g

[목표] 혈병을 통치한다.
① 각통(脚痛) 혈열에는 지백과 우슬을 가한다.
② 허양(虛痒)에는 황금을 가하고 부평초(浮萍草) 가루를 첨가한다.
③ 봄에는 천궁을 배로 하고, 여름에는 작약을 배로 하며, 가을에는 지황을 배로 하고, 겨울에는 당귀를 배로 한다.
④ 봄에는 방풍을 가하고, 여름에는 황금을 가하며, 가을에는 천문동을 가하고, 겨울에는 계지를 가한다.

[활투] 혈허(血虛)의 증세로 월경이 고르지 못할 때는 향부자·익모초·오수유·육계·인삼 등을 가한다.

냉리(冷痢)

오래 된 적체로 아랫배가 준통하거나 불쾌한 경우.

위관전(胃關煎)

처방				
	• 숙지황(熟地黃)	37.5g	• 건강(乾薑)	7.5g
	• 산약(山藥)	7.5g	• 자감(炙甘)	3.75g
	• 백편두(白扁豆)	7.5g	• 오수유(吳茱萸)	2.62g
	• 백출(白朮)	7.5g		

목표 비신의 한허로 인한 설사와 복통 냉리를 다스린다.

① 설사에는 육두구와 파고지를 가한다.
② 기허에는 인삼을 가한다.
③ 양허에는 부자를 가한다.
④ 복통에는 목향을 가한다.
⑤ 활탈(滑脫)에는 오매나 혹은 오미자를 가한다.
⑥ 간모비(肝侮脾)에는 육계를 가한다.

구리(久痢)

오래 된 이질(痢疾)의 경우.

실장산(實腸散)

처방				
	• 산약(山藥)	37.5g	• 황미(黃米)	1合

목표 구리를 다스리는데, 적리이건 백리이건 이 처방을 쓰면 황분으로 바뀌어 나온다.

◀용법▶ 위의 약미들의 분말에 설탕을 치고 열탕으로 화말해서 적당히 희조해지면 천천히 복용한다.

귤피전원(橘皮煎元)

처방				
	• 귤피(橘皮)	187.5g	• 파극(巴戟)	37.5g
	• 감초(甘草)	123.75g	• 석각(石斛)	37.5g
	• 당귀(當歸)	37.5g	• 부자(附子)	37.5g
	• 비해(萆薢)	37.5g	• 토사자(菟絲子)	37.5g
	• 육종용(肉蓯蓉)	37.5g	• 우슬(牛膝)	37.5g
	• 오수유(吳茱萸)	37.5g	• 녹용(鹿茸)	37.5g
	• 후박(厚朴)	37.5g	• 두충(杜冲)	37.5g
	• 관계(官桂)	37.5g	• 건강(乾薑)	37.5g
	• 양기석(陽起石)	37.5g		

◀목표▶ 비와 신이 다 허한 것과 오래 된 학질, 오래 된 이질을 다스린다.

◀용법▶ 위의 약미들을 작말해 놓고, 먼저 술 1되 5홉에다 귤피가루를 타서 자기에 담아 엿처럼 달인 다음 나머지 16가지의 약가루를 넣고 고루 이겨서 오자대로 환을 지어, 공복에 온주나 염탕으로 50~70알씩 복용한다.

◀학투▶ 양기석(陽起石)은 조혈(燥血)의 염려가 있으니 빼고, 인삼과 숙지황을 배가하면 매우 좋다.

① 20첩으로 분작해서 사용해도 좋다.

수자목향고(水煮木香膏)

처방				
	• 앵속각(罌粟殼)	11.25g	• 황련(黃連)	18.75g
	• 사인(砂仁)	11.25g	• 후박(厚朴)	18.75g

• 육두구(肉豆蔻)	11.25g		• 진피(陳皮)	18.75g
• 유향(乳香)	28.12g		• 청피(靑皮)	18.75g
• 목향(木香)	18.75g		• 백작약(白芍藥)	18.75g
• 정향(丁香)	18.75g		• 감초(甘草)	18.75g
• 가자(訶子)	18.75g		• 지실(枳實)	9.37g
• 곽향(藿香)	18.75g		• 건강(乾薑)	9.37g
• 당귀(當歸)	18.75g			

【목표】 모든 이질을 다 다스린다.
① 만일 서독에 사용하면 독이 복부에 머물러 배가 팽창한다.

【용법】 위의 약미들을 작말하여 꿀에 이겨서 환을 짓되, 37.5g으로 6환을 만들어 1환씩을 물 1잔과 대추 1알과 함께 삶아서, 2.62g이 되거든 대추와 잔재를 버리고 공심에 복용한다.

보중익기탕(補中益氣湯)

처방				
	• 황기(黃芪)	5.62g	• 당귀신(當歸身)	1.87g
	• 인삼(人蔘)	3.75g	• 진피(陳皮)	1.87g
	• 백출(白朮)	3.75g	• 승마(升麻)	1.12g
	• 감초(甘草)	3.75g	• 시호(柴胡)	1.12g

【목표】 노역을 아주 심하게 했거나 음식 조절을 못하여 신열이 나고 자한이 나는 것을 다스린다.
① 황백 1.12g, 홍화 0.75g을 가하면 가슴으로 들어가서 양혈한다.
② 자한에는 부자・마황근・부소맥을 가한다.
③ 이질이 오래 되어 물갈이 되는 데는 부자를 가한다.
④ 비색에는 맥문동과 산치자를 가한다.
⑤ 유뇨에는 산약과 오미자를 가한다.
⑥ 이후얼에는 부자・죽여・생강을 가한다.

⑦ 활설에는 가자와 육두구를 가한다.
⑧ 잉부의 소복추와 기함에는 승마와 방풍을 가한다.
⑨ 전신이 마비되는 기허에는 목과·오약·향부자·청피·방풍·천궁을 가하고, 계지도 조금 가한다.
⑩ 폐한과 탈항에는 가자 3.75g과 저근백피를 조금 가한다.
⑪ 도씨보중익기탕(陶氏補中益氣湯)은 인삼·백출·황기·당귀·시호·진피를 합쳐서 2.62g과 감초 1.87g을 가하고, 혹은 승마를 빼고 총백·생강·대추를 넣는다. 내외감의 두통·신열·자한을 다 스린다.

학두 황기와 백출을 빼고 숙지황과 산약을 가한 것을 보음익기전(補陰益氣煎)이라고 한다.

⑫ 땀이 많으면 계지 7.5g, 방풍 3.75g과 부소맥·오매를 가한다.
⑬ 기가 허해서 요삽이 되면 빈랑·목향을 가하고, 혹 차전자·택사를 가하기도 한다.
⑭ 허리로 하중하면 빈랑·목향·황련을 가하며, 혹 오수유를 가하기도 한다. 복통에는 계심을 가하고, 열이 있을 때는 대황을 가하면 약간 유리하다.
⑮ 기가 허하고 조열이 있으면 시호를 배로 하고 별갑을 가한다.

적리(積痢)

음식의 적체로 인한 이질인데, 대변색이 누렇고 배가 팽창해지면서 아프고 음식을 싫어한다.

감응원(感應元)

처방				
	• 정향(丁香)	93.75g	• 육두구(肉豆蔲)	20枚
	• 목향(木香)	93.75g	• 건강(乾薑)	37.5g

• 백초상(百草霜)	75g		• 파두(巴豆)	70枚
• 행인(杏仁)	140枚			

【목표】 적리·구리·적백리·농혈리 및 내상의 생랭·곽란·구토 등을 다스린다.

🌿 소감원(蘇感元)

처방				
	• 백출(白朮)	1.5g	• 향부자(香附子)	1.5g
	• 목향(木香)	1.5g	• 필발(蓽撥)	1.5g
	• 침향(沈香)	1.5g	• 소합유(蘇合油)	1.5g
	• 사향(麝香)	1.5g	• 유향(乳香)	1.5g
	• 정향(丁香)	1.5g	• 용뇌(龍腦)	1.5g
	• 안식향(安息香)	1.5g	• 백초상(百草霜)	1.5g
	• 백단향(白檀香)	1.5g	• 행인(杏仁)	1.5g
	• 주사(朱砂)	1.5g	• 육두구(肉荳蔲)	1.5g
	• 서각(犀角)	1.5g	• 건강(乾薑)	1.5g
	• 가자피(訶子皮)	1.5g	• 파두(巴豆)	1.5g

【목표】 적리로 뱃속이 켕기며 아픈 증을 다스린다.

【용법】 위의 약제를 고루 섞어서 녹두처럼 환을 지어 30알을 미음으로 삼킨다.

🌿 만억환(萬億丸)

처방				
	• 한식면(寒食麵)	18.75g	• 파두(巴豆)	18.75g
	• 주사(朱砂)	18.75g		

【목표】 대인의 식체·소아의 식체는 다스리지 못하는 것이 없고, 학

리도 다스린다.

〔용법〕 먼저 한식면을 좋은 술로 버무려 떡반죽을 빚어 쪄서 익힌 다음 주사와 파두를 함께 잘 갈아서 서미대로 환을 지어 3~5알씩 대인과 소아에 따라 가감해서 쓴다.

생숙음자(生熟飮子)

처방					
	• 앵속각(罌粟殼)	4枚	• 목향(木香)	3.75g
	• 진피(陳皮)	2片	• 가자(訶子)	2枚
	• 감초(甘草)	2寸	• 흑두(黑豆)	20粒
	• 오매(烏梅)	2枚	• 황기(黃芪)	2寸
	• 대조(大棗)	2枚	• 백출(白朮)	2塊
	• 생강(生薑)	2塊	• 당귀(當歸)	2寸

〔목표〕 어른의 여러 가지 이질과 소아의 허적으로 인한 이질로서 주야로 계속하여 설사하는 것을 다스린다. 18.5g씩을 물 1잔 반으로 달여 절반이 되게 해서 온복한다.

① 소아는 1~2홉을 복용한다.

보화환(保和丸)

처방					
	• 백출(白朮)	187.5g	• 향부자(香附子)	75g
	• 진피(陳皮)	112.5g	• 후박(厚朴)	75g
	• 반하(半夏)	112.5g	• 나복자(蘿葍子)	75g
	• 적복령(赤茯苓)	112.5g	• 지실(枳實)	37.5g
	• 신곡(神麯)	112.5g	• 맥아(麥芽)	37.5g
	• 산사육(山査肉)	112.5g	• 황련(黃連)	37.5g
	• 연교(連翹)	75g	• 황금(黃芩)	37.5g

〔목표〕 일체의 식상과 적취 및 비괴를 다스린다.

① 다른 한 처방에는 산사육이 187.5g, 신곡·반하 각 112.5g, 적복령·진피·나복자·연교·맥아가 각 37.5g이다.

용법 위의 약미들을 작말하여 생강즙으로 개어 오자대로 호환을 지어 차로 50~70환을 복용한다.

학투 20첩으로 분작해도 좋다.

② 식울에는 빈랑 3.75g, 목향 1.87g, 하엽 손바닥만한 것을 가하고, 열이 없으면 황금과 황련을 뺀다.

신보원(神保元)

처방				
	• 전갈(全蝎)	7枚	• 호초(胡椒)	9.37g
	• 파두(巴豆)	10枚	• 주사(朱砂)	3.75g
	• 목향(木香)	9.37g		

목표 모든 기의 주통을 다스리며, 심격통·복협통·신기통을 다스린다.

용법 위의 약미들을 작말하여 쪄서 떡을 만들어 마자같이 환을 지어 주사를 입혀서 5~7환을 생강탕이나 온주로 복용한다.

역충오색리(疫蟲五色痢)

① 전염이 잘 되는 역리
② 충이 일으키는 충리
③ 오색이 한꺼번에 섞여 나오는 오색리 등의 경우.

강다탕(薑茶湯)

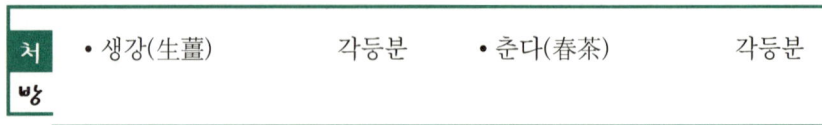

처방				
	• 생강(生薑)	각등분	• 춘다(春茶)	각등분

【목표】 이질 복통을 다스린다.

【확투】 이급후중하면 빈랑·목향, 혹은 흑축말을 타서 복용한다.

🍀 인삼패독산(人蔘敗毒散)

처방				
	• 인삼(人蔘)	3.75g	• 지각(枳殼)	3.75g
	• 시호(柴胡)	3.75g	• 길경(桔梗)	3.75g
	• 전호(前胡)	3.75g	• 천궁(川芎)	3.75g
	• 강활(羌活)	3.75g	• 적복령(赤茯苓)	3.75g
	• 독활(獨活)	3.75g	• 감초(甘草)	3.75g

【목표】 상한의 시기(환절기 유행병)으로 인한 발열·두통·지체통 및 상풍의 해수·비색·성중을 다스린다.

① 천마·지골피를 각각 조금씩 가한 것을 인삼강활산(人蔘羌活散)이라 하며, 소아의 상풍한·발열을 다스린다.

② 형개·방풍을 가한 것을 형방패독산(荊防敗毒散)이라고 하며, 장역 및 대두온을 다스린다.

③ 형방패독산에 연교·금은화를 가한 것을 연교패독산(連翹敗毒散)이라고 하며, 옹저의 초발에 한열이 심하여 상한 같아 보이는 것을 다스린다.

④ 향유 7.5g, 황련 3.75g을 가한 것을 소서패독산(消暑敗毒散)이라고 한다.

【확투】 반진종독에는 형방·현삼·황금·황련·악실(우방자)·산사·금은화를 증세에 따라 적당히 가한다.

▎복통리(腹痛痢)▎

복통이 따르는 모든 하리.

향련환(香連丸)

처방	• 황련(黃連) 37.5g • 목향(木香) 9.37g
	• 오수유(吳茱萸) 18.75g

【목표】 적백하리와 농혈하리로 인한 복창 복통 및 기타 여러 가지의 이질을 다스린다.

【활투】 기가 허하면 인삼을 가한다.
① 복통이 나면 계심을 가한다.

【용법】 위의 약말을 초호로 오자대의 환을 지어 공심에 미음으로 20~30환을 삼킨다.
※ 황련 37.5g과 오수유 18.75g을 하룻밤 물에 담갔다가 초해서, 오수유는 버리고 쓴다.

통치(通治)

모든 이질에 통용할 수 있는 처방.

육신환(六神丸)

처방	• 황련(黃連) 각등분	• 적복령(赤茯苓) 각등분
	• 목향(木香) 각등분	• 신곡(神麯) 각등분
	• 지각(枳殼) 각등분	• 맥아(麥芽) 각등분

【목표】 모든 이질을 다스리는 요긴한 약이다.

【용법】 위의 약말들을 신곡호로 오자대의 환을 지어 50~70알씩, 적리에는 감초탕으로 삼키고 백리에는 건강탕으로 삼킨다.

✍ 창름탕(倉廩湯)

처방				
	• 인삼(人蔘)	3.75g	• 천궁(川芎)	3.75g
	• 시호(柴胡)	3.75g	• 적복령(赤茯苓)	3.75g
	• 전호(前胡)	3.75g	• 감초(甘草)	3.75g
	• 강활(羌活)	3.75g	• 황련(黃連)	3.75g
	• 독활(獨活)	3.75g	• 석련육(石蓮肉)	7枚
	• 지각(枳殼)	3.75g	• 진창미(陳倉米)	300粒
	• 길경(桔梗)	3.75g		

【목표】 금구리로 인하여 심번하고 수족에 열이 있고 두통이 나는 것을 다스린다. 이는 독기가 심폐로 상충한 탓으로 구역이 나서 먹지 못한다.

【학투】 황금과 빈랑을 가하면 더욱 좋다.

✍ 대승기탕(大承氣湯)

처방				
	• 대황(大黃)	15g	• 지실(枳實)	7.5g
	• 후박(厚朴)	7.5g	• 망초(芒硝)	7.5g

【목표】 소승기탕 참조

✍ 조위승기탕(調胃承氣湯)

처방				
	• 대황(大黃)	15g	• 감초(甘草)	3.75g
	• 망초(芒硝)	7.5g		

▌변폐(便閉)▐

대변을 누지 못하는 경우.

✎ 통유탕(通幽湯)

처방				
	• 승마(升麻)	5.62g	• 숙지황(熟地黃)	2.62g
	• 도인(桃仁)	5.62g	• 감초(甘草)	1.12g
	• 당귀신(當歸身)	5.62g	• 홍화(紅花)	1.12g
	• 생지황(生地黃)	2.62g		

【목표】 유문불통과 대변난을 다스린다.

【용법】 빈랑을 가루로 내어 1.87g을 타서 먹는다.

【활투】 욱리인 가루나 흑축두 가루를 타서 먹어도 좋다.

✎ 삼화산(三和散)

처방				
	• 천궁(川芎)	3.75g	• 목향(木香)	1.12g
	• 침향(沈香)	1.87g	• 백출(白朮)	1.12g
	• 소엽(蘇葉)	1.87g	• 빈랑(檳榔)	1.12g
	• 대복피(大腹皮)	1.87g	• 빈피(陳皮)	1.12g
	• 강활(羌活)	1.87g	• 감초(甘草)	1.12g
	• 목과(木瓜)	1.87g		

【목표】 여러 기가 울체 또는 창만해서 동통이 이는 것을 다스린다.

▮ 혈결폐(血結閉) ▮

어혈 응결로 대변이 막히는 경우.

✎ 도인승기탕(桃仁承氣湯)

처방				
	• 대황(大黃)	11.25g	• 감초(甘草)	3.75g
	• 계심(桂心)	7.5g	• 도인(桃仁)	10枚
	• 망초(芒硝)	7.5g		

【목표】 방광의 혈결로 인한 소복의 급결·변흑·섬어를 다스린다.
【용법】 물로 달여서 망초를 넣어 온복한다.

✎ 당귀승기탕(當歸承氣湯)

처방				
	• 당귀(當歸)	13.12g	• 망초(芒硝)	9.37g
	• 대황(大黃)	13.12g	• 감초(甘草)	3.75g

【목표】 양광분주를 다스린다.

기결폐(氣結閉)

기결로 인하여 대변이 막히는 경우.

✎ 사마탕(四磨湯)

처방				
	• 빈랑(檳榔)	각등분	• 목향(木香)	각등분
	• 침향(沈香)	각등분	• 오약(烏藥)	각등분

【목표】 기체로 인한 변비를 다스린다.
【용법】 위의 약미들을 물을 가해 진하게 갈아서, 그 즙 70%를 잔에다가 3~5차례 끓여 미지근한 것을 공심에 먹는다.
① 대황과 지각을 가한 것은 육마탕(六磨湯)인데, 열비를 다스린다.
【활투】 혈이 조하면 사물탕(四物湯)을 합방하며, 산후변비도 다스린다.
② 한결(寒結)되면 생강과 부자를 가한다.

✎ 길경지각탕(桔梗枳殼湯)

처방				
	• 길경(桔梗)	7.5g	• 감초(甘草)	3.75g
	• 지각(枳殼)	7.5g		

〔목표〕 비기가 가슴에 충만해서 풀리지 않아 죽을 지경인 번민을 다스린다. 한열을 막론하고 통용한다. 또, 상한 결흉도 다스린다.

▌열폐(熱閉)▌

열로 인하여 대변이 막히는 경우.

✎ 방풍통성산(防風通聖散)

처방				
	• 활석(滑石)	6.37g	• 대황(大黃)	1.68g
	• 감초(甘草)	4.5g	• 마황(麻黃)	1.68g
	• 석고(石膏)	2.62g	• 박하(薄荷)	1.68g
	• 황금(黃芩)	2.62g	• 연교(連翹)	1.68g
	• 길경(桔梗)	2.62g	• 망초(芒硝)	1.68g
	• 방풍(防風)	1.68g	• 형개(荊芥)	1.31g
	• 천궁(川芎)	1.68g	• 백출(白朮)	1.31g
	• 당귀(當歸)	1.68g	• 치자(梔子)	1.31g
	• 적작약(赤芍藥)	1.68g		

〔목표〕 모든 풍열과 창진흑함(瘡疹黑陷 : 마마가 곪을 때 농포 속에 출혈이 되어 생기는 증세), 풍열창개(風熱瘡疥)·두생백설(頭生白屑)·면비자적(面鼻紫赤)·폐풍창(肺風瘡)·대풍나질(大風癩疾), 혹은 열결(熱結)로 인한 대소변 불통을 다스린다. 아울러 주독을 푼다.

〔학투〕 활석과 망초를 빼고 나머지를 아울러 주초한 것을 주제통성산(酒製通聖散)이라고 한다.

① 은진소양(癮疹瘙痒 : 두드러기가 나서 아프고 가려운 증세)에는 금은화 · 현삼 · 선퇴를 가한다.

🌿 사물탕(四物湯)

처방				
	• 숙지황(熟地黃)	4.68g	• 천궁(川芎)	4.68g
	• 백작약(白芍藥)	4.68g	• 당귀(當歸)	4.68g

【목표】 혈병을 통치한다.
① 각통(脚痛) 혈열에는 지백과 우슬을 가한다.
② 허양(虛痒)에는 황금을 가하고 부평초(浮萍草) 가루를 첨가한다.
③ 봄에는 천궁을 배로 하고, 여름에는 작약을 배로 하며, 가을에는 지황을 배로 하고, 겨울에는 당귀를 배로 한다.
④ 봄에는 방풍을 가하고, 여름에는 황금을 가하며, 가을에는 천문동을 가하고, 겨울에는 계지를 가한다.

【활투】 혈허(血虛)의 증세로 월경이 고르지 못할 때는 향부자 · 익모초 · 오수유 · 육계 · 인삼 등을 가한다.

이변폐(二便閉)

대소변이 동시에 막혀 불통하는 경우.

🌿 방풍통성산(防風通聖散)

처방				
	• 활석(滑石)	6.37g	• 대황(大黃)	1.68g
	• 감초(甘草)	4.5g	• 마황(麻黃)	1.68g
	• 석고(石膏)	2.62g	• 박하(薄荷)	1.68g
	• 황금(黃芩)	2.62g	• 연교(連翹)	1.68g
	• 길경(桔梗)	2.62g	• 망초(芒硝)	1.68g

• 방풍(防風)	1.68g	• 형개(荊芥)	1.31g
• 천궁(川芎)	1.68g	• 백출(白朮)	1.31g
• 당귀(當歸)	1.68g	• 치자(梔子)	1.31g
• 적작약(赤芍藥)	1.68g		

【목표】 모든 풍열과 창진흑함(瘡疹黑陷 : 마마가 곪을 때 농포 속에 출혈이 되어 생기는 증세), 풍열창개(風熱瘡疥)·두생백설(頭生白屑)·면비자적(面鼻紫赤)·폐풍창(肺風瘡)·대풍나질(大風癩疾), 혹은 열결(熱結)로 인한 대소변 불통을 다스린다. 아울러 주독을 푼다.

【활투】 활석과 망초를 빼고 나머지를 아울러 주초한 것을 주제통성산(酒製通聖散)이라고 한다.
① 은진소양(癮疹瘙痒 : 두드러기가 나서 아프고 가려운 증세)에는 금은화·현삼·선퇴를 가한다.

🌿 양격산(涼膈散)

처방				
• 연교(連翹)	7.5g	• 박하(薄荷)	1.87g
• 대황(大黃)	3.75g	• 황금(黃芩)	1.87g
• 망초(芒硝)	3.75g	• 치자(梔子)	1.87g
• 감초(甘草)	3.75g		

【목표】 열이 심하게 나서 손발이 떨리고, 오랜 설사로 염증이 생기며, 위장이 조삽(燥澁)하고, 변비가 심할 경우 복용한다.
열이 심하고 종기가 났을 때는 지모·석고·승마·대황을 가한다.

【용법】 반이 되게 달인 후 망초를 넣고 다시 달여 먹는다.

노인비(老人秘)

노인의 변비의 경우.

제천전(濟川煎)

처방				
	• 당귀(當歸)	11.25~18.75g	• 택사(澤瀉)	5.62g
	• 육종용(肉蓯蓉)	7.5~11.25g	• 승마(升麻)	1.87~2.62g
	• 우슬(牛膝)	7.5g	• 지각(枳殼)	1.87~2.62g

목표 병으로 허손해져서 변비된 것을 고친다.

① 기허에는 인삼을 가한다.
② 화가 있으면 황금을 가한다.

윤혈음(潤血飮)

처방				
	• 우슬(牛膝)	7.5g	• 지각(枳殼)	5.62g
	• 육종용(肉蓯蓉)	7.5g	• 욱리인(郁李仁)	5.62g
	• 당귀(當歸)	7.5g	• 승마(升麻)	3.75g

목표 노인과 허인의 변비를 다스린다.

교밀탕(膠蜜湯)

처방				
	• 밀(蜜)	1匙	• 총(蔥)	3本

목표 노인과 허인의 변비를 다스린다.

용법 위의 전수에 아교 7.5g을 용화해서 복용한다. 또 빈랑을 가해서 조복해도 좋다.

31 두(頭)

두부 질환. 여러 가지 두통증의 경우.

두풍(頭風)

담음이나 풍사로 인하여 귀·눈·입·코·눈두덩 등이 마비되거나, 머리가 아프고 어지럽고 머리 거죽의 감각이 없고 음식맛을 모르고, 들리지 않고 눈이 아프며, 혹은 눈두덩의 위 아래가 아프고, 혹은 코에서 심한 냄새가 나고, 하품도 나고 어지럽기도 하다.

소풍산(消風散)

처방				
	• 형개(荊芥)	3.75g	• 방풍(防風)	1.87g
	• 감초(甘草)	3.75g	• 곽향(藿香)	1.87g
	• 인삼(人蔘)	1.87g	• 선퇴(蟬退)	1.87g
	• 백복령(白茯苓)	1.87g	• 강활(羌活)	1.87g
	• 백강잠(白殭蠶)	1.87g	• 진피(陳皮)	1.12g
	• 천궁(川芎)	1.87g	• 후박(厚朴)	1.12g

【목표】 모든 풍이 위로 공격하여 머리가 어지럽고, 눈이 흐리며 코가 막히고, 귀가 울리고, 머리가 가려운 증과 부인이 혈풍으로 인해 머리가 가려운 증을 다스린다.

【활투】 안적 종통·생예에는 사물탕(四物湯)을 합방하고, 사삼을 인삼 대신 넣고, 구기자·감국·청상자·목적 따위를 가한다.

① 두풍에는 천마와 고본을 가한다.
② 이통에는 만형자·창포·세신을 가한다.

【용법】 분말로 하여 7.5g씩을 청다로 복용한다.

✎ 양혈거풍탕(養血祛風湯)

처방				
	• 당귀(當歸)	1.87g	• 고본(藁本)	1.87g
	• 천궁(川芎)	1.87g	• 석고(石膏)	1.87g
	• 생건지황(生乾地黃)	1.87g	• 만형자(蔓荊子)	1.87g
	• 방풍(防風)	1.87g	• 반하(半夏)	1.87g
	• 형개(荊芥)	1.87g	• 선복화(旋覆花)	1.87g
	• 강활(羌活)	1.87g	• 감초(甘草)	1.87g
	• 세신(細辛)	1.87g		

【목표】 부인의 두풍을 다스리는데, 이 풍은 10가지 중 그 반은 매번 반드시 현기증을 일으킨다. 이는 간이 허해서 풍이 침습하기 때문이다.

▌담훈(痰暈)▐

담이 성하여 구토하고, 머리가 무거운 경우.

✎ 반하백출천마탕(半夏白朮天麻湯)

처방				
	• 반하(半夏)	5.62g	• 황기(黃芪)	1.87g
	• 진피(陳皮)	5.62g	• 천마(天麻)	1.87g
	• 맥아(麥芽)	5.62g	• 백복령(白茯苓)	1.87g
	• 백출(白朮)	3.75g	• 택사(澤瀉)	1.12g
	• 신곡(神麯)	3.75g	• 건강(乾薑)	1.12g
	• 창출(蒼朮)	1.87g	• 황백(黃栢)	0.75g
	• 인삼(人蔘)	1.87g		

【목표】 비위허약으로 담궐하며 머리가 파열될 것같이 아프고, 몸이

산같이 무겁고 사지가 궐랭하고, 구토가 나는 어지러운 증을 다스린다.

[학투] 기가 허한 사람과 노인은 인삼을 군약으로 삼아도 좋다.

청훈화담탕(清暈火痰湯)

[처방]
- 진피(陳皮)   3.75g
- 반하(半夏)   3.75g
- 백복령(白茯苓) 3.75g
- 지실(枳實)   2.62g
- 백출(白朮)   2.62g
- 천궁(川芎)   1.87g
- 황금(黃芩)   1.87g
- 백지(白芷)   1.87g
- 강활(羌活)   1.87g
- 인삼(人蔘)   1.87g
- 남성(南星)   1.87g
- 방풍(防風)   1.87g
- 세신(細辛)   1.12g
- 황련(黃連)   1.12g
- 감초(甘草)   1.12g

[목표] 풍담·화담의 현훈을 다스린다.

[용법] 위의 약미들을 작말해서 생강풀로 환을 지어 써도 좋다.

허훈(虛暈)

기가 허해서 어지러운 경우.

보중익기탕(補中益氣湯)

[처방]
- 황기(黃芪)   5.62g
- 인삼(人蔘)   3.75g
- 백출(白朮)   3.75g
- 감초(甘草)   3.75g
- 당귀신(當歸身) 1.87g
- 진피(陳皮)   1.87g
- 승마(升麻)   1.12g
- 시호(柴胡)   1.12g

[목표] 노역을 아주 심하게 했거나 음식 조절을 못하여 신열이 나고 자한이 나는 것을 다스린다.

① 황백 1.12g, 홍화 0.75g을 가하면 가슴으로 들어가서 양혈한다.
② 자한에는 부자·마황근·부소맥을 가한다.
③ 이질이 오래 되어 물갈이 되는 데는 부자를 가한다.
④ 비색에는 맥문동과 산치자를 가한다.
⑤ 유뇨에는 산약과 오미자를 가한다.
⑥ 이후얼에는 부자·죽여·생강을 가한다.
⑦ 활설에는 가자와 육두구를 가한다.
⑧ 잉부의 소복추와 기함에는 승마와 방풍을 가한다.
⑨ 전신이 마비되는 기허에는 목과·오약·향부자·청피·방풍·천궁을 가하고, 계지도 조금 가한다.
⑩ 폐한과 탈항에는 가자 3.75g과 저근백피를 조금 가한다.
⑪ 도씨보중익기탕(陶氏補中益氣湯)은 인삼·백출·황기·당귀·시호·진피를 합쳐서 2.62g과 감초 1.87g을 가하고, 혹은 승마를 빼고 총백·생강·대추를 넣는다. 내외감의 두통·신열·자한을 다 스린다.

〖학투〗 황기와 백출을 빼고 숙지황과 산약을 가한 것을 보음익기전(補陰益氣煎)이라고 한다.

⑫ 땀이 많으면 계지 7.5g, 방풍 3.75g과 부소맥·오매를 가한다.
⑬ 기가 허해서 요삽이 되면 빈랑·목향을 가하고, 혹 차전자·택사를 가하기도 한다.
⑭ 허리로 하중하면 빈랑·목향·황련을 가하며, 혹 오수유를 가하기도 한다. 복통에는 계심을 가하고, 열이 있을 때는 대황을 가하면 약간 유리하다.
⑮ 기가 허하고 조열이 있으면 시호를 배로 하고 별갑을 가한다.

✎ 자음건비탕(滋陰健脾湯)

처방				
	• 백출(白朮)	5.62g	• 인삼(人蔘)	1.87g
	• 진피(陳皮)	3.75g	• 백복신(白茯神)	1.87g
	• 반하(半夏)	3.75g	• 맥문동(麥門冬)	1.87g
	• 백복령(白茯苓)	3.75g	• 원지(遠志)	1.87g
	• 당귀(當歸)	2.62g	• 천궁(川芎)	1.12g
	• 백작약(白芍藥)	2.62g	• 감초(甘草)	1.12g
	• 생건지황(生乾地黃)	2.62g		

【목표】 일에 임하면 불안하고 어지러운 증세를 다스리는데, 이는 심과 비가 허겁한 탓이다. 이 처방은 기혈이 허손되고 담음이 있어서 어지럽게 되는 증세를 다스리는 선약이다.

【활투】 기허에는 인삼을 11.25g~18.75g으로 증량한다.
① 두풍에는 천마·방풍·형개를 가한다.
② 자한에는 계지와 황기를 가한다.

【적응증】 심장쇠약·현훈

▌기훈(氣暈)

7정이 몹시 상해서 기울이 되고 가래가 심규를 막아 어지럽고, 눈두덩이 아파서 눈을 뜰 수 없는 경우. 기가 허해서 어지러운 경우도 있다.

✎ 칠기탕(七氣湯)

처방				
	• 반하(半夏)	11.25g	• 관계(官桂)	2.62g
	• 인삼(人蔘)	2.62g	• 감초(甘草)	2.62g

【목표】 7정의 울결로 인해 심복이 교통하는 것을 다스린다.

열훈(熱暈)

화열이 치밀어서 어지러운 경우인데, 번갈해서 물을 자꾸 마신다. 여름에 더위 때문에 어지러운 경우도 있다.

방풍통성산(防風通聖散)

처방				
	• 활석(滑石)	6.37g	• 대황(大黃)	1.68g
	• 감초(甘草)	4.5g	• 마황(麻黃)	1.68g
	• 석고(石膏)	2.62g	• 박하(薄荷)	1.68g
	• 황금(黃芩)	2.62g	• 연교(連翹)	1.68g
	• 길경(桔梗)	2.62g	• 망초(芒硝)	1.68g
	• 방풍(防風)	1.68g	• 형개(荊芥)	1.31g
	• 천궁(川芎)	1.68g	• 백출(白朮)	1.31g
	• 당귀(當歸)	1.68g	• 치자(梔子)	1.31g
	• 적작약(赤芍藥)	1.68g		

(목표) 모든 풍열과 창진흑함(瘡疹黑陷 : 마마가 곪을 때 농포 속에 출혈이 되어 생기는 증세), 풍열창개(風熱瘡疥)·두생백설(頭生白屑)·면비자적(面鼻紫赤)·폐풍창(肺風瘡)·대풍나질(大風癩疾), 혹은 열결(熱結)로 인한 대소변 불통을 다스린다. 아울러 주독을 푼다.

(학투) 활석과 망초를 빼고 나머지를 아울러 주초한 것을 주제통성산(酒製通聖散)이라고 한다.

① 은진소양(癮疹瘙痒 : 두드러기가 나서 아프고 가려운 증세)에는 금은화·현삼·선퇴를 가한다.

혈훈(血暈)

빈혈로 인해 어지러운 경우.

궁귀탕(芎歸湯)

| 처방 | • 천궁(川芎) | 18.75g | • 당귀(當歸) | 18.75g |

[목표] 산전 산후의 여러 질환 및 혈훈·인사불성·횡산·역산·사태불하·혈붕(血崩)이 멎지 않는 것 등을 다스리며, 산월에 임해서 이 약을 복용하면 축태(縮胎)되어 해산이 용이해지고, 산후에 복용하면 악혈(惡血)이 저절로 내린다.

노인훈(老人暈)

노인의 기혈이 허약해서 아침에 일찍 일어나면 잠시 어지럽다가 멎는 경우.

십전대보탕(十全大補湯)

처방				
	• 인삼(人蔘)	4.5g	• 백작약(白芍藥)	4.5g
	• 백출(白朮)	4.5g	• 천궁(川芎)	4.5g
	• 백복령(白茯苓)	4.5g	• 당귀(當歸)	4.5g
	• 감초(甘草)	4.5g	• 황기(黃芪)	3.75g
	• 숙지황(熟地黃)	4.5g	• 육계(肉桂)	3.75g

[목표] 기와 혈이 모두 허할 때 쓴다.
[활투] 증세에 따라 가감할 수 있다.

편두통(偏頭痛)

머리의 한 부분만 아플 경우 왼쪽이 아픈 것은 혈허(血虛)에 풍이 성한 탓이고, 오른쪽이 아픈 것은 담음(痰飮) 및 풍과 열 때문이다.

✎ 청상견통탕(淸上蠲痛湯)

처방				
	• 황금(黃芩)	5.62g	• 백지(白芷)	3.75g
	• 창출(蒼朮)	3.75g	• 맥문동(麥門冬)	3.75g
	• 강활(羌活)	3.75g	• 만형자(蔓荊子)	1.87g
	• 독활(獨活)	3.75g	• 감국(甘菊)	1.87g
	• 방풍(防風)	3.75g	• 세신(細辛)	1.12g
	• 천궁(川芎)	3.75g	• 감초(甘草)	1.12g
	• 당귀(當歸)	3.75g		

【목표】 신구 좌우의 모든 두통을 다스리는 효력이 있다.

【학투】 노인과 허한 사람이나 실열이 없는 사람은 사용해서는 안 된다.

【적응증】 편두통

✎ 이진탕(二陳湯)

처방				
	• 반하(半夏)	7.5g	• 적복령(赤茯苓)	3.75g
	• 귤피(橘皮)	3.75g	• 감초(甘草)	1.87g

【목표】 담음을 통치한다.

① 좌두통은 혈허에 속한다. 조경·석중하면 사물탕(四物湯)을 합방한 데다가 형개·박하·세신·만형자·시호·황금 등을 가한다.
② 기울에는 이 약을 달인 물로 교감단(交感丹)을 삼킨다.

✎ 사물탕(四物湯)

처방				
	• 숙지황(熟地黃)	4.68g	• 천궁(川芎)	4.68g
	• 백작약(白芍藥)	4.68g	• 당귀(當歸)	4.68g

【목표】 혈병을 통치한다.
① 각통(脚痛) 혈열에는 지백과 우슬을 가한다.
② 허양(虛痒)에는 황금을 가하고 부평초(浮萍草) 가루를 첨가한다.
③ 봄에는 천궁을 배로 하고, 여름에는 작약을 배로 하며, 가을에는 지황을 배로 하고, 겨울에는 당귀를 배로 한다.
④ 봄에는 방풍을 가하고, 여름에는 황금을 가하며, 가을에는 천문동을 가하고, 겨울에는 계지를 가한다.

【학투】 혈허(血虛)의 증세로 월경이 고르지 못할 때는 향부자·익모초·오수유·육계·인삼 등을 가한다.

대승기탕(大承氣湯)

처방				
	• 대황(大黃)	15g	• 지실(枳實)	7.5g
	• 후박(厚朴)	7.5g	• 망초(芒硝)	7.5g

【목표】 소승기탕 참조

담궐통(痰厥痛)

담이 막히고 사지가 궐행하여 나는 두통의 경우. 양 볼이 청황색으로 되며 어지러워 눈을 뜨기 싫고 말도 하기 싫으며 구역질이 난다.

반하백출천마탕(半夏白朮天麻湯)

처방				
	• 반하(半夏)	5.62g	• 황기(黃芪)	1.87g
	• 진피(陳皮)	5.62g	• 천마(天麻)	1.87g
	• 맥아(麥芽)	5.62g	• 백복령(白茯苓)	1.87g
	• 백출(白朮)	3.75g	• 택사(澤瀉)	1.12g
	• 신곡(神麯)	3.75g	• 건강(乾薑)	1.12g

• 창출(蒼朮)	1.87g	• 황백(黃栢)	0.75g
• 인삼(人蔘)	1.87g		

목표 비위허약으로 담궐하며 머리가 파열될 것같이 아프고, 몸이 산같이 무겁고 사지가 궐랭하고, 구토가 나는 어지러운 증을 다스린다.

활투 기가 허한 사람과 노인은 인삼을 군약으로 삼아도 좋다.

궁신도담탕(芎辛導痰湯)

처방				
	• 반하(半夏)	7.5g	• 진피(陳皮)	3.75g
	• 천궁(川芎)	3.75g	• 적복령(赤茯苓)	3.75g
	• 세신(細辛)	3.75g	• 지각(枳殼)	1.87g
	• 남성(南星)	3.75g	• 감초(甘草)	1.87g

목표 담궐로 두통이 날 때마다 양 볼이 푸르락 누르락하고 어지러워서 눈을 뜨고 싶지 않고, 눈을 뜨면 메스꺼워 토하려는 증세를 다스린다.

활투 열담에 맥이 활실하면 황금과 황련을 가한다.

① 통증을 참을 수 없으면 전갈을 가하고 유향가루 1.12g을 타서 먹는다.

이진탕(二陳湯)

처방				
	• 반하(半夏)	7.5g	• 적복령(赤茯苓)	3.75g
	• 귤피(橘皮)	3.75g	• 감초(甘草)	1.87g

목표 담음을 통치한다.

① 좌두통은 혈허에 속한다. 조경·석중하면 사물탕(四物湯)을 합방한 데다가 형개·박하·세신·만형자·시호·황금 등을 가한다.

② 기울에는 이 약을 달인 물로 교감단(交感丹)을 삼킨다.

육안전(六安煎)

처방				
	• 반하(半夏)	7.5g	• 행인(杏仁)	3.75g
	• 백복령(白茯苓)	7.5g	• 감초(甘草)	3.75g
	• 진피(陳皮)	3.75g	• 백개자(白芥子)	2.62g

[목표] 풍한으로 인한 해수·담체·기역을 다스린다.

[학투] 동절에는 마황과 계지를 가한다.

① 두통에는 천궁·백지·갈근·형개를 가한다.
② 한열에는 시호와 소엽을 가한다.

음허통(陰虛痛)

음허로 인한 두통의 경우.

팔미원(八味元)

처방				
	• 숙지황(熟地黃)	300g	• 목단피(牧丹皮)	112.5g
	• 산약(山藥)	150g	• 택사(澤瀉)	112.5g
	• 산수유(山茱萸)	150g	• 육계(肉桂)	37.5g
	• 백복령(白茯苓)	112.5g	• 부자포(附子炮)	37.5g

[목표] 신수 부족을 다스린다.

① 명문 양허를 다스린다.

육미지황원(六味地黃元)

처방				
	• 숙지황(熟地黃)	300g	• 백복령(白茯苓)	112.5g
	• 산약(山藥)	150g	• 목단피(牧丹皮)	112.5g
	• 산수유(山茱萸)	150g	• 택사(澤瀉)	112.5g

【목표】 신수 부족을 다스린다.

① 오미자 150g을 가한 것을 신기환(腎氣丸)이라고 한다. 이는 폐의 원천을 자양하여 신수를 나게 하는 것이다.
② 육계와 부자포를 각 37.5g씩 가하면 팔미원(八味元)인데, 명문 양허를 다스린다.
③ 음허부종에는 우슬과 차전자를 가하여 쓰는데, 금궤신기환(金匱腎氣丸)이라고 한다.
④ 유뇨무도에는 택사를 빼고 인지인을 가한다.
⑤ 노인 및 잉부의 전포에는 택사를 배로 한다.
⑥ 냉림(冷淋)으로 먼저 추워서 떨고 설하지 못하는 데는 팔미원(八味元)이 좋다.

【용법】 위의 약미들을 작말하여 오자대(梧子大)로 밀환을 지어 온주나 염탕으로 50~70알씩 복용한다.

⑦ 신기환(腎氣丸)에 오미자를 37.5g 가하여 속용하기도 한다.

【활투】 20첩으로 분작해서 쓴다.

⑧ 음허부종에는 숙지황을 감하고, 우슬·차전자·계지·부자 등을 가한다.
⑨ 황달 증세가 있을 때는 인진을 가한다.
⑩ 상한이 과경하여 허열이 불퇴하고 입이 조하고 혀가 마르고 맥이 허한 증세 등에는 인삼을 배로 하고 맥문동·귤피 따위를 가한다.
⑪ 가감팔미원(加減八味元)을 소갈에 구복하면 영구히 없어진다. 소질

되었으면 신기가 회복된 것이다.

양허통(陽虛痛)

양허로 인한 두통의 경우

이중탕(理中湯)

처방				
	• 인삼(人蔘)	7.5g	• 건강(乾薑)	7.5g
	• 백출(白朮)	7.5g	• 감초(甘草)	3.75g

[목표] 태음복통과 자리 불갈을 다스린다.

① 원방에 진피와 청피를 가한 것을 치중탕(治中湯)이라고 한다.

[활투] 소건중탕(小建中湯)과 합방한 것을 건리탕(建理湯)이라고 하는데, 비위허랭과 적취와 기가 상공(上攻)한 것을 다스린다.

② 오령산(五苓散)과 합방한 것을 이령탕(理苓湯)이라고 하는데, 양허부종을 다스린다.

③ 회적(蛔積 : 회충이 한데 뭉쳐 수시로 움직이는 증세)에는 계지・부자・화초・오매를 가한다.

④ 기허에는 인삼을 18.7~26.2g 배량한다.

⑤ 음달에는 이령탕(理苓湯)에 인진을 가하고, 설사에는 육두구・차전자를 가한다.

이음전(理陰煎)

처방				
	• 숙지황(熟地黃)	18.75g	• 육계(肉桂)	3.75g
	• 당귀(當歸)	11.25g	• 감초(甘草)	3.75g
	• 건강(乾薑)	7.5g		

◀목표▶ 비(脾)와 신(腎)의 허를 다스리는 데 온윤(溫潤)하게 한다. 즉, 이중탕(理中湯)의 변방이다.
① 맥이 삭(數)하고 불홍(不洪)하면 시호를 가한다.
② 한응(寒凝)에는 마황을 가한다.
③ 맥이 세(細)하고 오한이 나면 세신을 가하고, 증세가 심하면 부자를 가하거나 혹은 시호를 함께 가하여 돕게 한다.
④ 설사에는 당귀를 빼고, 오수유·파고지·육두구·부자를 가한다.
⑤ 체기에는 진피와 향부자를 가한다.
⑥ 음허화성에는 건강과 육계를 빼고 인삼을 가한다.
⑦ 인삼과 부자를 가한 것을 육미회양음(六味回陽飮)이라고 한다.

보중익기탕(補中益氣湯)

처방
- 황기(黃芪)   5.62g
- 인삼(人蔘)   3.75g
- 백출(白朮)   3.75g
- 감초(甘草)   3.75g
- 당귀신(當歸身) 1.87g
- 진피(陳皮)   1.87g
- 승마(升麻)   1.12g
- 시호(柴胡)   1.12g

◀목표▶ 노역을 아주 심하게 했거나 음식 조절을 못하여 신열이 나고 자한이 나는 것을 다스린다.
① 황백 1.12g, 홍화 0.75g을 가하면 가슴으로 들어가서 양혈한다.
② 자한에는 부자·마황근·부소맥을 가한다.
③ 이질이 오래 되어 물갈이 되는 데는 부자를 가한다.
④ 비색에는 맥문동과 산치자를 가한다.
⑤ 유뇨에는 산약과 오미자를 가한다.
⑥ 이후얼에는 부자·죽여·생강을 가한다.
⑦ 활설에는 가자와 육두구를 가한다.
⑧ 잉부의 소복추와 기함에는 승마와 방풍을 가한다.

⑨ 전신이 마비되는 기허에는 목과・오약・향부자・청피・방풍・천궁을 가하고, 계지도 조금 가한다.
⑩ 폐한과 탈항에는 가자 3.75g과 저근백피를 조금 가한다.
⑪ 도씨보중익기탕(陶氏補中益氣湯)은 인삼・백출・황기・당귀・시호・진피를 합쳐서 2.62g과 감초 1.87g을 가하고, 혹은 승마를 빼고 총백・생강・대추를 넣는다. 내외감의 두통・신열・자한을 다스린다.

[학투] 황기와 백출을 빼고 숙지황과 산약을 가한 것을 보음익기전(補陰益氣煎)이라고 한다.

⑫ 땀이 많으면 계지 7.5g, 방풍 3.75g과 부소맥・오매를 가한다.
⑬ 기가 허해서 요삽이 되면 빈랑・목향을 가하고, 혹 차전자・택사를 가하기도 한다.
⑭ 허리로 하중하면 빈랑・목향・황련을 가하며, 혹 오수유를 가하기도 한다. 복통에는 계심을 가하고, 열이 있을 때는 대황을 가하면 약간 유리하다.
⑮ 기가 허하고 조열이 있으면 시호를 배로 하고 별갑을 가한다.

기혈통(氣血痛)

기혈이 허하고 사기(邪氣)가 치밀어 두통이 나고, 귀가 울고 구규가 불리하는 경우.

순기화중탕(順氣和中湯)

처방				
	・황기(黃芪)	5.62g	・승마(升麻)	1.12g
	・인삼(人蔘)	3.75g	・시호(柴胡)	1.12g
	・백출(白朮)	1.87g	・만형자(蔓荊子)	0.75g
	・당귀(當歸)	1.87g	・세신(細辛)	0.75g

• 백작약(白芍藥)	1.87g	• 천궁(川芎)	0.75g
• 진피(陳皮)	1.87g		

(목표) 기허로 인한 두통을 다스린다.

(학투) 통증이 심하면 유향가루 1.12g을 조합해서 복용한다.

▌혈허통(血虛痛)▐

혈허두통은 어미(魚尾)로부터 치밀어 통증을 만드는 경우.

당귀보혈탕(當歸補血湯)

처방				
	• 생건지황(生乾地黃)	3.75g	• 방풍(防風)	1.87g
	• 백작약(白芍藥)	3.75g	• 시호(柴胡)	1.87g
	• 천궁(川芎)	3.75g	• 만형자(蔓荊子)	1.87g
	• 당귀(當歸)	3.75g	• 형개(荊芥)	1.5g
	• 편금(片芩)	3.75g	• 고본(藁本)	1.5g

(목표) 혈허로 인한 두통을 다스린다.

궁오산(芎烏散)

처방				
	• 천궁(川芎)	각등분	• 오약(烏藥)	각등분

(목표) 산후 두통을 다스린다.

(용법) 위의 약미들을 작말하여 7.5g씩을 추라는 것을 달구어 담갔던 술로 조합해서 복용한다.

열궐통(熱厥痛)

번열이 나면서 머리가 아프다가 찬바람을 쐬면 잠시 통증이 멎는다. 다시 따뜻하거나 불을 대하면 통증이 재발하므로 겨울에도 찬바람을 좋아한다.

청상사화탕(淸上瀉火湯)

처방				
	• 시호(柴胡)	3.75g	• 승마(升麻)	1.31g
	• 강활(羌活)	3g	• 방풍(防風)	1.31g
	• 주황금(酒黃芩)	2.62g	• 만형자(蔓荊子)	1.12g
	• 주지모(酒知母)	2.62g	• 당귀신(當歸身)	1.12g
	• 주황백(酒黃栢)	1.87g	• 창출(蒼朮)	1.12g
	• 구감초(灸甘草)	1.87g	• 세신(細辛)	1.12g
	• 황기(黃芪)	1.87g	• 형개수(荊芥穗)	0.75g
	• 생지황(生地黃)	1.5g	• 천궁(川芎)	0.75g
	• 주황련(酒黃連)	1.5g	• 생감초(生甘草)	0.75g
	• 고본(藁本)	1.5g	• 홍화(紅花)	0.37g

(목표) 열궐로 인한 두통을 다스린다.

화사통(火邪痛)

화사두통은 놀라서 얻는 증세인데, 땀이 나지 않으며 조증이 생겨 경과불해 한다.

백호탕(白虎湯)

처방				
	• 석고(石膏)	18.75g	• 감초(甘草)	2.62g
	• 지모(知母)	7.5g		

〔목표〕 양명경의 병으로서 땀이 많고 번갈(煩渴 : 가슴이 답답하고 목이 마름)하며 맥이 홍대(洪大 : 맥이 보통 이상으로 큼)한 것을 다스린다.
① 인삼 3.75g을 가한 것은 인삼백호탕(人蔘白虎湯)이라고 하며,
② 창출 3.75g을 가한 것은 창출백호탕(蒼朮白虎湯)이라고 한다.

풍한통(風寒痛)

풍한의 병사가 외부로부터 경락으로 침입하며 두통이 나면서 춥고 떨리는 경우와, 풍한의 병사가 양경에 잠복하여 편두통과 정두통을 발작시키는 경우가 있다.

궁지향소산(芎芷香蘇散)

처방				
	• 향부자(香附子)	7.5g	• 천궁(川芎)	3.75g
	• 소엽(蘇葉)	7.5g	• 백지(白芷)	3.75g
	• 창출(蒼朮)	5.62g	• 감초(甘草)	1.87g
	• 진피(陳皮)	3.75g		

〔목표〕 사시상한과 두통·신통·한열·상풍·상습·시기온역을 다스린다.

습열통(濕熱痛)

습과 열이 격중에 있어서 가슴이 답답하고 두통이 나는 경우.

방풍통성산(防風通聖散)

처방				
	• 활석(滑石)	6.37g	• 대황(大黃)	1.68g
	• 감초(甘草)	4.5g	• 마황(麻黃)	1.68g

• 석고(石膏)	2.62g	• 박하(薄荷)	1.68g
• 황금(黃芩)	2.62g	• 연교(連翹)	1.68g
• 길경(桔梗)	2.62g	• 망초(芒硝)	1.68g
• 방풍(防風)	1.68g	• 형개(荊芥)	1.31g
• 천궁(川芎)	1.68g	• 백출(白朮)	1.31g
• 당귀(當歸)	1.68g	• 치자(梔子)	1.31g
• 적작약(赤芍藥)	1.68g		

【목표】 모든 풍열과 창진흑함(瘡疹黑陷 : 마마가 곪을 때 농포 속에 출혈이 되어 생기는 증세), 풍열창개(風熱瘡疥)・두생백설(頭生白屑)・면비자적(面鼻紫赤)・폐풍창(肺風瘡)・대풍나질(大風癩疾), 혹은 열결(熱結)로 인한 대소변 불통을 다스린다. 아울러 주독을 푼다.

【학투】 활석과 망초를 빼고 나머지를 아울러 주초한 것을 주제통성산(酒製通聖散)이라고 한다.

① 은진소양(癮疹瘙痒 : 두드러기가 나서 아프고 가려운 증세)에는 금은화・현삼・선퇴를 가한다.

변조혈옹(便燥血壅)

변비증 따위로 대변이 조삽하여 피가 중도에 막혀서 두통이 나는 경우.

✎ 대승기탕(大承氣湯)

처방			
• 대황(大黃)	15g	• 지실(枳實)	7.5g
• 후박(厚朴)	7.5g	• 망초(芒硝)	7.5g

【목표】 소승기탕 참조

미릉골통(眉稜骨痛)

눈두덩(뼈)이 아플 경우.

이진탕(二陳湯)

처방				
	• 반하(半夏)	7.5g	• 적복령(赤茯苓)	3.75g
	• 귤피(橘皮)	3.75g	• 감초(甘草)	1.87g

목표 담음을 통치한다.

① 좌두통은 혈허에 속한다. 조경·석중하면 사물탕(四物湯)을 합방한 데다가 형개·박하·세신·만형자·시호·황금 등을 가한다.
② 기울에는 이 약을 달인 물로 교감단(交感丹)을 삼킨다.

두생백설(頭生白屑)

머리에 비듬이 생기면 가려운데, 이는 폐열 때문이다.

소풍산(消風散)

처방				
	• 형개(荊芥)	3.75g	• 방풍(防風)	1.87g
	• 감초(甘草)	3.75g	• 곽향(藿香)	1.87g
	• 인삼(人蔘)	1.87g	• 선퇴(蟬退)	1.87g
	• 백복령(白茯苓)	1.87g	• 강활(羌活)	1.87g
	• 백강잠(白殭蠶)	1.87g	• 진피(陳皮)	1.12g
	• 천궁(川芎)	1.87g	• 후박(厚朴)	1.12g

목표 모든 풍이 위로 공격하여 머리가 어지럽고, 눈이 흐리며 코가 막히고, 귀가 울리고, 머리가 가려운 증과 부인이 혈풍으로 인해 머리가 가려운 증을 다스린다.

〖활투〗 안적 종통·생예에는 사물탕(四物湯)을 합방하고, 사삼을 인삼 대신 넣고, 구기자·감국·청상자·목적 따위를 가한다.
① 두풍에는 천마와 고본을 가한다.
② 이통에는 만형자·창포·세신을 가한다.

〖용법〗 분말로 하여 7.5g씩을 청다로 복용한다.

32 면(面)

면부 질환. 얼굴에 탈들이 생길 경우.

▌면열(面熱)▐

얼굴이 화끈거리고 붉으면서 열이 나는 것은 위병 때문인 경우가 많으니, 우선 다음 처방들을 증상에 맞춰 써 본다.

✎ 승마황련탕(升麻黃連湯)

처방					
	• 승마(升麻)	3.75g	• 황련(黃連)	1.5g
	• 건갈(乾葛)	3.75g	• 서각설(犀角屑)	1.12g
	• 백지(白芷)	2.62g	• 천궁(川芎)	1.12g
	• 백작약(白芍藥)	1.87g	• 형개수(荊芥穗)	1.12g
	• 감초(甘草)	1.87g	• 박하(薄荷)	1.12g

【목표】 면열(面熱)을 다스린다. ① 술과 면, 그리고 오신을 기한다.

【용법】 위의 약미들을 먼저 물 반 잔에 담갔다가 천궁·형개·박하 이외의 것을 1첩으로 하여 물 2잔에 달여, 1잔이 되거든 앞서 제외해 둔 나머지 3가지를 넣고 다시 달여서 70%쯤 된 것을 온복한다.

✎ 조위승기탕(調胃承氣湯)

처방				
	• 대황(大黃)	15g	• 감초(甘草)	3.75g
	• 망초(芒硝)	7.5g		

【목표】 소승기탕 참조.

면한(面寒)

얼굴이 시리고 증상은 위가 허하고 냉하기 때문이다.

✍ 승마부자탕(升麻附子湯)

처방				
	• 승마(升麻)	2.62g	• 인삼(人蔘)	1.87g
	• 부자(附子)	2.62g	• 초두구(草豆蔲)	1.87g
	• 건갈(乾葛)	2.62g	• 감초(甘草)	1.87g
	• 백지(白芷)	2.62g	• 익지인(益智仁)	1.12g
	• 황기(黃芪)	2.62g		

【목표】 면한을 다스린다. 면한이란 위가 허한 것이니 부자이중탕(附子理中湯)도 좋다.

✍ 부자이중탕(附子理中湯)

처방				
	• 부자(附子)	3.75g	• 건강(乾薑)	3.75g
	• 인삼(人蔘)	3.75g	• 감초(甘草)	3.75g
	• 백출(白朮)	3.75g		

【목표】 중한으로 인한 구금(입을 벌리지 못하는 증세) 및 신체 강직을 다스린다.

① 일방에는 오수유·육계·당귀·진피·후박 등을 가미하기도 한다.

음허면부(陰虛面浮)

색욕과용·피로 등으로 인하여 간·신·폐 등이 음허해진 탓으로 얼굴이 붓는 경우. 열과 통증은 없기도 하다.

✍ 위관전(胃關煎)

처방				
	• 숙지황(熟地黃)	37.5g	• 건강(乾薑)	7.5g
	• 산약(山藥)	7.5g	• 자감(炙甘)	3.75g
	• 백편두(白扁豆)	7.5g	• 오수유(吳茱萸)	2.62g
	• 백출(白朮)	7.5g		

목표 비신의 한허로 인한 설사와 복통 냉리를 다스린다.
① 설사에는 육두구와 파고지를 가한다.
② 기허에는 인삼을 가한다.
③ 양허에는 부자를 가한다.
④ 복통에는 목향을 가한다.
⑤ 활탈(滑脫)에는 오매나 혹은 오미자를 가한다.
⑥ 간모비(肝侮脾)에는 육계를 가한다.

✍ 팔미원(八味元)

처방				
	• 숙지황(熟地黃)	300g	• 목단피(牧丹皮)	112.5g
	• 산약(山藥)	150g	• 택사(澤瀉)	112.5g
	• 산수유(山茱萸)	150g	• 육계(肉桂)	37.5g
	• 백복령(白茯苓)	112.5g	• 부자포(附子炮)	37.5g

목표 신수 부족을 다스린다.
① 명문 양허를 다스린다.

✍ 삼령백출산(蔘苓白朮散)

처방				
	• 인삼(人蔘)	11.25g	• 의이인(薏苡仁)	5.62g
	• 백출(白朮)	11.25g	• 연육(蓮肉)	5.62g

• 백복령(白茯苓)	11.25g	• 길경(桔梗)	5.62g
• 산약(山藥)	11.25g	• 사인(砂仁)	5.62g
• 감초(甘草)	11.25g	• 백편두(白扁豆)	5.62g

【목표】 대병(大病) 후에 조리하여 비와 위를 돕는다.

【용법】 이상의 약제들을 가루로 하여 매 7.5g씩 대추탕으로 조하한다.
① 잘게 썰어서 37.5g에 생강 3쪽·대추 2알을 넣고 달여 먹어도 좋다.

【학투】 ② 비만 증세에는 의이인을 빼고 진피와 백두구를 가한다.
③ 하혈이 오래 된 것에는 지유·형개·초흑 건강·초흑 오매를 가한다.
④ 기함된 데에는 승마와 방풍을 가한다.

귀비탕(歸脾湯)

처방				
	• 당귀(當歸)	3.75g	• 황기(黃芪)	3.75g
	• 용안육(龍眼肉)	3.75g	• 백출(白朮)	3.75g
	• 산조인(酸棗仁)	3.75g	• 백복신(白茯神)	3.75g
	• 원지(遠志)	3.75g	• 목향(木香)	1.87g
	• 인삼(人蔘)	3.75g	• 감초(甘草)	1.12g

【목표】 우사(憂思)로 인한 심비의 노상(勞傷)과 건망·정충을 다스린다.
① 접촉할 때마다 유정되는 것을 다스린다.

【학투】 기가 승강하지 못할 때는 변향·부자를 가한다.
② 허화로 인해 토혈하면 숙지황 18.75~26.25g 및 검게 초한 건강 3.75g~7.5g을 가한다.
③ 붕루·대하가 오래 가면 인삼을 배로 하고 지유·형방·승마 등을 가한다. 불면에는 숙지황 18.75g~26.25g을 가한다.

위풍(胃風)

식후에 풍사가 위에 침범하면 위풍증을 일으켜 얼굴이 붓는데, 음식이 내리지 않으며 몸은 수척해지고, 배가 커지며 머리에 땀이 많이 나고, 오슬오슬 추우며 가슴이 막혀 답답하다.

승마위풍탕(升麻胃風湯)

처방				
	• 승마(升麻)	7.5g	• 시호(柴胡)	1.12g
	• 감초(甘草)	5.62g	• 고본(藁本)	1.12g
	• 백지(白芷)	4.5g	• 강활(羌活)	1.12g
	• 당귀(當歸)	3.75g	• 황백(黃栢)	1.12g
	• 건갈(乾葛)	3.75g	• 초두구(草豆蔲)	1.12g
	• 창출(蒼朮)	3.75g	• 만형자(蔓荊子)	0.75g
	• 마황(麻黃)	1.87g		

목표   위풍으로 인한 면종을 다스린다.

① 식후에 먹는다.

소풍산(消風散)

처방				
	• 형개(荊芥)	3.75g	• 방풍(防風)	1.87g
	• 감초(甘草)	3.75g	• 곽향(藿香)	1.87g
	• 인삼(人蔘)	1.87g	• 선퇴(蟬退)	1.87g
	• 백복령(白茯苓)	1.87g	• 강활(羌活)	1.87g
	• 백강잠(白殭蠶)	1.87g	• 진피(陳皮)	1.12g
	• 천궁(川芎)	1.87g	• 후박(厚朴)	1.12g

목표   모든 풍이 위로 공격하여 머리가 어지럽고, 눈이 흐리며 코가 막히고, 귀가 울리고, 머리가 가려운 증과 부인이 혈풍으로 인해 머리

가 가려운 증을 다스린다.

〔활투〕 안적 종통·생예에는 사물탕(四物湯)을 합방하고, 사삼을 인삼 대신 넣고, 구기자·감국·청상자·목적 따위를 가한다.
① 두풍에는 천마와 고본을 가한다.
② 이통에는 만형자·창포·세신을 가한다.

〔용법〕 분말로 하여 7.5g씩을 청다로 복용한다.

🖋 형방패독산(荊防敗毒散)

처방				
	• 인삼(人蔘)	3.75g	• 길경(桔梗)	3.75g
	• 시호(柴胡)	3.75g	• 천궁(川芎)	3.75g
	• 전호(前胡)	3.75g	• 적복령(赤茯苓)	3.75g
	• 강활(羌活)	3.75g	• 감초(甘草)	3.75g
	• 독활(獨活)	3.75g	• 형개(荊芥)	3.75g
	• 지각(枳殼)	3.75g	• 방풍(防風)	3.75g

〔목표〕 상한의 시기로 인한 발열·두통·지체통 및 상풍의 해수·비색·성중을 다스린다.
① 장역 및 대두온을 다스린다.

🖋 청위산(淸胃散)

처방				
	• 승마(升麻)	7.5g	• 황련(黃連)	3.75g
	• 목단피(牧丹皮)	5.62g	• 생지황(生地黃)	3.75g
	• 당귀(當歸)	3.75g		

〔목표〕 위열로 인해 상하 치통이 참을 수가 없고, 만면에 발열하는 것을 다스린다.

〔용법〕 약간 차게 해서 복용한다.
① 노쇠하고 허약한 사람은 복용하지 못한다.

실열면부(實熱面浮)

양명실열로 위화가 상부하여 번열 건갈하면서 얼굴이 붓는 경우.

백호탕(白虎湯)

처방				
	• 석고(石膏)	18.75g	• 감초(甘草)	2.62g
	• 지모(知母)	7.5g		

[목표] 양명경의 병으로서 땀이 많고 번갈(煩渴 : 가슴이 답답하고 목이 마름)하며 맥이 홍대(洪大 : 맥이 보통 이상으로 큼)한 것을 다스린다.
① 인삼 3.75g을 가한 것은 인삼백호탕(人蔘白虎湯)이라고 하며,
② 창출 3.75g을 가한 것은 창출백호탕(蒼朮白虎湯)이라고 한다.

대분청음(大分淸飮)

처방				
	• 적복령(赤茯苓)	3.75g	• 치자(梔子)	3.75g
	• 택사(澤瀉)	3.75g	• 지각(枳殼)	3.75g
	• 목통(木通)	3.75g	• 차전자(車前子)	3.75g
	• 저령(猪苓)	3.75g		

[목표] 적열이 폐결되어 소변불리하고, 황달과 요혈 및 임폐된 것을 다스린다.
① 황달일 경우는 인진을 가한다.
② 목통과 차전자를 빼고 의이인과 후박을 가한 것을 소분청음(小分淸飮)이라고 하며, 습체로 보양을 받아들이지 못하는 것을 다스린다.

풍열(風熱)

풍열의 독기로 얼굴이 붓고 아파서 손을 댈 수도 없고 입을 놀리기도

거북한 경우가 있다.

서각승마탕(犀角升麻湯)

처방

• 서각(犀角)	5.62g		• 백부자(白附子)	2.81g
• 승마(升麻)	4.68g		• 백지(白芷)	2.81g
• 강활(羌活)	3.75g		• 황금(黃芩)	2.81g
• 방풍(防風)	3.75g		• 감초(甘草)	1.87g
• 천궁(川芎)	2.61g			

목표 중풍으로 코와 이마 사이가 아프고, 입을 열지 못하며, 왼쪽 이마와 볼 위가 헐고 마비되는 급증을 다스리는데, 이는 족양명경(足陽明經)이 풍독을 받아 피의 순환이 원활치 못하기 때문이다.

활투 ① 혈허화염(血虛火炎)에는 숙지황 15g, 당귀 3.75g을 가한다.
② 열실에는 석고를 가한다.
③ 면종(面腫 : 얼굴에 나는 종기)과 단독(丹毒 : 헌데나 다친 곳으로 연쇄상구균이 들어가 생기는 급성 전염병으로 살가죽이 붉게 붓고 차차 퍼져 쑤시고 아픈 증세)을 아울러 다스릴 수 있다.

청상방풍탕(淸上防風湯)

처방

• 방풍(防風)	3.75g		• 형개(荊芥)	1.87g
• 백지(白芷)	3g		• 치자(梔子)	1.87g
• 연교(連翹)	3g		• 황련(黃連)	1.87g
• 길경(桔梗)	3g		• 지각(枳殼)	1.87g
• 편금(片芩)	2.62g		• 박하(薄荷)	1.87g
• 천궁(川芎)	1.87g		• 감초(甘草)	1.12g

목표 상초의 화를 맑게 하고, 머리와 얼굴에 창절이 생기는 것과 풍열독을 다스린다.

면대양(面戴陽)

양기가 올라와 얼굴이 붉어지고, 하리 청곡하고 이한외열하며, 목 안이 아픈 경우.

사역탕(四逆湯)

처방				
	• 감초(甘草)	11.25g	• 생부자(生附子)	0.5枚
	• 건강(乾薑)	9.37g		

【목표】 삼음(주로 소음)병으로서, 맥이 지(遲)하고 신통 및 사지궐랭한 것을 다스린다.

풍자(風刺)

풍으로 인한 발진종통에는 다음 약을 바른다.

서시옥용산(西施玉容散)

처방				
	• 녹두(菉豆)	37.5g	• 감송향(甘松香)	18.75g
	• 백지(白芷)	37.5g	• 삼내자(三乃子)	18.75g
	• 백급(白芨)	37.5g	• 곽향(藿香)	18.75g
	• 백렴(白蘞)	37.5g	• 영릉향(零陵香)	7.5g
	• 백강잠(白殭蠶)	37.5g	• 방풍(防風)	7.5g
	• 백부자(白附子)	37.5g	• 고본(藁本)	7.5g
	• 천화분(天花粉)	37.5g	• 조각(皂角)	3.75g

【목표】 일체의 주자와 풍자를 다스린다.
【용법】 위의 약미들을 세말해서 세면할 때마다 세면수에 타서 세면하면 얼굴빛이 옥과 같이 된다.

33 안(眼)

안목 질환. 안과 질환의 경우.

내장(內障)

안구 속에 백태가 끼거나, 안구 안의 압력이 높아서 시력을 잃거나 명암을 가리지 못하는 등의 병. 아프지 않고 눈물도 흘리지 않고 눈곱도 없다.

보중익기탕(補中益氣湯)

처방				
	• 황기(黃芪)	5.62g	• 당귀신(當歸身)	1.87g
	• 인삼(人蔘)	3.75g	• 진피(陳皮)	1.87g
	• 백출(白朮)	3.75g	• 승마(升麻)	1.12g
	• 감초(甘草)	3.75g	• 시호(柴胡)	1.12g

【목표】 노역을 아주 심하게 했거나 음식 조절을 못하여 신열이 나고 자한이 나는 것을 다스린다.

① 황백 1.12g, 홍화 0.75g을 가하면 가슴으로 들어가서 양혈한다.
② 자한에는 부자・마황근・부소맥을 가한다.
③ 이질이 오래 되어 물갈이 되는 데는 부자를 가한다.
④ 비색에는 맥문동과 산치자를 가한다.
⑤ 유뇨에는 산약과 오미자를 가한다.
⑥ 이후얼에는 부자・죽여・생강을 가한다.
⑦ 활설에는 가자와 육두구를 가한다.
⑧ 잉부의 소복추와 기함에는 승마와 방풍을 가한다.

⑨ 전신이 마비되는 기허에는 목과·오약·향부자·청피·방풍·천궁을 가하고, 계지도 조금 가한다.
⑩ 폐한과 탈항에는 가자 3.75g과 저근백피를 조금 가한다.
⑪ 도씨보중익기탕(陶氏補中益氣湯)은 인삼·백출·황기·당귀·시호·진피를 합쳐서 2.62g과 감초 1.87g을 가하고, 혹은 승마를 빼고 총백·생강·대추를 넣는다. 내외감의 두통·신열·자한을 다스린다.

【학투】 황기와 백출을 빼고 숙지황과 산약을 가한 것을 보음익기전(補陰益氣煎)이라고 한다.

⑫ 땀이 많으면 계지 7.5g, 방풍 3.75g과 부소맥·오매를 가한다.
⑬ 기가 허해서 요삽이 되면 빈랑·목향을 가하고, 혹 차전자·택사를 가하기도 한다.
⑭ 허리로 하중하면 빈랑·목향·황련을 가하며, 혹 오수유를 가하기도 한다. 복통에는 계심을 가하고, 열이 있을 때는 대황을 가하면 약간 유리하다.
⑮ 기가 허하고 조열이 있으면 시호를 배로 하고 별갑을 가한다.

십전대보탕(十全大補湯)

처방				
	• 인삼(人蔘)	4.5g	• 백작약(白芍藥)	4.5g
	• 백출(白朮)	4.5g	• 천궁(川芎)	4.5g
	• 백복령(白茯苓)	4.5g	• 당귀(當歸)	4.5g
	• 감초(甘草)	4.5g	• 황기(黃芪)	3.75g
	• 숙지황(熟地黃)	4.5g	• 육계(肉桂)	3.75g

【목표】 기와 혈이 모두 허할 때 쓴다.
【학투】 증세에 따라 가감할 수 있다.

외장(外障)

눈알 거죽에 백태가 끼어서 잘 보이지 않는 병. 아프고 열이 많고 혹은 변비가 생기는 경우도 있다.

✎ 사청환(瀉靑丸)

처방				
	• 당귀(當歸)	각등분	• 대황(大黃)	각등분
	• 초용담(草龍膽)	각등분	• 강활(羌活)	각등분
	• 천궁(川芎)	각등분	• 방풍(防風)	각등분
	• 치자(梔子)	각등분		

【목표】 간의 실열을 다스린다.
 ① 누독의 경축을 다스리고 심간의 열을 사하며, 간풍이 스스로 사라지게 하는 데는 이 처방이 좋고, 소변을 통리하게 하여 열이 나지 못하게 하는 데는 도적산(導赤散)이 좋다.
 ② 두후의 여독이 눈으로 들어가 흐리게 하는 증세에 효력이 크며, 설탕을 탄 죽엽전탕으로 삼킨다.

【용법】 위의 약말들을 감실대의 밀환으로 지어 쓴다.
【활투】 소양의 풍학에는 3~5환을 생강차에 타서 먹으면 신효를 본다.
 ③ 봄에 상풍된 것이 여름에 이르러 폭사를 하면 3~5환을 고본전탕(藁本煎湯)에 타서 먹는다.

✎ 사물용담탕(四物龍膽湯)

처방				
	• 천궁(川芎)	4.87g	• 강활(羌活)	3g
	• 당귀(當歸)	4.87g	• 방풍(防風)	3g
	• 적작약(赤芍藥)	4.87g	• 초용담(草龍膽)	2.25g
	• 생건지황(生乾地黃)	4.87g	• 방기(防己)	2.25g

〔목표〕 눈이 붉어지면서 붓고, 몹시 아프며 흐려지는 증을 다스린다.
〔학투〕 초결명·석결명·목적·청상자·감국·황련 따위를 가하기도 한다.

석결명산(石決明散)

처방				
	• 석결명(石決明)	37.5g	• 청상자(靑箱子)	18.75g
	• 초결명(草決明)	37.5g	• 적작약(赤芍藥)	18.75g
	• 강활(羌活)	18.75g	• 대황(大黃)	9.37g
	• 치자(梔子)	18.75g	• 형개(荊芥)	9.37g
	• 목적(木賊)	18.75g		

〔목표〕 간열로 눈이 붉게 붓거나, 혹은 비열로 눈꺼풀 속에 굳은살이 생기고 눈동자가 게눈같이 불거지면서 아픈(바세도우병) 것을 다스린다.
〔용법〕 위의 약말 7.5g씩을 맥문동 전탕에 타서 먹는다.

소풍산(消風散)

처방				
	• 형개(荊芥)	3.75g	• 방풍(防風)	1.87g
	• 감초(甘草)	3.75g	• 곽향(藿香)	1.87g
	• 인삼(人蔘)	1.87g	• 선퇴(蟬退)	1.87g
	• 백복령(白茯苓)	1.87g	• 강활(羌活)	1.87g
	• 백강잠(白殭蠶)	1.87g	• 진피(陳皮)	1.12g
	• 천궁(川芎)	1.87g	• 후박(厚朴)	1.12g

〔목표〕 모든 풍이 위로 공격하여 머리가 어지럽고, 눈이 흐리며 코가 막히고, 귀가 울리고, 머리가 가려운 증과 부인이 혈풍으로 인해 머리가 가려운 증을 다스린다.
〔학투〕 안적 종통·생예에는 사물탕(四物湯)을 합방하고, 사삼을 인

삼 대신 넣고, 구기자·감국·청상자·목적 따위를 가한다.
① 두풍에는 천마와 고본을 가한다.
② 이통에는 만형자·창포·세신을 가한다.

용법 분말로 하여 7.5g씩을 청다로 복용한다.

세간명목탕(洗肝明目湯)

처방				
	• 당귀미(當歸尾)	1.87g	• 형개(荊芥)	1.87g
	• 천궁(川芎)	1.87g	• 박하(薄荷)	1.87g
	• 적작약(赤芍藥)	1.87g	• 강활(羌活)	1.87g
	• 생지황(生地黃)	1.87g	• 만형자(蔓荊子)	1.87g
	• 황련(黃連)	1.87g	• 감국(甘菊)	1.87g
	• 황금(黃芩)	1.87g	• 백질려(白疾藜)	1.87g
	• 치자(梔子)	1.87g	• 초결명(草決明)	1.87g
	• 석고(石膏)	1.87g	• 길경(桔梗)	1.87g
	• 연교(連翹)	1.87g	• 감초(甘草)	1.87g
	• 방풍(防風)	1.87g		

목표 풍열로 인한 일체의 안목 적종 및 동통을 다스린다.

활투 간장에 풍열이 있고 맥이 삭실함을 밝힌 연후에 쓸 것이며, 허한 사람은 대개가 사용하면 좋지 않다.

백강잠산(白殭蠶散)

처방				
	• 황상엽(黃桑葉)	37.5g	• 형개수(荊芥穗)	11.25g
	• 세신(細辛)	18.75g	• 백강잠(白殭蠶)	11.25g
	• 목적(木賊)	11.25g	• 감초(甘草)	11.25g
	• 선복화(旋覆花)	11.25g		

목표 폐가 허해서 바람과 냉기를 맞으면 눈물이 나는 것을 다스린다.

◀용법▶ 위의 약미들을 작말해서 7.5g씩 형개탕으로 복용한다.

안동(眼疼)

간이 허하여 눈동자가 아프고, 찬 눈물이 흐르며 햇빛과 밝은 것을 싫어하는 경우.

하고초산(夏枯草散)

처방				
	• 하고초(夏枯草)	75g	• 감초(甘草)	18.75g
	• 향부자(香附子)	37.5g		

◀목표▶ 간이 허해서 눈동자가 아프고 시리어 눈물이 나는 것을 다스린다. 일명 보간산(補肝散)이다.

◀용법▶ 위의 약미들을 작말해서 3.5g씩 식후에 다청으로 복용한다.

안혼(眼昏)

시력이 약해서 눈이 어두워 잘 보이지 않는 경우.

가미자주환(加味磁朱丸)

처방				
	• 자석(磁石)	75g	• 침향(沈香)	18.75g
	• 주사(朱砂)	37.5g		

◀목표▶ 안혼을 다스린다. 오래 복용하면 눈을 밝게 할 수 있다.
① 자석법수는 신으로 들어가고, 주사법화는 심으로 들어가고, 침향은 수화를 승강시킨다.

◀용법▶ 위의 약말들을 신곡 75g으로 쑨 풀로 오자대의 환을 지어

공심에 염탕이나 미음으로 30~50환을 삼킨다.

세안(洗眼)

안질에 눈을 씻는 약.

✎ 세안탕(洗眼湯)

처방				
	• 당귀(當歸)	3.75g	• 방풍(防風)	1.87g
	• 황련(黃連)	3.75g	• 행인(杏仁)	4箇
	• 적작약(赤芍藥)	1.87g		

【목표】 갑자기 적안이 되는 증을 다스린다.

【용법】 위의 약미들을 물 반 종지에 넣은 데다 사람젖을 조금 타고 끓여서, 증기가 가신 뒤에 맑은 상징액(上澄液)을 취하여, 따뜻한 것으로 하루 4~5차례 눈을 씻는다.

【활투】 생지황을 가하면 더욱 좋다.

점안(點眼)

앓는 눈에 넣는 약.

✎ 산호자금고(珊瑚紫金膏)

처방				
	• 노감석(爐甘石)	37.5g	• 붕사(硼砂)	7.5g
	• 황단(黃丹)	37.5g	• 사향(麝香)	1.87g
	• 해표초(海螵蛸)	7.5g	• 청염(靑鹽)	1.87g
	• 유향(乳香)	7.5g	• 용뇌(龍腦)	1.12g
	• 몰약(沒藥)	7.5g		

(**목표**)　원시와 근시, 녹내장과 백내장, 청맹·운예 등을 다스리며, 간신·허사 등 증에 바르면 다 낫는다. 이 약은 능히 72종의 안질을 다스린다.

(**용법**)　위의 약미 중 사향과 용뇌를 제외한 7가지를 각각 잘게 갈아 중수를 맞춘 다음, 한데 합쳐서 유발에 넣고 다시 아주 보드랍게 갈다가, 갈리는 소리가 안 나게 되면 용뇌와 사향을 넣어 다시 아주 고르게 간다. 따로 꿀을 비단 주머니로 걸러서 적수 성주할 정도로 끓이되, 여름에는 여물게, 겨울에는 여리게, 봄가을에는 여물고 여린 중간으로 한다. 이 꿀로 묽기와 되기를 알맞게 조약하여, 자기에 넣고 약기가 새지 않게 꼭 봉해 두고 점안하면 효력이 있다.

※ ① 노감석은 동변에 7일간 담갔다가 숯불로 은사처럼 녹인 다음 비단에 싸서 동변에 넣어 10일간 데워 가지고 볕에 말려서 세말한 것.
② 황단은 끓여서 물기를 없애고 세 번 곱게 간 것.
③ 해표초는 약한 불에 적해서 곱게 간 것.
④ 유향은 약한 불로 연기가 날 정도로 구워서 보드랍게 간 것.
⑤ 붕사는 곱게 간 것.
⑥ 향사는 곱게 간 것.
⑦ 첨염은 곱게 간 것.
⑧ 용뇌는 곱게 간 것.

칠침고(七鍼膏)

처방		
• 백국(白菊)　11.25g	• 담반(膽礬)　9.37g
• 화초(花椒)　11.25g	• 오매(烏梅)　1枚
• 청염(靑鹽)　9.37g	• 신화침(新花針)　1枚
• 동록(銅綠)　9.37g	

(**목표**)　일체의 예막을 다스린다. 외안광과 내안각에 문질러 바르고

눈을 감고 잠시 있으면 즉각 효력을 본다.

[용법] ① 위의 약미들을 갈아 먼저 물로 고루 교반해서 하나의 대완에 넣고 거기에 바늘들을 잘 놓은 다음 다시 물 2반완을 가한다. 그때 바늘의 실끝은 대완 가장자리에 놓이게 한다. 이렇게 한 대완을 솥에 넣고 대반으로 잘 덮은 다음 12시간 가량 중탕을 하는데, 숯불을 괄게 해서 꺼지지 않게 하며 솥뚜껑을 열지 말아야 한다. 때때로 첨수하되 대완의 뚜껑 겉으로 물을 댄다. 바늘이 화단하거든 비단으로 건더기를 받아 버리고 자병에 잘 담아서 음지에 하루 동안 방치했다가 쓴다. 이 약은 영원히 변치 않는다.

통치(通治)

안과 질환의 통치약.

사물탕(四物湯)

처방				
	• 숙지황(熟地黃)	4.68g	• 천궁(川芎)	4.68g
	• 백작약(白芍藥)	4.68g	• 당귀(當歸)	4.68g

[목표] 혈병을 통치한다.
① 각통(脚痛) 혈열에는 지백과 우슬을 가한다.
② 허양(虛痒)에는 황금을 가하고 부평초(浮萍草) 가루를 첨가한다.
③ 봄에는 천궁을 배로 하고, 여름에는 작약을 배로 하며, 가을에는 지황을 배로 하고, 겨울에는 당귀를 배로 한다.
④ 봄에는 방풍을 가하고, 여름에는 황금을 가하며, 가을에는 천문동을 가하고, 겨울에는 계지를 가한다.

[활투] 혈허(血虛)의 증세로 월경이 고르지 못할 때는 향부자・익모초・오수유・육계・인삼 등을 가한다.

34 이(耳)

이부 질환. 귀에 이상이 있을 경우.

이롱(耳聾)

소리를 듣지 못하는 경우. 한방에서는 열에 속하는 증세로 보며, 좌이롱·우이롱·좌우구롱으로 구별한다. 다음 약은 통치한다.

자석양신환(磁石羊腎丸)

처방				
	자석(磁石)	112.5g	산약(山藥)	37.5g
	숙지황(熟地黃)	75g	원지(遠志)	37.5g
	석창포(石菖蒲)	56.25g	천오(川烏)	37.5g
	천궁(川芎)	37.5g	목향(木香)	37.5g
	백출(白朮)	37.5g	녹용(鹿茸)	37.5g
	천초(川椒)	37.5g	토사자(兎絲子)	37.5g
	대조육(大棗肉)	37.5g	황기(黃芪)	37.5g
	방풍(防風)	37.5g	관계(官桂)	24.37g
	백복령(白茯苓)	37.5g	양신(羊腎)	兩對
	세신(細辛)	37.5g		

【목표】 제반 이롱을 다스리고 허를 보하며, 개규·행울·산풍·거습한다.

【용법】 위의 약미들을 작말한 것과, 양신 양대를 술에 푹 삶은 것을 함께 찧어서, 양신을 삶은 술로 버무려 오자대로 호환을 지어 공심에 온주나 염탕으로 50알씩 복용한다.

※ 자석은 112.5g을 하해서 다시 총백·목통 각 112.5g과 함께 수자하

여, 한번 끓었을 때 자석을 꺼내어 물을 말린 것 75g을 쓴다.

소풍산(消風散)

처방				
	• 형개(荊芥)	3.75g	• 방풍(防風)	1.87g
	• 감초(甘草)	3.75g	• 곽향(藿香)	1.87g
	• 인삼(人蔘)	1.87g	• 선퇴(蟬退)	1.87g
	• 백복령(白茯苓)	1.87g	• 강활(羌活)	1.87g
	• 백강잠(白殭蠶)	1.87g	• 진피(陳皮)	1.12g
	• 천궁(川芎)	1.87g	• 후박(厚朴)	1.12g

[목표] 모든 풍이 위로 공격하여 머리가 어지럽고, 눈이 흐리며 코가 막히고, 귀가 울리고, 머리가 가려운 증과 부인이 혈풍으로 인해 머리가 가려운 증을 다스린다.

[학투] 안적 종통·생예에는 사물탕(四物湯)을 합방하고, 사삼을 인삼 대신 넣고, 구기자·감국·청상자·목적 따위를 가한다.
① 두풍에는 천마와 고본을 가한다.
② 이통에는 만형자·창포·세신을 가한다.

[용법] 분말로 하여 7.5g씩을 청다로 복용한다.

풍열이명(風熱耳鳴)

풍열로 어떤 종류의 소리가 연속적으로 울리는 것처럼 느껴지거나 웅웅거리는 경우.

방풍통성산(防風通聖散)

처방				
	• 활석(滑石)	6.37g	• 대황(大黃)	1.68g
	• 감초(甘草)	4.5g	• 마황(麻黃)	1.68g

• 석고(石膏)	2.62g		• 박하(薄荷)	1.68g
• 황금(黃芩)	2.62g		• 연교(連翹)	1.68g
• 길경(桔梗)	2.62g		• 망초(芒硝)	1.68g
• 방풍(防風)	1.68g		• 형개(荊芥)	1.31g
• 천궁(川芎)	1.68g		• 백출(白朮)	1.31g
• 당귀(當歸)	1.68g		• 치자(梔子)	1.31g
• 적작약(赤芍藥)	1.68g			

【목표】 모든 풍열과 창진흑함(瘡疹黑陷 : 마마가 곪을 때 농포 속에 출혈이 되어 생기는 증세), 풍열창개(風熱瘡疥)·두생백설(頭生白屑)·면비자적(面鼻紫赤)·폐풍창(肺風瘡)·대풍나질(大風癩疾), 혹은 열결(熱結)로 인한 대소변 불통을 다스린다. 아울러 주독을 푼다.

【학투】 활석과 망초를 빼고 나머지를 아울러 주초한 것을 주제통성산(酒製通聖散)이라고 한다.
① 은진소양(癮疹瘙痒 : 두드러기가 나서 아프고 가려운 증세)에는 금은화·현삼·선퇴를 가한다.

정농(聤膿)

고름이 생겨 귓속이 막혔을 경우.

✎ 만형자산(蔓荊子散)

처방	• 만형자(蔓荊子)	2.62g	• 상백피(桑白皮)	2.62g
	• 적복령(赤茯苓)	2.62g	• 적작약(赤芍藥)	2.62g
	• 감국(甘菊)	2.62g	• 목통(木通)	2.62g
	• 맥문동(麥門冬)	2.62g	• 승마(升麻)	2.62g
	• 전호(前胡)	2.62g	• 감초(甘草)	2.62g
	• 생지황(生地黃)	2.62g		

【목표】 신경에 풍열이 있어서 귓속이 열통하고 농즙이 나오며, 귀가 울거나 잘 들리지 않게 되는 증을 다스린다.
【적응증】 중이염

형개연교탕(荊芥連翹湯)

처방				
	• 형개(荊芥)	2.62g	• 지각(枳殼)	2.62g
	• 연교(連翹)	2.62g	• 황금(黃芩)	2.62g
	• 방풍(防風)	2.62g	• 치자(梔子)	2.62g
	• 당귀(當歸)	2.62g	• 백지(白芷)	2.62g
	• 천궁(川芎)	2.62g	• 길경(桔梗)	2.62g
	• 백작약(白芍藥)	2.62g	• 감초(甘草)	1.87g
	• 시호(柴胡)	2.62g		

【목표】 신경에 풍열이 있어서 양귀가 종통하는 것을 다스린다.
① 식후에 복용한다.
【적응증】 급성중이염 · 축농증 · 비후성비염 · 편도선염 · 비혈 · 여드름

35 비(鼻)

피부 질환. 코에 탈이 생겼을 경우.

비연비구(鼻淵鼻鼽)

비연은 된 콧물이 나오고 가끔 피고름이 나오기도 하는 콧병이며, 비구는 코에서 맑은 물이 자꾸 흐르고 코가 가끔 막히기도 하는 콧병.

소풍산(消風散)

처방				
	• 형개(荊芥)	3.75g	• 방풍(防風)	1.87g
	• 감초(甘草)	3.75g	• 곽향(藿香)	1.87g
	• 인삼(人蔘)	1.87g	• 선퇴(蟬退)	1.87g
	• 백복령(白茯苓)	1.87g	• 강활(羌活)	1.87g
	• 백강잠(白殭蠶)	1.87g	• 진피(陳皮)	1.12g
	• 천궁(川芎)	1.87g	• 후박(厚朴)	1.12g

(목표) 모든 풍이 위로 공격하여 머리가 어지럽고, 눈이 흐리며 코가 막히고, 귀가 울리고, 머리가 가려운 증과 부인이 혈풍으로 인해 머리가 가려운 증을 다스린다.

(학투) 안적 종통·생예에는 사물탕(四物湯)을 합방하고, 사삼을 인삼 대신 넣고, 구기자·감국·청상자·목적 따위를 가한다.
① 두풍에는 천마와 고본을 가한다.
② 이통에는 만형자·창포·세신을 가한다.

(용법) 분말로 하여 7.5g씩을 청다로 복용한다.

🌿 시진탕(柴陳湯)

처방				
	• 시호(柴胡)	7.5g	• 진피(陳皮)	3.75g
	• 반하(半夏)	7.5g	• 적복령(赤茯苓)	3.75g
	• 인삼(人蔘)	3.75g	• 감초(甘草)	1.87g
	• 황금(黃芩)	3.75g		

【목표】 담학을 다스린다.
① 담열로 흉격이 비만한 것을 다스린다.

【학투】 협식에는 빈랑·초과·신곡 따위를 가한다.
② 서에는 향유·백편두를 가한다.

🌿 방풍통성산(防風通聖散)

처방				
	• 활석(滑石)	6.37g	• 대황(大黃)	1.68g
	• 감초(甘草)	4.5g	• 마황(麻黃)	1.68g
	• 석고(石膏)	2.62g	• 박하(薄荷)	1.68g
	• 황금(黃芩)	2.62g	• 연교(連翹)	1.68g
	• 길경(桔梗)	2.62g	• 망초(芒硝)	1.68g
	• 방풍(防風)	1.68g	• 형개(荊芥)	1.31g
	• 천궁(川芎)	1.68g	• 백출(白朮)	1.31g
	• 당귀(當歸)	1.68g	• 치자(梔子)	1.31g
	• 적작약(赤芍藥)	1.68g		

【목표】 모든 풍열과 창진흑함(瘡疹黑陷 : 마마가 곪을 때 농포 속에 출혈이 되어 생기는 증세), 풍열창개(風熱瘡疥)·두생백설(頭生白屑)·면비자적(面鼻紫赤)·폐풍창(肺風瘡)·대풍나질(大風癩疾), 혹은 열결(熱結)로 인한 대소변 불통을 다스린다. 아울러 주독을 푼다.

【학투】 활석과 망초를 빼고 나머지를 아울러 주초한 것을 주제통성

산(酒製通聖散)이라고 한다.

① 은진소양(癮疹瘙痒 : 두드러기가 나서 아프고 가려운 증세)에는 금은화·현삼·선퇴를 가한다.

비사(鼻齇)

코 끝이 붉은 경우. 술을 먹어서 붉은 것을 주사비라고 하며, 술을 안 먹어도 붉은 것은 폐풍창이라고 한다.

청혈사물탕(淸血四物湯)

처방
- 천궁(川芎)   3.75g
- 당귀(當歸)   3.75g
- 적작약(赤芍藥) 3.75g
- 생지황(生地黃) 3.75g
- 편금(片芩)   3.75g
- 홍화(紅花)   3.75g
- 적복령(赤茯苓) 3.75g
- 진피(陳皮)   3.75g
- 감초(甘草)   1.87g

목표 주사비를 다스린다.

용법 위의 약미들을 달인 물에 오령지가루 3.75g을 타서 식후에 복용한다.

비색비통(鼻塞鼻痛)

코가 막혀 아프기도 하고 냄새를 못 맡고 목소리가 잠기고 재채기가 나기도 하는 경우.

삼소음(蔘蘇飮)

처방
- 인삼(人蔘)   3.75g
- 소엽(蘇葉)   3.75g
- 적복령(赤茯苓) 3.75g
- 진피(陳皮)   2.06g

• 전호(前胡)	3.75g	• 길경(桔梗)	2.06g
• 반하(半夏)	3.75g	• 지각(枳殼)	2.06g
• 건갈(乾葛)	3.75g	• 감초(甘草)	2.06g

【목표】 풍한에 감상한 두통·발열·해수 및 내인의 7정으로 인한 담성과 조열을 다스린다.

【학투】 담성에는 3자(나복자·백개자·소자)를 가한다.
① 폐열에는 인삼 대신 사삼으로 바꾸고 상백피·맥문동을 가한다.
② 허랭에는 인삼을 배로 하고 계지를 가한다.

이진탕(二陳湯)

처방				
	• 반하(半夏)	7.5g	• 적복령(赤茯苓)	3.75g
	• 귤피(橘皮)	3.75g	• 감초(甘草)	1.87g

【목표】 담음을 통치한다.
① 좌두통은 혈허에 속한다. 조경·석중하면 사물탕(四物湯)을 합방한 데다가 형개·박하·세신·만형자·시호·황금 등을 가한다.
② 기울에는 이 약을 달인 물로 교감단(交感丹)을 삼킨다.

여택통기탕(麗澤通氣湯)

처방				
	• 황기(黃芪)	3.75g	• 건갈(乾葛)	2.62g
	• 창출(蒼朮)	2.62g	• 감초(甘草)	1.87g
	• 강활(羌活)	2.62g	• 마황(麻黃)	1.12g
	• 독활(獨活)	2.62g	• 천초(川椒)	1.12g
	• 방풍(防風)	2.62g	• 백지(白芷)	1.12g
	• 승마(升麻)	2.62g		

【목표】 코로 냄새를 맡지 못하는 증을 다스린다. 이 원인은 폐에 풍열이 있기 때문이다.
【적응증】 후각마비·축농증

보중익기탕(補中益氣湯)

처방				
	• 황기(黃芪) 5.62g	• 당귀신(當歸身) 1.87g
	• 인삼(人蔘) 3.75g	• 진피(陳皮) 1.87g
	• 백출(白朮) 3.75g	• 승마(升麻) 1.12g
	• 감초(甘草) 3.75g	• 시호(柴胡) 1.12g

【목표】 노역을 아주 심하게 했거나 음식 조절을 못하여 신열이 나고 자한이 나는 것을 다스린다.
① 황백 1.12g, 홍화 0.75g을 가하면 가슴으로 들어가서 양혈한다.
② 자한에는 부자·마황근·부소맥을 가한다.
③ 이질이 오래 되어 물갈이 되는 데는 부자를 가한다.
④ 비색에는 맥문동과 산치자를 가한다.
⑤ 유뇨에는 산약과 오미자를 가한다.
⑥ 이후얼에는 부자·죽여·생강을 가한다.
⑦ 활설에는 가자와 육두구를 가한다.
⑧ 잉부의 소복추와 기함에는 승마와 방풍을 가한다.
⑨ 전신이 마비되는 기허에는 목과·오약·향부자·청피·방풍·천궁을 가하고, 계지도 조금 가한다.
⑩ 폐한과 탈항에는 가자 3.75g과 저근백피를 조금 가한다.
⑪ 도씨보중익기탕(陶氏補中益氣湯)은 인삼·백출·황기·당귀·시호·진피를 합쳐서 2.62g과 감초 1.87g을 가하고, 혹은 승마를 빼고 총백·생강·대추를 넣는다. 내외감의 두통·신열·자한을 다스린다.

〔학투〕 황기와 백출을 빼고 숙지황과 산약을 가한 것을 보음익기전(補陰益氣煎)이라고 한다.

⑫ 땀이 많으면 계지 7.5g, 방풍 3.75g과 부소맥·오매를 가한다.
⑬ 기가 허해서 요삽이 되면 빈랑·목향을 가하고, 혹 차전자·택사를 가하기도 한다.
⑭ 허리로 하중하면 빈랑·목향·황련을 가하며, 혹 오수유를 가하기도 한다. 복통에는 계심을 가하고, 열이 있을 때는 대황을 가하면 약간 유리하다.
⑮ 기가 허하고 조열이 있으면 시호를 배로 하고 별갑을 가한다.

비치비창(鼻痔鼻瘡)

비치는 콧 속에 석류씨 같은 치핵이 생겨 커 가면서 콧구멍을 막아 호흡이 곤란해지는 증세이며, 비창은 코 안이 허는 증세.

사백산(瀉白散)

처방				
	• 상백피(桑白皮)	7.5g	• 감초(甘草)	3.75g
	• 지골피(地骨皮)	7.5g		

〔목표〕 폐실을 다스린다.
① 건해·수고·화염도 다스린다.
② 비창에 황금·치자·박하를 가하며, 길경·치자·지모·패모·맥문동·생지황을 가하기도 한다.

승습탕(勝濕湯)

처방				
	• 백출(白朮)	11.25g	• 부자(附子)	2.81g
	• 인삼(人蔘)	2.81g	• 계지(桂枝)	2.81g

• 건강(乾薑)	2.81g	• 백복령(白茯苓)	2.81g
• 백작약(白芍藥)	2.81g	• 감초(甘草)	2.81g

목표 습지나 비·이슬이 내린 곳에 앉거나 누워 있었기 때문에 몸이 무겁고 설사를 하는 것을 다스린다.

황금탕(黃芩湯)

처방				
	• 편금(片芩)	3.75g	• 맥문동(麥門冬)	3.75g
	• 치자(梔子)	3.75g	• 형개(荊芥)	3.75g
	• 길경(桔梗)	3.75g	• 박하(薄荷)	3.75g
	• 적작약(赤芍藥)	3.75g	• 연교(連翹)	3.75g
	• 상백피(桑白皮)	3.75g	• 감초(甘草)	1.12g

목표 폐화가 성해서 콧구멍이 건조하고 창종이 나면서 아픈 것을 다스린다.

용법 식후에 복용한다.

방풍통성산(防風通聖散)

처방				
	• 활석(滑石)	6.37g	• 대황(大黃)	1.68g
	• 감초(甘草)	4.5g	• 마황(麻黃)	1.68g
	• 석고(石膏)	2.62g	• 박하(薄荷)	1.68g
	• 황금(黃芩)	2.62g	• 연교(連翹)	1.68g
	• 길경(桔梗)	2.62g	• 망초(芒硝)	1.68g
	• 방풍(防風)	1.68g	• 형개(荊芥)	1.31g
	• 천궁(川芎)	1.68g	• 백출(白朮)	1.31g
	• 당귀(當歸)	1.68g	• 치자(梔子)	1.31g
	• 적작약(赤芍藥)	1.68g		

【목표】 모든 풍열과 창진흑함(瘡疹黑陷 : 마마가 곪을 때 농포 속에 출혈이 되어 생기는 증세), 풍열창개(風熱瘡疥)·두생백설(頭生白屑)·면비자적(面鼻紫赤)·폐풍창(肺風瘡)·대풍나질(大風癩疾), 혹은 열결(熱結)로 인한 대소변 불통을 다스린다. 아울러 주독을 푼다.

【학투】 활석과 망초를 빼고 나머지를 아울러 주초한 것을 주제통성산(酒製通聖散)이라고 한다.
① 은진소양(癮疹瘙痒 : 두드러기가 나서 아프고 가려운 증세)에는 금은화·현삼·선퇴를 가한다.

36 구설(口舌)

구설 제증. 구강 질환의 경우.

폐열구신(肺熱口辛)

폐열로 입 안이 매운 경우.

감길탕(甘桔湯)

| 처방 | • 길경(桔梗) | 13.12g | • 감초(甘草) | 5.62g |

목표 소음객한으로 인한 인통을 다스린다.
① 서점자·죽여를 각각 3.75g씩 가하면 더욱 좋다.

사백산(瀉白散)

| 처방 | • 상백피(桑白皮) | 7.5g | • 감초(甘草) | 3.75g |
| | • 지골피(地骨皮) | 7.5g | | |

목표 폐실을 다스린다.
① 건해·수고·화염도 다스린다.
② 비창에 황금·치자·박하를 가하며, 길경·치자·지모·패모·맥문동·생지황을 가하기도 한다.

심열구고(心熱口苦)

심열로 입 안이 쓴 경우.

양격산(凉膈散)

처방				
	• 연교(連翹)	7.5g	• 박하(薄荷)	1.87g
	• 대황(大黃)	3.75g	• 황금(黃芩)	1.87g
	• 망초(芒硝)	3.75g	• 치자(梔子)	1.87g
	• 감초(甘草)	3.75g		

목표 열이 심하게 나서 손발이 떨리고, 오랜 설사로 염증이 생기며, 위장이 조삽(燥澁)하고, 변비가 심할 경우 복용한다.
열이 심하고 종기가 났을 때는 지모·석고·승마·대황을 가한다.

용법 반이 되게 달인 후 망초를 넣고 다시 달여 먹는다.

신열구함(腎熱口鹹)

신열로 입 안이 짠 경우.

자신환(滋腎丸)

처방				
	• 황백(黃栢)	37.5g	• 관계(官桂)	1.87g
	• 지모(知母)	37.5g		

목표 갈하지 않으면서 소변이 불통하는 것을 다스린다.

용법 위의 약미들의 분말을 오자대로 환을 지어 공심에 백탕으로 100환을 삼킨다.

간열구고(肝熱口苦)

간열로 입 안이 쓴 경우.

소시호탕(小柴胡湯)

처방					
	• 시호(柴胡)	11.25g	• 반하(半夏)	3.75g
	• 황금(黃芩)	7.5g	• 감초(甘草)	1.87g
	• 인삼(人蔘)	3.75g		

목표 소양병인 반표반리의 왕래 한열을 다스린다.

① 일명 삼금탕(三禁湯 : 汗·吐·下의 3가지 치료법을 금함)이다.

활투 식학(食瘧)에는 평위산(平胃散)을 합방하든가 혹은 양위탕(養胃湯)을 합방한다. 서에는 향유·백편두를 가하고, 이질이 겸발되면 빈랑과 황금을 가하고, 설사가 겹치면 택사와 저령을 또 가한다.

구미(口糜)

입 안이 진무르는 경우.

이열탕(移熱湯)

처방					
	• 택사(澤瀉)	9.37g	• 생지황(生地黃)	3.75g
	• 적복령(赤茯苓)	5.62g	• 목통(木通)	3.75g
	• 백출(白朮)	5.62g	• 감초(甘草)	3.75g
	• 저령(豬苓)	5.62g		

목표 소장열로 인한 소변불리를 다스린다.

✍ 사백산(瀉白散)

처방				
	• 상백피(桑白皮)	7.5g	• 감초(甘草)	3.75g
	• 지골피(地骨皮)	7.5g		

【목표】 폐실을 다스린다.

① 건해·수고·화염도 다스린다.

② 비창에 황금·치자·박하를 가하며, 길경·치자·지모·패모·맥문동·생지황을 가하기도 한다.

✍ 회춘양격산(回春凉膈散)

처방				
	• 연교(連翹)	4.5g	• 당귀(當歸)	2.62g
	• 황금(黃芩)	2.62g	• 생지황(生地黃)	2.62g
	• 치자(梔子)	2.62g	• 지각(枳殼)	2.62g
	• 길경(桔梗)	2.62g	• 적작약(赤芍藥)	2.62g
	• 황련(黃連)	2.62g	• 감초(甘草)	2.62g
	• 박하(薄荷)	2.62g		

【목표】 삼초에 화가 성하여 입 안이 허는 증을 다스린다.

【활투】 폐위에 열결하여 발반하면 승마갈근탕(升麻葛根湯)을 합방해서 쓴다.

✍ 우황양격원(牛黃凉膈元)

처방				
	• 마아초(馬牙草)	75g	• 자석영(紫石英)	18.75g
	• 한수석(寒水石)	75g	• 우황(牛黃)	5.62g
	• 석고(石膏)	75g	• 용뇌(龍腦)	5.62g
	• 감초(甘草)	37.5g	• 사향(麝香)	5.62g
	• 우담남성(牛膽南星)	28.12g		

【목표】 목 안이 붓고 입 안과 혀가 헐고 턱과 뺨이 부으면서 열이 나고 담이 막히는 것을 다스린다.

【용법】 위의 약말 37.5g으로 30환씩 밀환을 지어 1알씩 박하탕으로 씹어서 먹는다.

※ 자석영은 불에 달구어서 물로 깨끗이 씻어 쓴다.

양격산(涼膈散)

처방				
	• 연교(連翹)	7.5g	• 박하(薄荷)	1.87g
	• 대황(大黃)	3.75g	• 황금(黃芩)	1.87g
	• 망초(芒硝)	3.75g	• 치자(梔子)	1.87g
	• 감초(甘草)	3.75g		

【목표】 열이 심하게 나서 손발이 떨리고, 오랜 설사로 염증이 생기며, 위장이 조삽(燥澁)하고, 변비가 심할 경우 복용한다.
열이 심하고 종기가 났을 때는 지모·석고·승마·대황을 가한다.

【용법】 반이 되게 달인 후 망초를 넣고 다시 달여 먹는다.

이중탕(理中湯)

처방				
	• 인삼(人蔘)	7.5g	• 건강(乾薑)	7.5g
	• 백출(白朮)	7.5g	• 감초(甘草)	3.75g

【목표】 태음복통과 자리 불갈을 다스린다.
① 원방에 진피와 청피를 가한 것을 치중탕(治中湯)이라고 한다.

【활투】 소건중탕(小建中湯)과 합방한 것을 건리탕(建理湯)이라고 하는데, 비위허랭과 적취와 기가 상공(上攻)한 것을 다스린다.
② 오령산(五苓散)과 합방한 것을 이령탕(理苓湯)이라고 하는데, 양허

부종을 다스린다.
③ 회적(蛔積 : 회충이 한데 뭉쳐 수시로 움직이는 증세)에는 계지·부자·화초·오매를 가한다.
④ 기허에는 인삼을 18.7~26.2g 배량한다.
⑤ 음달에는 이령탕(理苓湯)에 인진을 가하고, 설사에는 육두구·차전자를 가한다.

사물탕(四物湯)

처방				
	• 숙지황(熟地黃)	4.68g	• 천궁(川芎)	4.68g
	• 백작약(白芍藥)	4.68g	• 당귀(當歸)	4.68g

목표 혈병을 통치한다.
① 각통(脚痛) 혈열에는 지백과 우슬을 가한다.
② 허양(虛痒)에는 황금을 가하고 부평초(浮萍草) 가루를 첨가한다.
③ 봄에는 천궁을 배로 하고, 여름에는 작약을 배로 하며, 가을에는 지황을 배로 하고, 겨울에는 당귀를 배로 한다.
④ 봄에는 방풍을 가하고, 여름에는 황금을 가하며, 가을에는 천문동을 가하고, 겨울에는 계지를 가한다.

활투 혈허(血虛)의 증세로 월경이 고르지 못할 때는 향부자·익모초·오수유·육계·인삼 등을 가한다.

보중익기탕(補中益氣湯)

처방				
	• 황기(黃芪)	5.62g	• 당귀신(當歸身)	1.87g
	• 인삼(人蔘)	3.75g	• 진피(陳皮)	1.87g
	• 백출(白朮)	3.75g	• 승마(升麻)	1.12g
	• 감초(甘草)	3.75g	• 시호(柴胡)	1.12g

(목 표) 노역을 아주 심하게 했거나 음식 조절을 못하여 신열이 나고 자한이 나는 것을 다스린다.

① 황백 1.12g, 홍화 0.75g을 가하면 가슴으로 들어가서 양혈한다.
② 자한에는 부자·마황근·부소맥을 가한다.
③ 이질이 오래 되어 물갈이 되는 데는 부자를 가한다.
④ 비색에는 맥문동과 산치자를 가한다.
⑤ 유뇨에는 산약과 오미자를 가한다.
⑥ 이후얼에는 부자·죽여·생강을 가한다.
⑦ 활설에는 가자와 육두구를 가한다.
⑧ 잉부의 소복추와 기함에는 승마와 방풍을 가한다.
⑨ 전신이 마비되는 기허에는 목과·오약·향부자·청피·방풍·천궁을 가하고, 계지도 조금 가한다.
⑩ 폐한과 탈항에는 가자 3.75g과 저근백피를 조금 가한다.
⑪ 도씨보중익기탕(陶氏補中益氣湯)은 인삼·백출·황기·당귀·시호·진피를 합쳐서 2.62g과 감초 1.87g을 가하고, 혹은 승마를 빼고 총백·생강·대추를 넣는다. 내외감의 두통·신열·자한을 다스린다.

(학 투) 황기와 백출을 빼고 숙지황과 산약을 가한 것을 보음익기전(補陰益氣煎)이라고 한다.

⑫ 땀이 많으면 계지 7.5g, 방풍 3.75g과 부소맥·오매를 가한다.
⑬ 기가 허해서 요삽이 되면 빈랑·목향을 가하고, 혹 차전자·택사를 가하기도 한다.
⑭ 허리로 하중하면 빈랑·목향·황련을 가하며, 혹 오수유를 가하기도 한다. 복통에는 계심을 가하고, 열이 있을 때는 대황을 가하면 약간 유리하다.
⑮ 기가 허하고 조열이 있으면 시호를 배로 하고 별갑을 가한다.

설종(舌腫)

혀가 크게 부어 굳어지면서 입 안에 가득 차 호흡도 못하게 되는 증상.

황련탕(黃連湯)

처방				
	• 황련(黃連)	3.75g	• 적작약(赤芍藥)	3.75g
	• 치자(梔子)	3.75g	• 서각(犀角)	1.87g
	• 생지황(生地黃)	3.75g	• 박하(薄荷)	1.87g
	• 맥문동(麥門冬)	3.75g	• 감초(甘草)	1.87g
	• 당귀(當歸)	3.75g		

【목표】 심화로 인하여 혀가 헐고 건조해지고, 열이 나거나 혹은 혀끝에서 피가 나오고, 혹은 혀가 굳어지는 증을 다스린다.

【활투】 열이 심하면 구미청심원(九味淸心元) 2알을 조합해서 먹는다.

청심연자음(淸心蓮子飮)

처방				
	• 연자(蓮子)	7.5g	• 차전자(車前子)	2.62g
	• 인삼(人蔘)	3.75g	• 맥문동(麥門冬)	2.62g
	• 황기(黃芪)	3.75g	• 지골피(地骨皮)	2.62g
	• 적복령(赤茯苓)	3.75g	• 감초(甘草)	2.62g
	• 황금(黃芩)	2.62g		

【목표】 심화가 타 올라서 입이 마르고 번갈하며 소변이 붉고 삽한 것을 다스린다.

① 소변을 따라 나오는 정액 같은 백물을 다스려 심화를 내리는 데 좋다.
② 소변의 적탁과 백탁도 다스린다.
③ 이 약은 먹지 못해서 갈한 것을 다스린다.

중설(重舌)

중혀라고도 하는데 청백색의 수포가 혓줄기 옆으로 생겨, 처음에는 작다가 차차 불어서 나중에는 달걀만하게 되어 아프지는 않으나 말소리를 내기가 거북해지는 종기.

청대산(靑黛散)

처방				
	• 황련(黃連)	11.25g	• 석웅황(石雄黃)	1.12g
	• 황백(黃栢)	11.25g	• 우황(牛黃)	1.12g
	• 청대(靑黛)	2.25g	• 붕사(硼砂)	1.12g
	• 마아초(馬牙硝)	2.25g	• 용뇌(龍腦)	0.37g
	• 주사(朱砂)	2.25g		

【목표】 중혀를 다스리며 목 안이 헐거나 붓거나 아픈 증을 다스린다.

【용법】 박하즙으로 입 안을 닦아내고 이 약을 바른다.

용석산(龍石散)

처방				
	• 한수석(寒水石)	112.5g	• 용뇌(龍腦)	0.75g
	• 주사(朱砂)	9.37g		

【목표】 입 안과 혀가 헐고 목 안이 부어서 막히는 증을 다스린다.

【용법】 위의 약미들을 작말하여 하루 3~5번씩 환처에 바른다.

37 아치(牙齒)

치과 질환. 치과 질환의 경우.

▌위열통(胃熱痛)▌

위열로 이가 아프고 잇몸이 곪으며, 찬 것을 좋아하고 더운 것을 싫어한다.

✍ 청위산(淸胃散)

처방				
	• 승마(升麻)	7.5g	• 황련(黃連)	3.75g
	• 목단피(牧丹皮)	5.62g	• 생지황(生地黃)	3.75g
	• 당귀(當歸)	3.75g		

【목표】 위열로 인해 상하 치통이 참을 수가 없고, 만면에 발열하는 것을 다스린다.

【용법】 약간 차게 해서 복용한다.
① 노쇠하고 허약한 사람은 복용하지 못한다.

✍ 사위탕(瀉胃湯)

처방				
	• 당귀(當歸)	3.75g	• 목단피(牧丹皮)	3.75g
	• 천궁(川芎)	3.75g	• 형개(荊芥)	3.75g
	• 적작약(赤芍藥)	3.75g	• 박하(薄荷)	3.75g
	• 생지황(生地黃)	3.75g	• 방풍(防風)	3.75g
	• 황련(黃連)	3.75g	• 감초(甘草)	3.75g
	• 치자(梔子)	3.75g		

(목표) 치아의 동통을 신통하게 다스린다.

▌어혈통(瘀血痛)▐

어혈이 엉겨 찌르듯이 아프고 출혈도 한다.

✍ 서각지황탕(犀角地黃湯)

처방				
	• 생지황(生地黃)	11.25g	• 서각(犀角)	3.75g
	• 적작약(赤芍藥)	7.5g	• 목단피(牧丹皮)	3.75g

(목표) 멎지 않는 육혈과 상초에 어혈이 있어서 대변이 검게 되는 것을 다스린다.
① 회춘방(回春方)에는 황금·황련·당귀를 가한다.

✍ 도인승기탕(桃仁承氣湯)

처방				
	• 대황(大黃)	11.25g	• 감초(甘草)	3.75g
	• 계심(桂心)	7.5g	• 도인(桃仁)	10枚
	• 망초(芒硝)	7.5g		

(목표) 방광의 혈결로 인한 소복의 급결·변흑·섬어를 다스린다.
(용법) 물로 달여서 망초를 넣어 온복한다.

▌담열통(痰熱痛)▐

담이 성하고 열이 나면서 치통이 심한 경우.

이진탕(二陳湯)

처방
- 반하(半夏)　　　7.5g
- 귤피(橘皮)　　　3.75g
- 적복령(赤茯苓)　3.75g
- 감초(甘草)　　　1.87g

목표　담음을 통치한다.

① 좌두통은 혈허에 속한다. 조경·석중하면 사물탕(四物湯)을 합방한 데다가 형개·박하·세신·만형자·시호·황금 등을 가한다.
② 기울에는 이 약을 달인 물로 교감단(交感丹)을 삼킨다.

풍열통(風熱痛)

외풍과 내열로 잇몸이 붓고 아프며, 곪아서 고름이 나오고, 악취가 나는 경우.

서각승마탕(犀角升麻湯)

처방
- 서각(犀角)　　　5.62g
- 승마(升麻)　　　4.68g
- 강활(羌活)　　　3.75g
- 방풍(防風)　　　3.75g
- 천궁(川芎)　　　2.61g
- 백부자(白附子)　2.81g
- 백지(白芷)　　　2.81g
- 황금(黃芩)　　　2.81g
- 감초(甘草)　　　1.87g

목표　중풍으로 코와 이마 사이가 아프고, 입을 열지 못하며, 왼쪽 이마와 볼 위가 헐고 마비되는 급증을 다스리는 데, 이는 족양명경(足陽明經)이 풍독을 받아 피의 순환이 원활치 못하기 때문이다.

활투　① 혈허화염(血虛火炎)에는 숙지황 15g, 당귀 3.75g을 가한다.
② 열실에는 석고를 가한다.
③ 면종(面腫 : 얼굴에 나는 종기)과 단독(丹毒 : 헌데나 다친 곳으로

연쇄상구균이 들어가 생기는 급성 전염병으로 살가죽이 붉게 붓고 차차 퍼져 쑤시고 아픈 증세)을 아울러 다스릴 수 있다.

은종(齦腫)

잇몸이 곪으면서 아플 경우.

서각승마탕(犀角升麻湯)

처방					
	• 서각(犀角)	5.62g	• 백부자(白附子)	2.81g
	• 승마(升麻)	4.68g	• 백지(白芷)	2.81g
	• 강활(羌活)	3.75g	• 황금(黃芩)	2.81g
	• 방풍(防風)	3.75g	• 감초(甘草)	1.87g
	• 천궁(川芎)	2.61g		

【목표】 중풍으로 코와 이마 사이가 아프고, 입을 열지 못하며, 왼쪽 이마와 볼 위가 헐고 마비되는 급증을 다스리는 데, 이는 족양명경(足陽明經)이 풍독을 받아 피의 순환이 원활치 못하기 때문이다.

【활투】 ① 헐허화염(血虛火炎)에는 숙지황 15g, 당귀 3.75g을 가한다.
② 열실에는 석고를 가한다.
③ 면종(面腫 : 얼굴에 나는 종기)과 단독(丹毒 : 헌데나 다친 곳으로 연쇄상구균이 들어가 생기는 급성 전염병으로 살가죽이 붉게 붓고 차차 퍼져 쑤시고 아픈 증세)을 아울러 다스릴 수 있다.

양격산(涼膈散)

처방					
	• 연교(連翹)	7.5g	• 박하(薄荷)	1.87g
	• 대황(大黃)	3.75g	• 황금(黃芩)	1.87g
	• 망초(芒硝)	3.75g	• 치자(梔子)	1.87g
	• 감초(甘草)	3.75g		

〖목표〗 열이 심하게 나서 손발이 떨리고, 오랜 설사로 염증이 생기며, 위장이 조삽(燥澁)하고, 변비가 심할 경우 복용한다.

열이 심하고 종기가 났을 때는 지모·석고·승마·대황을 가한다.

〖용법〗 반이 되게 달인 후 망초를 넣고 다시 달여 먹는다.

수약(漱藥)

양치질하는 약.

✍ 옥지산(玉池散)

처방					
	• 지골피(地骨皮)	3.75g	• 천궁(川芎)	3.75g
	• 백지(白芷)	3.75g	• 당귀(當歸)	3.75g
	• 세신(細辛)	3.75g	• 괴화(槐花)	3.75g
	• 방풍(防風)	3.75g	• 고본(藁本)	3.75g
	• 승마(升麻)	3.75g	• 감초(甘草)	3.75g

〖목표〗 풍치나 충치로 동통이 나고, 이가 흔들리고 진무르거나 혹은 골조풍으로 변성하여 피고름이 나오고 뼈가 드러나는 증 등을 다스린다.

〖용법〗 수전해서 더운 것으로 함수하고 식으면 뱉는다.

38 인후(咽喉)

인후 질환. 인후병의 경우

실유아(實乳蛾)

성대의 좌우에 부종이 생겨 목구멍이 좁아지거나 막히기도 하는 병. 편도선염 따위(실열의 경우).

✎ 양격산(涼膈散)

처방				
	• 연교(連翹)	7.5g	• 박하(薄荷)	1.87g
	• 대황(大黃)	3.75g	• 황금(黃芩)	1.87g
	• 망초(芒硝)	3.75g	• 치자(梔子)	1.87g
	• 감초(甘草)	3.75g		

【목표】 열이 심하게 나서 손발이 떨리고, 오랜 설사로 염증이 생기며, 위장이 조삽(燥澁)하고, 변비가 심할 경우 복용한다.
열이 심하고 종기가 났을 때는 지모·석고·승마·대황을 가한다.

【용법】 반이 되게 달인 후 망초를 넣고 다시 달여 먹는다.

✎ 방풍통성산(防風通聖散)

처방				
	• 활석(滑石)	6.37g	• 대황(大黃)	1.68g
	• 감초(甘草)	4.5g	• 마황(麻黃)	1.68g
	• 석고(石膏)	2.62g	• 박하(薄荷)	1.68g
	• 황금(黃芩)	2.62g	• 연교(連翹)	1.68g
	• 길경(桔梗)	2.62g	• 망초(芒硝)	1.68g

• 방풍(防風)	1.68g		• 형개(荊芥)	1.31g
• 천궁(川芎)	1.68g		• 백출(白朮)	1.31g
• 당귀(當歸)	1.68g		• 치자(梔子)	1.31g
• 적작약(赤芍藥)	1.68g			

【목표】 모든 풍열과 창진흑함(瘡疹黑陷 : 마마가 곪을 때 농포 속에 출혈이 되어 생기는 증세), 풍열창개(風熱瘡疥)·두생백설(頭生白屑)·면비자적(面鼻紫赤)·폐풍창(肺風瘡)·대풍나질(大風癩疾), 혹은 열결(熱結)로 인한 대소변 불통을 다스린다. 아울러 주독을 푼다.

【학투】 활석과 망초를 빼고 나머지를 아울러 주초한 것을 주제통성산(酒製通聖散)이라고 한다.

① 은진소양(癮疹瘙痒 : 두드러기가 나서 아프고 가려운 증세)에는 금은화·현삼·선퇴를 가한다.

허유아(虛乳蛾)

허열로 성대의 좌우에 부종이 생기는 경우.

사물탕(四物湯)

처방				
	• 숙지황(熟地黃)	4.68g	• 천궁(川芎)	4.68g
	• 백작약(白芍藥)	4.68g	• 당귀(當歸)	4.68g

【목표】 혈병을 통치한다.
① 각통(脚痛) 혈열에는 지백과 우슬을 가한다.
② 허양(虛痒)에는 황금을 가하고 부평초(浮萍草) 가루를 첨가한다.
③ 봄에는 천궁을 배로 하고, 여름에는 작약을 배로 하며, 가을에는 지황을 배로 하고, 겨울에는 당귀를 배로 한다.

④ 봄에는 방풍을 가하고, 여름에는 황금을 가하며, 가을에는 천문동을 가하고, 겨울에는 계지를 가한다.

활투 혈허(血虛)의 증세로 월경이 고르지 못할 때는 향부자·익모초·오수유·육계·인삼 등을 가한다.

천민탕(千緡湯)

처방				
• 반하(半夏)	7枚	• 조각(皂角)	1寸
• 남성(南星)	3.75g	• 감초(甘草)	1寸

목표 담천을 다스리는데 몇 번 복용하면 안정된다.
① 진피·적복령·지각 각 3.75g을 가한 것을 천민도담탕(千緡導痰湯)이라고 하며, 담천을 다스린다.

인종(咽腫)

인두가 염증으로 부으면서 아플 경우.

우황양격원(牛黃凉膈元)

처방				
• 마아초(馬牙草)	75g	• 자석영(紫石英)	18.75g
• 한수석(寒水石)	75g	• 우황(牛黃)	5.62g
• 석고(石膏)	75g	• 용뇌(龍腦)	5.62g
• 감초(甘草)	37.5g	• 사향(麝香)	5.62g
• 우담남성(牛膽南星)	28.12g		

목표 목 안이 붓고 입 안과 혀가 헐고 턱과 뺨이 부으면서 열이 나고 담이 막히는 것을 다스린다.

용법 위의 약말 37.5g으로 30환씩 밀환을 지어 1알씩 박하탕으로 씹어서 먹는다.

※ 자석영은 불에 달구어서 물로 깨끗이 씻어 쓴다.

✎ 청대산(靑黛散)

처방					
	• 황련(黃連)	11.25g	• 석웅황(石雄黃)	1.12g
	• 황백(黃栢)	11.25g	• 우황(牛黃)	1.12g
	• 청대(靑黛)	2.25g	• 붕사(硼砂)	1.12g
	• 마아초(馬牙硝)	2.25g	• 용뇌(龍腦)	0.37g
	• 주사(朱砂)	2.25g		

【목표】 중혀를 다스리며 목 안이 헐거나 붓거나 아픈 증을 다스린다.

【용법】 박하즙으로 입 안을 닦아내고 이 약을 바른다.

✎ 용뇌고(龍腦膏)

처방					
	• 박하(薄荷)	600g	• 염초(焰硝)	37.5g
	• 감초(甘草)	112.5g	• 백두구(白豆蔻)	30粒
	• 방풍(防風)	75g	• 사인(砂仁)	5粒
	• 천궁(川芎)	75g	• 편뇌(片腦)	3.75g
	• 길경(桔梗)	75g		

【목표】 목 안이 잠겨서 붓고 아픈 것을 다스린다.

【용법】 위의 약미들의 분말을 탄자대의 밀환으로 지어 금화해서 삼킨다.

✎ 용석산(龍石散)

처방				
	• 한수석(寒水石)	112.5g	• 용뇌(龍腦)	0.75g
	• 주사(朱砂)	9.37g		

❨목표❩ 입 안과 혀가 헐고 목 안이 부어서 막히는 증을 다스린다.

❨용법❩ 위의 약미들을 작말하여 하루 3~5번씩 환처에 바른다.

✎ 취후산(吹喉散)

처방				
	• 담반(膽礬)	각등분	• 산두근(山豆根)	각등분
	• 고백반(枯白礬)	각등분	• 신사(辰砂)	각등분
	• 염초(焰硝)	각등분	• 계내금(鷄內金)	각등분
	• 편뇌(片腦)	각등분		

❨목표❩ 목젖이 부어 축 늘어지면서 아픈 것과 일체의 인후병을 다스린다.

❨용법❩ 위의 약미들을 극히 세말로 하여 죽관으로 인후에 조금씩 자주 불어 넣으면 즉효가 난다.

▌인창(咽瘡)▐

인후가 붉게 부으며, 심하면 종두에 흰 고름이 끼는 병.

✎ 청화보음탕(淸火補陰湯)

처방				
	• 현삼(玄蔘)	7.5g	• 황백(黃栢)	2.62g
	• 백작약(白芍藥)	3.75g	• 지모(知母)	2.62g
	• 숙지황(熟地黃)	3.75g	• 천화분(天花粉)	2.62g
	• 당귀(當歸)	2.62g	• 감초(甘草)	2.62g
	• 천궁(川芎)	2.62g		

❨목표❩ 허화가 상승해서 후두가 아프고 막히는 증과 생창하는 증을 다스린다.

(**확투**)   폐열에는 생백길경 37.5g을 가한다.

인통(咽痛)

인후에 탈이 생겨 열이 나거나, 식도에 장애를 일으켜 침과 음식을 삼킬 수 없고, 털 같은 것이 걸려 있는 것같이 느껴지기도 하며 심하면 종창이 되는 증세.

✎ 필용방감길탕(必用方甘桔湯)

처방					
	• 길경(桔梗)	7.5g	• 황금(黃芩)	3.75g
	• 감초(甘草)	3.75g	• 박하(薄荷)	3.75g
	• 형개(荊芥)	3.75g	• 현삼(玄蔘)	3.75g
	• 방풍(防風)	3.75g		

(**목표**)   풍열로 인후가 붓고 아픈 것을 다스린다.
(**용법**)   천천히 먹는다.

✎ 청화보음탕(淸火補陰湯)

처방					
	• 현삼(玄蔘)	7.5g	• 황백(黃栢)	2.62g
	• 백작약(白芍藥)	3.75g	• 지모(知母)	2.62g
	• 숙지황(熟地黃)	3.75g	• 천화분(天花粉)	2.62g
	• 당귀(當歸)	2.62g	• 감초(甘草)	2.62g
	• 천궁(川芎)	2.62g		

(**목표**)   허화가 상승해서 후두가 아프고 막히는 증과 생창하는 증을 다스린다.

✎ 형방패독산(荊防敗毒散)

처방				
	• 인삼(人蔘)	3.75g	• 길경(桔梗)	3.75g
	• 시호(柴胡)	3.75g	• 천궁(川芎)	3.75g
	• 전호(前胡)	3.75g	• 적복령(赤茯苓)	3.75g
	• 강활(羌活)	3.75g	• 감초(甘草)	3.75g
	• 독활(獨活)	3.75g	• 형개(荊芥)	3.75g
	• 지각(枳殼)	3.75g	• 방풍(防風)	3.75g

【목표】 장역 및 대두온을 다스린다.

✎ 이붕고(梨硼膏)

처방		
	• 생이(生梨)	1箇

【목표】 천행(유행성감기) · 해수 · 실음 · 인통 · 소아해천을 다스린다.
【용법】 꼭지 주변에 작은 구멍을 내어 붕사 18.75g과 꿀을 채워 넣고 구멍을 봉하여 습지로 싼 다음 황토를 발라 외숙하여 먹는다.

✎ 감길탕(甘桔湯)

처방				
	• 길경(桔梗)	13.12g	• 감초(甘草)	5.62g

【목표】 소음객한으로 인한 인통을 다스린다.
① 서점자 · 죽여를 각각 3.75g씩 가하면 더욱 좋다.

매핵(梅核)

담기가 인(咽)과 후(喉) 사이를 장애하여, 뱉어도 나오지 않고 삼켜도 내려가지 않아 마치 매핵이 걸려 있는 것 같은 증세.

형소탕(荊蘇湯)

처방				
	• 형개(荊芥)	3.75g	• 당귀(當歸)	3.75g
	• 소엽(蘇葉)	3.75g	• 날계(辣桂)	3.75g
	• 목통(木通)	3.75g	• 석창포(石菖蒲)	3.75g
	• 귤홍(橘紅)	3.75g		

【목표】 풍한에 들려 갑자기 벙어리가 된 것을 다스리며, 기타 실음에 통용된다.

【활투】 인통에는 날계를 빼고 길경과 감초를 넣는다.

가미사칠탕(加味四七湯)

처방				
	• 반하(半夏)	3.75g	• 후박(厚朴)	1.87g
	• 진피(陳皮)	3.75g	• 소엽(蘇葉)	1.87g
	• 적복령(赤茯苓)	3.75g	• 빈랑(檳榔)	1.87g
	• 신곡(神麯)	2.62g	• 축사(縮砂)	1.87g
	• 지실(枳實)	2.62g	• 백두구(白荳蔻)	1.12g
	• 남성(南星)	2.62g	• 익지인(益智仁)	1.12g
	• 청피(靑皮)	1.87g		

【목표】 담과 기가 울결되어 인후 사이를 꽉 막아서 장애하므로, 뱉으려 해도 나오지 않고 삼키려 해도 내려가지 않는 매핵기를 다스린다.

사칠탕(四七湯)

처방				
	• 반하(半夏)	7.5g	• 후박(厚朴)	4.5g
	• 적복령(赤茯苓)	6g	• 소엽(蘇葉)	3g

【목표】 7기가 솜뭉치나 매핵처럼 응결해서 토하려 해도 나오지 않고 삼키려 해도 내려가지 않는 것 같은 흉비를 다스린다.

음허격양(陰虛格陽)

음기가 허한 탓으로 양기가 극성해서 상열하므로 후비가 되어 호흡이 곤란하고 말을 할 수 없게 되는 경우.

진음전(鎭飮煎)

처방				
	• 숙지황(熟地黃)	37.5~75g	• 택사(澤瀉)	5.62g
	• 부자(附子)	3.75~11.25g	• 육계(肉桂)	3.75~7.5g
	• 우슬(牛膝)	7.5g	• 자감(炙甘)	3.75g

【목표】 음허 격양으로 인해 진양이 지켜지지 않아 혈이 수시로 넘쳐서 대토 대육하는 것을 다스린다. 맥이 세하고 사지가 냉하면 격양을 다스리고 후비·상열자는 냉복한다.
① 구토를 겸했으면 초황한 건강을 가한다.
② 기탈이 빨라지면 인삼을 많이 가한다.

오탄제충(誤呑諸蟲)

여러 가지 벌레를 잘못 삼켰을 경우.

사물탕(四物湯)

처방				
	• 숙지황(熟地黃)	4.68g	• 천궁(川芎)	4.68g
	• 백작약(白芍藥)	4.68g	• 당귀(當歸)	4.68g

[목표] 혈병을 통치한다.
① 각통(脚痛) 혈열에는 지백과 우슬을 가한다.
② 허양(虛痒)에는 황금을 가하고 부평초(浮萍草) 가루를 첨가한다.
③ 봄에는 천궁을 배로 하고, 여름에는 작약을 배로 하며, 가을에는 지황을 배로 하고, 겨울에는 당귀를 배로 한다.
④ 봄에는 방풍을 가하고, 여름에는 황금을 가하며, 가을에는 천문동을 가하고, 겨울에는 계지를 가한다.

[학투] 혈허(血虛)의 증세로 월경이 고르지 못할 때는 향부자·익모초·오수유·육계·인삼 등을 가한다.

39 경항(頸項)

경항부 질환. 목병의 경우.

항강(項强)

목덜미가 뻣뻣할 때.

회수산(回首散)

처방				
	• 마황(麻黃)	5.62g	• 길경(桔梗)	3.75g
	• 진피(陳皮)	5.62g	• 건강(乾薑)	1.87g
	• 오약(烏藥)	5.62g	• 감초(甘草)	1.12g
	• 천궁(川芎)	3.75g	• 강활(羌活)	1.12g
	• 백지(白芷)	3.75g	• 독활(獨活)	1.12g
	• 백강잠(白殭蠶)	3.75g	• 목과(木瓜)	1.12g
	• 지각(枳殼)	3.75g		

(목표) 머리와 목이 뻣뻣하고, 근육이 연급되며 혹은 베개를 잘못 베고 자서 목을 돌리지 못하는 것을 다스린다.

40 배(背)

배부 질환. 등 부분에 병증이 있을 경우.

▎배통(背痛)▎

등의 동통.

✎ 삼합탕(三合湯)

처방				
	• 마황(麻黃)	5.62g	• 감초(甘草)	1.12g
	• 진피(陳皮)	5.62g	• 반하(半夏)	7.5g
	• 오약(烏藥)	5.62g	• 귤피(橘皮)	3.75g
	• 천궁(川芎)	3.75g	• 적복령(赤茯苓)	3.75g
	• 백지(白芷)	3.75g	• 향부자(香附子)	7.5g
	• 백강잠(白殭蠶)	3.75g	• 소엽(蘇葉)	7.5g
	• 지각(枳殼)	3.75g	• 창출(蒼朮)	5.62g
	• 길경(桔梗)	3.75g	• 강활(羌活)	3.75g
	• 건강(乾薑)	1.12g		

【목표】 등심이 뜨끔뜨끔 아픈 것을 다스린다.

✎ 사물탕(四物湯)

처방				
	• 숙지황(熟地黃)	4.68g	• 천궁(川芎)	4.68g
	• 백작약(白芍藥)	4.68g	• 당귀(當歸)	4.68g

【목표】 혈병을 통치한다.

① 각통(脚痛) 혈열에는 지백과 우슬을 가한다.
② 허양(虛痒)에는 황금을 가하고 부평초(浮萍草) 가루를 첨가한다.
③ 봄에는 천궁을 배로 하고, 여름에는 작약을 배로 하며, 가을에는 지황을 배로 하고, 겨울에는 당귀를 배로 한다.
④ 봄에는 방풍을 가하고, 여름에는 황금을 가하며, 가을에는 천문동을 가하고, 겨울에는 계지를 가한다.

【활투】 혈허(血虛)의 증세로 월경이 고르지 못할 때는 향부자·익모초·오수유·육계·인삼 등을 가한다.

✎ 이진탕(二陳湯)

처방				
	• 반하(半夏)	7.5g	• 적복령(赤茯苓)	3.75g
	• 귤피(橘皮)	3.75g	• 감초(甘草)	1.87g

【목표】 담음을 통치한다.
① 좌두통은 혈허에 속한다. 조경·석중하면 사물탕(四物湯)을 합방한 데다가 형개·박하·세신·만형자·시호·황금 등을 가한다.
② 기울에는 이 약을 달인 물로 교감단(交感丹)을 삼킨다.

배한(背寒)

등이 시린 경우.

✎ 도담탕(導淡湯)

처방				
	• 반하(半夏)	7.5g	• 지각(枳殼)	3.75g
	• 남성(南星)	3.75g	• 적복령(赤茯苓)	3.75g
	• 귤피(橘皮)	3.75g	• 감초(甘草)	3.75g

【목표】 중풍으로 인한 담성(痰聲 : 목구멍에서 가래가 끓는 소리), 어삽(語澁 : 말이 잘 나오지 않는 증세), 어지럼증을 다스린다.
이 처방에 황금과 황련을 가한 것은 청열도담탕, 강활과 백출을 가한 것은 거풍도담탕, 원지·창포·황련·황금·주사를 가한 것은 영신도담탕, 인삼·창포·죽여를 각 1.87g씩 가한 것은 척담탕이라고 한다.

【활투】 기허에 쓰도록 백출·전갈·백부자를 가하고 인삼을 배가한 것은 도담군자탕(導痰君子湯)이다.

소자강기탕(蘇子降氣湯)

처방				
	• 반하국(半夏麴)	3.75g	• 당귀(當歸)	1.87g
	• 소자(蘇子)	3.75g	• 전호(前胡)	1.87g
	• 관계(官桂)	2.81g	• 후박(厚朴)	1.87g
	• 진피(陳皮)	2.81g	• 감초(甘草)	1.87g

【목표】 상기천촉을 다스린다.

【활투】 기허에는 인삼 11.25~18.75g, 맥문동 7.5g, 오미자 3.75g을 가한다.

① 음허에는 숙지황 18.75~26.25g을 가한다.

41 흉(胸)

흉부 질환. 흉부에 병증이 있을 경우.

심비통(心脾痛)

심통이 심해져서 비통까지 파급된 증상이며, 뾰족한 끝으로 찌르는 듯한 극심한 통증이다.

수점산(手拈散)

처방			
• 초과(草果)	각등분	• 오영지(五靈脂)	각등분
• 현호색(玄胡索)	각등분	• 몰약(沒藥)	각등분

[목표] 구종심통 및 심비통을 다스린다.
[용법] 위의 약미들을 작말하여 술에 조합해서 3.75~7.5g을 복용한다.
[활투] 탕을 만들어 쓰기도 한다.
 ① 허랭에는 건리탕(建理湯)을 합방한다.
 ② 협체에는 산사·신곡·빈랑을 가한다.

심신통(心腎痛)

신의 병사가 심으로 옮아가면서 통증을 일으키는 증상인데, 심장을 찌르는 것처럼 아프고 심하면 구루병도 유발한다.

✍ 반총산(蟠葱散)

처방				
	• 창출(蒼朮)	3.75g	• 사인(砂仁)	1.87g
	• 감초(甘草)	3.75g	• 정향피(丁香皮)	1.87g
	• 삼릉(三稜)	2.62g	• 빈랑(檳榔)	1.87g
	• 봉출(蓬朮)	2.62g	• 현호색(玄胡索)	1.12g
	• 백복령(白茯苓)	2.62g	• 관계(官桂)	1.12g
	• 청피(靑皮)	2.62g	• 건강(乾薑)	1.12g

【목표】 비위의 허랭이 심복을 공격하여 자통하다가 흉협·방광·소장에까지 뻗쳐 아픈 것과 신기의 작통을 다스린다.

✍ 신보원(神保元)

처방				
	• 전갈(全蝎)	7枚	• 호초(胡椒)	9.37g
	• 파두(巴豆)	10枚	• 주사(朱砂)	3.75g
	• 목향(木香)	9.37g		

【목표】 모든 기의 주통을 다스리며, 심격통·복협통·신기통을 다스린다.

【용법】 위의 약미들을 작말하여 쪄서 떡을 만들어 마자같이 환을 지어 주사를 입혀서 5~7환을 생강탕이나 온주로 복용한다.

▌칠정통(七情痛)▌

칠정이 심기를 울결하게 하여 흉부에 통증을 일으키는 경우.

가미사칠탕(加味四七湯)

처방				
	• 반하(半夏)	3.75g	• 후박(厚朴)	1.87g
	• 진피(陳皮)	3.75g	• 소엽(蘇葉)	1.87g
	• 적복령(赤茯苓)	3.75g	• 빈랑(檳榔)	1.87g
	• 신곡(神麯)	2.62g	• 축사(縮砂)	1.87g
	• 지실(枳實)	2.62g	• 백두구(白荳蔲)	1.12g
	• 남성(南星)	2.62g	• 익지인(益智仁)	1.12g
	• 청피(靑皮)	1.87g		

【목표】 담과 기가 울결되어 인후 사이를 꽉 막아서 장애하므로, 뱉으려 해도 나오지 않고 삼키려 해도 내려가지 않는 매핵기(梅核氣)를 다스린다.

분심기음(分心氣飮)

처방				
	• 소엽(蘇葉)	4.5g	• 목향(木香)	1.87g
	• 감초(甘草)	2.62g	• 적복령(赤茯苓)	1.87g
	• 반하(半夏)	2.25g	• 빈랑(檳榔)	1.87g
	• 지각(枳殼)	2.25g	• 봉출(蓬朮)	1.87g
	• 청피(靑皮)	1.87g	• 맥문동(麥門冬)	1.87g
	• 진피(陳皮)	1.87g	• 길경(桔梗)	1.87g
	• 목통(木通)	1.87g	• 계피(桂皮)	1.87g
	• 대복피(大腹皮)	1.87g	• 향부자(香附子)	1.87g
	• 상백피(桑白皮)	1.87g	• 곽향(藿香)	1.87g

【목표】 7정이 비체한 것을 다스려서 대소변을 통리시켜 맑고 상쾌하게 한다.

혈통(血痛)

어혈이 심과 비에 들어가 심한 통증을 일으킬 경우.

🌿 오적산(五積散)

처방				
	• 창출(蒼朮)	7.5g	• 백작약(白芍藥)	3g
	• 마황(麻黃)	3.75g	• 백복령(白茯苓)	3g
	• 진피(陳皮)	3.75g	• 천궁(川芎)	2.62g
	• 후박(厚朴)	3g	• 백지(白芷)	2.62g
	• 길경(桔梗)	3g	• 반하(半夏)	2.62g
	• 지각(枳殼)	3g	• 계피(桂皮)	2.62g
	• 당귀(當歸)	3g	• 감초(甘草)	2.25g
	• 건강(乾薑)	3g		

〔목표〕 풍한으로 인해 두통이 나고 몸이 아프며, 사지가 역랭하고 가슴과 배가 아프며, 구토·설사가 나고, 내상으로 냉증이 생기는 등의 증세를 다스린다.

① 좌섬 및 어혈종통에는 마황을 빼고 회향·목향·빈랑·도인·홍화를 가한다.
② 풍이 신을 상하여 허리의 좌우가 간간이 결리거나 양발이 뻣뻣해지면 방풍과 전갈을 가한다.
③ 백지와 계피를 제외하고 나머지 약미들을 초하면 숙료오적산(熟料五積散)이 된다.

〔활투〕 외감협체에는 산사·신곡·빈랑을 가한다.
④ 회충이 동하면 오매·화초를 가한다.
⑤ 산후협체와 어혈복통에는 마황을 빼고 산사 7.5g, 현호색 3.75g을 가한다.

실소산(失笑散)

처방	• 오영지(五靈脂) 각등분 • 포황(蒲黃) 각등분

목표 산후에 아침통과 제복통으로 참을 수 없는 증을 다스린다.

용법 위의 약미들을 작말하여 7.5g씩에다 식초를 가하면서 끓여서 고를 만들어 1잔의 물에 넣고 70%가 되게 달여서 뜨거운 것을 마신다.

활투 탕용으로 만들어서 달인 후에 좋은 식초 1순가락을 타서 복용한다.
천궁·당귀를 배가하고, 산사육·현호색·계심·택사·난엽 따위를 가하기도 한다.

기통(氣痛)

기가 울결하여 심장이 찌르듯이 아픈 경우.

소합향원(蘇合香元)

처방				
	• 백출(白朮)	75g	• 서각(犀角)	75g
	• 목향(木香)	75g	• 가자피(訶子皮)	75g
	• 침향(沈香)	75g	• 향부자(香附子)	75g
	• 사향(麝香)	75g	• 필발(畢撥)	75g
	• 정향(丁香)	75g	• 소합류(蘇合油)	37.5g
	• 안식향(安息香)	75g	• 유향(乳香)	37.5g
	• 백단향(白檀香)	75g	• 용뇌(龍腦)	37.5g
	• 주사(朱砂)	75g		

목표 기로 인한 일체의 질환을 다스린다.

【용법】 위의 약미들을 작말하여 안식향고로 이겨서 밀환을 짓되, 37.5g씩 40환을 만들어 두고 2~3환씩 온수, 온주, 혹은 생강탕에서 타서 먹는다.
① 용뇌가 있으면 용뇌소합원(龍腦蘇合元)이고, 용뇌가 없으면 사향소합원(麝香蘇合元)이다.
② 안식향이 건조해 있으면 작고(作膏)할 필요는 없다.

냉통(冷痛)

몸에 냉기를 맞거나 신사가 심장으로 올라가면 심하가 아프고, 설리를 하며 하중하다.

건리탕(健理湯)

처방				
	• 인삼(人蔘)	11.25~18.75g	• 백출(白朮)	3.75g
	• 건강(乾薑)	7.5g	• 백작약(白芍藥)	3.75g
	• 계지(桂枝)	7.5g	• 감초(甘草)	1.87g

【목표】 비위 허랭 혹은 적취 기상하여 심복 자통하는 것을 다스린다. 그러므로 양비·배원하는 약이다.
【활투】 진피와 청피를 가한 것을 치중탕(治中湯)이라고 한다.

부양조위탕(扶陽助胃湯)

처방				
	• 부자(附子)	7.5g	• 감초(甘草)	3.75g
	• 건강(乾薑)	5.62g	• 관계(官桂)	3.75g
	• 초두구(草豆蔻)	3.75g	• 오수유(吳茱萸)	1.87g
	• 익지인(益智仁)	3.75g	• 백출(白朮)	1.87g
	• 백작약(白芍藥)	3.75g	• 진피(陳皮)	1.87g
	• 인삼(人蔘)	3.75g		

(목표) 위완에서 심장으로 치밀어 아픈 것을 다스린다. 한기가 장·위에 들면 갑자기 통증이 난다.

✑ 삼원음(蔘圓飮)

처방				
	• 인삼(人蔘)	18.75~26.25g	• 귤피(橘皮)	3.75g
	• 용안육(龍眼肉)	18.75~26.25g		

(목표) 회궐로 인한 심복통을 다스리는데, 이미 온보해 보아도 통증이 멎지 않으면 이 약으로 온하게 한다.
① 계심 3.75~7.5g을 가하기도 한다.

✑ 후박온중탕(厚朴溫中湯)

처방				
	• 건강(乾薑)	7.5g	• 초두구(草豆蔲)	2.62g
	• 후박(厚朴)	5.62g	• 목향(木香)	1.87g
	• 진피(陳皮)	5.62g	• 감초(甘草)	1.87g
	• 적복령(赤茯苓)	2.62g		

(목표) 객한이 위를 침범하여 심복이 허랭하고 붓고 아픈 것을 다스린다.
(활투) 기허에는 인삼과 계지를 가한다.
① 협체에는 산사·신곡·빈랑·지실을 가한다.
② 회가 동하면 산사·빈랑·사군자·오매·화초를 가한다.

✑ 오적산(五積散)

처방				
	• 창출(蒼朮)	7.5g	• 백작약(白芍藥)	3g
	• 마황(麻黃)	3.75g	• 백복령(白茯苓)	3g

• 진피(陳皮)	3.75g	• 천궁(川芎)	2.62g
• 후박(厚朴)	3g	• 백지(白芷)	2.62g
• 길경(桔梗)	3g	• 반하(半夏)	2.62g
• 지각(枳殼)	3g	• 계피(桂皮)	2.62g
• 당귀(當歸)	3g	• 감초(甘草)	2.25g
• 건강(乾薑)	3g		

【목표】 풍한으로 인해 두통이 나고 몸이 아프며, 사지가 역랭하고 가슴과 배가 아프며, 구토·설사가 나고, 내상으로 냉증이 생기는 등의 증세를 다스린다.

① 좌섬 및 어혈종통에는 마황을 빼고 회향·목향·빈랑·도인·홍화를 가한다.
② 풍이 신을 상하여 허리의 좌우가 간간이 결리거나 양발이 뻣뻣해지면 방풍과 전갈을 가한다.
③ 백지와 계피를 제외하고 나머지 약미들을 초하면 숙료오적산(熟料五積散)이 된다.

【활투】 외감협체에는 산사·신곡·빈랑을 가한다.
④ 회충이 동하면 오매·화초를 가한다.
⑤ 산후협체와 어혈복통에는 마황을 빼고 산사 7.5g, 현호색 3.75g을 가한다.

열통(熱痛)

적열이나 서독(暑毒)이 심장을 건드려 얼굴과 눈이 붉거나 누렇게 되고, 신열이 나며 번조하고 손바닥이 달며 대변이 굳을 경우.

연부육일탕(連附六一湯)

처방	• 황련(黃連)	22.5g	• 부자(附子)	3.75g

[목표] 열울로 인한 위통·흉통을 다스린다.
① 열복한다.

대승기탕(大承氣湯)

처방	• 대황(大黃)	15g	• 지실(枳實)	7.5g
	• 후박(厚朴)	7.5g	• 망초(芒硝)	7.5g

[목표] 소승기탕 참조

소시호탕(小柴胡湯)

처방	• 시호(柴胡)	11.25g	• 반하(半夏)	3.75g
	• 황금(黃芩)	7.5g	• 감초(甘草)	1.87g
	• 인삼(人蔘)	3.75g		

[목표] 소양병인 반표반리의 왕래 한열을 다스린다.
① 일명 삼금탕(三禁湯 : 汗·吐·下의 3가지 치료법을 금함)이다.

[활투] 식학(食瘧)에는 평위산(平胃散)을 합방하든가 혹은 양위탕(養胃湯)을 합방한다. 서에는 향유·백편두를 가하고, 이질이 겸발되면 빈랑과 황금을 가하고, 설사가 겹치면 택사와 저령을 또 가한다.

식통(食痛)

날것이나 냉한 것을 먹거나 과음·과식해서 흉부에 통증이 생기는 경우.

행기향소산(行氣香蘇散)

처방				
	• 소엽(蘇葉)	3.75g	• 천궁(川芎)	3.75g
	• 진피(陳皮)	3.75g	• 강활(羌活)	3.75g
	• 창출(蒼朮)	3.75g	• 지각(枳殼)	3.75g
	• 향부자(香附子)	3.75g	• 마황(麻黃)	3.75g
	• 오약(烏藥)	3.75g	• 감초(甘草)	3.75g

목표 내상생랭과 외감풍한을 다스리며, 7정에 감촉되어 음식이 전체되고 흉복이 창통하는 증을 다스린다.

학투 식체흉통에는 마황을 빼고 신곡·빈랑을 가한다.

평위산(平胃散)

처방				
	• 창출(蒼朮)	7.5g	• 후박(厚朴)	3.75g
	• 진피(陳皮)	5.25g	• 감초(甘草)	2.25g

목표 비를 조화시키고 위를 튼튼하게 한다. 위가 조화되고 기가 순평하면 복약을 중지한다. 상복은 불가하다.

학투 식체에는 산사·신곡·맥아·빈랑·지실·나복자·사인·초과 따위를 가한다.
① 서체에는 향유산(香薷散)과 합방해서 쓰는데, 이것을 향평산(香平散)이라고 한다.
② 변혈에는 산사 7.5g, 당귀·지각·지유 각 3.75g, 형개 2.62g을 가

한다.
③ 한열에는 소시호탕(小柴胡湯)과 합방하는데, 이것을 시평탕(柴平湯)이라고 하며 학질도 다스린다.
④ 체리에는 지각·빈랑·황련 각 3.75g, 목향 1.87g을 가한다.
⑤ 설사를 하면 사령산(四苓散)과 합방한 데다가 등심·차전자 따위를 가하되 증세에 따라 적당히 가감한다.
⑥ 잉부의 제증(諸症)에는 창출을 백출로 바꾸고, 반하·신곡 등의 약만을 기한다.
⑦ 냉적에는 건강과 계지를 가한다.
⑧ 주체에는 건갈 혹은 갈화·양강·초두구 따위를 가한다.

향사양위탕(香砂養胃湯)

처방				
	• 백출(白朮)	3.75g	• 백복령(白茯苓)	3g
	• 사인(砂仁)	3g	• 백두구(白荳蔲)	2.62g
	• 창출(蒼朮)	3g	• 인삼(人蔘)	1.12g
	• 후박(厚朴)	3g	• 목향(木香)	1.12g
	• 진피(陳皮)	3g	• 감초(甘草)	1.12g

【목표】 식욕부진과 비민(痞悶)을 다스리는데, 이는 위한 때문이다.

계통(悸痛)

7정의 손상으로 기울하여 정충경계하며 흉통까지 되는 경우.

가미사칠탕(加味四七湯)

처방				
	• 반하(半夏)	3.75g	• 후박(厚朴)	1.87g
	• 진피(陳皮)	3.75g	• 소엽(蘇葉)	1.87g

• 적복령(赤茯苓) 3.75g	• 빈랑(檳榔) 1.87g
• 신곡(神麯) 2.62g	• 축사(縮砂) 1.87g
• 지실(枳實) 2.62g	• 백두구(白荳蔻) 1.12g
• 남성(南星) 2.62g	• 익지인(益智仁) 1.12g
• 청피(靑皮) 1.87g	

【목표】 담과 기가 울결되어 인후 사이를 꽉 막아서 장애하므로, 뱉으려 해도 나오지 않고 삼키려 해도 내려가지 않는 매핵기를 다스린다.

사칠탕(四七湯)

처방
- 반하(半夏) 7.5g
- 적복령(赤茯苓) 6g
- 후박(厚朴) 4.5g
- 소엽(蘇葉) 3g

【목표】 7기가 솜뭉치나 매핵처럼 응결해서 토하려 해도 나오지 않고 삼키려 해도 내려가지 않는 것 같은 흉비를 다스린다.

칠기탕(七氣湯)

처방
- 반하(半夏) 11.25g
- 인삼(人蔘) 2.62g
- 관계(官桂) 2.62g
- 감초(甘草) 2.62g

【목표】 7정의 울결로 인해 심복이 교통하는 것을 다스린다.

담통(痰痛)

위 중에 담음이 있어 아프며 배가 울고, 손발이 차고 등·옆구리·허리·무릎이 당기며 아픈 경우.

궁하탕(芎夏湯)

처방					
	• 천궁(川芎)	3.75g	• 청피(靑皮)	1.87g
	• 반하(半夏)	3.75g	• 지각(枳殼)	1.87g
	• 적복령(赤茯苓)	3.75g	• 백출(白朮)	0.93g
	• 진피(陳皮)	1.87g	• 감초(甘草)	0.93g

목표 축수와 이음에 통용된다.

학투 담견에는 백개자와 향부자를 가한다.
① 냉담에는 생강·계지·회향을 가한다.
② 해수에는 패모·행인을 가한다.

오령산(五苓散)

처방					
	• 택사(澤瀉)	9.37g	• 저령(豬苓)	5.62g
	• 적복령(赤茯苓)	5.62g	• 육계(肉桂)	1.87g
	• 백출(白朮)	5.62g		

목표 태양병이 이(裏)로 들어가 번갈하고 소변이 불리한 것을 다스린다.
① 육계를 빼고 인삼을 가한 것을 춘택탕(春澤湯)이라 하며, 서열과 번갈을 다스린다.
② 각기에는 창출과 진피를 가한다.
③ 습으로 인한 설사에는 강활과 창출을 가한다.
④ 진사 1.87g을 가한 것을 진사오령산(辰砂五苓散)이라고 하며, 상한 발열·섬어 및 산후허번을 다스린다.
⑤ 육계를 뺀 것을 사령산(四苓散)이라고 하며, 화설을 다스린다.

학투 사군자탕(四君子湯)과 합방한 것을 군령탕(君苓湯)이라고 하며, 음허로 인한 부종을 다스린다.
⑥ 더위로 설사하는 데는 향유·백편두·진피·백단향·오매 등을 가한다.
⑦ 습으로 인한 설사에는 평위산(平胃散)과 합방하는데, 위령탕(胃苓湯)이라고도 하고 평령산(平苓散)이라고도 한다.

충통(蟲痛)

기생충 때문에 위와 가슴이 아프면서 청수를 토하기도 한다.

이진탕(二陳湯)

처방				
	• 반하(半夏)	7.5g	• 적복령(赤茯苓)	3.75g
	• 귤피(橘皮)	3.75g	• 감초(甘草)	1.87g

[목표] 담음을 통치한다.
① 좌두통은 혈허에 속한다. 조경·석중하면 사물탕(四物湯)을 합방한 데다가 형개·박하·세신·만형자·시호·황금 등을 가한다.
② 기울에는 이 약을 달인 물로 교감단(交感丹)을 삼킨다.

풍통(風痛)

풍랭에 손상되거나 간사(肝邪)가 심장으로 올라가 양 옆구리가 당기며 아플 경우.

분심기음(分心氣飮)

처방				
	• 소엽(蘇葉)	4.5g	• 목향(木香)	1.87g
	• 감초(甘草)	2.62g	• 적복령(赤茯苓)	1.87g

• 반하(半夏)	2.25g		• 빈랑(檳榔)	1.87g
• 지각(枳殼)	2.25g		• 봉출(蓬朮)	1.87g
• 청피(靑皮)	1.87g		• 맥문동(麥門冬)	1.87g
• 진피(陳皮)	1.87g		• 길경(桔梗)	1.87g
• 목통(木通)	1.87g		• 계피(桂皮)	1.87g
• 대복피(大腹皮)	1.87g		• 향부자(香附子)	1.87g
• 상백피(桑白皮)	1.87g		• 곽향(藿香)	1.87g

「목표」 7정이 비체한 것을 다스려서 대소변을 통리시켜 맑고 상쾌하게 한다.

신기상공(腎氣上攻)

신기가 상공하여 심통을 가장 심하게 일으키는 경우.

오령산(五苓散)

처방				
• 택사(澤瀉)	9.37g		• 저령(豬苓)	5.62g
• 적복령(赤茯苓)	5.62g		• 육계(肉桂)	1.87g
• 백출(白朮)	5.62g			

「목표」 태양병이 이(裏)로 들어가 번갈하고 소변이 불리한 것을 다스린다.

① 육계를 빼고 인삼을 가한 것을 춘택탕(春澤湯)이라 하며, 서열과 번갈을 다스린다.
② 각기에는 창출과 진피를 가한다.
③ 습으로 인한 설사에는 강활과 창출을 가한다.
④ 진사 1.87g을 가한 것을 진사오령산(辰砂五苓散)이라고 하며, 상한 발열·섬어 및 산후허번을 다스린다.

⑤ 육계를 뺀 것을 사령산(四苓散)이라고 하며, 화설을 다스린다.

활투 사군자탕(四君子湯)과 합방한 것을 군령탕(君苓湯)이라고 하며, 음허로 인한 부종을 다스린다.

⑥ 더위로 설사하는 데는 향유·백편두·진피·백단향·오매 등을 가한다.

⑦ 습으로 인한 설사에는 평위산(平胃散)과 합방하는데, 위령탕(胃苓湯)이라고도 하고 평령산(平苓散)이라고도 한다.

담결비(痰結痞)

담열이 성하여 흉비와 협통이 있을 경우.

시경반하탕(柴梗半夏湯)

처방				
	• 시호(柴胡)	7.5g	• 길경(桔梗)	3.75g
	• 과루인(瓜蔞仁)	3.75g	• 청피(靑皮)	3g
	• 반하(半夏)	3.75g	• 행인(杏仁)	3g
	• 황금(黃芩)	3.75g	• 감초(甘草)	1.5g
	• 지각(枳殼)	3.75g		

목표 담열이 성하여 흉비하고 협통하는 증을 다스린다.

시진탕(柴陳湯)

처방				
	• 시호(柴胡)	7.5g	• 진피(陳皮)	3.75g
	• 반하(半夏)	7.5g	• 적복령(赤茯苓)	3.75g
	• 인삼(人蔘)	3.75g	• 감초(甘草)	1.87g
	• 황금(黃芩)	3.75g		

목표 담학을 다스린다.

① 담열로 흉격이 비만한 것을 다스린다.

활투 협식에는 빈랑·초과·신곡 따위를 가한다.

② 서에는 향유·백편두를 가한다.

허통(虛痛)

심위통에서 아픈 데를 누르면 통증이 그치는 것은 허하기 때문이다.

이진탕(二陳湯)

처방				
	• 반하(半夏)	7.5g	• 적복령(赤茯苓)	3.75g
	• 귤피(橘皮)	3.75g	• 감초(甘草)	1.87g

목표 담음을 통치한다.

① 좌두통은 혈허에 속한다. 조경·석중하면 사물탕(四物湯)을 합방한 데다가 형개·박하·세신·만형자·시호·황금 등을 가한다.

② 기울에는 이 약을 달인 물로 교감단(交感丹)을 삼킨다.

소건중탕(小建中湯)

처방				
	• 백작약(白芍藥)	18.75g	• 감초(甘草)	3.75g
	• 계피(桂皮)	11.25g		

목표 허로·이급·복통·몽유·인건 등을 다스린다.

① 자한에 황기를 가해서 쓰는 것을 황기건중탕(黃芪建中湯)이라고 한다.

② 혈허에 당귀를 가해서 쓰는 것은 당귀건중탕(當歸建中湯)이다.

③ 이중탕(理中湯)과 합방한 것은 건리탕(建理湯)인데, 허랭·복통을 다스린다.

〔활투〕 적기와 산기가 상공하면 회향·오수유·호초·현호색·전갈 따위를 가한다.

④ 회충이 창궐하면 용안육 18.75g과 화초·오매·사군자 따위를 가한다.

⑤ 허가 심하면 인삼 11.25g~18.75g을 가한다.

겁약(劫藥)

기(氣)로 허리와 배 사이에서부터 결리면서 아파 굴신도 못하고, 땀이 절로 흐르듯이 나며, 손발이 얼음장같이 찰 경우에 통증을 멈추는 겁약으로 다음 처방을 쓴다.

창졸산(倉卒散)

처방	• 산치(山梔)	49枚	• 대부자(大附子)	1枚

〔목표〕 산기가 허리와 배 사이를 연급하게 하여 동통을 일으키므로 굴신할 수도 없고, 통증을 참을 수도 없으며 수족이 얼음같이 차서 죽게 되어 가는 증을 다스린다.

① 11.25g을 물 1잔과 술 반잔으로 달여서 70%로 되면 소금을 조금 넣어서 쓴다. 천궁을 가하면 더욱 좋다.

② 일명 치부탕(梔附湯)이다.

흉비(胸痞)

비기로 가슴이 뻑적지근할 경우.

✍ 길경지각탕(桔梗枳殼湯)

처방				
• 길경(桔梗)	7.5g	• 감초(甘草)	3.75g
• 지각(枳殼)	7.5g		

◀목표▶ 비기가 가슴에 충만해서 풀리지 않아 죽을 지경인 번민을 다스린다. 한열을 막론하고 통용한다. 또, 상한 결흉도 다스린다.

▌수결흉(水結胸)▌

물을 과음한 탓으로 물이 심하에 괴어 머리에만 땀이 나고 몸에는 큰 열이 없으나 명치 부근이 거북하고, 배를 만지면 꼬록꼬록 하는 경우.

✍ 적복령탕(赤茯苓湯)

처방				
• 반하(半夏)	7.5g	• 인삼(人蔘)	3.75g
• 적복령(赤茯苓)	7.5g	• 천궁(川芎)	3.75g
• 진피(陳皮)	3.75g	• 백출(白朮)	3.75g

◀목표▶ 일명 반하복령탕(半夏茯苓湯)이다.
① 수독으로 인하여 결흉·비만하고 두한이 나는 중을 다스린다.

42 유(乳)

유방 질환. 유방 병증의 경우.

하유(下乳)

유즙 분비를 촉진시킬 경우.

통유탕(通幽湯)

처방				
	• 저제(猪蹄)	4隻	• 천산갑(穿山甲)	14片
	• 통초(通草)	37.5g	• 감초(甘草)	3.75g
	• 천궁(川芎)	37.5g		

- **목표** 기혈의 부족으로 유즙이 삽소한 증을 다스린다.
- **용법** 위의 약미들을 5되의 물에 넣고 달여서, 반이 되거든 3분하여 복용한다.
- **활투** 왕불류행(王不留行)을 11.25g~15g 가하면 더욱 좋다.

유암(乳巖)

처음에는 젖멍울이 생겨 아프지도 가렵지도 않으나 차차 커지다가 성종하여 속이 진무르기도 하고, 심하면 사경에 이르는 증세.

십육미유기음(十六味流氣飮)

처방				
	• 소엽(蘇葉)	5.62g	• 방풍(防風)	1.87g
	• 인삼(人蔘)	3.75g	• 오약(烏藥)	1.87g

42 유(乳) / 하유·유암·유옹

• 황기(黃芪)	3.75g	• 빈랑(檳榔)	1.87g
• 당귀(當歸)	3.75g	• 백작약(白芍藥)	1.87g
• 천궁(川芎)	1.87g	• 지각(枳殼)	1.87g
• 관계(官桂)	1.87g	• 목향(木香)	1.87g
• 후박(厚朴)	1.87g	• 감초(甘草)	1.87g
• 백지(白芷)	1.87g	• 길경(桔梗)	1.12g

(목표) 유암(乳癌)을 다스린다.

① 청피 3.75g을 가해서 달여 먹는다.

유옹(乳癰)

젖멍울이 오래 되어 내부로는 부어 아프고, 외부로는 단단하게 굳어지면서 건드릴 수 없이 아프며 간혹 한열 두통이 병발하는 증세.

신효과루산(神效瓜蔞散)

처방	• 황과루(黃瓜蔞)	18.75g	• 유향(乳香)	9.37g
	• 당귀(當歸)	18.75g	• 몰약(沒藥)	9.37g
	• 감초(甘草)	18.75g		

(목표) 유옹(즉 乳腫)과 내암(즉 乳癌)을 다스린다.

(용법) 위의 약미들을 작말하여 술 3되로 반이 되게 달여서 3분하여 식후에 복용한다.

가미지패산(加味芷貝散)

처방	• 백지(白芷)	3.75g	• 천산갑(穿山甲)	3.75g
	• 패모(貝母)	3.75g	• 당귀미(當歸尾)	3.75g

• 천화분(天花粉)	3.75g	• 과루인(瓜蔞仁)	3.75g
• 금은화(金銀花)	3.75g	• 감초절(甘草節)	3.75g
• 조각자(皂角刺)	3.75g		

【목표】 유옹으로 젖이 딴딴하게 붓고 아픈 증을 다스린다.
① 물과 술을 같은 양으로 섞어 전복한다.

✎ 팔물탕(八物湯)

처방	• 인삼(人蔘)	4.5g	• 숙지황(熟地黃)	4.5g
	• 백출(白朮)	4.5g	• 백작약(白芍藥)	4.5g
	• 백복령(白茯苓)	4.5g	• 천궁(川芎)	4.5g
	• 감초(甘草)	4.5g	• 당귀(當歸)	4.5g

【목표】 기와 혈이 다 허한 것을 다스린다.
① 일명 팔진탕(八珍湯)이다.
② 허림(虛淋)에는 황기·호장근·황금·우슬 등을 가한다.
【활투】 자학이 오래 된 데에는 인삼과 숙지황을 배로 하고, 시호·조금·사인 등을 가한다.
③ 한다에는 계지·황기·방풍을 가한다.
④ 두통에는 천마와 세신을 가한다.

유핵(乳核)

젖멍울이 서는 경우.

✎ 청간해울탕(清肝解鬱湯)

처방					
	• 당귀(當歸)	3.75g	• 인삼(人蔘)	1.87g
	• 백출(白朮)	3.75g	• 시호(柴胡)	1.87g
	• 패모(貝母)	2.62g	• 목단피(牧丹皮)	1.87g
	• 적복령(赤茯苓)	2.62g	• 진피(陳皮)	1.87g
	• 백작약(白芍藥)	2.62g	• 천궁(川芎)	1.87g
	• 숙지황(熟地黃)	2.62g	• 감초(甘草)	1.87g
	• 산치(山梔)	2.62g		

(목표) 간장의 울화로 유방에 멍울이 맺힌 것을 다스린다.

✎ 지패산(芷貝散)

처방	• 백지(白芷)	각등분	• 패모(貝母)	각등분

(목표) 유방의 결핵(멍울진 것)을 푼다.

① 결핵(멍울)에는 이 약을 주약으로 하고 궁귀와 승마를 가한다.

(용법) 위의 약미들을 작말하여 3.75g씩 술에 조합해 자주 복용한다.

소유(消乳)

젖멍울이 서는 경우.

✎ 사물탕(四物湯)

처방				
	• 숙지황(熟地黃)	4.68g	• 천궁(川芎)	4.68g
	• 백작약(白芍藥)	4.68g	• 당귀(當歸)	4.68g

【목표】 혈병을 통치한다.
① 각통(脚痛) 혈열에는 지백과 우슬을 가한다.
② 허양(虛痒)에는 황금을 가하고 부평초(浮萍草) 가루를 첨가한다.
③ 봄에는 천궁을 배로 하고, 여름에는 작약을 배로 하며, 가을에는 지황을 배로 하고, 겨울에는 당귀를 배로 한다.
④ 봄에는 방풍을 가하고, 여름에는 황금을 가하며, 가을에는 천문동을 가하고, 겨울에는 계지를 가한다.

【학투】 혈허(血虛)의 증세로 월경이 고르지 못할 때는 향부자·익모초·오수유·육계·인삼 등을 가한다.

43 복(腹)

복부 질환. 복부나 배꼽에 생긴 병.

한통(寒痛)

한기를 맞아 복통이 나는 경우. 갑자기 배가 아프다.

건리탕(健理湯)

처방		
• 인삼(人蔘) 11.25~18.75g	• 백출(白朮)	3.75g
• 건강(乾薑) 7.5g	• 백작약(白芍藥)	3.75g
• 계지(桂枝) 7.5g	• 감초(甘草)	1.87g

◀목표▶ 비위 허랭 혹은 적취 기상하여 심복 자통하는 것을 다스린다. 그러므로 양비·배원하는 약이다.

◀활투▶ 진피와 청피를 가한 것을 치중탕(治中湯)이라고 한다.

당귀사역탕(當歸四逆湯)

처방		
• 당귀(當歸) 4.5g	• 시호(柴胡)	3.37g
• 부자(附子) 3.75g	• 천련자(川楝子)	2.62g
• 관계(官桂) 3.75g	• 현호색(玄胡索)	2.62g
• 회향(茴香) 3.75g	• 백복령(白茯苓)	2.62g
• 백작약(白芍藥) 3.37g	• 택사(澤瀉)	1.87g

◀목표▶ 한산으로 인한 제하의 냉통을 다스린다.

① 공심에 복용한다.

〖활투〗 기가 허해서 제복의 냉기가 공격하여 자통하는 데는 인삼 11.25g~17.5g과 전갈말 1.12g~1.75g을 가하여 조복하면 신효가 난다.

✎ 후박온중탕(厚朴溫中湯)

처방				
	• 건강(乾薑)	7.5g	• 초두구(草豆蔻)	2.62g
	• 후박(厚朴)	5.62g	• 목향(木香)	1.87g
	• 진피(陳皮)	5.62g	• 감초(甘草)	1.87g
	• 적복령(赤茯苓)	2.62g		

〖목표〗 객한이 위를 침범하여 심복이 허랭하고 붓고 아픈 것을 다스린다.

〖활투〗 기허에는 인삼과 계지를 가한다.
① 협체에는 산사·신곡·빈랑·지실을 가한다.
② 회가 동하면 산사·빈랑·사군자·오매·화초를 가한다.

✎ 오적산(五積散)

처방				
	• 창출(蒼朮)	7.5g	• 백작약(白芍藥)	3g
	• 마황(麻黃)	3.75g	• 백복령(白茯苓)	3g
	• 진피(陳皮)	3.75g	• 천궁(川芎)	2.62g
	• 후박(厚朴)	3g	• 백지(白芷)	2.62g
	• 길경(桔梗)	3g	• 반하(半夏)	2.62g
	• 지각(枳殼)	3g	• 계피(桂皮)	2.62g
	• 당귀(當歸)	3g	• 감초(甘草)	2.25g
	• 건강(乾薑)	3g		

〖목표〗 풍한으로 인해 두통이 나고 몸이 아프며, 사지가 역랭하고 가슴과 배가 아프며, 구토·설사가 나고, 내상으로 냉증이 생기는 등의 증세를 다스린다.

① 좌섬 및 어혈종통에는 마황을 빼고 회향·목향·빈랑·도인·홍화를 가한다.
② 풍이 신을 상하여 허리의 좌우가 간간이 결리거나 양발이 뻣뻣해지면 방풍과 전갈을 가한다.
③ 백지와 계피를 제외하고 나머지 약미들을 초하면 숙료오적산(熟料五積散)이 된다.

학투 외감협체에는 산사·신곡·빈랑을 가한다.

④ 회충이 동하면 오매·화초를 가한다.
⑤ 산후협체와 어혈복통에는 마황을 빼고 산사 7.5g, 현호색 3.75g을 가한다.

이중탕(理中湯)

처방				
	• 인삼(人蔘)	7.5g	• 건강(乾薑)	7.5g
	• 백출(白朮)	7.5g	• 감초(甘草)	3.75g

목표 태음복통과 자리 불갈을 다스린다.

① 원방에 진피와 청피를 가한 것을 치중탕(治中湯)이라고 한다.

학투 소건중탕(小建中湯)과 합방한 것을 건리탕(建理湯)이라고 하는데, 비위허랭과 적취와 기가 상공(上攻)한 것을 다스린다.

② 오령산(五苓散)과 합방한 것을 이령탕(理苓湯)이라고 하는데, 양허 부종을 다스린다.
③ 회적(蛔積 : 회충이 한데 뭉쳐 수시로 움직이는 증세)에는 계지·부자·화초·오매를 가한다.
④ 기허에는 인삼을 18.7~26.2g 배량한다.
⑤ 음달에는 이령탕(理苓湯)에 인진을 가하고, 설사에는 육두구·차전자를 가한다.

열통(熱痛)

 소장에 열이 있어 몹시 조갈하므로 내용물이 말라 굳어지면서 내려가지 않고, 간헐적으로 복통이 나며 아파서 건드릴 수 없고, 변비가 따르며 찬 것을 좋아하는 증세.

황금작약탕(黃芩芍藥湯)

처방				
	• 황금(黃芩)	7.5g	• 감초(甘草)	3.75g
	• 백작약(白芍藥)	7.5g		

(목표) 하리를 하면서 농혈이 나오고 신열과 복통이 나고 맥이 홍삭한 것을 다스린다.
① 복통이 심하면 계심 1.12g을 가한다.
(가투) 서기에는 향유·백편두·황련을 가하고, 소변이 삽하면 저령·택사·등심 따위를 가한다.
(적응증) 급성 장염

담통(痰痛)

 담음으로 인하여 소변이 불리하고 배가 아프며, 흉복에서 꼬르륵 소리가 나는 경우.

궁하탕(芎夏湯)

처방				
	• 천궁(川芎)	3.75g	• 청피(青皮)	1.87g
	• 반하(半夏)	3.75g	• 지각(枳殼)	1.87g
	• 적복령(赤茯苓)	3.75g	• 백출(白朮)	0.93g
	• 진피(陳皮)	1.87g	• 감초(甘草)	0.93g

◀목표▶ 축수와 이음에 통용된다.
◀활투▶ 담견에는 백개자와 향부자를 가한다.
① 냉담에는 생강·계지·회향을 가한다.
② 해수에는 패모·행인을 가한다.

▌혈통(血痛)▐

혈통은 일정한 부위가 아픈데, 타박상이나 부인의 월경 후 혹은 산후에 악혈이 뭉쳐 있기 때문이다.

✎ 실소산(失笑散)

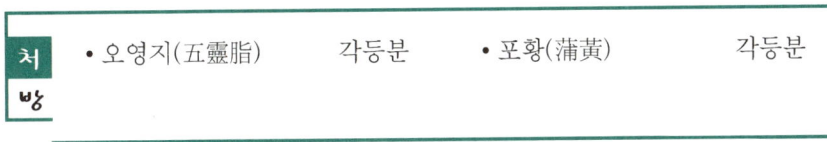

| 처방 | • 오영지(五靈脂) | 각등분 | • 포황(蒲黃) | 각등분 |

◀목표▶ 산후에 아침통과 제복통으로 참을 수 없는 증을 다스린다.
◀용법▶ 위의 약미들을 작말하여 7.5g씩에다 식초를 가하면서 끓여서 고를 만들어 1잔의 물에 넣고 70%가 되게 달여서 뜨거운 것을 마신다.
◀활투▶ 탕용으로 만들어서 달인 후에 좋은 식초 1순가락을 타서 복용한다.
천궁·당귀를 배가하고, 산사육·현호색·계심·택사·난엽 따위를 가하기도 한다.

▌식통(食痛)▐

식적으로 복통이 나는 것은 동통이 심하다가 대변을 누면 동통이 경감되는 특징이 있으며 맥이 현(弦)하다.

🌿 평위산(平胃散)

처방				
	• 창출(蒼朮)	7.5g	• 후박(厚朴)	3.75g
	• 진피(陳皮)	5.25g	• 감초(甘草)	2.25g

【목표】 비를 조화시키고 위를 튼튼하게 한다. 위가 조화되고 기가 순평하면 복약을 중지한다. 상복은 불가하다.

【학투】 식체에는 산사·신곡·맥아·빈랑·지실·나복자·사인·초과 따위를 가한다.

① 서체에는 향유산(香薷散)과 합방해서 쓰는데, 이것을 향평산(香平散)이라고 한다.
② 변혈에는 산사 7.5g, 당귀·지각·지유 각 3.75g, 형개 2.62g을 가한다.
③ 한열에는 소시호탕(小柴胡湯)과 합방하는데, 이것을 시평탕(柴平湯)이라고 하며 학질도 다스린다.
④ 체리에는 지각·빈랑·황련 각 3.75g, 목향 1.87g을 가한다.
⑤ 설사를 하면 사령산(四苓散)과 합방한 데다가 등심·차전자 따위를 가하되 증세에 따라 적당히 가감한다.
⑥ 잉부의 제증(諸症)에는 창출을 백출로 바꾸고, 반하·신곡 등의 약만을 기한다.
⑦ 냉적에는 건강과 계지를 가한다.
⑧ 주체에는 건갈 혹은 갈화·양강·초두구 따위를 가한다.

▌실통(實痛)▐

아픈 데를 눌러서 몹시 아픈 것이 실증복통이다. 적(積)이 있기 때문에 누르면 몹시 아픈 것인데 대변이 굳어지기도 한다.

✎ 대시호탕(大柴胡湯)

처방				
	• 시호(柴胡)	15g	• 대황(大黃)	7.5g
	• 황금(黃芩)	9.37g	• 지실(枳實)	5.62g
	• 백작약(白芍藥)	9.37g	• 반하(半夏)	3.75g

(목표) 소양병이 양명병으로 전속하여 신열이 나고, 대변이 굳어지고 소변이 붉으며 섬어를 하며 조열이 나는 것을 다스린다.

▌허통(虛痛)▌

아픈 데를 눌러도 아프지 않은 것은 허중복통이다. 적이 없기 때문에 눌러도 아프지 않은 것이며 대변에 별 이상이 없다.

✎ 소건중탕(小建中湯)

처방				
	• 백작약(白芍藥)	18.75g	• 감초(甘草)	3.75g
	• 계피(桂皮)	11.25g		

(목표) 허로·이급·복통·몽유·인건 등을 다스린다.
① 자한에 황기를 가해서 쓰는 것을 황기건중탕(黃芪建中湯)이라고 한다.
② 혈허에 당귀를 가해서 쓰는 것은 당귀건중탕(當歸建中湯)이다.
③ 이중탕(理中湯)과 합방한 것은 건리탕(建理湯)인데, 허랭·복통을 다스린다.

(활투) 적기와 산기가 상공하면 회향·오수유·호초·현호색·전갈 따위를 가한다.
④ 회충이 창궐하면 용안육 18.75g과 화초·오매·사군자 따위를 가

한다.
⑤ 허가 심하면 인삼 11.25g~18.75g을 가한다.

✎ 이중탕(理中湯)

처방				
	• 인삼(人蔘)	7.5g	• 건강(乾薑)	7.5g
	• 백출(白朮)	7.5g	• 감초(甘草)	3.75g

【목표】 태음복통과 자리 불갈을 다스린다.
① 원방에 진피와 청피를 가한 것을 치중탕(治中湯)이라고 한다.

【활투】 소건중탕(小建中湯)과 합방한 것을 건리탕(建理湯)이라고 하는데, 비위허랭과 적취와 기가 상공(上攻)한 것을 다스린다.
② 오령산(五苓散)과 합방한 것을 이령탕(理苓湯)이라고 하는데, 양허부종을 다스린다.
③ 회적(蛔積 : 회충이 한데 뭉쳐 수시로 움직이는 증세)에는 계지·부자·화초·오매를 가한다.
④ 기허에는 인삼을 18.7~26.2g 배량한다.
⑤ 음달에는 이령탕(理苓湯)에 인진을 가하고, 설사에는 육두구·차전자를 가한다.

▌제복(臍腹)▐

배꼽을 중심으로 하여 배가 아픈 경우.

✎ 사역탕(四逆湯)

처방				
	• 감초(甘草)	11.25g	• 생부자(生附子)	0.5枚
	• 건강(乾薑)	9.37g		

〖목표〗 삼음(주로 소음)병으로서, 맥이 지(遲)하고 신통 및 사지궐랭한 것을 다스린다.

오적산(五積散)

처방				
	• 창출(蒼朮)	7.5g	• 백작약(白芍藥)	3g
	• 마황(麻黃)	3.75g	• 백복령(白茯苓)	3g
	• 진피(陳皮)	3.75g	• 천궁(川芎)	2.62g
	• 후박(厚朴)	3g	• 백지(白芷)	2.62g
	• 길경(桔梗)	3g	• 반하(半夏)	2.62g
	• 지각(枳殼)	3g	• 계피(桂皮)	2.62g
	• 당귀(當歸)	3g	• 감초(甘草)	2.25g
	• 건강(乾薑)	3g		

〖목표〗 풍한으로 인해 두통이 나고 몸이 아프며, 사지가 역랭하고 가슴과 배가 아프며, 구토·설사가 나고, 내상으로 냉증이 생기는 등의 증세를 다스린다.

① 좌섬 및 어혈종통에는 마황을 빼고 회향·목향·빈랑·도인·홍화를 가한다.
② 풍이 신을 상하여 허리의 좌우가 간간이 결리거나 양발이 뻣뻣해지면 방풍과 전갈을 가한다.
③ 백지와 계피를 제외하고 나머지 약미들을 초하면 숙료오적산(熟料五積散)이 된다.

〖활투〗 외감협체에는 산사·신곡·빈랑을 가한다.
④ 회충이 동하면 오매·화초를 가한다.
⑤ 산후협체와 어혈복통에는 마황을 빼고 산사 7.5g, 현호색 3.75g을 가한다.

구설(嘔泄)

상초는 달고 하초는 차서 배가 아프고 메스껍고 구토를 하며 설사한다.

황련탕(黃連湯)

처방				
	• 황련(黃連)	75g	• 반하(半夏)	4.5g
	• 인삼(人蔘)	5.62g		

목표 구토와 설사를 멎게 한다.

제축증(臍築症)

제부가 웅덩이처럼 꺼지면서 아픈 병은 생명이 위험하다.

이중탕(理中湯)

처방				
	• 인삼(人蔘)	7.5g	• 건강(乾薑)	7.5g
	• 백출(白朮)	7.5g	• 감초(甘草)	3.75g

목표 태음복통과 자리 불갈을 다스린다.

① 원방에 진피와 청피를 가한 것을 치중탕(治中湯)이라고 한다.

활투 소건중탕(小建中湯)과 합방한 것을 건리탕(建理湯)이라고 하는데, 비위허랭과 적취와 기가 상공(上攻)한 것을 다스린다.

② 오령산(五苓散)과 합방한 것을 이령탕(理苓湯)이라고 하는데, 양허 부종을 다스린다.

③ 회적(蛔積 : 회충이 한데 뭉쳐 수시로 움직이는 증세)에는 계지·부자·화초·오매를 가한다.

④ 음달에는 이령탕(理苓湯)에 인진을 가하고, 설사에는 육두구·차전

자를 가한다.

통치(通治)

복통과 제통에 두루 쓰는 약.

작약감초탕(芍藥甘草湯)

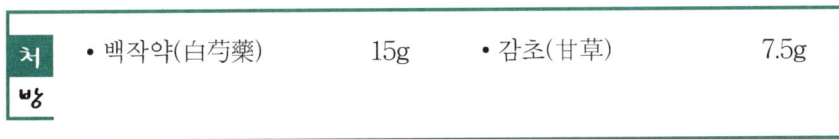

| 처방 | • 백작약(白芍藥) 15g | • 감초(甘草) 7.5g |

목표 감한 것(감초)은 기요, 산한 것(백작약)은 갑인데, 갑기는 화토한다. 이런 이치로 처방한 것은 장중경의 묘법이다. 산으로 수렴하고 감으로 완해한다.

활투 소아간기에는 청피·조구등·목과를 가한다.

① 유체에는 진피·맥아를 가한다.
② 협감에는 건갈·소엽·인동 따위를 가하는데, 속칭 갑기탕(甲己湯)이라고 한다.

44 요(腰)

요부 질환. 요통증을 다스릴 경우.

▌신허통(腎虛痛)▐

신이 허하면 맥이 커지고 요통이 오래 간다. 방사를 많이 하여 정액과 혈액이 부족하면 요통이 계속되고, 거동하기도 어려워진다.

✐ 청아환(靑蛾丸)

처방				
	• 두충(杜冲)	150g	• 호도(胡桃)	30枚
	• 파고지(破古紙)	150g		

【목표】 신허로 인한 복통을 다스린다.

【용법】 위의 약미들의 분말을 생강 93.75g으로 낸 즙과 화련해서 오자대의 밀환을 지어 공심에 온주나 염탕으로 100알씩 복용한다.

✐ 팔미원(八味元)

처방				
	• 숙지황(熟地黃)	300g	• 목단피(牧丹皮)	112.5g
	• 산약(山藥)	150g	• 택사(澤瀉)	112.5g
	• 산수유(山茱萸)	150g	• 육계(肉桂)	37.5g
	• 백복령(白茯苓)	112.5g	• 부자포(附子炮)	37.5g

【목표】 신수 부족을 다스린다.

① 명문 양허를 다스린다.

담통(痰痛)

담음이 경락에 유주하여 허리와 등이 아플 경우. 맥은 활하고 복하다.

궁하탕(芎夏湯)

처방				
	• 천궁(川芎)	3.75g	• 청피(靑皮)	1.87g
	• 반하(半夏)	3.75g	• 지각(枳殼)	1.87g
	• 적복령(赤茯苓)	3.75g	• 백출(白朮)	0.93g
	• 진피(陳皮)	1.87g	• 감초(甘草)	0.93g

목표 축수와 이음에 통용된다.
활투 담견에는 백개자와 향부자를 가한다.
① 냉담에는 생강·계지·회향을 가한다.
② 해수에는 패모·행인을 가한다.

이진탕(二陳湯)

처방				
	• 반하(半夏)	7.5g	• 적복령(赤茯苓)	3.75g
	• 귤피(橘皮)	3.75g	• 감초(甘草)	1.87g

목표 담음을 통치한다.
① 좌두통은 혈허에 속한다. 조경·석중하면 사물탕(四物湯)을 합방한 데다가 형개·박하·세신·만형자·시호·황금 등을 가한다.
② 기울에는 이 약을 달인 물로 교감단(交感丹)을 삼킨다.

식통(食痛)

과식·과주·과색하여 허리가 아파 펴지 못하는 경우.

✎ 사물탕(四物湯)

처방				
	• 숙지황(熟地黃)	4.68g	• 천궁(川芎)	4.68g
	• 백작약(白芍藥)	4.68g	• 당귀(當歸)	4.68g

【목표】 혈병을 통치한다.
① 각통(脚痛) 혈열에는 지백과 우슬을 가한다.
② 허양(虛痒)에는 황금을 가하고 부평초(浮萍草) 가루를 첨가한다.
③ 봄에는 천궁을 배로 하고, 여름에는 작약을 배로 하며, 가을에는 지황을 배로 하고, 겨울에는 당귀를 배로 한다.
④ 봄에는 방풍을 가하고, 여름에는 황금을 가하며, 가을에는 천문동을 가하고, 겨울에는 계지를 가한다.

【활투】 혈허(血虛)의 증세로 월경이 고르지 못할 때는 향부자·익모초·오수유·육계·인삼 등을 가한다.

✎ 이진탕(二陳湯)

처방				
	• 반하(半夏)	7.5g	• 적복령(赤茯苓)	3.75g
	• 귤피(橘皮)	3.75g	• 감초(甘草)	1.87g

【목표】 담음을 통치한다.
① 좌두통은 혈허에 속한다. 조경·석중하면 사물탕(四物湯)을 합방한 데다가 형개·박하·세신·만형자·시호·황금 등을 가한다.
② 기울에는 이 약을 달인 물로 교감단(交感丹)을 삼킨다.

▌풍통(風痛)▐

풍사가 신장에 침입하여 요통을 일으키는 경우. 통증이 좌우로 정처없이 옮아다니며 심하면 양쪽 발이 몹시 켕긴다.

오약순기산(烏藥順氣散)

처방				
	• 마황(麻黃)	5.62g	• 백강잠(白殭蠶)	3.75g
	• 진피(陳皮)	5.62g	• 지각(枳殼)	3.75g
	• 오약(烏藥)	5.62g	• 길경(桔梗)	3.75g
	• 천궁(川芎)	3.75g	• 건강(乾薑)	1.87g
	• 백지(白芷)	3.75g	• 감초(甘草)	1.12g

【목표】 일체의 풍병을 다스리는데, 먼저 이 약을 복용하여 기도를 소통시킨 다음에 풍병의 약을 쓴다. 또 탄탄과 역절풍을 다스린다.

【활투】 기허로 담이 성한 데는 마황을 빼고 육군자탕(六君子湯)과 합방하든가 혹은 도담탕(導痰湯)과 합방한다.

오적산(五積散)

처방				
	• 창출(蒼朮)	7.5g	• 백작약(白芍藥)	3g
	• 마황(麻黃)	3.75g	• 백복령(白茯苓)	3g
	• 진피(陳皮)	3.75g	• 천궁(川芎)	2.62g
	• 후박(厚朴)	3g	• 백지(白芷)	2.62g
	• 길경(桔梗)	3g	• 반하(半夏)	2.62g
	• 지각(枳殼)	3g	• 계피(桂皮)	2.62g
	• 당귀(當歸)	3g	• 감초(甘草)	2.25g
	• 건강(乾薑)	3g		

【목표】 풍한으로 인해 두통이 나고 몸이 아프며, 사지가 역랭하고 가슴과 배가 아프며, 구토·설사가 나고, 내상으로 냉증이 생기는 등의 증세를 다스린다.

① 좌섬 및 어혈종통에는 마황을 빼고 회향·목향·빈랑·도인·홍화를 가한다.
② 풍이 신을 상하여 허리의 좌우가 간간이 결리거나 양발이 뻣뻣해지면 방풍과 전갈을 가한다.
③ 백지와 계피를 제외하고 나머지 약미들을 초하면 숙료오적산(熟料五積散)이 된다.

〔헡투〕 외감협체에는 산사·신곡·빈랑을 가한다.

④ 회충이 동하면 오매·화초를 가한다.
⑤ 산후협체와 어혈복통에는 마황을 빼고 산사 7.5g, 현호색 3.75g을 가한다.

좌섬(挫閃)

무거운 것을 들다가 허리를 삔 경우.

여신탕(如神湯)

처방				
	• 현호색(玄胡索)	각등분	• 계심(桂心)	각등분
	• 당귀(當歸)	각등분	• 두충(杜冲)	각등분

〔목표〕 좌섬(염좌)으로 요통을 다스린다.

입안산(立安散)

처방				
	• 백축(白丑)	7.5g	• 두충(杜冲)	3.75g
	• 당귀(當歸)	3.75g	• 회향(茴香)	3.75g
	• 육계(肉桂)	3.75g	• 목향(木香)	3.75g
	• 현호색(玄胡索)	3.75g		

- **목표**: 좌섬(염좌)가 기체로 인한 요통을 다스린다.
- **용법**: 위의 약미들을 작말하여 온주에 타서 2순가락씩 복용한다.

✍ 오적산(五積散)

처방				
	• 창출(蒼朮)	7.5g	• 백작약(白芍藥)	3g
	• 마황(麻黃)	3.75g	• 백복령(白茯苓)	3g
	• 진피(陳皮)	3.75g	• 천궁(川芎)	2.62g
	• 후박(厚朴)	3g	• 백지(白芷)	2.62g
	• 길경(桔梗)	3g	• 반하(半夏)	2.62g
	• 지각(枳殼)	3g	• 계피(桂皮)	2.62g
	• 당귀(當歸)	3g	• 감초(甘草)	2.25g
	• 건강(乾薑)	3g		

- **목표**: 풍한으로 인해 두통이 나고 몸이 아프며, 사지가 역랭하고 가슴과 배가 아프며, 구토·설사가 나고, 내상으로 냉증이 생기는 등의 증세를 다스린다.
  ① 좌섬 및 어혈종통에는 마황을 빼고 회향·목향·빈랑·도인·홍화를 가한다.
  ② 풍이 신을 상하여 허리의 좌우가 간간이 결리거나 양발이 뻣뻣해지면 방풍과 전갈을 가한다.

45 협(脇)

옆구리에 병증이 생길 경우.

기통(氣痛)

성질이 급하거나 노화기를 잘하거나, 궁리만 하고 결단을 내리지 못하여 안달을 하면 기가 울체되어 협통을 앓게 된다.

✎ 신보원(神保元)

처방				
	• 전갈(全蝎)	7枚	• 호초(胡椒)	9.37g
	• 파두(巴豆)	10枚	• 주사(朱砂)	3.75g
	• 목향(木香)	9.37g		

【목표】 모든 기의 주통을 다스리며, 심격통·복협통·신기통을 다스린다.

【용법】 위의 약미들을 작말하여 쪄서 떡을 만들어 마자같이 환을 지어 주사를 입혀서 5~7환을 생강탕이나 온주로 복용한다.

✎ 소시호탕(小柴胡湯)

처방				
	• 시호(柴胡)	11.25g	• 반하(半夏)	3.75g
	• 황금(黃芩)	7.5g	• 감초(甘草)	1.87g
	• 인삼(人蔘)	3.75g		

【목표】 소양병인 반표반리의 왕래 한열을 다스린다.
① 일명 삼금탕(三禁湯 : 汗·吐·下의 3가지 치료법을 금함)이다.

- **학투** 식학(食瘧)에는 평위산(平胃散)을 합방하든가 혹은 양위탕(養胃湯)을 합방한다. 서에는 향유·백편두를 가하고, 이질이 겸발되면 빈랑과 황금을 가하고, 설사가 겹치면 택사와 저령을 또 가한다.

좌통(左痛)

왼쪽 옆구리가 아플 경우.

지궁산(枳芎散)

처방				
	• 지실(枳實)	18.75g	• 감초(甘草)	9.37g
	• 천궁(川芎)	18.75g		

- **목표** 좌협의 자통을 다스린다.
- **용법** 위의 약미들을 작말해서 7.5g씩 강조탕(薑棗湯)에 타서 복용한다.

소시호탕(小柴胡湯)

처방				
	• 시호(柴胡)	11.25g	• 반하(半夏)	3.75g
	• 황금(黃芩)	7.5g	• 감초(甘草)	1.87g
	• 인삼(人蔘)	3.75g		

- **목표** 소양병인 반표반리의 왕래 한열을 다스린다.
  ① 일명 삼금탕(三禁湯 : 汗·吐·下의 3가지 치료법을 금함)이다.
- **학투** 식학(食瘧)에는 평위산(平胃散)을 합방하든가 혹은 양위탕(養胃湯)을 합방한다. 서에는 향유·백편두를 가하고, 이질이 겸발되면 빈랑과 황금을 가하고, 설사가 겹치면 택사와 저령을 또 가한다.

우통(右痛)

오른쪽 옆구리의 통증.

추기산(推氣散)

처방				
	• 지각(枳殼)	18.75g	• 강황(薑黃)	18.75g
	• 계심(桂心)	18.75g	• 감초(甘草)	9.37g

【목표】 우협의 동통을 다스린다.

【용법】 위의 약미들을 작말하여 7.5g씩을 강조탕이나 술에 타서 복용한다.

【활투】 기체불행에는 전갈 7.5g을 가한다.

신보원(神保元)

처방				
	• 전갈(全蝎)	7枚	• 호초(胡椒)	9.37g
	• 파두(巴豆)	10枚	• 주사(朱砂)	3.75g
	• 목향(木香)	9.37g		

【목표】 모든 기의 주통을 다스리며, 심격통·복협통·신기통을 다스린다.

【용법】 위의 약미들을 작말하여 쪄서 떡을 만들어 마자같이 환을 지어 주사를 입혀서 5~7환을 생강탕이나 온주로 복용한다.

양협통(兩脇痛)

좌우로 협통이 동시에 있을 경우.

✎ 분심기음(分心氣飮)

처방				
	• 소엽(蘇葉)	4.50g	• 목향(木香)	1.87g
	• 감초(甘草)	2.62g	• 적복령(赤茯苓)	1.87g
	• 반하(半夏)	2.25g	• 빈랑(檳榔)	1.87g
	• 지각(枳殼)	2.25g	• 봉출(蓬朮)	1.87g
	• 청피(靑皮)	1.87g	• 맥문동(麥門冬)	1.87g
	• 진피(陳皮)	1.87g	• 길경(桔梗)	1.87g
	• 목통(木通)	1.87g	• 계피(桂皮)	1.87g
	• 대복피(大腹皮)	1.87g	• 향부자(香附子)	1.87g
	• 상백피(桑白皮)	1.87g	• 곽향(藿香)	1.87g

【목표】 7정이 비체한 것을 다스려서 대소변을 통리시켜 맑고 상쾌하게 한다.

▌실통(實痛)▐

양 옆구리에서 하복부까지 아프고 손발이 번조하고 편안히 누울 수도 없는 증세인데, 간에 피가 남아 돌기 때문이다.

✎ 소시호탕(小柴胡湯)

처방				
	• 시호(柴胡)	11.25g	• 반하(半夏)	3.75g
	• 황금(黃芩)	7.5g	• 감초(甘草)	1.87g
	• 인삼(人蔘)	3.75g		

【목표】 소양병인 반표반리의 왕래 한열을 다스린다.
① 일명 삼금탕(三禁湯 : 汗・吐・下의 3가지 치료법을 금함)이다.

【활투】 식학(食瘧)에는 평위산(平胃散)을 합방하든가 혹은 양위탕

(養胃湯)을 합방한다. 서에는 향유·백편두를 가하고, 이질이 겸발되면 빈랑과 황금을 가하고, 설사가 겹치면 택사와 저령을 또 가한다.

허통(虛痛)

간화가 폐를 침범하는 탓으로 협통이 생겼을 경우. 느긋하게 아프며 눈이 잘 보이지 않고 귀가 잘 들리지 않으며, 기침이 나고 공포를 잘 느낀다.

사물탕(四物湯)

처방				
	• 숙지황(熟地黃)	4.68g	• 천궁(川芎)	4.68g
	• 백작약(白芍藥)	4.68g	• 당귀(當歸)	4.68g

【목표】 혈병을 통치한다.
① 각통(脚痛) 혈열에는 지백과 우슬을 가한다.
② 허양(虛痒)에는 황금을 가하고 부평초(浮萍草) 가루를 첨가한다.
③ 봄에는 천궁을 배로 하고, 여름에는 작약을 배로 하며, 가을에는 지황을 배로 하고, 겨울에는 당귀를 배로 한다.
④ 봄에는 방풍을 가하고, 여름에는 황금을 가하며, 가을에는 천문동을 가하고, 겨울에는 계지를 가한다.

【활투】 혈허(血虛)의 증세로 월경이 고르지 못할 때는 향부자·익모초·오수유·육계·인삼 등을 가한다.

오적산(五積散)

처방				
	• 창출(蒼朮)	7.5g	• 백작약(白芍藥)	3g
	• 마황(麻黃)	3.75g	• 백복령(白茯苓)	3g
	• 진피(陳皮)	3.75g	• 천궁(川芎)	2.62g

• 후박(厚朴)	3g	• 백지(白芷)	2.62g
• 길경(桔梗)	3g	• 반하(半夏)	2.62g
• 지각(枳殼)	3g	• 계피(桂皮)	2.62g
• 당귀(當歸)	3g	• 감초(甘草)	2.25g
• 건강(乾薑)	3g		

【목표】 풍한으로 인해 두통이 나고 몸이 아프며, 사지가 역랭하고 가슴과 배가 아프며, 구토·설사가 나고, 내상으로 냉증이 생기는 등의 증세를 다스린다.

① 좌섬 및 어혈종통에는 마황을 빼고 회향·목향·빈랑·도인·홍화를 가한다.

② 풍이 신을 상하여 허리의 좌우가 간간이 결리거나 양발이 뻣뻣해지면 방풍과 전갈을 가한다.

③ 백지와 계피를 제외하고 나머지 약미들을 초하면 숙료오적산(熟料五積散)이 된다.

【활투】 외감협체에는 산사·신곡·빈랑을 가한다.

④ 회충이 동하면 오매·화초를 가한다.

⑤ 산후협체와 어혈복통에는 마황을 빼고 산사 7.5g, 현호색 3.75g을 가한다.

46 피(皮)

피부과 질환. 피부병의 경우.

은진(癮疹)

두드러기가 생길 때.

청기산(淸肌散)

처방				
	• 인삼(人蔘)	3.75g	• 천궁(川芎)	3.75g
	• 시호(柴胡)	3.75g	• 적복령(赤茯苓)	3.75g
	• 전호(前胡)	3.75g	• 감초(甘草)	3.75g
	• 강활(羌活)	3.75g	• 천마(天麻)	3.75g
	• 독활(獨活)	3.75g	• 박하(薄荷)	3.75g
	• 지각(枳殼)	3.75g	• 선퇴(蟬退)	3.75g
	• 길경(桔梗)	3.75g		

(목표) 은진(두드러기)이 붉거나 희면서 가려운 증을 다스린다.

십신탕(十神湯)

처방				
	• 향부자(香附子)	3.75g	• 진피(陳皮)	3.75g
	• 소엽(蘇葉)	3.75g	• 천궁(川芎)	3.75g
	• 승마(升麻)	3.75g	• 건갈(乾葛)	3.75g
	• 적작약(赤芍藥)	3.75g	• 백지(白芷)	3.75g
	• 마황(麻黃)	3.75g	• 감초(甘草)	3.75g

(목표) 음양 양감의 풍한두통・한열・무한을 다스린다.

📒 방풍통성산(防風通聖散)

처방					
	• 활석(滑石)	6.37g	• 대황(大黃)	1.68g
	• 감초(甘草)	4.5g	• 마황(麻黃)	1.68g
	• 석고(石膏)	2.62g	• 박하(薄荷)	1.68g
	• 황금(黃芩)	2.62g	• 연교(連翹)	1.68g
	• 길경(桔梗)	2.62g	• 망초(芒硝)	1.68g
	• 방풍(防風)	1.68g	• 형개(荊芥)	1.31g
	• 천궁(川芎)	1.68g	• 백출(白朮)	1.31g
	• 당귀(當歸)	1.68g	• 치자(梔子)	1.31g
	• 적작약(赤芍藥)	1.68g		

【목표】 모든 풍열과 창진흑함(瘡疹黑陷 : 마마가 곪을 때 농포 속에 출혈이 되어 생기는 증세), 풍열창개(風熱瘡疥)·두생백설(頭生白屑)·면비자적(面鼻紫赤)·폐풍창(肺風瘡)·대풍나질(大風癩疾), 혹은 열결(熱結)로 인한 대소변 불통을 다스린다. 아울러 주독을 푼다.

【활투】 활석과 망초를 빼고 나머지를 아울러 주초한 것을 주제통성산(酒製通聖散)이라고 한다.
① 은진소양(癮疹瘙痒 : 두드러기가 나서 아프고 가려운 증세)에는 금은화·현삼·선퇴를 가한다.

📒 승마갈근탕(升麻葛根湯)

처방					
	• 갈근(葛根)	7.5g	• 승마(升麻)	3.75g
	• 백작약(白芍藥)	3.75g	• 감초(甘草)	3.75g

【목표】 온병 및 환절기 감기를 다스린다.

【활투】 위풍과 면종에는 소풍산(消風散)을 합방한다.
① 은진·풍독에는 산사육·화피·금은화·현삼·우방자·서각·형

방을 가하거나 사물탕(四物湯)을 합방한다.
② 상한인지 두진(痘疹)인지 반신반의면 먼저 이 처방으로 가감하되, 협체(挾滯)하면 산사·진피·신곡 따위를 가하고, 협감(挾感)이면 소엽·인동 따위를 가한다.
③ 한열에는 시호를 가하고, 열이 심하면 황금을 가한다.
④ 마진 초기에는 총백·소엽 따위를 가한다.

✍ 형방패독산(荊防敗毒散)

처방				
	• 인삼(人蔘)	3.75g	• 길경(桔梗)	3.75g
	• 시호(柴胡)	3.75g	• 천궁(川芎)	3.75g
	• 전호(前胡)	3.75g	• 적복령(赤茯苓)	3.75g
	• 강활(羌活)	3.75g	• 감초(甘草)	3.75g
	• 독활(獨活)	3.75g	• 형개(荊芥)	3.75g
	• 지각(枳殼)	3.75g	• 방풍(防風)	3.75g

【목표】 장역 및 대두온을 다스린다.

✍ 회춘양격산(回春凉膈散)

처방				
	• 연교(連翹)	4.5g	• 당귀(當歸)	2.62g
	• 황금(黃芩)	2.62g	• 생지황(生地黃)	2.62g
	• 치자(梔子)	2.62g	• 지각(枳殼)	2.62g
	• 길경(桔梗)	2.62g	• 적작약(赤芍藥)	2.62g
	• 황련(黃連)	2.62g	• 감초(甘草)	2.62g
	• 박하(薄荷)	2.62g		

【목표】 삼초에 화가 성하여 입 안이 허는 증을 다스린다.

【활투】 폐위에 열결하여 발반하면 승마갈근탕(升麻葛根湯)을 합방

해서 쓴다.

🌿 오약순기산(烏藥順氣散)

처방				
• 마황(麻黃)	5.62g	• 백강잠(白殭蠶)	3.75g
• 진피(陳皮)	5.62g	• 지각(枳殼)	3.75g
• 오약(烏藥)	5.62g	• 길경(桔梗)	3.75g
• 천궁(川芎)	3.75g	• 건강(乾薑)	1.87g
• 백지(白芷)	3.75g	• 감초(甘草)	1.12g

【목표】 일체의 풍병을 다스리는데, 먼저 이 약을 복용하여 기도를 소통시킨 다음에 풍병의 약을 쓴다.

【활투】 기허로 담이 성한 데는 마황을 빼고 육군자탕(六君子湯)과 합방하든가 혹은 도담탕(導痰湯)과 합방한다.

반진(瘢疹)

색점만 있고 과립이 없는 것이 반이고, 과립이 돋는 것은 진이다. 발반은 열독 때문에 생기며, 손발에서 먼저 발반하는 것도 있고 가슴과 배에서 먼저 발반하기도 하는데, 모두 처음에는 홍색이다가 차차 황색으로 된다. 발한은 대기(大忌)한다.

🌿 인삼백호탕(人蔘白虎湯)

처방				
• 석고(石膏)	18.75g	• 인삼(人蔘)	3.75g
• 지모(知母)	7.5g	• 감초(甘草)	2.62g

【목표】 양명경의 병으로서 땀이 많이 번갈하고, 맥이 홍대한 것을 다스린다.

승마갈근탕(升麻葛根湯)

처방	• 갈근(葛根)	7.5g	• 승마(升麻)	3.75g
	• 백작약(白芍藥)	3.75g	• 감초(甘草)	3.75g

(목표) 온병 및 환절기 감기를 다스린다.

(활투) 위풍과 면종에는 소풍산(消風散)을 합방한다.

① 은진·풍독에는 산사육·화피·금은화·현삼·우방자·서각·형방을 가하거나 사물탕(四物湯)을 합방한다.

② 상한인지 두진(痘疹)인지 반신반의면 먼저 이 처방으로 가감하되, 협체(挾滯)하면 산사·진피·신곡 따위를 가하고, 협감(挾感)이면 소엽·인동 따위를 가한다.

③ 한열에는 시호를 가하고, 열이 심하면 황금을 가한다.

④ 마진 초기에는 총백·소엽 따위를 가한다.

내상발반(內傷發癍)

내상으로 발반하는 것은 가벼운 증상이며, 손발이 모기에게 물린 것같이 진자가 돋으며, 발병 초에는 두통과 신열이 없는 것이 특징이다.

황기건중탕(黃芪建中湯)

처방	• 백작약(白芍藥)	18.75g	• 황기(黃芪)	3.75g
	• 계지(桂枝)	11.25g	• 감초(甘草)	3.75g

(목표) 허로·이급·복통·몽유·인건 등을 다스린다.

① 자한을 다스린다.

음증발반(陰症發癍)

음증발반은 흉배와 수족에 발반하며, 반이 희소하고 미홍하며 모기나 이에 물린 자리와 같은 형상이 나타난다.

이중탕(理中湯)

처방				
	• 인삼(人蔘)	7.5g	• 건강(乾薑)	7.5g
	• 백출(白朮)	7.5g	• 감초(甘草)	3.75g

목표 태음복통과 자리 불갈을 다스린다.

① 원방에 진피와 청피를 가한 것을 치중탕(治中湯)이라고 한다.

학투 소건중탕(小建中湯)과 합방한 것을 건리탕(建理湯)이라고 하는데, 비위허랭과 적취와 기가 상공(上攻)한 것을 다스린다.

② 오령산(五苓散)과 합방한 것을 이령탕(理苓湯)이라고 하는데, 양허부종을 다스린다.

③ 회적(蛔積 : 회충이 한데 뭉쳐 수시로 움직이는 증세)에는 계지·부자·화초·오매를 가한다.

④ 기허에는 인삼을 18.7~26.2g 배량한다.

⑤ 음달에는 이령탕(理苓湯)에 인진을 가하고, 설사에는 육두구·차전자를 가한다.

팔미원(八味元)

처방				
	• 숙지황(熟地黃)	300g	• 목단피(牧丹皮)	112.5g
	• 산약(山藥)	150g	• 택사(澤瀉)	112.5g
	• 산수유(山茱萸)	150g	• 육계(肉桂)	37.5g
	• 백복령(白茯苓)	112.5g	• 부자포(附子炮)	37.5g

◀목표▶ 신수 부족을 다스린다.

단독(丹毒)

단독은 악독한 열혈이 잠복되어 발병하는데, 환부가 정처없이 돌아다니고 형상이 구름 조각 같고 쑤시듯이 아프다.

서각소독음(犀角消毒飮)

처방				
	• 우방자(牛蒡子)	15g	• 서각(犀角)	5.6g
	• 형개(荊芥)	7.5g	• 감초(甘草)	3.75g
	• 방풍(防風)	7.5g		

◀목표▶ 단독과 반진 및 은진을 다스린다.
◀활투▶ 패독산(敗毒散)과 합방해도 좋다.

황련해독탕(黃連解毒湯)

처방				
	• 황련(黃連)	4.5g	• 황백(黃栢)	4.5g
	• 황금(黃芩)	4.5g	• 치자(梔子)	4.5g

◀목표▶ 상한의 대열로 번조하고 잠을 자지 못하는 것을 다스리며, 나은 후의 음주독 및 일체의 열독을 푼다.
　① 장풍에 맥이 홍대하면 사물탕(四物湯)과 합방해서 쓴다.
◀활투▶ 은진・단독・내외 실열에는 승마갈근탕(升麻葛根湯)과 합방한 데다가 현삼・형방・선퇴를 가한다.

📝 서각승마탕(犀角升麻湯)

처방				
	• 서각(犀角)	5.62g	• 백부자(白附子)	2.81g
	• 승마(升麻)	4.68g	• 백지(白芷)	2.81g
	• 강활(羌活)	3.75g	• 황금(黃芩)	2.81g
	• 방풍(防風)	3.75g	• 감초(甘草)	1.87g
	• 천궁(川芎)	2.61g		

목표 중풍으로 코와 이마 사이가 아프고, 입을 열지 못하며, 왼쪽 이마와 볼 위가 헐고 마비되는 급증을 다스리는 데, 이는 족양명경(足陽明經)이 풍독을 받아 피의 순환이 원활치 못하기 때문이다.

활투 ① 혈허화염(血虛火炎)에는 숙지황 15g, 당귀 3.75g을 가한다.
② 열실에는 석고를 가한다.
③ 면종(面腫 : 얼굴에 나는 종기)과 단독(丹毒 : 헌데나 다친 곳으로 연쇄상구균이 들어가 생기는 급성 전염병으로 살가죽이 붉게 붓고 차차 퍼져 쑤시고 아픈 증세)을 아울러 다스릴 수 있다.

허양(虛痒)

소양증에서 곤충이 피부로 기어가는 것처럼 가려운 것이 혈허소양이다.

📝 사물탕(四物湯)

처방				
	• 숙지황(熟地黃)	4.68g	• 천궁(川芎)	4.68g
	• 백작약(白芍藥)	4.68g	• 당귀(當歸)	4.68g

목표 혈병을 통치한다.
① 각통(脚痛) 혈열에는 지백과 우슬을 가한다.
② 허양(虛痒)에는 황금을 가하고 부평초(浮萍草) 가루를 첨가한다.

③ 봄에는 천궁을 배로 하고, 여름에는 작약을 배로 하며, 가을에는 지황을 배로 하고, 겨울에는 당귀를 배로 한다.
④ 봄에는 방풍을 가하고, 여름에는 황금을 가하며, 가을에는 천문동을 가하고, 겨울에는 계지를 가한다.

(학투) 혈허(血虛)의 증세로 월경이 고르지 못할 때는 향부자·익모초·오수유·육계·인삼 등을 가한다.

마양(麻痒)

풍으로 마비되면서 가려운 증세이다.

소풍산(消風散)

처방				
	• 형개(荊芥)	3.75g	• 방풍(防風)	1.87g
	• 감초(甘草)	3.75g	• 곽향(藿香)	1.87g
	• 인삼(人蔘)	1.87g	• 선퇴(蟬退)	1.87g
	• 백복령(白茯苓)	1.87g	• 강활(羌活)	1.87g
	• 백강잠(白殭蠶)	1.87g	• 진피(陳皮)	1.12g
	• 천궁(川芎)	1.87g	• 후박(厚朴)	1.12g

(목표) 모든 풍이 위로 공격하여 머리가 어지럽고, 눈이 흐리며 코가 막히고, 귀가 울리고, 머리가 가려운 증과 부인이 혈풍으로 인해 머리가 가려운 증을 다스린다.

(학투) 안적 종통·생예에는 사물탕(四物湯)을 합방하고, 사삼을 인삼 대신 넣고, 구기자·감국·청상자·목적 따위를 가한다.
① 두풍에는 천마와 고본을 가한다.
② 이통에는 만형자·창포·세신을 가한다.

(용법) 분말로 하여 7.5g씩을 청다로 복용한다.

마목(痲木)

전신 혹은 사지가 마비되는 경우.

개결서경탕(開結舒經湯)

처방				
	• 소엽(蘇葉)	3g	• 강활(羌活)	3g
	• 진피(陳皮)	3g	• 남성(南星)	3g
	• 향부자(香附子)	3g	• 반하(半夏)	3g
	• 오약(烏藥)	3g	• 당귀(當歸)	3g
	• 천궁(川芎)	3g	• 계지(桂枝)	1.5g
	• 창출(蒼朮)	3g	• 감초(甘草)	1.5g

【목표】 부인의 7정・6울로 경락이 기체하여 수족이 마비된 것을 다스린다.

【활투】 수족이 마비되고 동통이 나면 위령선・우슬・목과를 가하고 부자도 조금 가한다.

【용법】 죽력을 넣고 생강즙으로 조복한다.

이진탕(二陳湯)

처방				
	• 반하(半夏)	7.5g	• 적복령(赤茯苓)	3.75g
	• 귤피(橘皮)	3.75g	• 감초(甘草)	1.87g

【목표】 담음을 통치한다.
① 좌두통은 혈허에 속한다. 조경・석중하면 사물탕(四物湯)을 합방한 데다가 형개・박하・세신・만형자・시호・황금 등을 가한다.
② 기울에는 이 약을 달인 물로 교감단(交感丹)을 삼킨다.

사물탕(四物湯)

처방
• 숙지황(熟地黃)	4.68g	• 천궁(川芎)	4.68g
• 백작약(白芍藥)	4.68g	• 당귀(當歸)	4.68g

목표 혈병을 통치한다.
① 각통(脚痛) 혈열에는 지백과 우슬을 가한다.
② 허양(虛痒)에는 황금을 가하고 부평초(浮萍草) 가루를 첨가한다.
③ 봄에는 천궁을 배로 하고, 여름에는 작약을 배로 하며, 가을에는 지황을 배로 하고, 겨울에는 당귀를 배로 한다.
④ 봄에는 방풍을 가하고, 여름에는 황금을 가하며, 가을에는 천문동을 가하고, 겨울에는 계지를 가한다.

활투 혈허(血虛)의 증세로 월경이 고르지 못할 때는 향부자·익모초·오수유·육계·인삼 등을 가한다.

향소산(香蘇散)

처방
• 향부자(香附子)	7.5g	• 진피(陳皮)	3.75g
• 소엽(蘇葉)	7.5g	• 감초(甘草)	1.87g
• 창출(蒼朮)	5.62g		

목표 사시상한과 두통·신통·한열·상풍·상습·시기온역을 다 스린다.
① 습으로 인한 수족마비에는 마황·계지·강활·백지·목과를 가한다.
② 천궁과 백지를 가한 것을 궁지향소산(芎芷香蘇散)이라고 한다.

기허마목(氣虛麻木)

기가 허하여 마비된 경우.

보중익기탕(補中益氣湯)

처방				
	• 황기(黃芪)	5.62g	• 당귀신(當歸身)	1.87g
	• 인삼(人蔘)	3.75g	• 진피(陳皮)	1.87g
	• 백출(白朮)	3.75g	• 승마(升麻)	1.12g
	• 감초(甘草)	3.75g	• 시호(柴胡)	1.12g

목표 노역을 아주 심하게 했거나 음식 조절을 못하여 신열이 나고 자한이 나는 것을 다스린다.

① 황백 1.12g, 홍화 0.75g을 가하면 가슴으로 들어가서 양혈한다.
② 자한에는 부자·마황근·부소맥을 가한다.
③ 이질이 오래 되어 물갈이 되는 데는 부자를 가한다.
④ 비색에는 맥문동과 산치자를 가한다.
⑤ 유뇨에는 산약과 오미자를 가한다.
⑥ 이후얼에는 부자·죽여·생강을 가한다.
⑦ 활설에는 가자와 육두구를 가한다.
⑧ 잉부의 소복추와 기함에는 승마와 방풍을 가한다.
⑨ 전신이 마비되는 기허에는 목과·오약·향부자·청피·방풍·천궁을 가하고, 계지도 조금 가한다.
⑩ 폐한과 탈항에는 가자 3.75g과 저근백피를 조금 가한다.
⑪ 도씨보중익기탕(陶氏補中益氣湯)은 인삼·백출·황기·당귀·시호·진피를 합쳐서 2.62g과 감초 1.87g을 가하고, 혹은 승마를 빼고 총백·생강·대추를 넣는다. 내외감의 두통·신열·자한을 다스린다.

학투 황기와 백출을 빼고 숙지황과 산약을 가한 것을 보음익기전

(補陰益氣煎)이라고 한다.
⑫ 땀이 많으면 계지 7.5g, 방풍 3.75g과 부소맥・오매를 가한다.
⑬ 기가 허해서 요삽이 되면 빈랑・목향을 가하고, 혹 차전자・택사를 가하기도 한다.
⑭ 허리로 하중하면 빈랑・목향・황련을 가하며, 혹 오수유를 가하기도 한다. 복통에는 계심을 가하고, 열이 있을 때는 대황을 가하면 약간 유리하다.
⑮ 기가 허하고 조열이 있으면 시호를 배로 하고 별갑을 가한다.

47 수(手)

팔의 통증인 경우.

기체비통(氣滯臂痛)

기체로 인한 견비통.

서경탕(舒經湯)

처방				
	• 강황(薑黃)	7.5g	• 적작약(赤芍藥)	3.75g
	• 당귀(當歸)	3.75g	• 강활(羌活)	1.87g
	• 해동피(海桐皮)	3.75g	• 감초(甘草)	1.87g
	• 백출(白朮)	3.75g		

〔목표〕 기혈이 경락에 응체하여 팔이 아파 들어 올릴 수 없는 것을 다스린다.
① 일명 통기음자(通氣飮子)인데, 침향을 넣고 간 즙을 조금씩 복용한다.

〔활투〕 한습이 경락에 응체한 데는 계지·의이인 각 11.25g을 가하고 부자를 조금 가하면 경락이 풀린다.
② 경락이 담체되었으면 남성·반하·오약·백개자 각 3.75g을 가하고 술 2순가락을 타서 먹는다.

담체비통(痰滯臂痛)

담체로 인한 견비통(肩臂痛).

✎ 반하금출탕(半夏芩朮湯)

처방				
	• 반하(半夏)	5.62g	• 향부자(香附子)	2.62g
	• 창출(蒼朮)	5.62g	• 진피(陳皮)	1.87g
	• 편금(片芩)	2.62g	• 적복령(赤茯苓)	1.87g
	• 백출(白朮)	2.62g	• 위령선(威靈仙)	1.12g
	• 남성(南星)	2.62g	• 감초(甘草)	1.12g

【목표】 담음으로 인해 팔이 아파 들어 올릴 수 없는 것을 다스린다.

【활투】 냉이 있는 사람은 편금을 빼고 계지를 가해서 쓴다.

▌마비(痲痺)▐

손과 팔이 중풍으로 마비되는 경우.

✎ 목향보명단(木香保命丹)

처방				
	• 목향(木香)	18.75g	• 전갈(全蝎)	18.75g
	• 백부자(白附子)	18.75g	• 위령선(威靈仙)	18.75g
	• 계피(桂皮)	18.75g	• 천마(天麻)	18.75g
	• 두충(杜冲)	18.75g	• 당귀(當歸)	18.75g
	• 후박(厚朴)	18.75g	• 만형자(蔓荊子)	18.75g
	• 고본(藁本)	18.75g	• 호골(虎骨)	18.75g
	• 독활(獨活)	18.75g	• 천남성(天南星)	18.75g
	• 강활(羌活)	18.75g	• 방풍(防風)	18.75g
	• 해동피(海東皮)	18.75g	• 산약(山藥)	18.75g
	• 백지(白芷)	18.75g	• 감초(甘草)	18.75g
	• 감국(甘菊)	18.75g	• 적전(赤箭)	18.75g
	• 우슬(牛膝)	18.75g	• 주사(朱砂)	26.12g
	• 백화사(白花蛇)	18.75g	• 사향(麝香)	5.62g

【목표】 모든 중풍병증을 다스린다.
【용법】 위의 약미들을 작말하여 탄자대로 밀환을 지어 주사(朱砂 : 수은과 유황과의 화합물)를 입히고 1환씩 잘 씹으면서 온주로 복용한다.

허증(虛症)

비위가 허하여 손과 팔이 자통하는 경우.

건리탕(健理湯)

처방				
• 인삼(人蔘)	11.25~18.75g	• 백출(白朮)	3.75g
• 건강(乾薑)	7.5g	• 백작약(白芍藥)	3.75g
• 계지(桂枝)	7.5g	• 감초(甘草)	1.87g

【목표】 비위 허랭 혹은 적취 기상하여 심복 자통하는 것을 다스린다. 그러므로 양비·배원하는 약이다.
【활투】 진피와 청피를 가한 것을 치중탕(治中湯)이라고 한다.

48 족(足)

발과 다리의 병증인 경우.

▌습체각기(濕滯脚氣)▌

습체로 다리가 붓고 아픈 경우.

청열사습탕(淸熱瀉濕湯)

처방				
	• 창출(蒼朮)	3.75g	• 방기(防己)	2.62g
	• 황백(黃栢)	3.75g	• 빈랑(檳榔)	2.62g
	• 소엽(蘇葉)	2.62g	• 지각(枳殼)	2.62g
	• 적작약(赤芍藥)	2.62g	• 향부자(香附子)	2.62g
	• 목과(木瓜)	2.62g	• 강활(羌活)	2.62g
	• 택사(澤瀉)	2.62g	• 감초(甘草)	2.62g
	• 목통(木通)	2.62g		

▐목표▌ 습열로 인한 각기로 붓고 아픈 것을 다스린다.
① 동통에는 목향을 가한다.
② 붓는 데는 대복피를 가한다.
③ 열이 나면 황련과 대황을 가한다.

▌풍습(風濕)▌

풍습으로 인하여 종통하고 구련하는 각기.

✍ 대강활탕(大羌活湯)

처방					
	• 강활(羌活)	5.62g	• 백출(白朮)	2.62g
	• 승마(升麻)	5.62g	• 당귀(當歸)	2.62g
	• 독활(獨活)	3.75g	• 적복령(赤茯苓)	2.62g
	• 창출(蒼朮)	2.62g	• 택사(澤瀉)	2.62g
	• 방기(防己)	2.62g	• 감초(甘草)	2.62g
	• 위령선(威靈仙)	2.62g		

【목표】 풍습의 상박으로 인하여 지절이 종통하고 굴신할 수 없는 증을 다스린다.

✍ 소풍활혈탕(疎風活血湯)

처방					
	• 당귀(當歸)	3.75g	• 남성(南星)	3.75g
	• 천궁(川芎)	3.75g	• 창출(蒼朮)	3.75g
	• 위령선(威靈仙)	3.75g	• 강활(羌活)	3.75g
	• 백지(白芷)	3.75g	• 계피(桂皮)	3.75g
	• 방기(防己)	3.75g	• 홍화(紅花)	1.12g
	• 황백(黃栢)	3.75g		

【목표】 사지와 백절의 유주자통을 다스린다. 이 통증은 풍습·담·사혈 때문인데, 그 통처가 종창이 되기도 하고 홍색이 되기도 한다.

【활투】 수비가 종통하면 계지를 배로 하고 의이인을 가한다.
① 각통이 생기면 우슬·목과·전갈을 가한다.

✍ 빈소산(檳蘇散)

처방					
	• 창출(蒼朮)	7.5g	• 빈랑(檳榔)	3.75g
	• 향부자(香附子)	3.75g	• 강활(羌活)	3.75g

• 소엽(蘇葉)	3.75g	• 우슬(牛膝)	3.75g
• 진피(陳皮)	3.75g	• 감초(甘草)	1.87g
• 목과(木瓜)	3.75g		

【목표】 풍습으로 인한 각기의 종통·구련을 다스린다. 이 약을 쓰면 기도를 소통시키는 작용이 묘하다.

【활투】 마비되면 위령선을 가한다.

① 동통이 심하면 유향 1.12g~1.75g을 가해서 조복한다.

독활기생탕(獨活寄生湯)

처방	• 독활(獨活)	2.62g	• 우슬(牛膝)	1.87g
	• 당귀(當歸)	2.62g	• 두충(杜冲)	1.87g
	• 백작약(白芍藥)	2.62g	• 진교(秦艽)	1.87g
	• 상기생(桑寄生)	2.62g	• 세신(細辛)	1.87g
	• 숙지황(熟地黃)	2.62g	• 방풍(防風)	1.87g
	• 천궁(川芎)	1.87g	• 육계(肉桂)	1.87g
	• 인삼(人蔘)	1.87g	• 감초(甘草)	1.12g
	• 백복령(白茯苓)	1.87g		

【목표】 간(肝)과 신(腎)의 허약으로 인한 근육경련·골통(骨痛 : 과로로 인하여 뼈가 쑤시듯 아프고 신열이 오르내리는 병)과 각슬(脚膝)의 편고(偏枯 : 중풍으로 신체 일부에 마비가 오는 병), 냉비(冷痺 : 찬 기운으로 손발이 남의 살처럼 감각이 없어짐)를 다스린다.

① 공심에 복용한다.

【활투】 허랭에는 인삼·숙지황을 배로 하고, 부자를 가한다.

습체(濕滯)

습체로 인한 각기.

오령산(五苓散)

처방				
	• 택사(澤瀉)	9.37g	• 저령(豬苓)	5.62g
	• 적복령(赤茯苓)	5.62g	• 육계(肉桂)	1.87g
	• 백출(白朮)	5.62g		

목표 태양병이 이(裏)로 들어가 번갈하고 소변이 불리한 것을 다스린다.

① 육계를 빼고 인삼을 가한 것을 춘택탕(春澤湯)이라 하며, 서열과 번갈을 다스린다.
② 각기에는 창출과 진피를 가한다.
③ 습으로 인한 설사에는 강활과 창출을 가한다.
④ 진사 1.87g을 가한 것을 진사오령산(辰砂五苓散)이라고 하며, 상한 발열·섬어 및 산후허번을 다스린다.
⑤ 육계를 뺀 것을 사령산(四苓散)이라고 하며, 화설을 다스린다.

활투 사군자탕(四君子湯)과 합방한 것을 군령탕(君苓湯)이라고 하며, 음허로 인한 부종을 다스린다.

⑥ 더위로 설사하는 데는 향유·백편두·진피·백단향·오매 등을 가한다.
⑦ 습으로 인한 설사에는 평위산(平胃散)과 합방하는데, 위령탕(胃苓湯)이라고도 하고 평령산(平苓散)이라고도 한다.

위령탕(胃苓湯)

처방
- 창출(蒼朮)   3.75g
- 후박(厚朴)   3.75g
- 진피(陳皮)   3.75g
- 저령(猪苓)   3.75g
- 택사(澤瀉)   3.75g
- 백출(白朮)   3.75g
- 적복령(赤茯苓)   3.75g
- 백작약(白芍藥)   3.75g
- 관계(官桂)   1.87g
- 감초(甘草)   1.87g

목표 비와 위에 습이 성해서 설사와 복통이 나는 것을 다스린다.
활투 서에는 향유·백편두를 가한다.
① 활탈하면 육두구와 차전자를 가한다.
② 협체에는 신곡·빈랑·사인을 가한다.

한습(寒濕)

한습으로 인한 각기.

오적산(五積散)

처방
- 창출(蒼朮)   7.5g
- 마황(麻黃)   3.75g
- 진피(陳皮)   3.75g
- 후박(厚朴)   3g
- 길경(桔梗)   3g
- 지각(枳殼)   3g
- 당귀(當歸)   3g
- 건강(乾薑)   3g
- 백작약(白芍藥)   3g
- 백복령(白茯苓)   3g
- 천궁(川芎)   2.62g
- 백지(白芷)   2.62g
- 반하(半夏)   2.62g
- 계피(桂皮)   2.62g
- 감초(甘草)   2.25g

목표 풍한으로 인해 두통이 나고 몸이 아프며, 사지가 역랭하고 가슴과 배가 아프며, 구토·설사가 나고, 내상으로 냉증이 생기는 등의 증세를 다스린다.
① 좌섬 및 어혈종통에는 마황을 빼고 회향·목향·빈랑·도인·홍화를 가한다.
② 풍이 신을 상하여 허리의 좌우가 간간이 결리거나 양발이 뻣뻣해지면 방풍과 전갈을 가한다.
③ 백지와 계피를 제외하고 나머지 약미들을 초하면 숙료오적산(塾料五積散)이 된다.

【학투】 외감협체에는 산사·신곡·빈랑을 가한다.
④ 회충이 동하면 오매·화초를 가한다.
⑤ 산후협체와 어혈복통에는 마황을 빼고 산사 7.5g, 현호색 3.75g을 가한다.

✍ 소속명탕(小續命湯)

처방				
	• 방풍(防風)	5.62g	• 인삼(人蔘)	3.75g
	• 방기(防己)	3.75g	• 천궁(川芎)	3.75g
	• 관계(官桂)	3.75g	• 마황(麻黃)	3.75g
	• 행인(杏仁)	3.75g	• 감초(甘草)	3.75g
	• 황금(黃芩)	3.75g	• 부자(附子)	1.875g
	• 백작약(白芍藥)	3.75g		

【목표】 모든 풍증의 초기와 중간에 무한표실한 것을 다스린다.
① 다른 처방으로는 방기와 부자가 없고, 당귀와 석고가 있는 처방도 있다.
② 열이 있으면 백부자를 쓰고, 6경이 혼효하고 지절이 마비되면 강활과 연교를 가한다.
③ 수족의 구련에는 의이인(薏苡仁) 37.5g을 가한다.

【학투】 중풍 시초의 증세는 흔히 감체를 끼고 발작하니, 먼저 성향정

기산(星香正氣散) 1~2첩을 복용한 후 그 허실을 살펴서 이 처방을 쓴다.

【적응증】 뇌일혈・뇌충혈・소변실금・부종

혈열(血熱)

혈허와 열로 인한 각기.

사물탕(四物湯)

처방				
	• 숙지황(熟地黃)	4.68g	• 천궁(川芎)	4.68g
	• 백작약(白芍藥)	4.68g	• 당귀(當歸)	4.68g

【목표】 혈병을 통치한다.
① 각통(脚痛) 혈열에는 지백과 우슬을 가한다.
② 허양(虛痒)에는 황금을 가하고 부평초(浮萍草) 가루를 첨가한다.
③ 봄에는 천궁을 배로 하고, 여름에는 작약을 배로 하며, 가을에는 지황을 배로 하고, 겨울에는 당귀를 배로 한다.
④ 봄에는 방풍을 가하고, 여름에는 황금을 가하며, 가을에는 천문동을 가하고, 겨울에는 계지를 가한다.

【활투】 혈허(血虛)의 증세로 월경이 고르지 못할 때는 향부자・익모초・오수유・육계・인삼 등을 가한다.

담체(痰滯)

담체로 인한 각기.

오적산(五積散)

처방				
	• 창출(蒼朮)	7.5g	• 백작약(白芍藥)	3g
	• 마황(麻黃)	3.75g	• 백복령(白茯苓)	3g
	• 진피(陳皮)	3.75g	• 천궁(川芎)	2.62g
	• 후박(厚朴)	3g	• 백지(白芷)	2.62g
	• 길경(桔梗)	3g	• 반하(半夏)	2.62g
	• 지각(枳殼)	3g	• 계피(桂皮)	2.62g
	• 당귀(當歸)	3g	• 감초(甘草)	2.25g
	• 건강(乾薑)	3g		

목표 풍한으로 인해 두통이 나고 몸이 아프며, 사지가 역랭하고 가슴과 배가 아프며, 구토·설사가 나고, 내상으로 냉증이 생기는 등의 증세를 다스린다.

① 좌섬 및 어혈종통에는 마황을 빼고 회향·목향·빈랑·도인·홍화를 가한다.
② 풍이 신을 상하여 허리의 좌우가 간간이 결리거나 양발이 뻣뻣해지면 방풍과 전갈을 가한다.
③ 백지와 계피를 제외하고 나머지 약미들을 초하면 숙료오적산(熟料五積散)이 된다.

활투 외감협체에는 산사·신곡·빈랑을 가한다.
④ 회충이 동하면 오매·화초를 가한다.
⑤ 산후협체와 어혈복통에는 마황을 빼고 산사 7.5g, 현호색 3.75g을 가한다.

충상(衝上)

각기가 위로 올라가 각 장기에 침입하여 증후가 나타날 때.

✎ 목유탕(木萸湯)

처방	• 목과(木瓜)	9.37g	• 오수유(吳茱萸)	5.62g
	• 빈랑(檳榔)	9.37g		

(목표) 각기가 복부로 들어가 천민한 증을 다스린다.

✎ 자소음(紫蘇飮)

처방	• 자소엽(紫蘇葉)	9.37g	• 진피(陳皮)	3.75g
	• 인삼(人蔘)	3.75g	• 백작약(白芍藥)	3.75g
	• 대복피(大腹皮)	3.75g	• 당귀(當歸)	3.75g
	• 천궁(川芎)	3.75g	• 감초(甘草)	1.87g

(목표) 자현 및 기결로 인한 난산을 다스린다.

(학투) 천궁과 당귀를 각 7.5~11.25g으로 배가해도 좋다.
① 사인 3.75g을 가하면 더욱 좋다.

✎ 사마탕(四磨湯)

처방	• 빈랑(檳榔)	각등분	• 목향(木香)	각등분
	• 침향(沈香)	각등분	• 오약(烏藥)	각등분

(목표) 기체로 인한 변비를 다스린다.

(용법) 위의 약미들을 물을 가해 진하게 갈아서, 그 즙 70%를 잔에다가 3~5차례 끓여 미지근한 것을 공심에 먹는다.
① 대황과 지각을 가한 것은 육마탕(六磨湯)인데, 열비를 다스린다.

(학투) 혈이 조하면 사물탕(四物湯)을 합방하며, 산후변비도 다스린다.
② 한결(寒結)되면 생강과 부자를 가한다.

✎ 삼화산(三和散)

처방				
	• 천궁(川芎)	3.75g	• 목향(木香)	1.12g
	• 침향(沈香)	1.87g	• 백출(白朮)	1.12g
	• 소엽(蘇葉)	1.87g	• 빈랑(檳榔)	1.12g
	• 대복피(大腹皮)	1.87g	• 빈피(陳皮)	1.12g
	• 강활(羌活)	1.87g	• 감초(甘草)	1.12g
	• 목과(木瓜)	1.87g		

목표 여러 기가 울체 또는 창만해서 동통이 이는 것을 다스린다.

✎ 소청룡탕(小靑龍湯)

처방				
	• 마황(麻黃)	5.62g	• 세신(細辛)	3.75g
	• 백작약(白芍藥)	5.62g	• 건강(乾薑)	3.75g
	• 오미자(五味子)	5.62g	• 계지(桂枝)	3.75g
	• 반하(半夏)	5.62g	• 감초(甘草)	3.75g

목표 상한으로 표가 불해(不解)하고 심하에 수기가 있으며, 건구·기역·발열·해천하는 증을 다스린다.

① 이 약을 먹고 갈증이 나는 것은 이기가 온해져서 몸 속의 수분이 발산되기 때문이다.

✎ 팔미원(八味元)

처방				
	• 숙지황(熟地黃)	300g	• 목단피(牧丹皮)	112.5g
	• 산약(山藥)	150g	• 택사(澤瀉)	112.5g
	• 산수유(山茱萸)	150g	• 육계(肉桂)	37.5g
	• 백복령(白茯苓)	112.5g	• 부자포(附子炮)	37.5g

(목 표) 신수 부족을 다스린다.

▌사기유주(四氣流注)▐

 간·신·비 삼경의 기가 부족하여 풍·한·습·열의 4기가 하지로 유주상박(流注相搏)하면서, 붓기도 하고 마비도 시키며 구토도 나게 하는 각기.

✍ 사증목과환(四蒸木瓜丸)

처방				
	• 황기(黃芪)	18.75g	• 위령선(威靈仙)	18.75g
	• 속단(續斷)	18.75g	• 정력자(葶藶子)	18.75g
	• 창출(蒼朮)	18.75g	• 황송절(黃松節)	18.75g
	• 귤피(橘皮)	18.75g	• 오약(烏藥)	18.75g

(목 표) 간·신·비 3경의 기가 허하고 풍·한·습이 상박 혹은 마비되고, 한열이 나며 구토하는 증을 다스린다.

(용 법) 생목과 4개의 속을 깎아 내고, 황기·속단·창출·귤피, 위령선·정력자, 황송절·오약을 두 가지씩 넣고 뚜껑을 해서 막은 다음, 술에 세 번 쪄서 찧어 가지고 유피호로 오자대의 환을 지어 공심에 염탕으로 100알씩 복용한다.

▌통치(通治)▐

 생식기 질환의 통치약.

🖉 오약순기산(烏藥順氣散)

처방					
	• 마황(麻黃)	5.62g	• 백강잠(白殭蠶)	3.75g
	• 진피(陳皮)	5.62g	• 지각(枳殼)	3.75g
	• 오약(烏藥)	5.62g	• 길경(桔梗)	3.75g
	• 천궁(川芎)	3.75g	• 건강(乾薑)	1.87g
	• 백지(白芷)	3.75g	• 감초(甘草)	1.12g

【목표】 일체의 풍병을 다스리는데, 먼저 이 약을 복용하여 기도를 소통시킨 다음에 풍병의 약을 쓴다.

【학투】 기허로 담이 성한 데는 마황을 빼고 육군자탕(六君子湯)과 합방하든가 혹은 도담탕(導痰湯)과 합방한다.

🖉 오적산(五積散)

처방					
	• 창출(蒼朮)	7.5g	• 백작약(白芍藥)	3g
	• 마황(麻黃)	3.75g	• 백복령(白茯苓)	3g
	• 진피(陳皮)	3.75g	• 천궁(川芎)	2.62g
	• 후박(厚朴)	3g	• 백지(白芷)	2.62g
	• 길경(桔梗)	3g	• 반하(半夏)	2.62g
	• 지각(枳殼)	3g	• 계피(桂皮)	2.62g
	• 당귀(當歸)	3g	• 감초(甘草)	2.25g
	• 건강(乾薑)	3g		

【목표】 풍한으로 인해 두통이 나고 몸이 아프며, 사지가 역랭하고 가슴과 배가 아프며, 구토·설사가 나고, 내상으로 냉증이 생기는 등의 증세를 다스린다.

① 좌섬 및 어혈종통에는 마황을 빼고 회향·목향·빈랑·도인·홍화를 가한다.

② 풍이 신을 상하여 허리의 좌우가 간간이 결리거나 양발이 뻣뻣해지면 방풍과 전갈을 가한다.
③ 백지와 계피를 제외하고 나머지 약미들을 초하면 숙료오적산(熟料五積散)이 된다.

(핫투) 외감협체에는 산사·신곡·빈랑을 가한다.

④ 회충이 동하면 오매·화초를 가한다.
⑤ 산후협체와 어혈복통에는 마황을 빼고 산사 7.5g, 현호색 3.75g을 가한다.

불환금정기산(不換金正氣散)

처방				
	• 창출(蒼朮)	7.5g	• 곽향(藿香)	3.75g
	• 후박(厚朴)	3.75g	• 반하(半夏)	3.75g
	• 진피(陳皮)	3.75g	• 감초(甘草)	3.75g

(목표) 상한음증의 두통·신통·한열을 다스린다.

(핫투) 외감 및 협체는 곽향정기산(藿香正氣散)으로 다스리는 것이 좋다.

마비(麻痺)

다리나 발이 마비될 경우.

목향보명단(木香保命丹)

처방				
	• 목향(木香)	18.75g	• 전갈(全蝎)	18.75g
	• 백부자(白附子)	18.75g	• 위령선(威靈仙)	18.75g
	• 계피(桂皮)	18.75g	• 천마(天麻)	18.75g
	• 두충(杜冲)	18.75g	• 당귀(當歸)	18.75g

• 후박(厚朴)	18.75g		• 만형자(蔓荊子)	18.75g
• 고본(藁本)	18.75g		• 호골(虎骨)	18.75g
• 독활(獨活)	18.75g		• 천남성(天南星)	18.75g
• 강활(羌活)	18.75g		• 방풍(防風)	18.75g
• 해동피(海東皮)	18.75g		• 산약(山藥)	18.75g
• 백지(白芷)	18.75g		• 감초(甘草)	18.75g
• 감국(甘菊)	18.75g		• 적전(赤箭)	18.75g
• 우슬(牛膝)	18.75g		• 주사(朱砂)	26.12g
• 백화사(白花蛇)	18.75g		• 사향(麝香)	5.62g

【목표】 모든 중풍병증을 다스린다.

【용법】 위의 약미들을 작말하여 탄자대로 밀환을 지어 주사(朱砂: 수은과 유황과의 화합물)를 입히고 1환씩 잘 씹으면서 온주로 복용한다.

학슬풍(鶴膝風)

무릎이 크게 부어 오르고 넓적다리와 정강이는 가늘게 마르는 병.

대방풍탕(大防風湯)

• 숙지황(熟地黃)	5.62g		• 부자(附子)	1.87g
• 백출(白朮)	3.75g		• 천궁(川芎)	1.87g
• 방풍(防風)	3.75g		• 우슬(牛膝)	1.87g
• 당귀(當歸)	3.75g		• 강활(羌活)	1.87g
• 백작약(白芍藥)	3.75g		• 인삼(人蔘)	1.87g
• 두충(杜冲)	3.75g		• 감초(甘草)	1.87g
• 황기(黃芪)	3.75g			

【목표】 학슬풍을 다스리며 거풍・순기・활혈・장근한다.

삼기음(三氣飮)

처방				
	• 숙지황(熟地黃)	11.25g	• 백작약(白芍藥)	3.75g
	• 두충(杜沖)	3.75g	• 육계(肉桂)	3.75g
	• 우슬(牛膝)	3.75g	• 세신(細辛)	3.75g
	• 당귀(當歸)	3.75g	• 백지(白芷)	3.75g
	• 구기자(枸杞子)	3.75g	• 부자(附子)	3.75g
	• 백복령(白茯苓)	3.75g	• 감초(甘草)	3.75g

【목표】 풍·한·습 3기가 허해졌기 때문에 근골이 비통한 것과 이질 후의 학슬풍을 다스린다.

【용법】 위의 약을 소주에 10여 일 담갔다가 서서히 복용한다.

【활투】 기허에는 인삼을 가한다.

① 냉비로 굴신하지 못하면 천산갑·전갈·총백을 가하고 술을 조금 넣어 데워 먹고 땀을 낸다.

오적산(五積散)

처방				
	• 창출(蒼朮)	7.5g	• 백작약(白芍藥)	3g
	• 마황(麻黃)	3.75g	• 백복령(白茯苓)	3g
	• 진피(陳皮)	3.75g	• 천궁(川芎)	2.62g
	• 후박(厚朴)	3g	• 백지(白芷)	2.62g
	• 길경(桔梗)	3g	• 반하(半夏)	2.62g
	• 지각(枳殼)	3g	• 계피(桂皮)	2.62g
	• 당귀(當歸)	3g	• 감초(甘草)	2.25g
	• 건강(乾薑)	3g		

【목표】 풍한으로 인해 두통이 나고 몸이 아프며, 사지가 역랭하고 가슴과 배가 아프며, 구토·설사가 나고, 내상으로 냉증이 생기는 등의

증세를 다스린다.
① 좌섬 및 어혈종통에는 마황을 빼고 회향·목향·빈랑·도인·홍화를 가한다.
② 풍이 신을 상하여 허리의 좌우가 간간이 결리거나 양발이 뻣뻣해지면 방풍과 전갈을 가한다.
③ 백지와 계피를 제외하고 나머지 약미들을 초하면 숙료오적산(熟料五積散)이 된다.

학투 외감협체에는 산사·신곡·빈랑을 가한다.

④ 회충이 동하면 오매·화초를 가한다.
⑤ 산후협체와 어혈복통에는 마황을 빼고 산사 7.5g, 현호색 3.75g을 가한다.

팔미원(八味元)

처방

• 숙지황(熟地黃)	300g	• 목단피(牧丹皮)	112.5g
• 산약(山藥)	150g	• 택사(澤瀉)	112.5g
• 산수유(山茱萸)	150g	• 육계(肉桂)	37.5g
• 백복령(白茯苓)	112.5g	• 부자포(附子炮)	37.5g

목표 신수 부족을 다스린다.

49 전음(前陰)

생식기 질환. 생식기의 질환인 경우.

▌한산(寒疝)▐

고환이 냉하고 돌같이 단단해지며, 음경이 발기하지 않고 혹은 고환이 당기며 아픈 병.

✎ 반총산(蟠葱散)

처방				
	• 창출(蒼朮)	3.75g	• 사인(砂仁)	1.87g
	• 감초(甘草)	3.75g	• 정향피(丁香皮)	1.87g
	• 삼릉(三稜)	2.62g	• 빈랑(檳榔)	1.87g
	• 봉출(蓬朮)	2.62g	• 현호색(玄胡索)	1.12g
	• 백복령(白茯苓)	2.62g	• 관계(官桂)	1.12g
	• 청피(靑皮)	2.62g	• 건강(乾薑)	1.12g

【목표】 비위의 허랭이 심복을 공격하여 자통하다가 흉협·방광·소장에까지 뻗쳐 아픈 것과 신기의 작통을 다스린다.

✎ 난간전(煖肝煎)

처방				
	• 구기자(枸杞子)	11.25g	• 소회향(小茴香)	7.5g
	• 당귀(當歸)	7.5~11.25g	• 육계(肉桂)	3.75~7.5g
	• 백복령(白茯苓)	7.5g	• 침향(沈香)	3.75g
	• 오약(烏藥)	7.5g		

｢목표｣ 간과 신의 한으로 인한 소복동통과 산기를 다스린다.

① 한이 심하면 오수유·건강·부자를 가한다.

② 식후 오래 있다가 복용한다.

｢학투｣ 허에는 인삼을 가한다.

③ 통자에는 전갈말 1.12g을 가해서 조복한다.

당귀사역탕(當歸四逆湯)

처방				
	• 당귀(當歸)	4.5g	• 시호(柴胡)	3.37g
	• 부자(附子)	3.75g	• 천련자(川楝子)	2.62g
	• 관계(官桂)	3.75g	• 현호색(玄胡索)	2.62g
	• 회향(茴香)	3.75g	• 백복령(白茯苓)	2.62g
	• 백작약(白芍藥)	3.37g	• 택사(澤瀉)	1.87g

｢목표｣ 한산으로 인한 제하의 냉통을 다스린다.

① 공심에 복용한다.

｢학투｣ 기가 허해서 제복의 냉기가 공격하여 자통하는 데는 인삼 11.25g~17.5g과 전갈말 1.12g~1.75g을 가하여 조복하면 신효가 난다.

소건중탕(小建中湯)

처방				
	• 백작약(白芍藥)	18.75g	• 감초(甘草)	3.75g
	• 계피(桂皮)	11.25g		

｢목표｣ 허로·이급·복통·몽유·인건 등을 다스린다.

① 자한에 황기를 가해서 쓰는 것을 황기건중탕(黃芪建中湯)이라고 한다.

② 혈허에 당귀를 가해서 쓰는 것은 당귀건중탕(當歸建中湯)이다.

③ 이중탕(理中湯)과 합방한 것은 건리탕(建理湯)인데, 허랭·복통을

다스린다.

【학투】 적기와 산기가 상공하면 회향·오수유·호초·현호색·전갈 따위를 가한다.

④ 회충이 창궐하면 용안육 18.75g과 화초·오매·사군자 따위를 가한다.

⑤ 허가 심하면 인삼 11.25g~18.75g을 가한다.

이중탕(理中湯)

처방				
	• 인삼(人蔘)	7.5g	• 건강(乾薑)	7.5g
	• 백출(白朮)	7.5g	• 감초(甘草)	3.75g

【목표】 태음복통과 자리 불갈을 다스린다.

① 원방에 진피와 청피를 가한 것을 치중탕(治中湯)이라고 한다.

【학투】 소건중탕(小建中湯)과 합방한 것을 건리탕(建理湯)이라고 하는데, 비위허랭과 적취와 기가 상공(上攻)한 것을 다스린다.

② 오령산(五苓散)과 합방한 것을 이령탕(理苓湯)이라고 하는데, 양허 부종을 다스린다.

③ 회적(蛔積 : 회충이 한데 뭉쳐 수시로 움직이는 증세)에는 계지·부자·화초·오매를 가한다.

④ 기허에는 인삼을 18.7~26.2g 배량한다.

⑤ 음달에는 이령탕(理苓湯)에 인진을 가하고, 설사에는 육두구·차전자를 가한다.

오적산(五積散)

처방				
	• 창출(蒼朮)	7.5g	• 백작약(白芍藥)	3g
	• 마황(麻黃)	3.75g	• 백복령(白茯苓)	3g

• 진피(陳皮)	3.75g	• 천궁(川芎)	2.62g
• 후박(厚朴)	3g	• 백지(白芷)	2.62g
• 길경(桔梗)	3g	• 반하(半夏)	2.62g
• 지각(枳殼)	3g	• 계피(桂皮)	2.62g
• 당귀(當歸)	3g	• 감초(甘草)	2.25g
• 건강(乾薑)	3g		

「목표」 풍한으로 인해 두통이 나고 몸이 아프며, 사지가 역랭하고 가슴과 배가 아프며, 구토·설사가 나고, 내상으로 냉증이 생기는 등의 증세를 다스린다.

① 좌섬 및 어혈종통에는 마황을 빼고 회향·목향·빈랑·도인·홍화를 가한다.
② 풍이 신을 상하여 허리의 좌우가 간간이 결리거나 양발이 뻣뻣해지면 방풍과 전갈을 가한다.
③ 백지와 계피를 제외하고 나머지 약미들을 초하면 숙료오적산(熟料五積散)이 된다.

「활투」 외감협체에는 산사·신곡·빈랑을 가한다.

④ 회충이 동하면 오매·화초를 가한다.
⑤ 산후협체와 어혈복통에는 마황을 빼고 산사 7.5g, 현호색 3.75g을 가한다.

근산(筋疝)

음경이 방사노상이나 사술·수음 등 행위로 붓거나 헐어 고름이 나오고, 근의 위축으로 이급해지며 음경 속이 아프고 가렵기도 하고, 축 늘어져서 수렴되지 않고 정액과 같은 흰 액체가 소변을 따라 흐르는 병.

🌿 용담사간탕(龍膽瀉肝湯)

처방				
	초용담(草龍膽)	3.75g	생지황(生地黃)	1.87g
	시호(柴胡)	3.75g	당귀(當歸)	1.87g
	택사(澤瀉)	3.75g	산치(山梔)	1.87g
	목통(木通)	1.87g	황금(黃芩)	1.87g
	차전자(車前子)	1.87g	감초(甘草)	1.87g
	적복령(赤茯苓)	1.87g		

【목표】 간장의 습기로 인한 남자의 음정과 여자의 음의 양창을 다스린다.

① 공심에 복용한다.

【적응증】 급성요도염・임질・질염・방광염・체하・자궁내막염

🌿 청심연자음(淸心蓮子飮)

처방				
	연자(蓮子)	7.5g	차전자(車前子)	2.62g
	인삼(人蔘)	3.75g	맥문동(麥門冬)	2.62g
	황기(黃芪)	3.75g	지골피(地骨皮)	2.62g
	적복령(赤茯苓)	3.75g	감초(甘草)	2.62g
	황금(黃芩)	2.62g		

【목표】 심화가 타 올라서 입이 마르고 번갈하며 소변이 붉고 삽한 것을 다스린다.

① 소변을 따라 나오는 정액 같은 백물을 다스려 심화를 내리는 데 좋다.

② 소변의 적탁과 백탁도 다스린다.

③ 이 약은 먹지 못해서 갈한 것을 다스린다.

혈산(血疝)

아랫배의 양 옆에 오이 같은 비괴(痞塊)가 생기는 병인데, 아픈 것도 있고 아프지 않은 것도 있으며, 오래 낫지 않으면 붓고 곪기도 한다. 봄·여름에 과로했거나 정욕을 참고 정액을 배설하지 않은 탓이기도 하다.

신성대침산(神聖代鍼散)

처방				
	• 유향(乳香)	3.75g	• 당귀(當歸)	3.75g
	• 백지(白芷)	3.75g	• 천궁(川芎)	3.75g
	• 몰약(沒藥)	3.75g	• 원청(芫靑)	3.75g

(목표) 혈적산통과 제산자통에 이 약을 먹으면 신통한 효력이 난다.

(용법) 위의 약말을 매번 0.37g씩 복용하되, 산통이 심하면 18.75g씩 복용한다.

도인승기탕(桃仁承氣湯)

처방				
	• 대황(大黃)	11.25g	• 감초(甘草)	3.75g
	• 계심(桂心)	7.5g	• 도인(桃仁)	10枚
	• 망초(芒硝)	7.5g		

(목표) 방광의 혈결로 인한 소복의 급결·변흑·섬어를 다스린다.

(용법) 물로 달여서 망초를 넣어 온복한다.

기산(氣疝)

호곡을 하거나 분노하면 기가 울체해서 생식기에 통증이 생기는 것이다.

반총산(蟠葱散)

처방				
	• 창출(蒼朮)	3.75g	• 사인(砂仁)	1.87g
	• 감초(甘草)	3.75g	• 정향피(丁香皮)	1.87g
	• 삼릉(三稜)	2.62g	• 빈랑(檳榔)	1.87g
	• 봉출(蓬朮)	2.62g	• 현호색(玄胡索)	1.12g
	• 백복령(白茯苓)	2.62g	• 관계(官桂)	1.12g
	• 청피(靑皮)	2.62g	• 건강(乾薑)	1.12g

(목표) 비위의 허랭이 심복을 공격하여 자통하다가 흉협·방광·소장에까지 뻗쳐 아픈 것과 신기의 작통을 다스린다.

호산(狐疝)

누우면 아랫배로 통증이 들어가고, 일어서면 고환으로 내려가는 상태로 수시 상하로 이동하는 증세.

이진탕(二陳湯)

처방				
	• 반하(半夏)	7.5g	• 적복령(赤茯苓)	3.75g
	• 귤피(橘皮)	3.75g	• 감초(甘草)	1.87g

(목표) 담음을 통치한다.
① 좌두통은 혈허에 속한다. 조경·석중하면 사물탕(四物湯)을 합방한 데다가 형개·박하·세신·만형자·시호·황금 등을 가한다.
② 기울에는 이 약을 달인 물로 교감단(交感丹)을 삼킨다.

퇴산(㿉疝)

고환이 크게 붓는 병. 대개 가렵거나 아프지는 않다.

✎ 귤핵환(橘核丸)

처방				
	• 귤핵(橘核)	37.5g	• 현호색(玄胡索)	18.75g
	• 해조(海藻)	37.5g	• 후박(厚朴)	18.75g
	• 곤포(昆布)	37.5g	• 지실(枳實)	18.75g
	• 해대(海帶)	37.5g	• 계심(桂心)	18.75g
	• 도인(桃仁)	37.5g	• 목향(木香)	18.75g
	• 천련자(川楝子)	37.5g	• 목통(木通)	18.75g

【목표】 4종의 퇴산, 즉 난핵(卵核)의 종창(腫脹)이 거북스러울 정도로 크게 붓거나 또는 돌같이 굳게 한 쪽씩에 나는 것을 다스린다.

【용법】 위의 약말을 주호로 오자대의 환을 지어 온주나 염탕으로 60~70알씩 삼킨다. 오래도록 퇴산증이 없어지지 않으면 초자한 망사 7.5g을 가한다.

✎ 신보원(神保元)

처방				
	• 전갈(全蝎)	7枚	• 호초(胡椒)	9.37g
	• 파두(巴豆)	10枚	• 주사(朱砂)	3.75g
	• 목향(木香)	9.37g		

【목표】 모든 기의 주통을 다스리며, 심격통·복협통·신기통을 다스린다.

【용법】 위의 약미들을 작말하여 쪄서 떡을 만들어 마자같이 환을 지어 주사를 입혀서 5~7환을 생강탕이나 온주로 복용한다.

오령산(五苓散)

처방				
	• 택사(澤瀉)	9.37g	• 저령(豬苓)	5.62g
	• 적복령(赤茯苓)	5.62g	• 육계(肉桂)	1.87g
	• 백출(白朮)	5.62g		

〔목표〕 태양병이 이(裏)로 들어가 번갈하고 소변이 불리한 것을 다스린다.

① 육계를 빼고 인삼을 가한 것을 춘택탕(春澤湯)이라 하며, 서열과 번갈을 다스린다.
② 각기에는 창출과 진피를 가한다.
③ 습으로 인한 설사에는 강활과 창출을 가한다.
④ 진사 1.87g을 가한 것을 진사오령산(辰砂五苓散)이라고 하며, 상한 발열·섬어 및 산후허번을 다스린다.
⑤ 육계를 뺀 것을 사령산(四苓散)이라고 하며, 화설을 다스린다.

〔활투〕 사군자탕(四君子湯)과 합방한 것을 군령탕(君苓湯)이라고 하며, 음허로 인한 부종을 다스린다.

⑥ 더위로 설사하는 데는 향유·백편두·진피·백단향·오매 등을 가한다.
⑦ 습으로 인한 설사에는 평위산(平胃散)과 합방하는데, 위령탕(胃苓湯)이라고도 하고 평령산(平苓散)이라고도 한다.

분돈산(奔㹠疝)

신장의 적병이나 장관의 경련성으로 인하여 아랫배와 전음부까지 아프다가 심하면 위로 치미는 통증.

🖋 이중탕(理中湯)

처방	• 인삼(人蔘)	7.5g	• 건강(乾薑)	7.5g
	• 백출(白朮)	7.5g	• 감초(甘草)	3.75g

목표 태음복통과 자리 불갈을 다스린다.

① 원방에 진피와 청피를 가한 것을 치중탕(治中湯)이라고 한다.

학투 소건중탕(小建中湯)과 합방한 것을 건리탕(建理湯)이라고 하는데, 비위허랭과 적취와 기가 상공(上攻)한 것을 다스린다.

② 오령산(五苓散)과 합방한 것을 이령탕(理苓湯)이라고 하는데, 양허부종을 다스린다.

③ 회적(蛔積 : 회충이 한데 뭉쳐 수시로 움직이는 증세)에는 계지·부자·화초·오매를 가한다.

④ 기허에는 인삼을 18.7~26.2g 배량한다.

⑤ 음달에는 이령탕(理苓湯)에 인진을 가하고, 설사에는 육두구·차전자를 가한다.

▌겁약(劫藥)▌

응급 진통제.

🖋 창졸산(倉卒散)

처방	• 산치(山梔)	49枚	• 대부자(大附子)	1枚

목표 산기가 허리와 배 사이를 연급하게 하여 동통을 일으키므로 굴신할 수도 없고, 통증을 참을 수도 없으며 수족이 얼음같이 차서 죽

게 되어 가는 증을 다스린다.

① 11.25g을 물 1잔과 술 반잔으로 달여서 70%로 되면 소금을 조금 넣어서 쓴다. 천궁을 가하면 더욱 좋다.

신성대침산(神聖代鍼散)

처방				
	• 유향(乳香)	3.75g	• 당귀(當歸)	3.75g
	• 백지(白芷)	3.75g	• 천궁(川芎)	3.75g
	• 몰약(沒藥)	3.75g	• 원청(芫靑)	3.75g

【목표】 혈적산통과 제산자통에 이 약을 먹으면 신통한 효력이 난다.

【용법】 위의 약말을 매번 0.37g씩 복용하되, 산통이 심하면 18.75g씩 복용한다.

통치(通治)

생식기 질환의 통치약.

이진탕(二陳湯)

처방				
	• 반하(半夏)	7.5g	• 적복령(赤茯苓)	3.75g
	• 귤피(橘皮)	3.75g	• 감초(甘草)	1.87g

【목표】 담음을 통치한다.

① 좌두통은 혈허에 속한다. 조경·석중하면 사물탕(四物湯)을 합방한 데다가 형개·박하·세신·만형자·시호·황금 등을 가한다.

② 기울에는 이 약을 달인 물로 교감단(交感丹)을 삼킨다.

✍ 오령산(五苓散)

처방				
	• 택사(澤瀉)	9.37g	• 저령(豬苓)	5.62g
	• 적복령(赤茯苓)	5.62g	• 육계(肉桂)	1.87g
	• 백출(白朮)	5.62g		

목표 태양병이 이(裏)로 들어가 번갈하고 소변이 불리한 것을 다스린다.

① 육계를 빼고 인삼을 가한 것을 춘택탕(春澤湯)이라 하며, 서열과 번갈을 다스린다.
② 각기에는 창출과 진피를 가한다.
③ 습으로 인한 설사에는 강활과 창출을 가한다.
④ 진사 1.87g을 가한 것을 진사오령산(辰砂五苓散)이라고 하며, 상한 발열·섬어 및 산후허번을 다스린다.
⑤ 육계를 뺀 것을 사령산(四苓散)이라고 하며, 화설을 다스린다.

활투 사군자탕(四君子湯)과 합방한 것을 군령탕(君苓湯)이라고 하며, 음허로 인한 부종을 다스린다.

⑥ 더위로 설사하는 데는 향유·백편두·진피·백단향·오매 등을 가한다.
⑦ 습으로 인한 설사에는 평위산(平胃散)과 합방하는데, 위령탕(胃苓湯)이라고도 하고 평령산(平苓散)이라고도 한다.

편추(偏墜)

고환 한 쪽이 크게 부어 축 늘어지면서 켕기고 아픈 병.

회향안신탕(茴香安腎湯)

처방				
	• 인삼(人蔘)	3g	• 축사(縮砂)	3g
	• 백출(白朮)	3g	• 여지핵(荔枝核)	3g
	• 백복령(白茯苓)	3g	• 황백(黃栢)	2.25g
	• 회향(茴香)	3g	• 택사(澤瀉)	2.25g
	• 파고지(破古紙)	3g	• 현호색(玄胡索)	1.5g
	• 빈랑(檳榔)	3g	• 목향(木香)	1.5g
	• 오약(烏藥)	3g	• 승마(升麻)	0.75g
	• 변향부(便香附)	3g	• 감초(甘草)	0.75g

목표 좌측 고환이 계란만큼 크게 편추된 것을 다스린다.

학투 냉에는 오수유 1.87~2.25g을 가한다.

음랭(陰冷)

양기가 허해서 생식기가 얼음같이 찬 증세.

팔미원(八味元)

처방				
	• 숙지황(熟地黃)	300g	• 목단피(牧丹皮)	112.5g
	• 산약(山藥)	150g	• 택사(澤瀉)	112.5g
	• 산수유(山茱萸)	150g	• 육계(肉桂)	37.5g
	• 백복령(白茯苓)	112.5g	• 부자포(附子炮)	37.5g

목표 신수 부족을 다스린다.

낭종(囊腫)

음낭이 부어 커지면서 아픈 증세.

오령산(五苓散)

처방				
	• 택사(澤瀉)	9.37g	• 저령(豬苓)	5.62g
	• 적복령(赤茯苓)	5.62g	• 육계(肉桂)	1.87g
	• 백출(白朮)	5.62g		

목표 태양병이 이(裏)로 들어가 번갈하고 소변이 불리한 것을 다스린다.

① 육계를 빼고 인삼을 가한 것을 춘택탕(春澤湯)이라 하며, 서열과 번갈을 다스린다.
② 각기에는 창출과 진피를 가한다.
③ 습으로 인한 설사에는 강활과 창출을 가한다.
④ 진사 1.87g을 가한 것을 진사오령산(辰砂五苓散)이라고 하며, 상한발열・섬어 및 산후허번을 다스린다.
⑤ 육계를 뺀 것을 사령산(四苓散)이라고 하며, 화설을 다스린다.

활투 사군자탕(四君子湯)과 합방한 것을 군령탕(君苓湯)이라고 하며, 음허로 인한 부종을 다스린다.

⑥ 더위로 설사하는 데는 향유・백편두・진피・백단향・오매 등을 가한다.
⑦ 습으로 인한 설사에는 평위산(平胃散)과 합방하는데, 위령탕(胃苓湯)이라고도 하고 평령산(平苓散)이라고도 한다.

삼산탕(三疝湯)

처방				
	• 차전자(車前子)	9g	• 사삼(沙蔘)	3g
	• 회향(茴香)	9		

목표 방광기로 인한 종통을 다스린다.

낭습(囊濕)

일명 신장풍창이다. 고환 밑과 사타구니가 습해지면서 가렵다가 헐기도 하고 피부가 벗겨지며, 심하면 다리로 내려가 창선을 일으키고 귀가 웅웅거리고 눈이 잘 안 보이기도 한다.

활혈구풍탕(活血驅風湯)

처방				
	• 창출(蒼朮)	2.25g	• 천궁(川芎)	1.87g
	• 두충(杜沖)	2.25g	• 백지(白芷)	1.87g
	• 육계(肉桂)	2.25g	• 세신(細辛)	1.87g
	• 천마(天麻)	2.25g	• 백질여(白蒺藜)	1.87g
	• 의이인(薏苡仁)	2.25g	• 도인(桃仁)	1.87g
	• 귤홍(橘紅)	2.25g	• 백작약(白芍藥)	1.87g
	• 빈랑(檳榔)	2.25g	• 반하(半夏)	1.87g
	• 후박(厚朴)	2.25g	• 오령지(五靈脂)	1.87g
	• 지각(枳殼)	2.25g	• 감초(甘草)	1.87g
	• 당귀(當歸)	1.87g		

【목표】 신장풍창의 소양과 통증을 다스린다. 이는 간신(肝腎)이 허하여 풍습이 침입하기 때문이다.

【용법】 유향말을 조금 넣어서 공심에 복용한다.

음호출(陰戶出)

여자의 하문이 버섯같이 돌출하고 주위가 몹시 아프며 소변보기가 거북한 증세.

보중익기탕(補中益氣湯)

처방
- 황기(黃芪)   5.62g
- 인삼(人蔘)   3.75g
- 백출(白朮)   3.75g
- 감초(甘草)   3.75g
- 당귀신(當歸身)   1.87g
- 진피(陳皮)   1.87g
- 승마(升麻)   1.12g
- 시호(柴胡)   1.12g

목표 노역을 아주 심하게 했거나 음식 조절을 못하여 신열이 나고 자한이 나는 것을 다스린다.

① 황백 1.12g, 홍화 0.75g을 가하면 가슴으로 들어가서 양혈한다.
② 자한에는 부자·마황근·부소맥을 가한다.
③ 이질이 오래 되어 물갈이 되는 데는 부자를 가한다.
④ 비색에는 맥문동과 산치자를 가한다.
⑤ 유뇨에는 산약과 오미자를 가한다.
⑥ 이후얼에는 부자·죽여·생강을 가한다.
⑦ 활설에는 가자와 육두구를 가한다.
⑧ 잉부의 소복추와 기함에는 승마와 방풍을 가한다.
⑨ 전신이 마비되는 기허에는 목과·오약·향부자·청피·방풍·천궁을 가하고, 계지도 조금 가한다.
⑩ 폐한과 탈항에는 가자 3.75g과 저근백피를 조금 가한다.
⑪ 도씨보중익기탕(陶氏補中益氣湯)은 인삼·백출·황기·당귀·시호·진피를 합쳐서 2.62g과 감초 1.87g을 가하고, 혹은 승마를 빼고 총백·생강·대추를 넣는다. 내외감의 두통·신열·자한을 다스린다.

학투 황기와 백출을 빼고 숙지황과 산약을 가한 것을 보음익기전(補陰益氣煎)이라고 한다.

⑫ 땀이 많으면 계지 7.5g, 방풍 3.75g과 부소맥·오매를 가한다.

⑬ 기가 허해서 요삽이 되면 빈랑·목향을 가하고, 혹 차전자·택사를 가하기도 한다.

⑭ 허리로 하중하면 빈랑·목향·황련을 가하며, 혹 오수유를 가하기도 한다. 복통에는 계심을 가하고, 열이 있을 때는 대황을 가하면 약간 유리하다.

⑮ 기가 허하고 조열이 있으면 시호를 배로 하고 별갑을 가한다.

귀비탕(歸脾湯)

처방

• 당귀(當歸)	3.75g	• 황기(黃芪)	3.75g
• 용안육(龍眼肉)	3.75g	• 백출(白朮)	3.75g
• 산조인(酸棗仁)	3.75g	• 백복신(白茯神)	3.75g
• 원지(遠志)	3.75g	• 목향(木香)	1.87g
• 인삼(人蔘)	3.75g	• 감초(甘草)	1.12g

목표 우사(憂思)로 인한 심비의 노상(勞傷)과 건망·정충을 다스린다.

① 접촉할 때마다 유정되는 것을 다스린다.

활투 기가 승강하지 못할 때는 변향·부자를 가한다.

② 허화로 인해 토혈하면 숙지황 18.75~26.25g 및 검게 초한 건강 3.75g~7.5g을 가한다.

③ 붕루·대하가 오래 가면 인삼을 배로 하고 지유·형방·승마 등을 가한다. 불면에는 숙지황 3.75g~7.5g을 가한다.

용담사간탕(龍膽瀉肝湯)

처방

• 초용담(草龍膽)	3.75g	• 생지황(生地黃)	1.87g
• 시호(柴胡)	3.75g	• 당귀(當歸)	1.87g
• 택사(澤瀉)	3.75g	• 산치(山梔)	1.87g

• 목통(木通)	1.87g	• 황금(黃芩)	1.87g
• 차전자(車前子)	1.87g	• 감초(甘草)	1.87g
• 적복령(赤茯苓)	1.87g		

◉ **목표** 　간장의 습기로 인한 남자의 음정과 여자의 음의 양창을 다스린다.
　① 공심에 복용한다.
◉ **적응증** 　급성요도염 · 임질 · 질염 · 방광염 · 대하 · 자궁내막염

시호사물탕(柴胡四物湯)

처방				
	• 시호(柴胡)	7.5g	• 황금(黃芩)	3.75g
	• 생지황(生地黃)	7.5g	• 인삼(人蔘)	1.87g
	• 천궁(川芎)	3.75g	• 반하(半夏)	1.87g
	• 적작약(赤芍藥)	3.75g	• 감초(甘草)	1.87g
	• 당귀(當歸)	3.75g		

◉ **목표** 　산후발열과 열이 자궁으로 들어간 것을 다스린다.
　① 일명 삼원탕(三元湯)이다.
◉ **활투** 　혈열이 심하면 우황고(牛黃膏)에 조복한다.

음호종(陰戶腫)

여자의 음문이 붓고 아픈 증세. 변비가 되는 경우도 있다.

사물탕(四物湯)

처방				
	• 숙지황(熟地黃)	4.68g	• 천궁(川芎)	4.68g
	• 백작약(白芍藥)	4.68g	• 당귀(當歸)	4.68g

◀목표▶ 혈병을 통치한다.
① 각통(脚痛) 혈열에는 지백과 우슬을 가한다.
② 허양(虛痒)에는 황금을 가하고 부평초(浮萍草) 가루를 첨가한다.
③ 봄에는 천궁을 배로 하고, 여름에는 작약을 배로 하며, 가을에는 지황을 배로 하고, 겨울에는 당귀를 배로 한다.
④ 봄에는 방풍을 가하고, 여름에는 황금을 가하며, 가을에는 천문동을 가하고, 겨울에는 계지를 가한다.

◀학투▶ 혈허(血虛)의 증세로 월경이 고르지 못할 때는 향부자·익모초·오수유·육계·인삼 등을 가한다.

가미소요산(加味逍遙散)

처방				
	목단피(牧丹皮)	5.62g	산치(山梔)	3g
	백출(白朮)	5.62g	황금(黃芩)	3g
	당귀(當歸)	3.75g	길경(桔梗)	2.62g
	적작약(赤芍藥)	3.75g	청피(靑皮)	1.87g
	도인(桃仁)	3.75g	감초(甘草)	1.12g
	패모(貝母)	3.75g		

◀목표▶ 담 중에 피가 보이는 것을 다스린다.

습양(濕痒)

여자의 음문이 습해서 가렵고 물이 나오면서 아프기도 한 증세.

귀비탕(歸脾湯)

처방				
	당귀(當歸)	3.75g	황기(黃芪)	3.75g
	용안육(龍眼肉)	3.75g	백출(白朮)	3.75g

• 산조인(酸棗仁)	3.75g	• 백복신(白茯神)	3.75g
• 원지(遠志)	3.75g	• 목향(木香)	1.87g
• 인삼(人蔘)	3.75g	• 감초(甘草)	1.12g

◖목표◗ 우사(憂思)로 인한 심비의 노상(勞傷)과 건망·정충을 다스린다.

① 접촉할 때마다 유정되는 것을 다스린다.

◖활투◗ 기가 승강하지 못할 때는 변향·부자를 가한다.

② 허화로 인해 토혈하면 숙지황 18.75g~26.25g 및 검게 초한 건강 3.75g~7.5g을 가한다.

③ 붕루·대하가 오래 가면 인삼을 배로 하고 지유·형방·승마 등을 가한다. 불면에는 숙지황 18.75g~26.25g을 가한다.

가미소요산(加味逍遙散)

처방				
	• 목단피(牧丹皮)	5.62g	• 산치(山梔)	3g
	• 백출(白朮)	5.62g	• 황금(黃芩)	3g
	• 당귀(當歸)	3.75g	• 길경(桔梗)	2.62g
	• 적작약(赤芍藥)	3.75g	• 청피(靑皮)	1.87g
	• 도인(桃仁)	3.75g	• 감초(甘草)	1.12g
	• 패모(貝母)	3.75g		

◖목표◗ 담 중에 피가 보이는 것을 다스린다.

50 후음(後陰)

항문부 질환. 항문병의 경우.

치루(痔瘻)

치핵이 터져 구멍이 생겨서 고름이 나오는 증세. 대개는 주색이 원인인데, 치(痔)는 경하나 실증이고, 루(瘻)는 중하나 허증이다.

진교창출탕(秦艽蒼朮湯)

처방
- 진교(秦艽)   3.75g
- 조각인(皂角仁) 3.75g
- 도인(桃仁)   3.75g
- 창출(蒼朮)   2.62g
- 방풍(防風)   2.62g
- 황백(黃栢)   1.87g
- 당귀초(當歸稍) 1.12g
- 택사(澤瀉)   1.12g
- 빈랑(檳榔)   1.12g
- 대황(大黃)   0.75g

(목표) 열·습·풍·담이 합해서 치가 된 것을 다스린다. 장두에 덩어리지는 것은 습과 열이 합쳐진 것이요, 아픈 것은 풍이며, 변비되는 것은 조이다.

(용법) 위의 약미 중에서 빈랑·도인·조각인 3미를 제외한 나머지 7미를 수전해서 건더기를 버리고, 앞서 제외했던 3미를 넣고 다시 달여서 공심에 뜨겁게 해서 먹는다.

허치(虛痔)

음허로 인하여 생긴 치질의 경우.

✎ 신기환(腎氣丸)

처방				
	• 숙지황(熟地黃)	300g	• 백복령(白茯苓)	112.5g
	• 산약(山藥)	150g	• 목단피(牧丹皮)	112.5g
	• 산수유(山茱萸)	150g	• 택사(澤瀉)	112.5g
	• 오미자(五味子)	150g		

(목표) 신수 부족을 다스린다.

① 폐의 원천을 자양하여 신수를 나게 한다.

✎ 보중익기탕(補中益氣湯)

처방				
	• 황기(黃芪)	5.62g	• 당귀신(當歸身)	1.87g
	• 인삼(人蔘)	3.75g	• 진피(陳皮)	1.87g
	• 백출(白朮)	3.75g	• 승마(升麻)	1.12g
	• 감초(甘草)	3.75g	• 시호(柴胡)	1.12g

(목표) 노역을 아주 심하게 했거나 음식 조절을 못하여 신열이 나고 자한이 나는 것을 다스린다.

① 황백 1.12g, 홍화 0.75g을 가하면 가슴으로 들어가서 양혈한다.
② 자한에는 부자·마황근·부소맥을 가한다.
③ 이질이 오래 되어 물갈이 되는 데는 부자를 가한다.
④ 비색에는 맥문동과 산치자를 가한다.
⑤ 유뇨에는 산약과 오미자를 가한다.
⑥ 이후얼에는 부자·죽여·생강을 가한다.
⑦ 활설에는 가자와 육두구를 가한다.
⑧ 잉부의 소복추와 기함에는 승마와 방풍을 가한다.
⑨ 전신이 마비되는 기허에는 목과·오약·향부자·청피·방풍·천궁을 가하고, 계지도 조금 가한다.

⑩ 폐한과 탈항에는 가자 3.75g과 저근백피를 조금 가한다.
⑪ 도씨보중익기탕(陶氏補中益氣湯)은 인삼·백출·황기·당귀·시호·진피를 합쳐서 2.62g과 감초 1.87g을 가하고, 혹은 승마를 빼고 총백·생강·대추를 넣는다. 내외감의 두통·신열·자한을 다스린다.

「학투」 황기와 백출을 빼고 숙지황과 산약을 가한 것을 보음익기전(補陰益氣煎)이라고 한다.

⑫ 땀이 많으면 계지 7.5g, 방풍 3.75g과 부소맥·오매를 가한다.
⑬ 기가 허해서 요삽이 되면 빈랑·목향을 가하고, 혹 차전자·택사를 가하기도 한다.
⑭ 허리로 하중하면 빈랑·목향·황련을 가하며, 혹 오수유를 가하기도 한다. 복통에는 계심을 가하고, 열이 있을 때는 대황을 가하면 약간 유리하다.
⑮ 기가 허하고 조열이 있으면 시호를 배로 하고 별갑을 가한다.

십전대보탕(十全大補湯)

처방				
	• 인삼(人蔘)	4.5g	• 백작약(白芍藥)	4.5g
	• 백출(白朮)	4.5g	• 천궁(川芎)	4.5g
	• 백복령(白茯苓)	4.5g	• 당귀(當歸)	4.5g
	• 감초(甘草)	4.5g	• 황기(黃芪)	3.75g
	• 숙지황(熟地黃)	4.5g	• 육계(肉桂)	3.75g

「목표」 기와 혈이 모두 허할 때 쓴다.

「학투」 증세에 따라 가감할 수 있다.

일구(日久)

치질이 오래 되어 장과 위의 기가 허해지고 한랭해진 경우.

삼령백출산(蔘苓白朮散)

처방				
	• 인삼(人蔘)	11.25g	• 의이인(薏苡仁)	5.62g
	• 백출(白朮)	11.25g	• 연육(蓮肉)	5.62g
	• 백복령(白茯苓)	11.25g	• 길경(桔梗)	5.62g
	• 산약(山藥)	11.25g	• 사인(砂仁)	5.62g
	• 감초(甘草)	11.25g	• 백편두(白扁豆)	5.62g

[목표] 대병(大病) 후에 조리하여 비와 위를 돕는다.

[용법] 이상의 약제들을 가루로 하여 매 7.5g씩 대추탕으로 조하한다.

① 잘게 썰어서 37.5g에 생강 3쪽 · 대추 2알을 넣고 달여 먹어도 좋다.

[활투] ② 비만 증세에는 의이인을 빼고 진피와 백두구를 가한다.

③ 하혈이 오래 된 것에는 지유 · 형개 · 초흑 건강 · 초흑 오매를 가한다.

④ 기함된 데에는 승마와 방풍을 가한다.

익위승양탕(益胃升陽湯)

처방				
	• 백출(白朮)	5.62g	• 진피(陳皮)	1.87g
	• 황기(黃芪)	3.75g	• 감초(甘草)	1.87g
	• 인삼(人蔘)	2.81g	• 승마(升麻)	1.12g
	• 신곡(神麯)	2.81g	• 시호(柴胡)	1.12g
	• 당귀신(當歸身)	1.87g	• 생황금(生黃芩)	0.75g

[목표] 내상의 여러 가지 증세와 혈탈을 다스린다. 기를 보익하는 옛 성인의 법은 먼저 위기(胃氣)를 조리하여 생발(生發)하는 기를 돕게 하였다.

(학투) 붕루・대하가 오래 가면 인삼을 11.25g~18.75g으로 증량하거나, 혹은 숙지황・건강・초흑한 형개・초흑한 지유 따위를 가한다. ① 오래 된 변혈이 과다한 것과 원기가 떨어진 것을 다스린다.

장풍(腸風)

장풍을 근혈(近血)이라고도 한다. 대변이 나오기 전에 먼저 하혈되며, 혈색이 선홍하고 실증과 허증이 있다.

당귀화혈탕(當歸和血湯)

처방				
	• 당귀(當歸)	5.62g	• 형개(荊芥)	2.62g
	• 승마(升麻)	5.62g	• 백출(白朮)	2.62g
	• 괴화(槐花)	2.62g	• 숙지황(熟地黃)	2.62g
	• 청피(靑皮)	2.62g	• 천궁(川芎)	1.87g

(목표) 장풍사혈(腸風射血)과 습독하혈(濕毒下血)을 다스린다.
(용법) 위의 약미들을 작말하여 7.5g씩 공심에 미음으로 조복한다.
(학투) 수전복(水前服)해도 좋다.

위풍탕(胃風湯)

처방				
	• 인삼(人蔘)	3.75g	• 천궁(川芎)	3.75g
	• 백출(白朮)	3.75g	• 백작약(白芍藥)	3.75g
	• 적복령(赤茯苓)	3.75g	• 계피(桂皮)	3.75g
	• 당귀(當歸)	3.75g	• 감초(甘草)	3.75g

(목표) 장의 풍・습의 독으로 인해 흑두즙 같은 설사가 나오는 것을 다스린다.

활투 음독으로 인한 하혈에는 지유·오매·형개를 가한다.
적응증 궤양성대장염·만성장염·직장염·하리·직장암

✍ 승양제습화혈탕(升陽除濕和血湯)

처방				
	• 백작약(白芍藥)	5.62g	• 생감초(生甘草)	1.87g
	• 황기(黃芪)	3.75g	• 당귀(當歸)	1.12g
	• 감초(甘草)	3.75g	• 숙지황(熟地黃)	1.12g
	• 진피(陳皮)	2.62g	• 창출(蒼朮)	1.12g
	• 승마(升麻)	2.62g	• 진교((秦艽))	1.12g
	• 생지황(生地黃)	1.87g	• 육계(肉桂)	1.12g
	• 목단피(牧丹皮)	1.87g		

목표 장벽 하혈이 갈래를 만들어 힘차게 멀리까지 내쏘면서 배가 아픈 것을 다스린다.
① 공심에 복용한다.

✍ 평위산(平胃散)

처방				
	• 창출(蒼朮)	7.5g	• 후박(厚朴)	3.75g
	• 진피(陳皮)	5.25g	• 감초(甘草)	2.25g

목표 비를 조화시키고 위를 튼튼하게 한다. 위가 조화되고 기가 순평하면 복약을 중지한다. 상복은 불가하다.
활투 식체에는 산사·신곡·맥아·빈랑·지실·나복자·사인·초과 따위를 가한다.
① 서체에는 향유산(香薷散)과 합방해서 쓰는데, 이것을 향평산(香平散)이라고 한다.
② 변혈에는 산사 7.5g, 당귀·지각·지유 각 3.75g, 형개 2.62g을 가

한다.
③ 한열에는 소시호탕(小柴胡湯)과 합방하는데, 이것을 시평탕(柴平湯)이라고 하며 학질도 다스린다.
④ 체리에는 지각·빈랑·황련 각 3.75g, 목향 1.87g을 가한다.
⑤ 설사를 하면 사령산(四苓散)과 합방한 데다가 등심·차전자 따위를 가하되 증세에 따라 적당히 가감한다.
⑥ 잉부의 제증(諸症)에는 창출을 백출로 바꾸고, 반하·신곡 등의 약만을 기한다.
⑦ 냉적에는 건강과 계지를 가한다.
⑧ 주체에는 건갈 혹은 갈화·양강·초두구 따위를 가한다.

🌿 인삼패독산(人蔘敗毒散)

[처방]

• 인삼(人蔘)	3.75g	• 지각(枳殼)	3.75g
• 시호(柴胡)	3.75g	• 길경(桔梗)	3.75g
• 전호(前胡)	3.75g	• 천궁(川芎)	3.75g
• 강활(羌活)	3.75g	• 적복령(赤茯苓)	3.75g
• 독활(獨活)	3.75g	• 감초(甘草)	3.75g

【목표】 상한의 시기(환절기 유행병)으로 인한 발열·두통·지체통 및 상풍의 해수·비색·성중을 다스린다.
① 천마·지골피를 각각 조금씩 가한 것을 인삼강활산(人蔘羌活散)이라 하며, 소아의 상풍한·발열을 다스린다.
② 형개·방풍을 가한 것을 형방패독산(荊防敗毒散)이라고 하며, 장역 및 대두온을 다스린다.
③ 형방패독산에 연교·금은화를 가한 것을 연교패독산(連翹敗毒散)이라고 하며, 옹저의 초발에 한열이 심하여 상한 같아 보이는 것을 다스린다.

④ 향유 7.5g, 황련 3.75g을 가한 것을 소서패독산(消暑敗毒散)이라고 한다.

[학투] 반진종독에는 형방·현삼·황금·황련·악실(우방자)·산사·금은화를 증세에 따라 적당히 가한다.

사물탕(四物湯)

처방				
	• 숙지황(熟地黃)	4.68g	• 천궁(川芎)	4.68g
	• 백작약(白芍藥)	4.68g	• 당귀(當歸)	4.68g

[목표] 혈병을 통치한다.
① 각통(脚痛) 혈열에는 지백과 우슬을 가한다.
② 허양(虛痒)에는 황금을 가하고 부평초(浮萍草) 가루를 첨가한다.
③ 봄에는 천궁을 배로 하고, 여름에는 작약을 배로 하며, 가을에는 지황을 배로 하고, 겨울에는 당귀를 배로 한다.
④ 봄에는 방풍을 가하고, 여름에는 황금을 가하며, 가을에는 천문동을 가하고, 겨울에는 계지를 가한다.

[학투] 혈허(血虛)의 증세로 월경이 고르지 못할 때는 향부자·익모초·오수유·육계·인삼 등을 가한다.

장열(腸熱)

장과 위의 열독이 축적되어 하혈하는 것인데, 원혈이라고 하며 대변이 배변된 후에 하혈하는 것이다. 혈색은 검다. 복통이 따르면 열독하혈, 복통이 따르지 않으면 습독하혈.

황련해독탕(黃連解毒湯)

처방				
	• 황련(黃連)	4.5g	• 황백(黃栢)	4.5g
	• 황금(黃芩)	4.5g	• 치자(梔子)	4.5g

《목표》 상한의 대열로 번조하고 잠을 자지 못하는 것을 다스리며, 나은 후의 음주독 및 일체의 열독을 푼다.
① 장풍에 맥이 홍대하면 사물탕(四物湯)과 합방해서 쓴다.

《활투》 은진·단독·내외 실열에는 승마갈근탕(升麻葛根湯)과 합방한 데다가 현삼·형방·선퇴를 가한다.

습독(濕毒)

대변 후에 하혈되는 것이며, 혈색이 검고 복통이 따르지 않는다.

황련탕(黃連湯)

처방				
	• 황련(黃連)	75g	• 반하(半夏)	4.5g
	• 인삼(人蔘)	5.62g		

탈항(脫肛)

항문이 뒤집혀 나오는 증세인데, 장치(腸痔)를 탈항이라고 하기도 한다.

삼기탕(蔘芪湯)

처방				
	• 인삼(人蔘)	3.75g	• 백출(白朮)	3.75g
	• 황기(黃芪)	3.75g	• 승마(升麻)	1.87g
	• 당귀(當歸)	3.75g	• 길경(桔梗)	1.87g

50 후음(後陰) / 습독・탈항

• 생지황(生地黃)	3.75g	• 진피(陳皮)	1.87g
• 백작약(白芍藥)	3.75g	• 건강(乾薑)	1.87g
• 백복령(白茯苓)	3.75g	• 감초(甘草)	1.12g

【목표】 항문이 허한해서 탈출한 것을 다스린다. 폐와 신이 허한 사람에게 이 증세가 많은데, 이 약으로 끌어올려야 한다.

보중익기탕(補中益氣湯)

처방				
	• 황기(黃芪)	5.62g	• 당귀신(當歸身)	1.87g
	• 인삼(人蔘)	3.75g	• 진피(陳皮)	1.87g
	• 백출(白朮)	3.75g	• 승마(升麻)	1.12g
	• 감초(甘草)	3.75g	• 시호(柴胡)	1.12g

【목표】 노역을 아주 심하게 했거나 음식 조절을 못하여 신열이 나고 자한이 나는 것을 다스린다.

① 황백 1.12g, 홍화 0.75g을 가하면 가슴으로 들어가서 양혈한다.
② 자한에는 부자・마황근・부소맥을 가한다.
③ 이질이 오래 되어 물갈이 되는 데는 부자를 가한다.
④ 비색에는 맥문동과 산치자를 가한다.
⑤ 유뇨에는 산약과 오미자를 가한다.
⑥ 이후얼에는 부자・죽여・생강을 가한다.
⑦ 활설에는 가자와 육두구를 가한다.
⑧ 잉부의 소복추와 기함에는 승마와 방풍을 가한다.
⑨ 전신이 마비되는 기허에는 목과・오약・향부자・청피・방풍・천궁을 가하고, 계지도 조금 가한다.
⑩ 폐한과 탈항에는 가자 3.75g과 저근백피를 조금 가한다.
⑪ 도씨보중익기탕(陶氏補中益氣湯)은 인삼・백출・황기・당귀・시

호·진피를 합쳐서 2.62g과 감초 1.87g을 가하고, 혹은 승마를 빼고 총백·생강·대추를 넣는다. 내외감의 두통·신열·자한을 다 스린다.

【착투】 황기와 백출을 빼고 숙지황과 산약을 가한 것을 보음익기전(補陰益氣煎)이라고 한다.

⑫ 땀이 많으면 계지 7.5g, 방풍 3.75g과 부소맥·오매를 가한다.
⑬ 기가 허해서 요삽이 되면 빈랑·목향을 가하고, 혹 차전자·택사를 가하기도 한다.
⑭ 허리로 하중하면 빈랑·목향·황련을 가하며, 혹 오수유를 가하기도 한다. 복통에는 계심을 가하고, 열이 있을 때는 대황을 가하면 약간 유리하다.
⑮ 기가 허하고 조열이 있으면 시호를 배로 하고 별갑을 가한다.

사물탕(四物湯)

처방				
	·숙지황(熟地黃)	4.68g	·천궁(川芎)	4.68g
	·백작약(白芍藥)	4.68g	·당귀(當歸)	4.68g

【목표】 혈병을 통치한다.
① 각통(脚痛) 혈열에는 지백과 우슬을 가한다.
② 허양(虛痒)에는 황금을 가하고 부평초(浮萍草) 가루를 첨가한다.
③ 봄에는 천궁을 배로 하고, 여름에는 작약을 배로 하며, 가을에는 지황을 배로 하고, 겨울에는 당귀를 배로 한다.
④ 봄에는 방풍을 가하고, 여름에는 황금을 가하며, 가을에는 천문동을 가하고, 겨울에는 계지를 가한다.

【착투】 혈허(血虛)의 증세로 월경이 고르지 못할 때는 향부자·익모초·오수유·육계·인삼 등을 가한다.

육미지황원(六味地黃元)

처방				
	• 숙지황(熟地黃)	300g	• 백복령(白茯苓)	112.5g
	• 산약(山藥)	150g	• 목단피(牧丹皮)	112.5g
	• 산수유(山茱萸)	150g	• 택사(澤瀉)	112.5g

[목표] 신수 부족을 다스린다.

① 오미자 150g을 가한 것을 신기환(腎氣丸)이라고 한다. 이는 폐의 원천을 자양하여 신수를 나게 하는 것이다.
② 육계와 부자포를 각 37.5g씩 가하면 팔미원(八味元)인데, 명문 양허를 다스린다.
③ 음허부종에는 우슬과 차전자를 가하여 쓰는데, 금궤신기환(金匱腎氣丸)이라고 한다.
④ 유뇨무도에는 택사를 빼고 인지인을 가한다.
⑤ 노인 및 잉부의 전포에는 택사를 배로 한다.
⑥ 냉림(冷淋)으로 먼저 추워서 떨고 설하지 못하는 데는 팔미원(八味元)이 좋다.

[용법] 위의 약미들을 작말하여 오자대(梧子大)로 밀환을 지어 온주나 염탕으로 50~70알씩 복용한다.

⑦ 신기환(腎氣丸)에 오미자를 37.5g 가하여 속용하기도 한다.

[활투] 20첩으로 분작해서 쓴다.

⑧ 음허부종에는 숙지황을 감하고, 우슬·차전자·계지·부자 등을 가한다.
⑨ 황달 증세가 있을 때는 인진을 가한다.
⑩ 상한이 과경하여 허열이 불퇴하고 입이 조하고 혀가 마르고 맥이 허한 증세 등에는 인삼을 배로 하고 맥문동·귤피 따위를 가한다.
⑪ 가감팔미원(加減八味元)을 소갈에 구복하면 영구히 없어진다. 소질

되었으면 신기가 회복된 것이다.

승양제습탕(升陽除濕湯)

처방				
	창출(蒼朮)	5.62g	택사(澤瀉)	2.62g
	승마(升麻)	2.62g	저령(豬苓)	2.62g
	시호(柴胡)	2.62g	진피(陳皮)	1.87g
	강활(羌活)	2.62g	맥아(麥芽)	1.87g
	방풍(防風)	2.62g	감초(甘草)	1.87g
	신곡(神麯)	2.62g		

【목표】 기가 허하여 설사를 하고, 음식 생각이 없으며 곤권무력한 것을 다스린다.

① 공심에 복용한다.

팔미원(八味元)

처방				
	숙지황(熟地黃)	300g	목단피(牧丹皮)	112.5g
	산약(山藥)	150g	택사(澤瀉)	112.5g
	산수유(山茱萸)	150g	육계(肉桂)	37.5g
	백복령(白茯苓)	112.5g	부자포(附子炮)	37.5g

【목표】 신수 부족을 다스린다.

51 옹저(癰疽)

부스럼, 즉 종기의 총칭이다. 옹(癰)은 부분적으로 피부와 살이 부드럽고 반들반들해지면서 붓고 곪는 것. 저(疽)는 피부와 살이 단단히 굳어지면서도 붓지는 않는 것.

초발(初發)

옹저가 된 초기의 경우. 처음에는 약간 아프다가 곪을 때엔 통증이 심하고, 다 곪으면 통증이 줄고 오한도 난다.

연교패독산(連翹敗毒散)

처방		
• 인삼(人蔘) 3.75g	• 길경(桔梗) 3.75g	
• 시호(柴胡) 3.75g	• 천궁(川芎) 3.75g	
• 전호(前胡) 3.75g	• 적복령(赤茯苓) 3.75g	
• 강활(羌活) 3.75g	• 연교(連翹) 3.75g	
• 독활(獨活) 3.75g	• 금은화(金銀花) 3.75g	
• 지각(枳殼) 3.75g	• 감초(甘草) 3.75g	

(목표) 상한의 시기로 인한 발열·두통·지체통 및 상풍의 해수·비색·성중을 다스린다.

삼인고(三仁膏)

처방		
• 비마자인(萆麻子仁) 각등분	• 행인(杏仁) 각등분	
• 마자인(麻子仁) 각등분		

【목표】 옹저가 처음 생기는 데 쓰면 신효를 본다.
【용법】 위의 3가지의 인을 작말하여 백청으로 고루 조합해서 붙인다.
【활투】 ① 밀가루와 곡말을 가하면 더욱 좋다.
② 독이 심하면 창이자·목별자·백강잠·목면자인을 가한다.
③ 협담했으면 남성과 반하를 가한다.
④ 열종에는 대황을 가한다.
⑤ 창구를 터뜨리려면 자금정과 백정향을 가한다.
⑥ 화농을 촉진하려면 계심을 가한다.
⑦ 경락을 통하게 하려면 초오를 가한다.

탁리소독산(托裡消毒散)

처방				
	• 금은화(金銀花)	11.25g	• 천궁(川芎)	3.75g
	• 진피(陳皮)	11.25g	• 백지(白芷)	3.75g
	• 황기(黃芪)	7.5g	• 길경(桔梗)	3.75g
	• 천화분(天花粉)	7.5g	• 후박(厚朴)	3.75g
	• 방풍(防風)	3.75g	• 천산갑(穿山甲)	3.75g
	• 당귀(當歸)	3.75g	• 조각자(皂角刺)	3.75g

【목표】 옹저를 다스리는데, 미성된 옹저는 소진시키고 기성의 것은 궤멸시킨다.
① 술과 물을 반반씩으로 달여 먹는데, 병이 하초에 있으면 물로만 달인다.
【활투】 차차 화농하면서 기가 허하면 인삼 11.25g~18.75g을 가한다.
② 허랭하면 육계를 또 가한다.

시종(始終)

발병할 때부터 완치될 때까지 쓸 수 있는 약.

✎ 국로고(國老膏)

처방	
• 대감초(大甘草)	37.5g

◀목표▶ 현옹을 다스린다.

◀용법▶ 대감초 자른 것을 산간의 장류수 1완에 담갔다가 아침부터 낮까지 문무화로 천천히 구워서, 마르거든 앞서 담갔던 때와 같은 물에 침했다가 다시 굽되, 물이 다 없어질 만큼 되거든 잘게 썰어서 호주 3되로 1되가 되게 달여서 내키는 대로 2~3번 공심에 음복하면 걱정될 것이 없을 것이고, 20일 후에는 반드시 소진될 것이다.

궤후(潰後)

부스럼이 터진 후의 조치약들.

✎ 가미십전탕(加味十全湯)

처방			
• 인삼(人蔘)	4.5g	• 당귀(當歸)	4.5g
• 백출(白朮)	4.5g	• 황기(黃芪)	3.75g
• 백복령(白茯苓)	4.5g	• 육계(肉桂)	3.75g
• 감초(甘草)	4.5g	• 진피(陳皮)	3g
• 숙지황(熟地黃)	4.5g	• 오약(烏藥)	3g
• 백작약(白芍藥)	4.5g	• 오미자(五味子)	3g
• 천궁(川芎)	4.5g		

【목표】 옹저를 다스려서 터진 후에 기혈을 보하고 농을 배제하며 살이 나게 한다.

십전대보탕(十全大補湯)

처방				
	• 인삼(人蔘)	4.5g	• 백작약(白芍藥)	4.5g
	• 백출(白朮)	4.5g	• 천궁(川芎)	4.5g
	• 백복령(白茯苓)	4.5g	• 당귀(當歸)	4.5g
	• 감초(甘草)	4.5g	• 황기(黃芪)	3.75g
	• 숙지황(熟地黃)	4.5g	• 육계(肉桂)	3.75g

【활투】 일체의 허손에는 모두 증세에 따라 가감할 수 있다.
① 대개 옹저의 병사가 아직도 깨끗하지 않으면 금은화·조각자·천산갑 따위를 가하고, 오래도록 수렴되지 않으면 인삼·육계·황기를 배로 하고 생강·부자·연육 따위를 가한다.

자신보원탕(滋腎保元湯)

처방				
	• 인삼(人蔘)	4.5g	• 목단피(牧丹皮)	3.75g
	• 백출(白朮)	4.5g	• 황기(黃芪)	3.75g
	• 백복령(白茯苓)	4.5g	• 산수유(山茱萸)	3.75g
	• 감초(甘草)	4.5g	• 두충(杜沖)	3.75g
	• 숙지황(熟地黃)	4.5g	• 육계(肉桂)	1.87g
	• 당귀(當歸)	4.5g	• 부자(附子)	1.87g

【목표】 옹저가 터진 후 더디 아무는 증세를 다스린다.

번갈(煩渴)

옹저로 번갈이 생길 경우.

팔물탕(八物湯)

처방					
	• 인삼(人蔘)	4.5g	• 숙지황(熟地黃)	4.5g
	• 백출(白朮)	4.5g	• 백작약(白芍藥)	4.5g
	• 백복령(白茯苓)	4.5g	• 천궁(川芎)	4.5g
	• 감초(甘草)	4.5g	• 당귀(當歸)	4.5g

목표 기와 혈이 다 허한 것을 다스린다.
① 일명 팔진탕(八珍湯)이다.
② 허림(虛淋)에는 황기·호장근·황금·우슬 등을 가한다.

활투 자학이 오래 된 데에는 인삼과 숙지황을 배로 하고, 시호·조금·사인 등을 가한다.
③ 한다에는 계지·황기·방풍을 가한다.
④ 두통에는 천마와 세신을 가한다.

사물탕(四物湯)

처방					
	• 숙지황(熟地黃)	4.68g	• 천궁(川芎)	4.68g
	• 백작약(白芍藥)	4.68g	• 당귀(當歸)	4.68g

목표 혈병을 통치한다.

독기상공(毒氣上攻)

옹저의 독기가 심·비를 상공하여 구역질을 하는 경우.

육군자탕(六君子湯)

처방				
	반하(半夏)	5.62g	백복령(白茯苓)	3.75g
	백출(白朮)	5.62g	인삼(人蔘)	3.75g
	진피(陳皮)	3.75g	감초(甘草)	1.87g

【목표】 원기가 허하고, 목구멍에서 가래 끓는 소리가 나는 증세를 다스린다.

【활투】 허랭(虛冷)에는 생강·계지를 가한다.
① 한다(汗多)에는 계지와 황기를 가한다.
② 혈조(血燥)에는 숙지황·당귀·백작약을 가한다.
③ 해수(咳嗽)에는 패모·오미자를 가한다.
④ 기체(氣滯 : 뱃속에 가스가 많이 생겨서 도포증이 일어나는 증세)에는 향부자·목향을 가한다.
⑤ 협감(挾感 : 감기에 걸림)에는 향부자와 건갈을 가한다.
⑥ 협식(挾食 : 위장병)에는 신곡·사인·지실을 가한다.
⑦ 부종(浮腫)에는 사령산(四苓散)을 합방한다.

담성(痰盛)

옹저로 인하여 폐와 위가 허약해져서 천급증을 일으키는 경우가 있다.

통순산(通順散)

처방				
	적작약(赤芍藥)	3.75g	회향(茴香)	3.75g
	목통(木通)	3.75g	오약(烏藥)	3.75g
	백지(白芷)	3.75g	당귀(當歸)	3.75g
	하수오(何首烏)	3.75g	감초(甘草)	3.75g
	지각(枳殼)	3.75g		

◀목표▶ 일명 영위반혼탕(榮衛返魂湯)·추풍통기산(追風通氣散)·하수오산(何首烏散)이라고 한다.
① 담음으로 인해 병이 된 것을 모두 다스리는데 주로 담종을 다스린다.
② 인동을 가하면 효력이 매우 좋다.
③ 허하면 부자를 가한다.
④ 실하면 대황을 가한다.
⑤ 담에는 남성과 반하를 가한다.
⑥ 종경에는 천궁·마황·총백·전갈·천산갑을 가한다.
⑦ 유주에는 독활을 가한다.
◀용법▶ 주수 각반으로 전복한다.
◀학투▶ 기허에는 인삼을 가한다.
⑧ 담결에는 백개자를 가한다.
⑨ 냉에는 생강과 부자를 가한다.

첩약(貼藥)

환부에 바르는 외용약.

✎ 신이고(神異膏)

처방				
	• 노봉방(露峰房)	37.5g	• 현삼(玄蔘)	18.75g
	• 행인(杏仁)	37.5g	• 난발(亂髮)	375g
	• 황기(黃芪)	28.12g	• 향유(香油)	375g
	• 사퇴(蛇退)	18.75g	• 황단(黃丹)	187.5g

◀목표▶ 제반 옹절독을 다스린다.
① 먼저 향유와 난발을 볶는다. 다 녹을 때를 기다려서 행인을 넣고 다시 볶아, 흑색이 되거든 걸러서 찌꺼기를 버리고 황기와 현삼을 넣

고 2~4시간 볶아 놓고, 조금 멈췄다가 노봉방과 사퇴를 넣고 흑색이 되도록 볶아 걸러서 찌꺼기를 버리고, 또 은은한 불에 볶다가 황단을 넣고 1,000여 번 급히 저어서 물에 떨어뜨려 보아 구슬같이 되면 사용한다.

만응고(萬應膏)

처방

• 대황(大黃)	75g	• 당귀(當歸)	18.75g
• 황금(黃芩)	75g	• 백급(白芨)	18.75g
• 백렴(白蘞)	37.5g	• 생지황(生地黃)	18.75g
• 황랍(黃蠟)	37.5g	• 관계(官桂)	18.75g
• 황백(黃栢)	18.75g	• 현삼(玄蔘)	18.75g
• 적작약(赤芍藥)	18.75g	• 몰약(沒藥)	18.75g
• 백지(白芷)	18.75g	• 유향(乳香)	18.75g
• 황기(黃芪)	18.75g	• 황단(黃丹)	600g
• 목별자(木鱉子)	18.75g	• 향유(香油)	1500g
• 행인(杏仁)	18.75g		

【목표】 일체의 옹종과 오래 된 종창을 다스린다.

【용법】 위의 19약미 중 황단·향유·유향·몰약·황랍을 제외한 14미를 향유에 3일 동안 담갔다가 은은한 불에 볶되 버들가지로 저어서 백지가 황색으로 될 때쯤 해서 걸러 찌꺼기를 버리고 황단을 넣고 다시 볶은 다음 물에 떨어뜨려 보아 구슬같이 되거든 유향·몰약·황랍을 넣고 녹여 고루 저어서 그릇에 담아 흙에 7일간 묻어 두었다가 사용한다.

운모고(雲母膏)

처방				
• 운모(雲母)	150g	• 천궁(川芎)	18.75g
• 염초(焰硝)	150g	• 목향(木香)	18.75g
• 감초(甘草)	150g	• 백렴(白蘞)	18.75g
• 괴지(槐枝)	75g	• 방풍(防風)	18.75g
• 유지(柳枝)	75g	• 후박(厚朴)	18.75g
• 진피(陳皮)	75g	• 사향(麝香)	18.75g
• 상백피(桑白皮)	75g	• 길경(桔梗)	18.75g
• 측백엽(側柏葉)	75g	• 시호(柴胡)	18.75g
• 수은(水銀)	75g	• 송지(松枝)	18.75g
• 천초(川椒)	18.75g	• 인삼(人蔘)	18.75g
• 백지(白芷)	18.75g	• 황금(黃芩)	18.75g
• 몰약(沒藥)	18.75g	• 창출(蒼朮)	18.75g
• 적작약(赤芍藥)	18.75g	• 초용담(草龍膽)	18.75g
• 관계(官桂)	18.75g	• 합환피(合歡皮)	18.75g
• 당귀(當歸)	18.75g	• 유향(乳香)	18.75g
• 염화(鹽花)	18.75g	• 부자(附子)	18.75g
• 황기(黃芪)	18.75g	• 백복령(白茯苓)	18.75g
• 혈갈(血竭)	18.75g	• 양강(良薑)	18.75g
• 창포(菖蒲)	18.75g	• 황단(黃丹)	525g
• 백급(白芨)	18.75g	• 청유(淸油)	1500g

목표 여러 가지의 옹저와 창종을 다스린다.

용법 운모·염초·혈갈·몰약·유향·사향·황단·염화를 제외한 나머지 약미들을 유중에 7일간 담갔다가 은은한 불에 달여 백지와 부자가 황색으로 변하거든 헝겊으로 싸서 건더기를 버리고 다시 볶는데, 황단 등 8미의 분말을 넣고 유목비로 자꾸 저어서 물에 떨어뜨려 보아 구슬같이 될 정도로 하여 자기에 넣고, 고약 위에 나온 수은을 걷

어낸다. 쓸 때마다 수은은 긁어 버린다.

만병무우고(萬病無憂膏)

처방

• 천오(川烏)	22.5g	• 오약(烏藥)	30g
• 초오(草烏)	22.5g	• 관계(官桂)	30g
• 대황(大黃)	22.5g	• 도지(桃枝)	15g
• 당귀(當歸)	30g	• 유지(柳枝)	15g
• 적작약(赤芍藥)	30g	• 상지(桑枝)	15g
• 백지(白芷)	30g	• 괴지(槐枝)	15g
• 연교(連翹)	30g	• 조지(棗枝)	15g
• 백렴(白蘞)	30g	• 조각(皂角)	18.75g
• 백급(白芨)	30g	• 고삼(苦蔘)	18.75g
• 목별자(木鼈子)	30g		

(목표) 풍·한·습·기로 상한 것을 다스린다. 질박 상손에도 다 붙일 수 있고, 또 일체의 무명 종독에 이내 붙이면 곧 삭아지며, 이미 성종된 데에 붙이면 지통하고 장육 생기한다.

(용법) 위의 약미들을 썰어서 향유 1200g에 하룻밤 담갔다가 볶아서, 색이 검게 되거든 걸러서 찌꺼기를 버리고 기름으로 다시 볶다가 황단 450g을 넣고, 그 다음 계속해서 괴지와 유지를 넣고 그치지 않고 손으로 저어서 물에 떨어뜨려 보아 구슬같이 되거든 유향과 몰약 분말을 각 15g씩 넣고 고루 저어서 거두어 준다.

소담고(消痰膏)

처방

• 생강(生薑)	75g	• 황기(黃芪)	37.5g
• 총백(蔥白)	75g	• 육계(肉桂)	37.5g
• 대산(大蒜)	75g	• 부자(附子)	37.5g
• 남성(南星)	37.5g	• 당귀(當歸)	37.5g

• 반하(半夏)	37.5g		• 노봉방(露蜂房)	37.5g
• 백합(百合)	37.5g		• 행인(杏仁)	37.5g
• 상륙(商陸)	37.5g		• 현삼(玄蔘)	37.5g
• 하수오(何首烏)	37.5g		• 백화사(白花蛇)	37.5g
• 독활(獨活)	37.5g		• 웅담(熊膽)	2.62g
• 석창포(石菖蒲)	37.5g		• 사향(麝香)	2.62g
• 백지(白芷)	37.5g		• 유향(乳香)	1.87g
• 적작약(赤芍藥)	37.5g		• 진유(眞油)	5되
• 인삼(人蔘)	37.5g		• 황단(黃丹)	750g

【목표】 일체의 담종과 결핵종의 통증을 다스린다.

【용법】 위의 26가지 약미 중 웅담·사향·유향·황단 등 4가지를 제외한 22가지의 약미를 향유에 1일 동안 담갔다가 검게 되도록 볶아 걸러서 건더기를 버리고 황단을 넣고 다시 볶아 물에 떨어뜨려 보아 구슬처럼 되면 웅담·사향·유향을 넣고 다시 잘 저어서 그릇에 담아두고 사용한다.

삽약(揷藥)

부스럼이 터진 데 삽입하는 약(심지약).

신성병(神聖餠)

처방				
	• 당귀(當歸)	1.87g	• 붕사(硼砂)	1.87g
	• 백지(白芷)	1.87g	• 해표초(海螵蛸)	1.87g
	• 노감석(爐甘石)	1.87g	• 경분(輕粉)	1.87g
	• 유향(乳香)	1.87g	• 파두상(巴豆霜)	1.87g
	• 몰약(沒藥)	1.87g	• 사향(麝香)	1.87g
	• 석웅황(石雄黃)	1.87g	• 주사(朱砂)	1.87g
	• 웅담(熊膽)	1.87g	• 호동루(胡桐淚)	1.12g

(목표) 창구에 삽입하면 나쁜 것을 제거하고 새 살을 나게 한다.

(용법) 위의 약미들을 작말하여 백급병에 이겨서 바늘처럼 가늘게 만들어 창구에 꽂는다.

▌폐옹(肺癰)▐

중부혈의 가죽과 살이 약간 두드러지면서 천식을 하며, 양 옆구리가 비만하고 죽 같은 고름이나 피를 토하며, 목 안이 건조하고 춥고 떨리기도 한다.

✍ 길경탕(桔梗湯)

처방				
	• 길경(桔梗)	4.5g	• 지각(枳殼)	2.62g
	• 패모(貝母)	4.5g	• 황기(黃芪)	2.62g
	• 과루인(瓜蔞仁)	3.75g	• 방풍(防風)	2.62g
	• 의이인(薏苡仁)	3.75g	• 행인(杏仁)	1.87g
	• 당귀(當歸)	3.75g	• 백합(百合)	1.87g
	• 상백피(桑白皮)	2.62g	• 감초(甘草)	1.87g

(목표) 폐장농양(肺臟膿瘍)을 다스린다.

✍ 삼소음(蔘蘇飮)

처방				
	• 인삼(人蔘)	3.75g	• 적복령(赤茯苓)	3.75g
	• 소엽(蘇葉)	3.75g	• 진피(陳皮)	2.06g
	• 전호(前胡)	3.75g	• 길경(桔梗)	2.06g
	• 반하(半夏)	3.75g	• 지각(枳殼)	2.06g
	• 건갈(乾葛)	3.75g	• 감초(甘草)	2.06g

(목표) 풍한에 감상한 두통·발열·해수 및 내인의 7정으로 인한 담

성과 조열을 다스린다.

학투 담성에는 3자(나복자·백개자·소자)를 가한다.
① 폐열에는 인삼 대신 사삼으로 바꾸고 상백피·맥문동을 가한다.
② 허랭에는 인삼을 배로 하고 계지를 가한다.

소청룡탕(小靑龍湯)

처방				
	• 마황(麻黃)	5.62g	• 세신(細辛)	3.75g
	• 백작약(白芍藥)	5.62g	• 건강(乾薑)	3.75g
	• 오미자(五味子)	5.62g	• 계지(桂枝)	3.75g
	• 반하(半夏)	5.62g	• 감초(甘草)	3.75g

목표 상한으로 표가 불해(不解)하고 심하에 수기가 있으며, 건구·기역·발열·해천하는 증을 다스린다.
① 이 약을 먹고 갈증이 나는 것은 이기가 온해져서 몸 속의 수분이 발산되기 때문이다.

간옹(肝癰)

기문혈의 살과 가죽이 약간 부어 오르며, 양 옆구리가 비만해서 누우면 두근거리고 소변이 잘 안 나온다.

소시호탕(小柴胡湯)

처방				
	• 시호(柴胡)	11.25g	• 반하(半夏)	3.75g
	• 황금(黃芩)	7.5g	• 감초(甘草)	1.87g
	• 인삼(人蔘)	3.75g		

목표 소양병인 반표반리의 왕래 한열을 다스린다.
① 일명 삼금탕(三禁湯 : 汗·吐·下의 3가지 치료법을 금함)이다.

(학투) 식학(食瘧)에는 평위산(平胃散)을 합방하든가 혹은 양위탕(養胃湯)을 합방한다. 서에는 향유·백편두를 가하고, 이질이 겸발되면 빈랑과 황금을 가하고, 설사가 겹치면 택사와 저령을 또 가한다.

신옹(腎癰)

경문혈의 살과 가죽이 약간 부으면서 내부의 신장에까지 잇대어 아프고, 요로와 방광 부위까지 뻐근하고 아프기도 하다.

✎ 팔미원(八味元)

처방
- 숙지황(熟地黃)   300g
- 산약(山藥)   150g
- 산수유(山茱萸)   150g
- 백복령(白茯苓)   112.5g
- 목단피(牧丹皮)   112.5g
- 택사(澤瀉)   112.5g
- 육계(肉桂)   37.5g
- 부자포(附子炮)   37.5g

(목표) 신수 부족을 다스린다.
① 명문 양허를 다스린다.

현옹(懸癰)

항문과 생식기 사이에 생기는 부스럼이다. 처음에는 솔씨만하게 나서 몹시 가렵다가 차차 연자만하게 크고, 수십 일 후에 복숭아만하게 크고 붉게 부어서 아프고, 터지면 대소변이 그 속으로 배출된다.

✎ 국로고(國老膏)

처방
- 대감초(大甘草)   37.5g

◀목표▶ 현옹을 다스린다.

◀용법▶ 대감초 자른 것을 산간의 장류수 1완에 담갔다가 아침부터 낮까지 문무화로 천천히 구워서, 마르거든 앞서 담갔던 때와 같은 물에 침했다가 다시 굽되, 물이 다 없어질 만큼 되거든 잘게 썰어서 호주 3되로 1되가 되게 달여서 내키는 대로 2~3번 공심에 음복하면 걱정될 것이 없을 것이고, 20일 후에는 반드시 소진될 것이다.

부골저(附骨疽)

근육 속 깊은 데가 쑤시듯 아프고, 겉으로는 붓거나 하는 증상이 없다. 동통이 심해서 움직이지 못하고, 춥고 열은 있으되 땀은 없으며 오래 되면 곪기도 한다.

통순산(通順散)

처방				
	• 적작약(赤芍藥)	3.75g	• 회향(茴香)	3.75g
	• 목통(木通)	3.75g	• 오약(烏藥)	3.75g
	• 백지(白芷)	3.75g	• 당귀(當歸)	3.75g
	• 하수오(何首烏)	3.75g	• 감초(甘草)	3.75g
	• 지각(枳殼)	3.75g		

◀목표▶ 일명 영위반혼탕(榮衛返魂湯)·추풍통기산(追風通氣散)·하수오산(何首烏散)이라고 한다.
① 담음으로 인해 병이 된 것을 모두 다스리는데 주로 담종을 다스린다.
② 인동을 가하면 효력이 매우 좋다.
③ 허하면 부자를 가한다.
④ 실하면 대황을 가한다.

⑤ 담에는 남성과 반하를 가한다.
⑥ 종경에는 천궁·마황·총백·전갈·천산갑을 가한다.
⑦ 유주에는 독활을 가한다.

〔용법〕 주수 각반으로 전복한다.

〔활투〕 기허에는 인삼을 가한다.

⑧ 담결에는 백개자를 가한다.
⑨ 냉에는 생강과 부자를 가한다.

✎ 이진탕(二陳湯)

처방				
	• 반하(半夏)	7.5g	• 적복령(赤茯苓)	3.75g
	• 귤피(橘皮)	3.75g	• 감초(甘草)	1.87g

〔목표〕 담음을 통치한다.

① 좌두통은 혈허에 속한다. 조경·석중하면 사물탕(四物湯)을 합방한 데다가 형개·박하·세신·만형자·시호·황금 등을 가한다.
② 기울에는 이 약을 달인 물로 교감단(交感丹)을 삼킨다.

52 제창(諸瘡)

각종 창병의 경우.

대풍창(大風瘡)

문둥병의 경우.

방풍통성산(防風通聖散)

처방

• 활석(滑石)	6.37g	• 대황(大黃)	1.68g
• 감초(甘草)	4.5g	• 마황(麻黃)	1.68g
• 석고(石膏)	2.62g	• 박하(薄荷)	1.68g
• 황금(黃芩)	2.62g	• 연교(連翹)	1.68g
• 길경(桔梗)	2.62g	• 망초(芒硝)	1.68g
• 방풍(防風)	1.68g	• 형개(荊芥)	1.31g
• 천궁(川芎)	1.68g	• 백출(白朮)	1.31g
• 당귀(當歸)	1.68g	• 치자(梔子)	1.31g
• 적작약(赤芍藥)	1.68g		

목표 모든 풍열과 창진흑함(瘡疹黑陷 : 마마가 곪을 때 농포 속에 출혈이 되어 생기는 증세), 풍열창개(風熱瘡疥)·두생백설(頭生白屑)·면비자적(面鼻紫赤)·폐풍창(肺風瘡)·대풍나질(大風癩疾), 혹은 열결(熱結)로 인한 대소변 불통을 다스린다. 아울러 주독을 푼다.

활투 활석과 망초를 빼고 나머지를 아울러 주초한 것을 주제통성산(酒製通聖散)이라고 한다.

① 은진소양(癮疹瘙痒 : 두드러기가 나서 아프고 가려운 증세)에는 금은화·현삼·선퇴를 가한다.

양매창(楊梅瘡)

매독의 경우.

✎ 선유량탕(仙遺粮湯)

처방					
	• 토복령(土茯苓)	26.25g	• 의이인(薏苡仁)	1.87g
	• 방풍(防風)	1.87g	• 백소피(白蘇皮)	1.87g
	• 목과(木瓜)	1.87g	• 금은화(金銀花)	1.87g
	• 목통(木通)	1.87g	• 조각자(皂角刺)	1.5g

【목표】 양매풍창에 경분을 잘못 복용하여 살이 헐고 뼈가 상한 것을 다스린다.
① 1일 3회 복용한다.

✎ 단분환(丹粉丸)

처방					
	• 경분(輕粉)	7.5g	• 호박(琥珀)	1.87g
	• 황단(黃丹)	3.75g	• 유향(乳香)	1.87g
	• 석웅황(石雄黃)	3.75g	• 고백반(枯白礬)	1.87g
	• 종유분(鍾乳粉)	3.75g		

【목표】 양매창을 다스린다.

✎ 방풍통성산(防風通聖散)

처방					
	• 활석(滑石)	6.37g	• 대황(大黃)	1.68g
	• 감초(甘草)	4.5g	• 마황(麻黃)	1.68g
	• 석고(石膏)	2.62g	• 박하(薄荷)	1.68g
	• 황금(黃芩)	2.62g	• 연교(連翹)	1.68g
	• 길경(桔梗)	2.62g	• 망초(芒硝)	1.68g

• 방풍(防風)	1.68g	• 형개(荊芥)	1.31g
• 천궁(川芎)	1.68g	• 백출(白朮)	1.31g
• 당귀(當歸)	1.68g	• 치자(梔子)	1.31g
• 적작약(赤芍藥)	1.68g		

【목표】 모든 풍열과 창진흑함(瘡疹黑陷: 마마가 곪을 때 농포 속에 출혈이 되어 생기는 증세), 풍열창개(風熱瘡疥)·두생백설(頭生白屑)·면비자적(面鼻紫赤)·폐풍창(肺風瘡)·대풍나질(大風癩疾), 혹은 열결(熱結)로 인한 대소변 불통을 다스린다. 아울러 주독을 푼다.

【활투】 활석과 망초를 빼고 나머지를 아울러 주초한 것을 주제통성산(酒製通聖散)이라고 한다.

① 은진소양(癮疹瘙痒: 두드러기가 나서 아프고 가려운 증세)에는 금은화·현삼·선퇴를 가한다.

나력(瘰癧)

연주창의 경우.

치자청간탕(梔子淸肝湯)

처방			
• 시호(柴胡)	7.5g	• 적작약(赤芍藥)	3.75g
• 치자(梔子)	4.87g	• 당귀(當歸)	3.75g
• 목단피(牧丹皮)	4.87g	• 우방자(牛蒡子)	3.75g
• 적복령(赤茯苓)	4.87g	• 청피(靑皮)	1.87g
• 천궁(川芎)	3.75g	• 감초(甘草)	1.87g

【목표】 간·담에 화가 성해서 귀 뒤·목·가슴·유방 등에 멍울이 생기는 것을 다스린다.

✎ 하고초산(夏枯草散)

처방				
	• 하고초(夏枯草)	75g	• 감초(甘草)	18.75g
	• 향부자(香附子)	37.5g		

【목표】 간이 허해서 눈동자가 아프고 시리어 눈물이 나는 것을 다스린다. 일명 보간산(補肝散)이다.

【용법】 위의 약미들을 작말해서 3.5g씩 식후에 다청으로 복용한다.

▌결핵(結核)▐

결정상의 작은 멍울이 종독처럼 피하나 막외에 생겨, 손으로 밀면 이동하기도 하는 것. 온 몸에 생기기도 한다.

✎ 개기소담탕(開氣消痰湯)

처방				
	• 길경(桔梗)	3.75g	• 지실(枳實)	1.87g
	• 변향부(便香附)	3.75g	• 강활(羌活)	1.87g
	• 백강잠(白殭蠶)	3.75g	• 형개(荊芥)	1.87g
	• 진피(陳皮)	2.62g	• 빈랑(檳榔)	1.87g
	• 편금(片芩)	2.62g	• 사간(射干)	1.87g
	• 지각(枳殼)	2.62g	• 위령선(威靈仙)	1.87g
	• 전호(前胡)	1.87g	• 목향(木香)	1.12g
	• 반하(半夏)	1.87g	• 감초(甘草)	1.12g

【목표】 흉중위완(胸中胃脘)에서 인문(咽門)에 이르기까지 줄지어 동통이 나고, 수족에 호두 같은 담핵이 있는 것을 다스리는 데 매우 효험이 있다.

📖 이진탕(二陳湯)

처방				
	• 반하(半夏)	7.5g	• 적복령(赤茯苓)	3.75g
	• 귤피(橘皮)	3.75g	• 감초(甘草)	1.87g

(목표) 담음을 통치한다.

① 좌두통은 혈허에 속한다. 조경·석중하면 사물탕(四物湯)을 합방한 데다가 형개·박하·세신·만형자·시호·황금 등을 가한다.
② 기울에는 이 약을 달인 물로 교감단(交感丹)을 삼킨다.

▌영유(癭瘤)▐

「혹」인데, 기와 혈이 엉겨서 생긴다.

영(癭)은 근심 걱정이 과도해서 생기는데 목 뒤와 어깨에 나며, 유(瘤)는 기를 따라서 응결되므로 온 몸 어디에나 생긴다. 혹들은 터뜨려서는 안 된다.

📖 십육미유기음(十六味流氣飮)

처방				
	• 소엽(蘇葉)	5.62g	• 방풍(防風)	1.87g
	• 인삼(人蔘)	3.75g	• 오약(烏藥)	1.87g
	• 황기(黃芪)	3.75g	• 빈랑(檳榔)	1.87g
	• 당귀(當歸)	3.75g	• 백작약(白芍藥)	1.87g
	• 천궁(川芎)	1.87g	• 지각(枳殼)	1.87g
	• 관계(官桂)	1.87g	• 목향(木香)	1.87g
	• 후박(厚朴)	1.87g	• 감초(甘草)	1.87g
	• 백지(白芷)	1.87g	• 길경(桔梗)	1.12g

(목표) 유암(乳癌)을 다스린다.

① 청피 3.75g을 가해서 달여 먹는다.

두창(頭瘡)

머리에 나병처럼 큰 부스럼이 생긴 것.

주귀음(酒歸飮)

처방					
	• 주당귀(酒當歸)	5.62g	• 주천마(酒天麻)	2.8g
	• 백출(白朮)	5.62g	• 창출(蒼朮)	2.8g
	• 주편금(酒片芩)	3.75g	• 창이자(蒼耳子)	2.8g
	• 주작약(酒芍藥)	3.75g	• 주황금(酒黃芩)	1.5g
	• 천궁(川芎)	3.75g	• 주감초(酒甘草)	1.5g
	• 진피(陳皮)	3.75g	• 방풍(防風)	1.12g

목표 두창을 다스린다.

① 1일 3회 복용하며, 복용 후에는 잠시 포근히 자는 것이 좋다.

방풍통성산(防風通聖散)

처방					
	• 활석(滑石)	6.37g	• 대황(大黃)	1.68g
	• 감초(甘草)	4.5g	• 마황(麻黃)	1.68g
	• 석고(石膏)	2.62g	• 박하(薄荷)	1.68g
	• 황금(黃芩)	2.62g	• 연교(連翹)	1.68g
	• 길경(桔梗)	2.62g	• 망초(芒硝)	1.68g
	• 방풍(防風)	1.68g	• 형개(荊芥)	1.31g
	• 천궁(川芎)	1.68g	• 백출(白朮)	1.31g
	• 당귀(當歸)	1.68g	• 치자(梔子)	1.31g
	• 적작약(赤芍藥)	1.68g		

｟목표｠ 모든 풍열과 창진흑함(瘡疹黑陷 : 마마가 곪을 때 농포 속에 출혈이 되어 생기는 증세), 풍열창개(風熱瘡疥)·두생백설(頭生白屑)·면비자적(面鼻紫赤)·폐풍창(肺風瘡)·대풍나질(大風癩疾), 혹은 열결(熱結)로 인한 대소변 불통을 다스린다. 아울러 주독을 푼다.

｟활투｠ 활석과 망초를 빼고 나머지를 아울러 주초한 것을 주제통성산(酒製通聖散)이라고 한다.
① 은진소양(癮疹瘙痒 : 두드러기가 나서 아프고 가려운 증세)에는 금은화·현삼·선퇴를 가한다.

음식창(陰蝕瘡)

남녀의 음부에 나는 큰 부스럼인데 세 가지가 있다.
① 습음창(濕陰瘡)은 몹시 가렵고 습선처럼 진즙이 흘러나오는 것.
② 투정창(妬精瘡)은 오래 금욕 생활을 해서, 속으로 배설된 정액이 음부나 음경으로 들어가 그곳에서 썩어 창이 되는 것.
③ 하감창(下疳瘡)은 남녀가 비위생적으로 불결하게 교접한 탓으로 남녀간에 성기가 붓고 아프며 소변이 질끔거리고, 오래 되면 진물러서 피고름이 나오는 것.

용담사간탕(龍膽瀉肝湯)

처방				
	• 초용담(草龍膽)	3.75g	• 생지황(生地黃)	1.87g
	• 시호(柴胡)	3.75g	• 당귀(當歸)	1.87g
	• 택사(澤瀉)	3.75g	• 산치(山梔)	1.87g
	• 목통(木通)	1.87g	• 황금(黃芩)	1.87g
	• 차전자(車前子)	1.87g	• 감초(甘草)	1.87g
	• 적복령(赤茯苓)	1.87g		

◀목표▶ 간장의 습기로 인한 남자의 음정과 여자의 음의 양창을 다스린다.
① 공심에 복용한다.
◀적응증▶ 급성요도염・임질・질염・방광염・대하・자궁내막염

✍ 팔정산(八正散)

처방					
	• 구맥(瞿麥)	3.75g	• 치자(梔子)	3.75g
	• 대황(大黃)	3.75g	• 차전자(車前子)	3.75g
	• 목통(木通)	3.75g	• 감초(甘草)	3.75g
	• 편축(萹蓄)	3.75g	• 등심(燈心)	3.75g
	• 활석(滑石)	3.75g		

◀목표▶ 방광의 적열로 인한 소변의 융폐를 다스린다.

▌겸창(臁瘡)▌

종아리에 생긴 축축하고 악취가 나는 종창.

✍ 팔물탕(八物湯)

처방					
	• 인삼(人蔘)	4.5g	• 숙지황(熟地黃)	4.5g
	• 백출(白朮)	4.5g	• 백작약(白芍藥)	4.5g
	• 백복령(白茯苓)	4.5g	• 천궁(川芎)	4.5g
	• 감초(甘草)	4.5g	• 당귀(當歸)	4.5g

◀목표▶ 기와 혈이 다 허한 것을 다스린다.
① 일명 팔진탕(八珍湯)이다.
② 허림(虛淋)에는 황기・호장근・황금・우슬 등을 가한다.

｛활투｝ 자학이 오래 된 데에는 인삼과 숙지황을 배로 하고, 시호·조금·사인 등을 가한다.
③ 한다에는 계지·황기·방풍을 가한다.
④ 두통에는 천마와 세신을 가한다.

연교패독산(連翹敗毒散)

처방				
	• 인삼(人蔘)	3.75g	• 길경(桔梗)	3.75g
	• 시호(柴胡)	3.75g	• 천궁(川芎)	3.75g
	• 전호(前胡)	3.75g	• 적복령(赤茯苓)	3.75g
	• 강활(羌活)	3.75g	• 연교(連翹)	3.75g
	• 독활(獨活)	3.75g	• 금은화(金銀花)	3.75g
	• 지각(枳殼)	3.75g	• 감초(甘草)	3.75g

｛목표｝ 상한의 시기로 인한 발열·두통·지체통 및 상풍의 해수·비색·성중을 다스린다.

신풍창(腎風瘡)

처음 생겼을 때는 양 발이 가끔 달아오르고 뒤꿈치가 아프며, 내경과 종아리에 많이 나고 옴처럼 점점 번진다.

활혈구풍탕(活血驅風湯)

처방				
	• 창출(蒼朮)	2.25g	• 천궁(川芎)	1.87g
	• 두충(杜冲)	2.25g	• 백지(白芷)	1.87g
	• 육계(肉桂)	2.25g	• 세신(細辛)	1.87g
	• 천마(天麻)	2.25g	• 백질여(白蒺藜)	1.87g
	• 의이인(薏苡仁)	2.25g	• 도인(桃仁)	1.87g
	• 귤홍(橘紅)	2.25g	• 백작약(白芍藥)	1.87g

• 빈랑(檳榔)	2.25g	• 반하(半夏)	1.87g
• 후박(厚朴)	2.25g	• 오령지(五靈脂)	1.87g
• 지각(枳殼)	2.25g	• 감초(甘草)	1.87g
• 당귀(當歸)	1.87g		

목표 신장풍창의 소양과 통증을 다스린다. 이는 간신(肝腎)이 허하여 풍습이 침입하기 때문이다.

용법 유향말을 조금 넣어서 공심에 복용한다.

신기환(腎氣丸)

처방				
	• 숙지황(熟地黃)	300g	• 백복령(白茯苓)	112.5g
	• 산약(山藥)	150g	• 목단피(牧丹皮)	112.5g
	• 산수유(山茱萸)	150g	• 택사(澤瀉)	112.5g
	• 오미자(五味子)	150g		

목표 신수 부족을 다스린다.
① 폐의 원천을 자양하여 신수를 나게 한다.

사물탕(四物湯)

처방				
	• 숙지황(熟地黃)	4.68g	• 천궁(川芎)	4.68g
	• 백작약(白芍藥)	4.68g	• 당귀(當歸)	4.68g

목표 혈병을 통치한다.
① 각통(脚痛) 혈열에는 지백과 우슬을 가한다.
② 허양(虛痒)에는 황금을 가하고 부평초(浮萍草) 가루를 첨가한다.
③ 봄에는 천궁을 배로 하고, 여름에는 작약을 배로 하며, 가을에는 지황을 배로 하고, 겨울에는 당귀를 배로 한다.

④ 봄에는 방풍을 가하고, 여름에는 황금을 가하며, 가을에는 천문동을 가하고, 겨울에는 계지를 가한다.

활투 혈허(血虛)의 증세로 월경이 고르지 못할 때는 향부자·익모초·오수유·육계·인삼 등을 가한다.

제창(諸瘡)

여러 가지 종창에 두루 쓰는 약.

승마갈근탕(升麻葛根湯)

처방				
	• 갈근(葛根)	7.5g	• 승마(升麻)	3.75g
	• 백작약(白芍藥)	3.75g	• 감초(甘草)	3.75g

목표 온병 및 환절기 감기를 다스린다.

활투 위풍과 면종에는 소풍산(消風散)을 합방한다.

① 은진·풍독에는 산사육·화피·금은화·현삼·우방자·서각·형방을 가하거나 사물탕(四物湯)을 합방한다.
② 상한인지 두진(痘疹)인지 반신반의면 먼저 이 처방으로 가감하되, 협체(挾滯)하면 산사·진피·신곡 따위를 가하고, 협감(挾感)이면 소엽·인동 따위를 가한다.
③ 한열에는 시호를 가하고, 열이 심하면 황금을 가한다.
④ 마진 초기에는 총백·소엽 따위를 가한다.

인삼패독산(人蔘敗毒散)

처방				
	• 인삼(人蔘)	3.75g	• 지각(枳殼)	3.75g
	• 시호(柴胡)	3.75g	• 길경(桔梗)	3.75g
	• 전호(前胡)	3.75g	• 천궁(川芎)	3.75g

• 강활(羌活)	3.75g	• 적복령(赤茯苓)	3.75g
• 독활(獨活)	3.75g	• 감초(甘草)	3.75g

【목표】 상한의 시기(환절기 유행병)으로 인한 발열·두통·지체통 및 상풍의 해수·비색·성중을 다스린다.

① 천마·지골피를 각각 조금씩 가한 것을 인삼강활산(人蔘羌活散)이라 하며, 소아의 상풍한·발열을 다스린다.

② 형개·방풍을 가한 것을 형방패독산(荊防敗毒散)이라고 하며, 장역 및 대두온을 다스린다.

③ 형방패독산에 연교·금은화를 가한 것을 연교패독산(連翹敗毒散)이라고 하며, 옹저의 초발에 한열이 심하여 상한 같아 보이는 것을 다스린다.

④ 향유 7.5g, 황련 3.75g을 가한 것을 소서패독산(消暑敗毒散)이라고 한다.

【학투】 반진종독에는 형방·현삼·황금·황련·악실(우방자)·산사·금은화를 증세에 따라 적당히 가한다.

53 부인(婦人)

부인과 질환. 산부인과 질환의 경우.

부조(不調)

월경불순의 경우.

조경산(調經散)

처방				
	• 맥문동(麥門冬)	7.5g	• 목단피(牧丹皮)	3.75g
	• 당귀(當歸)	5.62g	• 아교주(阿膠珠)	2.8g
	• 인삼(人蔘)	3.75g	• 감초(甘草)	2.8g
	• 반하(半夏)	3.75g	• 오수유(吳茱萸)	1.87g
	• 백작약(白芍藥)	3.75g	• 육계(肉桂)	1.87g
	• 천궁(川芎)	3.75g		

【목표】 월경부조를 다스린다.
　① 일명 온경탕(溫經湯), 또 천금조경탕(千金調經湯)이다.

【활투】 기허에는 인삼을 배로 한다.

사제향부환(四製香附丸)

처방		
	• 향부미(香附米)	600g

【목표】 월경부조를 다스린다.
【용법】 ① 향부미 600g을 4등분한다.

② 1포는 염수를 탄 생강즙에 담갔다가 삶아서 약간 초한다(주로 담을 내린다).
③ 1포는 초에 담갔다가 약간 초한다(주로 혈을 보한다).
④ 1포는 산치자 150g과 함께 초하되 산치자는 버린다(주로 울을 헤친다).
⑤ 1포는 동변에 씻기만 하고 초하지는 않는다(주로 화를 내린다).
⑥ 위의 약미들을 작말하여, 천궁과 당귀의 분말 각 75g을 넣고, 주면호로 오자대의 환을 지어 50~70환씩 증에 따라 작탕해서 마신다.

사물탕(四物湯)

처방				
	• 숙지황(熟地黃)	4.68g	• 천궁(川芎)	4.68g
	• 백작약(白芍藥)	4.68g	• 당귀(當歸)	4.68g

[목표] 혈병을 통치한다.
① 각통(脚痛) 혈열에는 지백과 우슬을 가한다.
② 허양(虛痒)에는 황금을 가하고 부평초(浮萍草) 가루를 첨가한다.
③ 봄에는 천궁을 배로 하고, 여름에는 작약을 배로 하며, 가을에는 지황을 배로 하고, 겨울에는 당귀를 배로 한다.
④ 봄에는 방풍을 가하고, 여름에는 황금을 가하며, 가을에는 천문동을 가하고, 겨울에는 계지를 가한다.

[학투] 혈허(血虛)의 증세로 월경이 고르지 못할 때는 향부자・익모초・오수유・육계・인삼 등을 가한다.

칠제향부환(七製香附丸)

처방		
	• 향부자(香附子)	525g

◖목표◗ 월경부조와 징가가 결성되는 증을 다스린다.

◖용법◗ 향부자 525g을 7등분한다.

① 제1포는 당귀 75g과 함께 주침하고,
② 제2포는 봉출 75g과 함께 동변침하고,
③ 제3포는 모란피·애엽 각 37.5g과 함께 미감침하고,
④ 제4포는 오약 75g과 함께 미감침하고,
⑤ 제5포는 천궁·현호색 각 37.5g과 함께 수침하고,
⑥ 제6포는 삼릉·시호 각 37.5g과 함께 초침하고,
⑦ 제7포는 홍화·오매 각 37.5g과 함께 염수침한다.
⑧ 이상과 같이 침한 일곱 가지를 봄에는 5일간, 여름에는 3일간, 가을에는 7일간, 겨울에는 10일간 볕에 말려서 향부자만 취하여 작말한 다음. 앞서 침약했던 침수로 풀을 쑤어 오자대의 환을 지어 잠자리에 들 때 술로 80환을 삼킨다.

경지(經遲)

경수(經水)가 기일보다 늦게 나오는 경우.

대영전(大營煎)

처방		
• 숙지황(熟地黃) 11.25~26.25g	• 우슬(牛膝)	5.62g
• 당귀(當歸) 7.5~18.75g	• 육계(肉桂)	3.75~7.5g
• 구기자(枸杞子) 7.50g	• 자감초(炙甘草)	3.75~7.5g
• 두충(杜冲) 7.50g		

◖목표◗ 진음이 휴손된 때와 부인의 월경지연으로 혈소한 데, 근골과 심복의 동통 등에 쓰는 약이다.

혈폐(血閉)

포맥의 혈폐로 월경이 오지 않는 경우.

통경탕(通經湯)

처방				
	• 당귀(當歸)	2.62g	• 후박(厚朴)	2.62g
	• 천궁(川芎)	2.62g	• 지각(枳殼)	2.62g
	• 백작약(白芍藥)	2.62g	• 지실(枳實)	2.62g
	• 생건지황(生乾地黃)	2.62g	• 황금(黃芩)	2.62g
	• 대황(大黃)	2.62g	• 소목(蘇木)	2.62g
	• 관계(官桂)	2.62g	• 홍화(紅花)	2.62g

목표 월경 폐지를 다스린다.

가미귀비탕(加味歸脾湯)

처방				
	• 당귀(當歸)	3.75g	• 백출(白朮)	3.75g
	• 용안육(龍眼肉)	3.75g	• 백복신(白茯神)	3.75g
	• 산조인(酸棗仁)	3.75g	• 산치(山梔)	3.75g
	• 원지(遠志)	3.75g	• 시호(柴胡)	3.75g
	• 인삼(人蔘)	3.75g	• 목향(木香)	1.87g
	• 황기(黃芪)	3.75g	• 감초(甘草)	1.12g

목표 간비의 노울로 인하여 월경이 불통하는 것을 다스린다.
학투 변향부자를 가하면 약효가 더욱 절묘해진다.

혈고(血枯)

출혈 과다로 탈혈이 되었거나 불섭생한 방사 등으로 피가 고갈되어 월경이 되지 않는 경우. 옆구리가 뻑적지근하고 먹지 못하며, 비린내가 나고 가래침에 피가 섞이고, 팔다리에 힘이 없고 어지러우며 전후의 음부로 출혈도 하며, 심하면 맑은 액체가 흐른다.

보중익기탕(補中益氣湯)

처방					
	• 황기(黃芪)	5.62g	• 당귀신(當歸身)	1.87g
	• 인삼(人蔘)	3.75g	• 진피(陳皮)	1.87g
	• 백출(白朮)	3.75g	• 승마(升麻)	1.12g
	• 감초(甘草)	3.75g	• 시호(柴胡)	1.12g

목표 노역을 아주 심하게 했거나 음식 조절을 못하여 신열이 나고 자한이 나는 것을 다스린다.

① 황백 1.12g, 홍화 0.75g을 가하면 가슴으로 들어가서 양혈한다.
② 자한에는 부자・마황근・부소맥을 가한다.
③ 이질이 오래 되어 물같이 되는 데는 부자를 가한다.
④ 비색에는 맥문동과 산치자를 가한다.
⑤ 유뇨에는 산약과 오미자를 가한다.
⑥ 이후얼에는 부자・죽여・생강을 가한다.
⑦ 활설에는 가자와 육두구를 가한다.
⑧ 잉부의 소복추와 기함에는 승마와 방풍을 가한다.
⑨ 전신이 마비되는 기허에는 목과・오약・향부자・청피・방풍・천궁을 가하고, 계지도 조금 가한다.
⑩ 폐한과 탈항에는 가자 3.75g과 저근백피를 조금 가한다.
⑪ 도씨보중익기탕(陶氏補中益氣湯)은 인삼・백출・황기・당귀・시호・진피를 합쳐서 2.62g과 감초 1.87g을 가하고, 혹은 승마를 빼고 총백・생강・대추를 넣는다. 내외감의 두통・신열・자한을 다스린다.

활투 황기와 백출을 빼고 숙지황과 산약을 가한 것을 보음익기전

(補陰益氣煎)이라고 한다.
⑫ 땀이 많으면 계지 7.5g, 방풍 3.75g과 부소맥·오매를 가한다.
⑬ 기가 허해서 요삽이 되면 빈랑·목향을 가하고, 혹 차전자·택사를 가하기도 한다.
⑭ 허리로 하중하면 빈랑·목향·황련을 가하며, 혹 오수유를 가하기도 한다. 복통에는 계심을 가하고, 열이 있을 때는 대황을 가하면 약간 유리하다.
⑮ 기가 허하고 조열이 있으면 시호를 배로 하고 별갑을 가한다.

산후폐(産後閉)

출산 또는 유산 후에 실혈과다로 혈허해서 월경이 안 되는 경우.

✎ 십전대보탕(十全大補湯)

처방

• 인삼(人蔘)	4.5g	• 백작약(白芍藥)	4.5g
• 백출(白朮)	4.5g	• 천궁(川芎)	4.5g
• 백복령(白茯苓)	4.5g	• 당귀(當歸)	4.5g
• 감초(甘草)	4.5g	• 황기(黃芪)	3.75g
• 숙지황(熟地黃)	4.5g	• 육계(肉桂)	3.75g

목표 기와 혈이 모두 허할 때 쓴다.
활투 증세에 따라 가감할 수 있다.

습담(濕痰)

습담의 점조(粘稠)로 인한 월경 폐지의 경우.

도담탕(導淡湯)

처방				
	• 반하(半夏)	7.5g	• 지각(枳殼)	3.75g
	• 남성(南星)	3.75g	• 적복령(赤茯苓)	3.75g
	• 귤피(橘皮)	3.75g	• 감초(甘草)	3.75g

목표 중풍으로 인한 담성(痰聲 : 목구멍에서 가래가 끓는 소리), 어삽(語澁 : 말이 잘 나오지 않는 증세), 어지럼증을 다스린다.
이 처방에 황금과 황련을 가한 것은 청열도담탕, 강활과 백출을 가한 것은 거풍도담탕, 원지·창포·황련·황금·주사를 가한 것은 영신도담탕, 인삼·창포·죽여를 각 1.87g씩 가한 것은 척담탕이라고 한다.

활투 기허에 쓰도록 백출·전갈·백부자를 가하고 인삼을 배가한 것은 도담군자탕(導痰君子湯)이다.

울화(鬱火)

울화가 심해서 경폐가 된 경우.

귀비탕(歸脾湯)

처방				
	• 당귀(當歸)	3.75g	• 황기(黃芪)	3.75g
	• 용안육(龍眼肉)	3.75g	• 백출(白朮)	3.75g
	• 산조인(酸棗仁)	3.75g	• 백복신(白茯神)	3.75g
	• 원지(遠志)	3.75g	• 목향(木香)	1.87g
	• 인삼(人蔘)	3.75g	• 감초(甘草)	1.12g

목표 우사(憂思)로 인한 심비의 노상(勞傷)과 건망·정충을 다스린다.
① 접촉할 때마다 유정되는 것을 다스린다.

(학투) 기가 승강하지 못할 때는 변향·부자를 가한다.

② 허화로 인해 토혈하면 숙지황 18.75g~26.25g 및 검게 초한 건강 3.75g~7.5g을 가한다.

③ 붕루·대하가 오래 가면 인삼을 배로 하고 지유·형방·승마 등을 가한다. 불면에는 숙지황 3.75g~7.5g을 가한다.

울노(鬱怒)

간장과 비장의 울노로 인해서 피가 손상되어 경폐되었을 경우.

🖉 가미귀비탕(加味歸脾湯)

처방					
	• 당귀(當歸)	3.75g	• 백출(白朮)	3.75g
	• 용안육(龍眼肉)	3.75g	• 백복신(白茯神)	3.75g
	• 산조인(酸棗仁)	3.75g	• 산치(山梔)	3.75g
	• 원지(遠志)	3.75g	• 시호(柴胡)	3.75g
	• 인삼(人蔘)	3.75g	• 목향(木香)	1.87g
	• 황기(黃芪)	3.75g	• 감초(甘草)	1.12g

(목표) 간비의 노울로 인하여 월경이 불통하는 것을 다스린다.
(학투) 변향부자를 가하면 약효가 더욱 절묘해진다.

경래신통(經來身痛)

월경이 올 때에 오한과 열이 나면서 온 몸이 아플 경우.

🖉 오적산(五積散)

처방					
	• 창출(蒼朮)	7.5g	• 백작약(白芍藥)	3g
	• 마황(麻黃)	3.75g	• 백복령(白茯苓)	3g

• 진피(陳皮)	3.75g	• 천궁(川芎)	2.62g
• 후박(厚朴)	3g	• 백지(白芷)	2.62g
• 길경(桔梗)	3g	• 반하(半夏)	2.62g
• 지각(枳殼)	3g	• 계피(桂皮)	2.62g
• 당귀(當歸)	3g	• 감초(甘草)	2.25g
• 건강(乾薑)	3g		

【목표】 풍한으로 인해 두통이 나고 몸이 아프며, 사지가 역랭하고 가슴과 배가 아프며, 구토·설사가 나고, 내상으로 냉증이 생기는 등의 증세를 다스린다.

① 좌섬 및 어혈종통에는 마황을 빼고 회향·목향·빈랑·도인·홍화를 가한다.
② 풍이 신을 상하여 허리의 좌우가 간간이 결리거나 양발이 뻣뻣해지면 방풍과 전갈을 가한다.
③ 백지와 계피를 제외하고 나머지 약미들을 초하면 숙료오적산(熟料五積散)이 된다.

【활투】 외감협체에는 산사·신곡·빈랑을 가한다.
④ 회충이 동하면 오매·화초를 가한다.
⑤ 산후협체와 어혈복통에는 마황을 빼고 산사 7.5g, 현호색 3.75g을 가한다.

대탁(帶濁)

① 적대하(赤帶下)는 혈에 속하며 습열이 원인이다.
② 백대하(白帶下)는 기에 속하며 습담이 원인이다.

비원전(秘元煎)

처방				
	• 산약(山藥)	7.5g	• 백출(白朮)	5.62g
	• 감인(芡仁)	7.5g	• 백복령(白茯苓)	5.62g
	• 산조인(酸棗仁)	7.5g	• 감초(甘草)	3.75g
	• 인삼(人蔘)	7.5g	• 원지(遠志)	3g
	• 금앵자(金櫻子)	7.5g	• 오미자(五味子)	14粒

[목표] 유정과 대탁을 다스린다.
① 허에는 황기를 가한다.
② 열이 있으면 고삼을 가한다.
③ 식후 오래 있다가 복용한다.

육린주(毓麟珠)

처방				
	• 숙지황(熟地黃)	150g	• 두충(杜冲)	75g
	• 토사자(菟絲子)	150g	• 녹각상(鹿角霜)	75g
	• 인삼(人蔘)	75g	• 천초(川椒)	75g
	• 백출(白朮)	75g	• 당귀(當歸)	15g
	• 백복령(白茯苓)	75g	• 천궁(川芎)	37.5g
	• 백작약(白芍藥)	75g	• 감초(甘草)	37.5g

[목표] 부인의 기혈이 구허하거나 대하가 탁한 것을 다스린다. 임신하게 하는 다른 여러 방문으로 효력이 없을 때 이 처방을 첨가해서 쓴다.
[용법] 위의 약미들의 분말을 꿀에 이겨서 탄자대로 환을 지어 공심에 1~2알씩 씹어 먹는다. 술이나 백비탕으로 넘기기도 하고, 소환으로 지어 삼키기도 한다.

적담(積痰)

담이 성해서 대하가 된 경우.

이진탕(二陳湯)

처방				
	• 반하(半夏)	7.5g	• 적복령(赤茯苓)	3.75g
	• 귤피(橘皮)	3.75g	• 감초(甘草)	1.87g

목표 담음을 통치한다.
① 좌두통은 혈허에 속한다. 조경·석중하면 사물탕(四物湯)을 합방한 데다가 형개·박하·세신·만형자·시호·황금 등을 가한다.
② 기울에는 이 약을 달인 물로 교감단(交感丹)을 삼킨다.

허한(虛寒)

대하증에서 장기가 허하고 손발이 찰 경우.

보중익기탕(補中益氣湯)

처방				
	• 황기(黃芪)	5.62g	• 당귀신(當歸身)	1.87g
	• 인삼(人蔘)	3.75g	• 진피(陳皮)	1.87g
	• 백출(白朮)	3.75g	• 승마(升麻)	1.12g
	• 감초(甘草)	3.75g	• 시호(柴胡)	1.12g

목표 노역을 아주 심하게 했거나 음식 조절을 못하여 신열이 나고 자한이 나는 것을 다스린다.
① 황백 1.12g, 홍화 0.75g을 가하면 가슴으로 들어가서 양혈한다.
② 자한에는 부자·마황근·부소맥을 가한다.
③ 이질이 오래 되어 물갈이 되는 데는 부자를 가한다.

④ 비색에는 맥문동과 산치자를 가한다.
⑤ 유뇨에는 산약과 오미자를 가한다.
⑥ 이후얼에는 부자·죽여·생강을 가한다.
⑦ 활설에는 가자와 육두구를 가한다.
⑧ 잉부의 소복추와 기함에는 승마와 방풍을 가한다.
⑨ 전신이 마비되는 기허에는 목과·오약·향부자·청피·방풍·천궁을 가하고, 계지도 조금 가한다.
⑩ 폐한과 탈항에는 가자 3.75g과 저근백피를 조금 가한다.
⑪ 도씨보중익기탕(陶氏補中益氣湯)은 인삼·백출·황기·당귀·시호·진피를 합쳐서 2.62g과 감초 1.87g을 가하고, 혹은 승마를 빼고 총백·생강·대추를 넣는다. 내외감의 두통·신열·자한을 다 스린다.

◀학투▶ 황기와 백출을 빼고 숙지황과 산약을 가한 것을 보음익기전(補陰益氣煎)이라고 한다.

⑫ 땀이 많으면 계지 7.5g, 방풍 3.75g과 부소맥·오매를 가한다.
⑬ 기가 허해서 요삽이 되면 빈랑·목향을 가하고, 혹 차전자·택사를 가하기도 한다.
⑭ 허리로 하중하면 빈랑·목향·황련을 가하며, 혹 오수유를 가하기도 한다. 복통에는 계심을 가하고, 열이 있을 때는 대황을 가하면 약간 유리하다.
⑮ 기가 허하고 조열이 있으면 시호를 배로 하고 별갑을 가한다.

▌혈가(血瘕)▐

월경의 불통으로 피가 엉겨서 적가(積瘕)되어 아랫배나 허리에 동통이 생겼을 경우.

귀출파징탕(歸朮破癥湯)

처방				
	• 향부자(香附子)	5.62g	• 청피(靑皮)	3.75g
	• 삼릉(三稜)	3.75g	• 오약(烏藥)	2.62g
	• 봉출(蓬朮)	3.75g	• 홍화(紅花)	1.87g
	• 적작약(赤芍藥)	3.75g	• 소목(蘇木)	1.87g
	• 당귀미(當歸尾)	3.75g	• 관계(官桂)	1.87g

【목표】 월경 폐지와 뱃속에 적괴가 있고 담이 있어서 동통하는 증을 다스린다.

【용법】 술을 조금 넣어서 달여 먹는다.

【적응증】 자궁근종

붕루(崩漏)

때 아닌 자궁 출혈이 되는 경우.
① 혈붕(血崩)은 해산 후에 피가 계속해서 쏟아지는 병.
② 혈루(血漏)는 피가 조금씩 찔끔거리며 나오는 병.

익위승양탕(益胃升陽湯)

처방				
	• 백출(白朮)	5.62g	• 진피(陳皮)	1.87g
	• 황기(黃芪)	3.75g	• 감초(甘草)	1.87g
	• 인삼(人蔘)	2.81g	• 승마(升麻)	1.12g
	• 신곡(神麯)	2.81g	• 시호(柴胡)	1.12g
	• 당귀신(當歸身)	1.87g	• 생황금(生黃芩)	0.75g

【목표】 내상의 여러 가지 증세와 혈탈을 다스린다. 기를 보익하는 옛 성인의 법은 먼저 위기(胃氣)를 조리하여 생발(生發)하는 기를 돕

게 하였다.

【학투】 붕루·대하가 오래 가면 인삼을 11.25g~18.75g으로 증량하거나, 혹은 숙지황·건강·초흑한 형개·초흑한 지유 따위를 가한다.
① 오래 된 변혈이 과다한 것과 원기가 떨어진 것을 다스린다.

◢ 전생활혈탕(全生活血湯)

처방				
	• 백작약(白芍藥)	3.75g	• 감초(甘草)	2.62g
	• 승마(升麻)	3.75g	• 고본(藁本)	1.87g
	• 방풍(防風)	2.62g	• 천궁(川芎)	1.87g
	• 강활(羌活)	2.62g	• 생지황(生地黃)	1.5g
	• 독활(獨活)	2.62g	• 숙지황(熟地黃)	1.5g
	• 시호(柴胡)	2.62g	• 만형자(蔓荊子)	1.12g
	• 당귀신(當歸身)	2.62g	• 세신(細辛)	1.12g
	• 건갈(乾葛)	2.62g	• 홍화(紅花)	0.37g

【목표】 붕루과다(崩漏過多)로 인한 혼모불성(昏冒不省)을 다스린다. 이 약은 보혈·양혈·생혈·익양해서 수족궐음(手足厥陰)을 보한다.

◢ 수비전(壽脾煎)

처방				
	• 인삼(人蔘)	37.5g	• 건강(乾薑)	7.5g
	• 백출(白朮)	7.5g	• 산조인(酸棗仁)	5.62g
	• 당귀(當歸)	7.5g	• 감초(甘草)	3.75g
	• 산약(山藥)	7.5g	• 원지(遠志)	1.87g

【목표】 일명 섭영전(攝榮煎)이다.
① 비가 허해서 섭혈이 불능하거나, 혹은 공격약을 오용해서 비음을 범손했거나 또는 부인의 무화로 인한 붕림 등을 다스린다.

② 피가 멎지 않으면 오매 혹은 지유를 가한다.
③ 활탈에는 문합을 가하든지 혹은 녹각상을 가한다.
④ 허에는 황기를 가한다.
⑤ 기함에는 승마나 백지를 가한다.
⑥ 양허에는 부자를 가한다.

삼령백출산(蔘苓白朮散)

처방				
	• 인삼(人蔘)	11.25g	• 의이인(薏苡仁)	5.62g
	• 백출(白朮)	11.25g	• 연육(蓮肉)	5.62g
	• 백복령(白茯苓)	11.25g	• 길경(桔梗)	5.62g
	• 산약(山藥)	11.25g	• 사인(砂仁)	5.62g
	• 감초(甘草)	11.25g	• 백편두(白扁豆)	5.62g

【목표】 대병(大病) 후에 조리하여 비와 위를 돕는다.
【용법】 이상의 약제들을 가루로 하여 매 7.5g씩 대추탕으로 조하한다.
① 잘게 썰어서 37.5g에 생강 3쪽・대추 2알을 넣고 달여 먹어도 좋다.
【활투】 ② 비만 증세에는 의이인을 빼고 진피와 백두구를 가한다.
③ 하혈이 오래 된 것에는 지유・형개・초흑 건강・초흑 오매를 가한다.
④ 기함된 데에는 승마와 방풍을 가한다.

복원양영탕(復元養榮湯)

처방				
	• 인삼(人蔘)	5.62g	• 지유(地楡)	3.75g
	• 당귀(當歸)	3.75g	• 백출(白朮)	3.75g
	• 백작약(白芍藥)	3.75g	• 형개(荊芥)	3g
	• 황기(黃芪)	3.75g	• 원지(遠志)	1.87g
	• 산조인(酸棗仁)	3.75g	• 감초(甘草)	1.12g

【목표】 붕루과다로 심신황홀하고 허훈하는 것을 다스린다.
【학투】 음양이 구허하면 인삼을 배로 하고 숙지황 11.25g~18.75g을 가한다. 혹은 육계·부자·오수유를 가한다.

거원전(擧元煎)

처방				
	• 인삼(人蔘)	11.25~18.75g	• 백출(白朮)	3.75~7.5g
	• 황기(黃芪)	11.25~18.75g	• 승마(升麻)	1.87~2.62g
	• 감초(甘草)	3.75~7.5g		

【목표】 기허하함(氣虛下陷)으로 인한 혈붕(血崩)·혈탈(血脫)을 다스리는데, 당귀나 숙지황으로 듣지 않을 때 쓴다.

귀비탕(歸脾湯)

처방				
	• 당귀(當歸)	3.75g	• 황기(黃芪)	3.75g
	• 용안육(龍眼肉)	3.75g	• 백출(白朮)	3.75g
	• 산조인(酸棗仁)	3.75g	• 백복신(白茯神)	3.75g
	• 원지(遠志)	3.75g	• 목향(木香)	1.87g
	• 인삼(人蔘)	3.75g	• 감초(甘草)	1.12g

【목표】 우사(憂思)로 인한 심비의 노상(勞傷)과 건망·정충을 다스린다.
① 접촉할 때마다 유정되는 것을 다스린다.
【학투】 기가 승강하지 못할 때는 변향·부자를 가한다.
② 허화로 인해 토혈하면 숙지황 18.75~26.25g 및 검게 초한 건강 3.75g~7.5g을 가한다.
③ 붕루·대하가 오래 가면 인삼을 배로 하고 지유·형방·승마 등을 가한다. 불면에는 숙지황 3.75g~7.5g을 가한다.

✎ 비원전(秘元煎)

처방				
	• 산약(山藥)	7.5g	• 백출(白朮)	5.62g
	• 감인(芡仁)	7.5g	• 백복령(白茯苓)	5.62g
	• 산조인(酸棗仁)	7.5g	• 감초(甘草)	3.75g
	• 인삼(人蔘)	7.5g	• 원지(遠志)	3g
	• 금앵자(金櫻子)	7.5g	• 오미자(五味子)	14粒

【목표】 유정과 대탁을 다스린다.
① 허에는 황기를 가한다.
② 열이 있으면 고삼을 가한다.
③ 식후 오래 있다가 복용한다.

▌오장허하(五臟虛下)▐

5장이 다 함께 허해져서 대하가 되는 경우.

✎ 위풍탕(胃風湯)

처방				
	• 인삼(人蔘)	3.75g	• 천궁(川芎)	3.75g
	• 백출(白朮)	3.75g	• 백작약(白芍藥)	3.75g
	• 적복령(赤茯苓)	3.75g	• 계피(桂皮)	3.75g
	• 당귀(當歸)	3.75g	• 감초(甘草)	3.75g

【목표】 장의 풍·습의 독으로 인해 흑두즙 같은 설사가 나오는 것을 다스린다.
【활투】 음독으로 인한 하혈에는 지유·오매·형개를 가한다.
【적응증】 궤양성대장염·만성장염·직장염·하리·직장암

오적산(五積散)

처방					
	• 창출(蒼朮)	7.5g	• 백작약(白芍藥)	3g
	• 마황(麻黃)	3.75g	• 백복령(白茯苓)	3g
	• 진피(陳皮)	3.75g	• 천궁(川芎)	2.62g
	• 후박(厚朴)	3g	• 백지(白芷)	2.62g
	• 길경(桔梗)	3g	• 반하(半夏)	2.62g
	• 지각(枳殼)	3g	• 계피(桂皮)	2.62g
	• 당귀(當歸)	3g	• 감초(甘草)	2.25g
	• 건강(乾薑)	3g		

【목표】 풍한으로 인해 두통이 나고 몸이 아프며, 사지가 역랭하고 가슴과 배가 아프며, 구토·설사가 나고, 내상으로 냉증이 생기는 등의 증세를 다스린다.

① 좌섬 및 어혈종통에는 마황을 빼고 회향·목향·빈랑·도인·홍화를 가한다.
② 풍이 신을 상하여 허리의 좌우가 간간이 결리거나 양발이 뻣뻣해지면 방풍과 전갈을 가한다.
③ 백지와 계피를 제외하고 나머지 약미들을 초하면 숙료오적산(熟料五積散)이 된다.

【활투】 외감협체에는 산사·신곡·빈랑을 가한다.
④ 회충이 동하면 오매·화초를 가한다.
⑤ 산후협체와 어혈복통에는 마황을 빼고 산사 7.5g, 현호색 3.75g을 가한다.

구사(求嗣)

불임증의 경우.

조경종옥탕(調經種玉湯)

처방				
	• 숙지황(熟地黃)	5.62g	• 진피(陳皮)	3g
	• 향부자(香附子)	5.62g	• 현호색(玄胡索)	3g
	• 당귀신(當歸身)	3.75g	• 목단피(牧丹皮)	3g
	• 오수유(吳茱萸)	3.75g	• 건강(乾薑)	3g
	• 천궁(川芎)	3.75g	• 관계(官桂)	1.87g
	• 백작약(白芍藥)	3g	• 숙애(熟艾)	1.87g
	• 백복령(白茯苓)	3g		

〔목표〕 부인의 불임증과 월경불순을 다스린다.

① 공심복한다.

② 월경이 오기를 기다려서 그 날에 복용하고 다음에는 하루 걸러 1첩씩 복용한다. 약을 다 복용한 후에 성교한다.

〔적응증〕 월경이상·불임증

부익지황환(附益地黃丸)

처방				
	• 숙지황(熟地黃)	300g	• 백복령(白茯苓)	112.5g
	• 향부자(香附子)	187.5g	• 목단피(牧丹皮)	112.5g
	• 산약(山藥)	150g	• 단삼(丹蔘)	112.5g
	• 산수유(山茱萸)	150g	• 택사(澤瀉)	75g
	• 익모초(益母草)	150g	• 오수유(吳茱萸)	75g
	• 당귀(當歸)	150g	• 육계(肉桂)	75g

〔목표〕 혈허로 인해 월경이 부조하고 수태할 수 없는 것을 다스린다.

〔용법〕 ① 위의 약미들의 분말을 꿀에 이겨서 오자대로 환을 지어 공심에 100알씩 미음이나 온주로 삼킨다.

육린주(毓麟珠)

처방				
	• 숙지황(熟地黃)	150g	• 두충(杜冲)	75g
	• 토사자(兔絲子)	150g	• 녹각상(鹿角霜)	75g
	• 인삼(人蔘)	75g	• 천초(川椒)	75g
	• 백출(白朮)	75g	• 당귀(當歸)	150g
	• 백복령(白茯苓)	75g	• 천궁(川芎)	37.5g
	• 백작약(白芍藥)	75g	• 감초(甘草)	37.5g

[목표] 부인의 기혈이 구허하거나 대하가 탁한 것을 다스린다. 임신하게 하는 다른 여러 방문으로 효력이 없을 때 이 처방을 첨가해서 쓴다.

[용법] 위의 약미들의 분말을 꿀에 이겨서 탄자대로 환을 지어 공심에 1~2알씩 씹어 먹는다. 술이나 백비탕으로 넘기기도 하고, 소환으로 지어 삼키기도 한다.

사물황구환(四物黃狗丸)

처방				
	• 숙지황(熟地黃)	187.5g	• 백작약(白芍藥)	187.5g
	• 당귀(當歸)	187.5g	• 변향부(便香附)	187.5g
	• 천궁(川芎)	187.5g	• 황구(黃狗)	1集

[목표] 경혈부조를 다스리며 양혈하는 효력이 있다.

[용법] 찧어서 오자대로 환을 지어 미음이나 온주로 100알씩 삼킨다.

수겁자(瘦怯者)

여자의 몸이 수척하고 허약해서 임신을 하지 못하는 경우.

사물탕(四物湯)

처방				
	• 숙지황(熟地黃)	4.68g	• 천궁(川芎)	4.68g
	• 백작약(白芍藥)	4.68g	• 당귀(當歸)	4.68g

목표 혈병을 통치한다.
① 각통(脚痛) 혈열에는 지백과 우슬을 가한다.
② 허양(虛痒)에는 황금을 가하고 부평초(浮萍草) 가루를 첨가한다.
③ 봄에는 천궁을 배로 하고, 여름에는 작약을 배로 하며, 가을에는 지황을 배로 하고, 겨울에는 당귀를 배로 한다.
④ 봄에는 방풍을 가하고, 여름에는 황금을 가하며, 가을에는 천문동을 가하고, 겨울에는 계지를 가한다.

활투 혈허(血虛)의 증세로 월경이 고르지 못할 때는 향부자·익모초·오수유·육계·인삼 등을 가한다.

비성자(肥盛者)

비대한 부인의 자궁에 지방이 많아서 임신이 안 되는 경우.

도담탕(導淡湯)

처방				
	• 반하(半夏)	7.5g	• 지각(枳殼)	3.75g
	• 남성(南星)	3.75g	• 적복령(赤茯苓)	3.75g
	• 귤피(橘皮)	3.75g	• 감초(甘草)	3.75g

목표 중풍으로 인한 담성(痰聲 : 목구멍에서 가래가 끓는 소리), 어삽(語澁 : 말이 잘 나오지 않는 증세), 어지럼증을 다스린다.
이 처방에 황금과 황련을 가한 것은 청열도담탕, 강활과 백출을 가한

것은 거풍도담탕, 원지·창포·황련·황금·주사를 가한 것은 영신도담탕, 인삼·창포·죽여를 각 1.87g씩 가한 것은 척담탕이라고 한다.

【활투】 기허에 쓰도록 백출·전갈·백부자를 가하고 인삼을 배가한 것은 도담군자탕(導痰君子湯)이다.

▌악조(惡阻)▐

임신으로 입덧이 날 경우.

✎ 보생탕(保生湯)

처방				
	• 백출(白朮)	7.5g	• 귤홍(橘紅)	7.5g
	• 향부자(香附子)	7.5g	• 인삼(人蔘)	3.75g
	• 오약(烏藥)	7.5g	• 감초(甘草)	3.75g

【목표】 음식 먹는 소리만 들어도 메스껍고 혹은 맹물을 토하는 임신 악종증을 다스린다.

【활투】 허해지면 인삼을 가한다.

① 구토하면 백두구와 죽여를 가한다.

✎ 이진탕(二陳湯)

처방				
	• 반하(半夏)	7.5g	• 적복령(赤茯苓)	3.75g
	• 귤피(橘皮)	3.75g	• 감초(甘草)	1.87g

【목표】 담음을 통치한다.

① 좌두통은 혈허에 속한다. 조경·석중하면 사물탕(四物湯)을 합방한 데다가 형개·박하·세신·만형자·시호·황금 등을 가한다.

② 기울에는 이 약을 달인 물로 교감단(交感丹)을 삼킨다.

태루(胎漏)

임신 중에 복통이 없이 하혈하는 증세.

교애궁귀탕(膠艾芎歸湯)

처방				
	• 아교(阿膠)	7.50g	• 당귀(當歸)	7.50g
	• 애엽(艾葉)	7.50g	• 감초(甘草)	3.75g
	• 천궁(川芎)	7.50g		

목표 태동하혈과 유산하혈을 다스린다.
학투 두충·속단·백출·인삼을 가하면 더욱 좋다.
적응증 자궁출혈·혈뇨·항문출혈 외 상내출혈·자반병

교애사물탕(膠艾四物湯)

처방				
	• 숙지황(熟地黃)	3.75g	• 조금(條芩)	3.75g
	• 당귀(當歸)	3.75g	• 백출(白朮)	3.75g
	• 천궁(川芎)	3.75g	• 사인(砂仁)	3.75g
	• 백작약(白芍藥)	3.75g	• 애엽(艾葉)	3.75g
	• 아교주(阿膠珠)	3.75g	• 향부자(香附子)	3.75g

목표 태루로 인한 복통을 다스린다.
적응증 임신 중의 자궁출혈

태동(胎動)

임신 중에 복통이 나면서 하혈하는 증세.

안태음(安胎飮)

처방				
	• 백출(白朮)	7.50g	• 축사(縮砂)	3.75g
	• 조금(條芩)	5.62g	• 진피(陳皮)	3.75g
	• 당귀(當歸)	3.75g	• 천궁(川芎)	3g
	• 백작약(白芍藥)	3.75g	• 소엽(蘇葉)	3g
	• 숙지황(熟地黃)	3.75g	• 감초(甘草)	1.5g

【목표】 임신 5~6개월에 태동하는 것을 다스리는데, 수 첩을 상복한다. 아교를 첨가해도 좋다.

【활투】 냉하면 조금을 빼고 허하면 인삼을 가한다.

보중익기탕(補中益氣湯)

처방				
	• 황기(黃芪)	5.62g	• 당귀신(當歸身)	1.87g
	• 인삼(人蔘)	3.75g	• 진피(陳皮)	1.87g
	• 백출(白朮)	3.75g	• 승마(升麻)	1.12g
	• 감초(甘草)	3.75g	• 시호(柴胡)	1.12g

【목표】 노역을 아주 심하게 했거나 음식 조절을 못하여 신열이 나고 자한이 나는 것을 다스린다.

① 황백 1.12g, 홍화 0.75g을 가하면 가슴으로 들어가서 양혈한다.
② 자한에는 부자·마황근·부소맥을 가한다.
③ 이질이 오래 되어 물갈이 되는 데는 부자를 가한다.
④ 비색에는 맥문동과 산치자를 가한다.
⑤ 유뇨에는 산약과 오미자를 가한다.
⑥ 이후얼에는 부자·죽여·생강을 가한다.
⑦ 활설에는 가자와 육두구를 가한다.
⑧ 잉부의 소복추와 기함에는 승마와 방풍을 가한다.

⑨ 전신이 마비되는 기허에는 목과・오약・향부자・청피・방풍・천궁을 가하고, 계지도 조금 가한다.
⑩ 폐한과 탈항에는 가자 3.75g과 저근백피를 조금 가한다.
⑪ 도씨보중익기탕(陶氏補中益氣湯)은 인삼・백출・황기・당귀・시호・진피를 합쳐서 2.62g과 감초 1.87g을 가하고, 혹은 승마를 빼고 총백・생강・대추를 넣는다. 내외감의 두통・신열・자한을 다 스린다.

◀학투▶ 황기와 백출을 빼고 숙지황과 산약을 가한 것을 보음익기전(補陰益氣煎)이라고 한다.

⑫ 땀이 많으면 계지 7.5g, 방풍 3.75g과 부소맥・오매를 가한다.
⑬ 기가 허해서 요삽이 되면 빈랑・목향을 가하고, 혹 차전자・택사를 가하기도 한다.
⑭ 허리로 하중하면 빈랑・목향・황련을 가하며, 혹 오수유를 가하기도 한다. 복통에는 계심을 가하고, 열이 있을 때는 대황을 가하면 약간 유리하다.
⑮ 기가 허하고 조열이 있으면 시호를 배로 하고 별갑을 가한다.

반산(半産)

병적으로 유산되는 경우.

🖎 금궤당귀산(金櫃當歸散)

처방				
	• 황금(黃芩)	37.5g	• 천궁(川芎)	37.5g
	• 백출(白朮)	37.5g	• 백작약(白芍藥)	37.5g
	• 당귀(當歸)	37.5g		

◀목표▶ 임신부가 상복하면 양혈되고 청열된다. 습관성 유산자에게 잘 듣는다.

〔용법〕 가루를 만들어 11.25g씩 온주에 타서 먹는다.
〔착투〕 냉한 사람은 황금을 과복하면 안 된다.

✑ 팔물탕(八物湯)

처방				
	• 인삼(人蔘)	4.5g	• 숙지황(熟地黃)	4.5g
	• 백출(白朮)	4.5g	• 백작약(白芍藥)	4.5g
	• 백복령(白茯苓)	4.5g	• 천궁(川芎)	4.5g
	• 감초(甘草)	4.5g	• 당귀(當歸)	4.5g

〔목표〕 기와 혈이 다 허한 것을 다스린다.
① 일명 팔진탕(八珍湯)이다.
② 허림(虛淋)에는 황기·호장근·황금·우슬 등을 가한다.
〔착투〕 자학이 오래 된 데에는 인삼과 숙지황을 배로 하고, 시호·조금·사인 등을 가한다.
③ 한다에는 계지·황기·방풍을 가한다.
④ 두통에는 천마와 세신을 가한다.

▍임신통치(姙娠通治)▍

임신 중에 일어나는 여러 질환에 통용되는 약.

✑ 가미팔진탕(加味八珍湯)

처방				
	• 인삼(人蔘)	4.5g	• 천궁(川芎)	4.5g
	• 백출(白朮)	4.5g	• 당귀(當歸)	4.5g
	• 백복령(白茯苓)	4.5g	• 진피(陳皮)	3.75g
	• 감초(甘草)	4.5g	• 사인(砂仁)	3.75g
	• 숙지황(熟地黃)	4.5g	• 해삼(海蔘)	11.25~18.75g
	• 백작약(白芍藥)	4.5g		

〈목표〉 원래 허약해서 태원이 튼튼치 못한 것을 다스려서 건장하게 하고, 항상 기혈을 보양한다.

〈학투〉 허가 심하면 자주 인삼을 넣으며, 또 두충·속단·상기생을 가해도 좋다.

① 임신한 지 7~8개월 되면 대복피를 가하고, 9개월이 되면 소엽을 가한다.

궁귀탕(芎歸湯)

처방				
	• 천궁(川芎)	18.75g	• 당귀(當歸)	18.75g

〈목표〉 산전 산후의 여러 질환 및 혈훈·인사불성·횡산·역산·사태불하·혈붕(血崩)이 멎지 않는 것 등을 다스리며, 산월에 임해서 이 약을 복용하면 축태(縮胎)되어 해산이 용이해지고, 산후에 복용하면 악혈(惡血)이 저절로 내린다.

보산(保産)

임신 중 보태하여 난산을 피하고 순산을 꾀할 경우.

달생산(達生産)

처방				
	• 대복피(大腹皮)	7.5g	• 인삼(人蔘)	1.87g
	• 감초(甘草)	5.62g	• 진피(陳皮)	1.87g
	• 당귀(當歸)	3.75g	• 소엽(蘇葉)	1.87g
	• 백출(白朮)	3.75g	• 지각(枳殼)	1.87g
	• 백작약(白芍藥)	3.75g	• 사인(砂仁)	1.87g

【목표】 임신부가 산월이 임박해서 30여 첩을 복용하면 순산이 되고 무병해진다.
① 일명 축태음(縮胎飮)이다.

궁귀탕(芎歸湯)

처방				
	• 천궁(川芎)	18.75g	• 당귀(當歸)	18.75g

【목표】 산전 산후의 여러 질환 및 혈훈·인사불성·횡산·역산·사태불하·혈붕(血崩)이 멎지 않는 것 등을 다스리며, 산월에 임해서 이 약을 복용하면 축태(縮胎)되어 해산이 용이해지고, 산후에 복용하면 악혈(惡血)이 저절로 내린다.

자소음(紫蘇飮)

처방				
	• 자소엽(紫蘇葉)	9.37g	• 진피(陳皮)	3.75g
	• 인삼(人蔘)	3.75g	• 백작약(白芍藥)	3.75g
	• 대복피(大腹皮)	3.75g	• 당귀(當歸)	3.75g
	• 천궁(川芎)	3.75g	• 감초(甘草)	1.87g

【목표】 자현 및 기결로 인한 난산을 다스린다.
【활투】 천궁과 당귀를 각 7.5g~11.25g으로 배가해도 좋다.
① 사인 3.75g을 가하면 더욱 좋다.

불수산(佛手散)

처방				
	• 당귀(當歸)	22.5g	• 천궁(川芎)	15g

【목표】 산월이 임박해서 복용하면 축태하여 해산을 용이하게 한다.
① 약이 달여져 갈 무렵에 술을 조금 넣고 익모초 11.25g을 가하면 효력이 더욱 신묘해진다.

【학투】 임산에는 대복피·사인·소엽을 가한다.
② 기허에는 녹용 11.25~18.75g을 가한다.
③ 혈허에는 인삼 11.25~18.75g을 가한다.

소복상추(小腹常墜)

임신부가 힘든 일을 하든지 무리한 방사로 인하여, 아랫배가 늘 무겁고 내려앉는 느낌이며, 심하면 자궁이 아래로 처지는 경우.

보중익기탕(補中益氣湯)

처방				
	• 황기(黃芪) 5.62g	• 당귀신(當歸身) 1.87g
	• 인삼(人蔘) 3.75g	• 진피(陳皮) 1.87g
	• 백출(白朮) 3.75g	• 승마(升麻) 1.12g
	• 감초(甘草) 3.75g	• 시호(柴胡) 1.12g

【목표】 노역을 아주 심하게 했거나 음식 조절을 못하여 신열이 나고 자한이 나는 것을 다스린다.
① 황백 1.12g, 홍화 0.75g을 가하면 가슴으로 들어가서 양혈한다.
② 자한에는 부자·마황근·부소맥을 가한다.
③ 이질이 오래 되어 물갈이 되는 데는 부자를 가한다.
④ 비색에는 맥문동과 산치자를 가한다.
⑤ 유뇨에는 산약과 오미자를 가한다.
⑥ 이후얼에는 부자·죽여·생강을 가한다.
⑦ 활설에는 가자와 육두구를 가한다.

⑧ 잉부의 소복추와 기함에는 승마와 방풍을 가한다.
⑨ 전신이 마비되는 기허에는 목과·오약·향부자·청피·방풍·천궁을 가하고, 계지도 조금 가한다.
⑩ 폐한과 탈항에는 가자 3.75g과 저근백피를 조금 가한다.
⑪ 도씨보중익기탕(陶氏補中益氣湯)은 인삼·백출·황기·당귀·시호·진피를 합쳐서 2.62g과 감초 1.87g을 가하고, 혹은 승마를 빼고 총백·생강·대추를 넣는다. 내외감의 두통·신열·자한을 다스린다.

[학투] 황기와 백출을 빼고 숙지황과 산약을 가한 것을 보음익기전(補陰益氣煎)이라고 한다.

⑫ 땀이 많으면 계지 7.5g, 방풍 3.75g과 부소맥·오매를 가한다.
⑬ 기가 허해서 요삽이 되면 빈랑·목향을 가하고, 혹 차전자·택사를 가하기도 한다.
⑭ 허리로 하중하면 빈랑·목향·황련을 가하며, 혹 오수유를 가하기도 한다. 복통에는 계심을 가하고, 열이 있을 때는 대황을 가하면 약간 유리하다.
⑮ 기가 허하고 조열이 있으면 시호를 배로 하고 별갑을 가한다.

최산(催産)

산기를 일으킨 지가 여러 날이 되면, 산모에게 탈이 생길 염려가 있어서 해산을 촉진해야 할 경우.

자소음(紫蘇飮)

[처방]

• 자소엽(紫蘇葉)	9.37g	• 진피(陳皮)	3.75g
• 인삼(人蔘)	3.75g	• 백작약(白芍藥)	3.75g
• 대복피(大腹皮)	3.75g	• 당귀(當歸)	3.75g
• 천궁(川芎)	3.75g	• 감초(甘草)	1.87g

〔목표〕 자현 및 기결로 인한 난산을 다스린다.
〔활투〕 천궁과 당귀를 각 7.5~11.25g으로 배가해도 좋다.
① 사인 3.75g을 가하면 더욱 좋다.

✎ 단녹용탕(單鹿茸湯)

처방		
	• 녹용(鹿茸)	3.75g

〔목표〕 자궁은 신(腎)의 계통이므로, 이 약으로 신액을 보하면 난산 시에 효력이 신기하게 난다.

✎ 불수산(佛手散)

처방				
	• 당귀(當歸)	22.5g	• 천궁(川芎)	15g

〔목표〕 산월이 임박해서 복용하면 축태하여 해산을 용이하게 한다.
① 약이 달여져 갈 무렵에 술을 조금 넣고 익모초 11.25g을 가하면 효력이 더욱 신묘해진다.
〔활투〕 임산에는 대복피·사인·소엽을 가한다.
② 기허에는 녹용 11.25~18.75g을 가한다.
③ 혈허에는 인삼 11.25~18.75g을 가한다.

✎ 곽향정기산(藿香正氣散)

처방				
	• 곽향(藿香)	5.62g	• 백출(白朮)	1.87g
	• 소엽(蘇葉)	3.75g	• 진피(陳皮)	1.87g
	• 백지(白芷)	1.87g	• 반하(半夏)	1.87g

- 대복피(大腹皮)   1.87g
- 백복령(白茯苓)   1.87g
- 후박(厚朴)   1.87g
- 길경(桔梗)   1.87g
- 감초(甘草)   1.87g

【목표】 상한음증과 신통 등 표증과 이증을 분간하지 않고 다스린다. 이 약으로 도인경락하면 변동하지 않는다.

【학투】 남성과 목향을 가한 것을 성향정기산(星香正氣散)이라고 하며, 대개 중기·중풍·담궐·식궐 등에 먼저 이 약 1~2첩을 써서 그 기를 바로잡은 후 증세에 따라 치료한다.
① 복령·후박·진피·반하를 각 3.75g씩 증량하면 효력이 매우 좋다.
② 서(暑)에는 향유 7.5g, 백편두 3.75g을 가하는데 이를 여곽탕(茹藿湯)이라고 한다.
③ 식상협체에는 산사육·신곡·빈랑·지실·사인을 가한다.
④ 외감에는 건갈·변향부자·강활을 가하고 두통에는 천궁을 가하며, 지절통에는 목과를 가하고 오한에는 계지를 가한다.
⑤ 자현과 임산에는 사인을 가해도 좋다.
⑥ 부종에는 사령산(四苓散)을 합방하여 쓰는데, 이렇게 한 것을 곽령탕(藿苓湯)이라고 하며, 기천이 되면 소경을 가해도 좋다.

하사태(下死胎)

태아가 태중에서 죽으면 산모의 혀가 반드시 검어지고 손톱이 청흑색으로 변하며, 심장과 배가 부어 거북하고 입에서 고약한 냄새가 난다. 또 쌍태인 경우 하나는 죽고 하나는 살아 있을 때에도 다음 약을 쓰면 사태는 나오고 생태는 안정하게 된다.

📝 평위산(平胃散)

처방				
• 창출(蒼朮)	7.5g	• 후박(厚朴)	3.75g
• 진피(陳皮)	5.25g	• 감초(甘草)	2.25g

【목표】 비를 조화시키고 위를 튼튼하게 한다. 위가 조화되고 기가 순평하면 복약을 중지한다. 상복은 불가하다.

【학투】 식체에는 산사·신곡·맥아·빈랑·지실·나복자·사인·초과 따위를 가한다.

① 서체에는 향유산(香薷散)과 합방해서 쓰는데, 이것을 향평산(香平散)이라고 한다.
② 변혈에는 산사 7.5g, 당귀·지각·지유 각 3.75g, 형개 2.62g을 가한다.
③ 한열에는 소시호탕(小柴胡湯)과 합방하는데, 이것을 시평탕(柴平湯)이라고 하며 학질도 다스린다.
④ 체리에는 지각·빈랑·황련 각 3.75g, 목향 1.87g을 가한다.
⑤ 설사를 하면 사령산(四苓散)과 합방한 데다가 등심·차전자 따위를 가하되 증세에 따라 적당히 가감한다.
⑥ 잉부의 제증(諸症)에는 창출을 백출로 바꾸고, 반하·신곡 등의 약만을 기한다.
⑦ 냉적에는 건강과 계지를 가한다.
⑧ 주체에는 건갈 혹은 갈화·양강·초두구 따위를 가한다.

포의불하(胞衣不下)

산후에 태아를 쌌던 태반이나 막이 나오지 않고 지체되면 어혈이 포중(胞中)으로 들어가 팽창되어 심장부를 치밀어 천급하게 하고 동통을 일으켜 위독해지는 경우.

우슬탕(牛膝湯)

처방
- 동규자(冬葵子) 7.5g
- 활석(滑石) 7.5g
- 목통(木通) 5.62g
- 당귀(當歸) 5.62g
- 우슬(牛膝) 5.62g
- 구맥(瞿麥) 5.62g

목표 산후에 포의가 나오지 않고 하복부가 팽만해져서 곧 죽게 되는 것을 다스린다.

궁귀탕(芎歸湯)

처방
- 천궁(川芎) 18.75g
- 당귀(當歸) 18.75g

목표 산전 산후의 여러 질환 및 혈훈·인사불성·횡산·역산·사태불하·혈붕(血崩)이 멎지 않는 것 등을 다스리며, 산월에 임해서 이 약을 복용하면 축태(縮胎)되어 해산이 용이해지고, 산후에 복용하면 악혈(惡血)이 저절로 내린다.

자간(子癎)

임신부가 중풍에 걸려 목과 등이 뻣뻣해지고 입이 열리지 않고 말이 잘 안 되고, 담이 성해서 가끔 혼미해지고 경련이 일어 인사불성이 되는 경우.

영양각탕(羚羊角湯)

처방
- 영양각(羚羊角) 4.5g
- 독활(獨活) 4.5g
- 산조인(酸棗仁) 4.5g
- 오가피(五加皮) 4.5g
- 당귀(當歸) 2.62g
- 천궁(川芎) 2.62g
- 백복신(白茯神) 2.62g
- 행인(杏仁) 2.62g

• 방풍(防風)	2.62g	• 목향(木香)	1.87g
• 의이인(薏苡仁)	2.62g	• 감초(甘草)	1.87g

◀목표▶ 자간을 다스린다.

✎ 사물탕(四物湯)

처방			
• 숙지황(熟地黃)	4.68g	• 천궁(川芎)	4.68g
• 백작약(白芍藥)	4.68g	• 당귀(當歸)	4.68g

◀목표▶ 혈병을 통치한다.
① 각통(脚痛) 혈열에는 지백과 우슬을 가한다.
② 허양(虛痒)에는 황금을 가하고 부평초(浮萍草) 가루를 첨가한다.
③ 봄에는 천궁을 배로 하고, 여름에는 작약을 배로 하며, 가을에는 지황을 배로 하고, 겨울에는 당귀를 배로 한다.
④ 봄에는 방풍을 가하고, 여름에는 황금을 가하며, 가을에는 천문동을 가하고, 겨울에는 계지를 가한다.

◀학투▶ 혈허(血虛)의 증세로 월경이 고르지 못할 때는 향부자·익모초·오수유·육계·인삼 등을 가한다.

▌자번(子煩)▐

가슴이 답답하고 번거로워하는 증세.

✎ 죽력탕(竹瀝湯)

처방	
• 적복령(赤茯苓)	37.5g

◀목표▶ 임신부의 번조를 다스린다.
◀용법▶ 적복령 37.5g을 달인 물에 죽력 1홉을 타서 복용한다.

▌자종(子腫)▍

태중에 부종이 있거나, 배가 팽창해서 천급해지고 기가 치밀어 불안해지는 경우.

✍ 이어탕(鯉魚湯)

처방				
	• 백출(白朮)	7.5g	• 당귀(當歸)	5.62g
	• 적복령(赤茯苓)	7.5g	• 귤홍(橘紅)	1.87g
	• 백작약(白芍藥)	5.62g	• 이어(鯉魚)	1箇

◀목표▶ 임신부종(姙娠浮腫)을 다스린다.

※ 잉어 한 마리를 물에 삶아, 1잔 반이 되거든 위의 약미들과 생강 7편을 넣고 1잔이 되게 달여서 자종이 없어질 때까지 공심에 복용한다.

✍ 곽령탕(藿苓湯)

처방				
	• 택사(澤瀉)	9.37g	• 백복령(白茯苓)	1.87g
	• 적복령(赤茯苓)	5.62g	• 후박(厚朴)	1.87g
	• 백출(白朮)	5.62g	• 백출(白朮)	1.87g
	• 저령(豬苓)	5.62g	• 진피(陳皮)	1.87g
	• 곽향(藿香)	5.62g	• 반하(半夏)	1.87g
	• 소엽(蘇葉)	3.75g	• 길경(桔梗)	1.87g
	• 백지(白芷)	1.87g	• 감초(甘草)	1.87g
	• 대복피(大腹皮)	1.87g		

◀목표▶ 상한음증과 신통·부종에 쓰인다.

✍ 택사탕(澤瀉湯)

처방				
	• 택사(澤瀉)	5.62g	• 지각(枳殼)	5.62g
	• 상백피(桑白皮)	5.62g	• 빈랑(檳榔)	5.62g
	• 적복령(赤茯苓)	5.62g	• 목통(木通)	5.62g

목표 자림(子淋)을 다스린다.

✍ 평위산(平胃散)

처방				
	• 창출(蒼朮)	7.5g	• 후박(厚朴)	3.75g
	• 진피(陳皮)	5.25g	• 감초(甘草)	2.25g

목표 비를 조화시키고 위를 튼튼하게 한다. 위가 조화되고 기가 순평하면 복약을 중지한다. 상복은 불가하다.

활투 식체에는 산사·신곡·맥아·빈랑·지실·나복자·사인·초과 따위를 가한다.

① 서체에는 향유산(香薷散)과 합방해서 쓰는데, 이것을 향평산(香平散)이라고 한다.
② 변혈에는 산사 7.5g, 당귀·지각·지유 각 3.75g, 형개 2.62g을 가한다.
③ 한열에는 소시호탕(小柴胡湯)과 합방하는데, 이것을 시평탕(柴平湯)이라고 하며 학질도 다스린다.
④ 체리에는 지각·빈랑·황련 각 3.75g, 목향 1.87g을 가한다.
⑤ 설사를 하면 사령산(四苓散)과 합방한 데다가 등심·차전자 따위를 가하되 증세에 따라 적당히 가감한다.
⑥ 잉부의 제증(諸症)에는 창출을 백출로 바꾸고, 반하·신곡 등의 약만을 기한다.

⑦ 냉적에는 건강과 계지를 가한다.
⑧ 주체에는 건갈 혹은 갈화·양강·초두구 따위를 가한다.

자림(子淋)

임신부의 방광에 열이 축적되거나, 태의 기가 가득히 막혀 소변이 찔끔거리며 잘 나오지 않고 동통이 나는 경우.

궁귀탕(芎歸湯)

처방				
	• 천궁(川芎)	18.75g	• 당귀(當歸)	18.75g

(목표) 산전 산후의 여러 질환 및 혈훈·인사불성·횡산·역산·사태불하·혈붕(血崩)이 멎지 않는 것 등을 다스리며, 산월에 임해서 이 약을 복용하면 축태(縮胎)되어 해산이 용이해지고, 산후에 복용하면 악혈(惡血)이 저절로 내린다.

보중익기탕(補中益氣湯)

처방				
	• 황기(黃芪)	5.62g	• 당귀신(當歸身)	1.87g
	• 인삼(人蔘)	3.75g	• 진피(陳皮)	1.87g
	• 백출(白朮)	3.75g	• 승마(升麻)	1.12g
	• 감초(甘草)	3.75g	• 시호(柴胡)	1.12g

(목표) 노역을 아주 심하게 했거나 음식 조절을 못하여 신열이 나고 자한이 나는 것을 다스린다.
① 황백 1.12g, 홍화 0.75g을 가하면 가슴으로 들어가서 양혈한다.
② 자한에는 부자·마황근·부소맥을 가한다.

③ 이질이 오래 되어 물갈이 되는 데는 부자를 가한다.
④ 비색에는 맥문동과 산치자를 가한다.
⑤ 유뇨에는 산약과 오미자를 가한다.
⑥ 이후얼에는 부자·죽여·생강을 가한다.
⑦ 활설에는 가자와 육두구를 가한다.
⑧ 잉부의 소복추와 기함에는 승마와 방풍을 가한다.
⑨ 전신이 마비되는 기허에는 목과·오약·향부자·청피·방풍·천궁을 가하고, 계지도 조금 가한다.
⑩ 폐한과 탈항에는 가자 3.75g과 저근백피를 조금 가한다.
⑪ 도씨보중익기탕(陶氏補中益氣湯)은 인삼·백출·황기·당귀·시호·진피를 합쳐서 2.62g과 감초 1.87g을 가하고, 혹은 승마를 빼고 총백·생강·대추를 넣는다. 내외감의 두통·신열·자한을 다 스린다.

｜학투｜ 황기와 백출을 빼고 숙지황과 산약을 가한 것을 보음익기전(補陰益氣煎)이라고 한다.

⑫ 땀이 많으면 계지 7.5g, 방풍 3.75g과 부소맥·오매를 가한다.
⑬ 기가 허해서 요삽이 되면 빈랑·목향을 가하고, 혹 차전자·택사를 가하기도 한다.
⑭ 허리로 하중하면 빈랑·목향·황련을 가하며, 혹 오수유를 가하기도 한다. 복통에는 계심을 가하고, 열이 있을 때는 대황을 가하면 약간 유리하다.
⑮ 기가 허하고 조열이 있으면 시호를 배로 하고 별갑을 가한다.

자수(子嗽)

임신 중에 풍한에 외감되어 해수가 오래도록 멎지 않는 증세.

자원탕(紫菀湯)

처방				
	• 자원(紫菀)	7.50g	• 행인(杏仁)	3.75g
	• 천문동(天門冬)	7.50g	• 상백피(桑白皮)	3.75g
	• 길경(桔梗)	5.62g	• 감초(甘草)	3.75g

목표 임신부의 해수와 태불안을 다스린다.

잉부전포(孕婦轉脬)

임신부의 방광이 태에 눌려서 한 쪽으로 밀려 있어서 소변을 잘 누지 못하는 경우.

삼출음(蔘朮飮)

처방				
	• 숙지황(熟地黃)	3.75g	• 백출(白朮)	3.75g
	• 백작약(白芍藥)	3.75g	• 반하(半夏)	3.75g
	• 천궁(川芎)	3.75g	• 진피(陳皮)	3.75g
	• 당귀(當歸)	3.75g	• 감초(甘草)	1.87g
	• 인삼(人蔘)	3.75g		

목표 잉부의 전포로 인한 요폐를 다스린다.
용법 위의 약미들을 달여 먹고 토하도록 한다.

육미지황원(六味地黃元)

처방				
	• 숙지황(熟地黃)	300g	• 백복령(白茯苓)	112.5g
	• 산약(山藥)	150g	• 목단피(牧丹皮)	112.5g
	• 산수유(山茱萸)	150g	• 택사(澤瀉)	112.5g

◀목표▶ 신수 부족을 다스린다.

① 오미자 150g을 가한 것을 신기환(腎氣丸)이라고 한다. 이는 폐의 원천을 자양하여 신수를 나게 하는 것이다.
② 육계와 부자포를 각 37.5g씩 가하면 팔미원(八味元)인데, 명문 양허를 다스린다.
③ 음허부종에는 우슬과 차전자를 가하여 쓰는데, 금궤신기환(金匱腎氣丸)이라고 한다.
④ 유뇨무도에는 택사를 빼고 인지인을 가한다.
⑤ 노인 및 잉부의 전포에는 택사를 배로 한다.
⑥ 냉림(冷淋)으로 먼저 추워서 떨고 설하지 못하는 데는 팔미원(八味元)이 좋다.

◀용법▶ 위의 약미들을 작말하여 오자대(梧子大)로 밀환을 지어 온주나 염탕으로 50~70알씩 복용한다.

⑦ 신기환(腎氣丸)에 오미자를 37.5g 가하여 속용하기도 한다.

◀학투▶ 20첩으로 분작해서 쓴다.

⑧ 음허부종에는 숙지황을 감하고, 우슬·차전자·계지·부자 등을 가한다.
⑨ 황달 증세가 있을 때는 인진을 가한다.
⑩ 상한이 과경하여 허열이 불퇴하고 입이 조하고 혀가 마르고 맥이 허한 증세 등에는 인삼을 배로 하고 맥문동·귤피 따위를 가한다.
⑪ 가감팔미원(加減八味元)을 소갈에 구복하면 영구히 없어진다. 소질되었으면 신기가 회복된 것이다.

군령탕(君苓湯)

처방				
• 택사(澤瀉)	9.37g	• 인삼(人蔘)	4.68g
• 적복령(赤茯苓)	5.62g	• 백출(白朮)	4.68g

• 백출(白朮)	5.62g	• 감초(甘草)	4.68g
• 저령(豬苓)	5.62g	• 육계(肉桂)	1.87g

〖목표〗 음허로 인한 부종을 다스린다.

✎ 팔미원(八味元)

처방			
• 숙지황(熟地黃)	300g	• 목단피(牧丹皮)	112.5g
• 산약(山藥)	150g	• 택사(澤瀉)	112.5g
• 산수유(山茱萸)	150g	• 육계(肉桂)	37.5g
• 백복령(白茯苓)	112.5g	• 부자포(附子炮)	37.5g

〖목표〗 신수 부족을 다스린다.
① 명문 양허를 다스린다.

▌자리(子痢)

임신 중에 적백리를 누면서 배가 아프고 이급후중한 경우.

✎ 당귀작약탕(當歸芍藥湯)

처방			
• 백작약(白芍藥)	5.62g	• 조금(條芩)	3.75g
• 백출(白朮)	5.62g	• 빈랑(檳榔)	2.62g
• 당귀(當歸)	3.75g	• 황련(黃連)	2.62g
• 백복령(白茯苓)	3.75g	• 목향(木香)	2.62g
• 택사(澤瀉)	3.75g	• 감초(甘草)	2.62g

〖목표〗 자리를 다스린다.
〖활투〗 ① 자리에는 황금·황련을 빼고 건강을 가한다.
② 서에는 향유와 백편두를 가한다.

③ 태가 불안하면 대복피·사인을 가한다.
④ 대개 산전의 제증에는 대과문에 의거하여 증에 따라 가감한다.

조중이기탕(調中理氣湯)

처방				
	• 백출(白朮)	3.75g	• 창출(蒼朮)	3g
	• 지각(枳殼)	3.75g	• 진피(陳皮)	3g
	• 백작약(白芍藥)	3.75g	• 후박(厚朴)	2.62g
	• 빈랑(檳榔)	3.75g	• 목향(木香)	1.87g

【목표】 허리로 인해 기가 약해진 것을 다스린다.
【활투】 서기가 있으면 향유와 백편두를 가한다.
① 소변이 불리하면 저령·택사·등심을 가한다.
② 열이 있으면 황련을 가한다.
③ 복통이 나면 계심과 오수유를 가한다.
④ 임신부의 이질도 다스린다.

위풍탕(胃風湯)

처방				
	• 인삼(人蔘)	3.75g	• 천궁(川芎)	3.75g
	• 백출(白朮)	3.75g	• 백작약(白芍藥)	3.75g
	• 적복령(赤茯苓)	3.75g	• 계피(桂皮)	3.75g
	• 당귀(當歸)	3.75g	• 감초(甘草)	3.75g

【목표】 장의 풍·습의 독으로 인해 흑두즙 같은 설사가 나오는 것을 다스린다.
【활투】 음독으로 인한 하혈에는 지유·오매·형개를 가한다.
【적응증】 궤양성대장염·만성장염·직장염·하리·직장암

✎ 향련환(香連丸)

처방	• 황련(黃連) 37.5g • 오수유(吳茱萸) 18.75g	• 목향(木香) 9.37g

【목표】 적백하리와 농혈하리로 인한 복창 복통 및 기타 여러 가지의 이질을 다스린다.

【활투】 기가 허하면 인삼을 가한다.
① 복통이 나면 계심을 가한다.

【용법】 위의 약말을 초호로 오자대의 환을 지어서 공심에 미음으로 20~30환을 삼킨다.
※ 황련 37.5g과 오수유 18.75g을 하룻밤 물에 담갔다가 초해서, 오수유는 버리고 쓴다.

▌자학(子瘧)▐

임신부가 학질을 앓아 한열이 왕래하는 경우.

✎ 인삼양위탕(人蔘養胃湯)

처방	• 창출(蒼朮) 5.62g • 진피(陳皮) 4.68g • 후박(厚朴) 4.68g • 반하(半夏) 4.68g • 적복령(赤茯苓) 3.75g	• 곽향(藿香) 3.75g • 인삼(人蔘) 1.87g • 초과(草果) 1.87g • 감초(甘草) 1.87g

【목표】 상한음증 및 외감풍한・내상생랭・증한장열・두통・신통 등을 다스린다.

【활투】 진피와 후박・반하를 속방에서는 모두 3.75g씩 쓴다.

① 협체에는 산사 7.5g, 신곡·빈랑 각 3.75g, 지실 2.62g을 가한다.
② 외감에는 건갈·변향부 각 3.75g, 소엽 2.62g을 가하고, 울열에는 두시(豆豉) 30~50알을 가하고, 열이 심하면 산치자 1.87~2.62g을 또 가한다.
③ 서(暑)에는 향유와 백편두를 가하는데 이것을 향유양위탕(香薷養胃湯)이라고 한다.
④ 설사에는 택사·차전자·저령을 가한다.
⑤ 이질에는 신곡·지각·천황련 각 3.75g과 당목향 1.87g, 빈랑가루 3.75g을 가하여 조복하고, 혈리(血痢)에는 도인을 가하며 요(尿)불리에는 저령·택사를 가한다.
⑥ 학질에는 시호 7.5g, 황금·빈랑 각 3.75g을 가하고, 초과를 배로 하며, 노학(老瘧)에는 75g의 생강즙에 타서 복용한다.
⑦ 임부의 잡증도 위의 각 조에 의거하되 창출을 백출로 바꾸고 반하를 뺀다.
⑧ 회적에는 산사육·빈랑·사군자·화초 등을 가한다.
⑨ 냉적에는 계지·건강포 각 7.5g을 가하는데, 이것을 계강양위탕(桂薑養胃湯)이라고 한다.

팔물탕(八物湯)

처방

• 인삼(人蔘)	4.5g	• 숙지황(熟地黃)	4.5g
• 백출(白朮)	4.5g	• 백작약(白芍藥)	4.5g
• 백복령(白茯苓)	4.5g	• 천궁(川芎)	4.5g
• 감초(甘草)	4.5g	• 당귀(當歸)	4.5g

목표 기와 혈이 다 허한 것을 다스린다.

① 일명 팔진탕(八珍湯)이다.
② 허림(虛淋)에는 황기·호장근·황금·우슬 등을 가한다.

(활투) 자학이 오래 된 데에는 인삼과 숙지황을 배로 하고, 시호·조금·사인 등을 가한다.
③ 한다에는 계지·황기·방풍을 가한다.
④ 두통에는 천마와 세신을 가한다.

▌자현(子懸)▐

임신부 태의 기가 고르지 못하므로 역상해서 심흉이 창만하고 동통이 나는 경우.

✎ 자소음(紫蘇飮)

처방				
	• 자소엽(紫蘇葉)	9.37g	• 진피(陳皮)	3.75g
	• 인삼(人蔘)	3.75g	• 백작약(白芍藥)	3.75g
	• 대복피(大腹皮)	3.75g	• 당귀(當歸)	3.75g
	• 천궁(川芎)	3.75g	• 감초(甘草)	1.87g

(목표) 자현 및 기결로 인한 난산을 다스린다.
(활투) 천궁과 당귀를 각 7.5~11.25g으로 배가해도 좋다.
① 사인 3.75g을 가하면 더욱 좋다.

▌자음(子瘖)▐

임신부의 목이 잠기거나 하여 말을 하지 못하는 경우.

✎ 사물탕(四物湯)

처방				
	• 숙지황(熟地黃)	4.68g	• 천궁(川芎)	4.68g
	• 백작약(白芍藥)	4.68g	• 당귀(當歸)	4.68g

【목표】 혈병을 통치한다.
① 각통(脚痛) 혈열에는 지백과 우슬을 가한다.
② 허양(虛痒)에는 황금을 가하고 부평초(浮萍草) 가루를 첨가한다.
③ 봄에는 천궁을 배로 하고, 여름에는 작약을 배로 하며, 가을에는 지황을 배로 하고, 겨울에는 당귀를 배로 한다.
④ 봄에는 방풍을 가하고, 여름에는 황금을 가하며, 가을에는 천문동을 가하고, 겨울에는 계지를 가한다.

【학투】 혈허(血虛)의 증세로 월경이 고르지 못할 때는 향부자·익모초·오수유·육계·인삼 등을 가한다.

상한(傷寒)

임신부가 감기에 걸렸을 경우.

궁소산(芎蘇散)

처방				
	• 황금(黃芩)	3.75g	• 백작약(白芍藥)	3g
	• 전호(前胡)	3.75g	• 백출(白朮)	3g
	• 맥문동(麥門冬)	3.75g	• 소엽(蘇葉)	2.25g
	• 천궁(川芎)	3g	• 건갈(乾葛)	1.87g
	• 진피(陳皮)	3g	• 감초(甘草)	1.12g

【목표】 잉부의 상한 두통과 한열·해수를 다스린다.
① <제생방>에는 황금과 전호가 없다.

【용법】 위의 약미들을 1첩 썰어서 생강과 총백을 넣고 달여서 복용한다.

소시호탕(小柴胡湯)

처방				
	• 시호(柴胡)	11.25g	• 반하(半夏)	3.75g
	• 황금(黃芩)	7.5g	• 감초(甘草)	1.87g
	• 인삼(人蔘)	3.75g		

【목표】 소양병인 반표반리의 왕래 한열을 다스린다.
① 일명 삼금탕(三禁湯 : 汗・吐・下의 3가지 치료법을 금함)이다.
【활투】 식학(食瘧)에는 평위산(平胃散)을 합방하든가 혹은 양위탕(養胃湯)을 합방한다. 서에는 향유・백편두를 가하고, 이질이 겸발되면 빈랑과 황금을 가하고, 설사가 겹치면 택사와 저령을 또 가한다.

산후허로(産後虛勞)

산후에 허약하고 피로해서 자주 눕거나 소화 불량이 되며, 가끔 기침을 하고 어지럽고 두통이 나며, 갈증이 나고 식은땀이 나며 학질처럼 오한과 열이 나는 경우.

보허탕(補虛湯)

처방				
	• 인삼(人蔘)	5.62g	• 황기(黃芪)	3.75g
	• 백출(白朮)	5.62g	• 진피(陳皮)	3.75g
	• 당귀(當歸)	3.75g	• 감초(甘草)	2.62g
	• 천궁(川芎)	3.75g		

【목표】 산후의 기혈을 대보하는데, 비록 잡증이 있더라도 이를 다스린다.
① 열이 가벼우면 복령을 배가한다.
② 열이 중하면 술과 황금을 가한다.

③ 열이 심하면 초흑한 건강을 가해서 약을 이끌고 간에 들어가 생혈하게 한다.

활투 기가 허해서 숨이 차면 인삼을 37.5~75g으로 증량하고, 육계·부자와 흑초한 건강을 가하여, 첩수를 따지지 말고 빨리 복용해서 이를 구하도록 한다.

④ 현기가 겸했으면 형개를 가한다.

⑤ 번열이 나면 시호를 가한다.

당귀양육탕(當歸羊肉湯)

처방				
	• 양육(羊肉)	150g	• 황기(黃芪)	46.87g
	• 당귀(當歸)	46.87g	• 생강(生薑)	56.25g
	• 천궁(川芎)	46.87g		

목표 욕로를 다스린다.

① 물 9잔을 붓고 달여서 3잔이 되면 3회에 분복한다.

십전대보탕(十全大補湯)

처방				
	• 인삼(人蔘)	4.5g	• 백작약(白芍藥)	4.5g
	• 백출(白朮)	4.5g	• 천궁(川芎)	4.5g
	• 백복령(白茯苓)	4.5g	• 당귀(當歸)	4.5g
	• 감초(甘草)	4.5g	• 황기(黃芪)	3.75g
	• 숙지황(熟地黃)	4.5g	• 육계(肉桂)	3.75g

목표 기와 혈이 모두 허할 때 쓴다.

활투 증세에 따라 가감할 수 있다.

아침통(兒枕痛)

산후에 배출되어야 할 나쁜 피가 아주 배출되지 않거나 덜 배출되어 복통이 날 경우.

✍ 실소산(失笑散)

| 처방 | • 오령지(五靈脂) | 각등분 | • 포황(蒲黃) | 각등분 |

【목표】 산후에 아침통과 제복통으로 참을 수 없는 증을 다스린다.

【용법】 위의 약미들을 작말하여 7.5g씩에다 식초를 가하면서 끓여서 고를 만들어 1잔의 물에 넣고 70%가 되게 달여서 뜨거운 것을 마신다.

【활투】 탕용으로 만들어서 달인 후에 좋은 식초 1순가락을 타서 복용한다.

① 천궁·당귀를 배가하고, 산사육·현호색·계심·택사·난엽 따위를 가하기도 한다.

✍ 기침산(起枕散)

처방				
	• 당귀(當歸)	7.5g	• 포황(蒲黃)	2.62g
	• 백작약(白芍藥)	7.5g	• 목단피(牧丹皮)	2.62g
	• 천궁(川芎)	5.62g	• 현호색(玄胡索)	2.62g
	• 백지(白芷)	2.62g	• 오영지(五靈脂)	2.62g
	• 계심(桂心)	2.62g	• 몰약(沒藥)	2.62g

【목표】 아침통을 다스린다.

【용법】 좋은 식초를 타서 공심에 복용한다.

【적응증】 산후진통·인공출산 후유증

사물탕(四物湯)

처방				
	• 숙지황(熟地黃)	4.68g	• 천궁(川芎)	4.68g
	• 백작약(白芍藥)	4.68g	• 당귀(當歸)	4.68g

목표 혈병을 통치한다.
① 각통(脚痛) 혈열에는 지백과 우슬을 가한다.
② 허양(虛痒)에는 황금을 가하고 부평초(浮萍草) 가루를 첨가한다.
③ 봄에는 천궁을 배로 하고, 여름에는 작약을 배로 하며, 가을에는 지황을 배로 하고, 겨울에는 당귀를 배로 한다.
④ 봄에는 방풍을 가하고, 여름에는 황금을 가하며, 가을에는 천문동을 가하고, 겨울에는 계지를 가한다.

학투 혈허(血虛)의 증세로 월경이 고르지 못할 때는 향부자·익모초·오수유·육계·인삼 등을 가한다.

육군자탕(六君子湯)

처방				
	• 반하(半夏)	5.62g	• 백복령(白茯苓)	3.75g
	• 백출(白朮)	5.62g	• 인삼(人蔘)	3.75g
	• 진피(陳皮)	3.75g	• 감초(甘草)	1.87g

목표 원기가 허하고, 목구멍에서 가래 끓는 소리가 나는 증세를 다스린다.

학투 허랭(虛冷)에는 생강·계지를 가한다.
① 한다(汗多)에는 계지와 황기를 가한다.
② 혈조(血燥)에는 숙지황·당귀·백작약을 가한다.
③ 해수(咳嗽)에는 패모·오미자를 가한다.
④ 기체(氣滯 : 뱃속에 가스가 많이 생겨서 도포증이 일어나는 증세)에

는 향부자・목향을 가한다.
⑤ 협감(挾感 : 감기에 걸림)에는 향부자와 건갈을 가한다.
⑥ 협식(挾食 : 위장병)에는 신곡・사인・지실을 가한다.
⑦ 부종(浮腫)에는 사령산(四苓散)을 합방한다.

▌혈붕(血崩)▌

산후 하혈이 그치지 않고 마구 쏟아지는 경우.

궁귀탕(芎歸湯)

처방				
	• 천궁(川芎)	18.75g	• 당귀(當歸)	18.75g

목표 산전 산후의 여러 질환 및 혈훈・인사불성・횡산・역산・사태불하・혈붕(血崩)이 멎지 않는 것 등을 다스리며, 산월에 임해서 이 약을 복용하면 축태(縮胎)되어 해산이 용이해지고, 산후에 복용하면 악혈(惡血)이 저절로 내린다.

사물탕(四物湯)

처방				
	• 숙지황(熟地黃)	4.68g	• 천궁(川芎)	4.68g
	• 백작약(白芍藥)	4.68g	• 당귀(當歸)	4.68g

목표 혈병을 통치한다.
① 각통(脚痛) 혈열에는 지백과 우슬을 가한다.
② 허양(虛痒)에는 황금을 가하고 부평초(浮萍草) 가루를 첨가한다.
③ 봄에는 천궁을 배로 하고, 여름에는 작약을 배로 하며, 가을에는 지황을 배로 하고, 겨울에는 당귀를 배로 한다.

④ 봄에는 방풍을 가하고, 여름에는 황금을 가하며, 가을에는 천문동을 가하고, 겨울에는 계지를 가한다.

〖활투〗 혈허(血虛)의 증세로 월경이 고르지 못할 때는 향부자·익모초·오수유·육계·인삼 등을 가한다.

▍혈훈(血暈)▍

산후의 혈훈에는 두 가지가 있는데, 하혈이 과다해서 빈혈이 되어 어지러운 것은 보혈이 필요하고, 어혈이 잘 배출되지 않아 어지러운 것은 명치가 꽉 막혀 정신이 혼미하고 입을 놀리지 못하며 인사불성이 되는 것이니 파혈해서 순환시켜야 한다.

✍ 형개산(荊芥散)

처방	• 형개(荊芥)	7.5g		

〖목표〗 혈훈을 다스림이 신통하다.
〖용법〗 형개의 분말 7.5g을 동변(童便) 1잔으로 조복한다.

✍ 궁귀탕(芎歸湯)

처방	• 천궁(川芎)	18.75g	• 당귀(當歸)	18.75g

〖목표〗 산전 산후의 여러 질환 및 혈훈·인사불성·횡산·역산·사태불하·혈붕(血崩)이 멎지 않는 것 등을 다스리며, 산월에 임해서 이 약을 복용하면 축태(縮胎)되어 해산이 용이해지고, 산후에 복용하면 악혈(惡血)이 저절로 내린다.

전생활혈탕(全生活血湯)

처방				
	• 백작약(白芍藥)	3.75g	• 감초(甘草)	2.62g
	• 승마(升麻)	3.75g	• 고본(藁本)	1.87g
	• 방풍(防風)	2.62g	• 천궁(川芎)	1.87g
	• 강활(羌活)	2.62g	• 생지황(生地黃)	1.50g
	• 독활(獨活)	2.62g	• 숙지황(熟地黃)	1.50g
	• 시호(柴胡)	2.62g	• 만형자(蔓荊子)	1.12g
	• 당귀신(當歸身)	2.62g	• 세신(細辛)	1.12g
	• 건갈(乾葛)	2.62g	• 홍화(紅花)	0.37g

목표 붕루과다(崩漏過多)로 인한 혼모불성(昏冒不省)을 다스린다. 이 약은 보혈·양혈·생혈·익양해서 수족궐음(手足厥陰)을 보한다.

화예석산(花蘂石散)

처방				
	• 화예석(花蘂石)	150g	• 석류황(石硫黃)	37.5g

목표 모든 타박 손상을 다스린다.

용법 위의 약미를 작말해서 볕에 말린 다음 하룻밤을 지나 다시 보드랍게 작말한다. 그 분말을 큰 숟가락으로 하나씩 동변을 함께 넣고 술로 달여 뜨겁게 조복한다.

육혈(衄血)

산후에 입과 코가 검어지면서 코피가 흐르는 경우.

서각지황탄(犀角地黃湯)

처방	• 생지황(生地黃) 11.25g • 적작약(赤芍藥) 7.5g	• 서각(犀角) 3.75g • 목단피(牧丹皮) 3.75g

〖목표〗 멎지 않는 육혈과 상초에 어혈이 있어서 대변이 검게 되는 것을 다스린다.
① 회춘방(回春方)에는 황금·황련·당귀를 가한다.

형개산(荊芥散)

처방	• 형개(荊芥) 7.5g

〖목표〗 혈훈을 다스림이 신통하다.
〖용법〗 형개의 분말 7.5g을 동변(童便) 1잔으로 조복한다.

천수(喘嗽)

산후에 출혈이 많아 천식이 급격해지면 목숨이 위태롭다. 또, 산후에 기침을 많이 하는 것은 어혈이 폐에 침입한 탓이다.

소삼소음(小蔘蘇飲)

처방	• 소목(蘇木) 75g

〖목표〗 산후에 패혈이 폐에 들어가 얼굴이 검게 되고 천식이 나는 중을 다스린다.

【용법】 소목 75g을 물 2완으로 달여서 반이 된 다음 인삼가루 7.5g을 넣어 조복한다.

궁귀탕(芎歸湯)

처방				
	• 천궁(川芎)	18.75g	• 당귀(當歸)	18.75g

【목표】 산전 산후의 여러 질환 및 혈훈·인사불성·횡산·역산·사태불하·혈붕(血崩)이 멎지 않는 것 등을 다스리며, 산월에 임해서 이 약을 복용하면 축태(縮胎)되어 해산이 용이해지고, 산후에 복용하면 악혈(惡血)이 저절로 내린다.

불어(不語)

산후에 어혈이나 담음 탓으로 혀가 굳어지거나 목이 잠겨 말을 잘하지 못하는 경우.

복령보심탕(茯苓補心湯)

처방				
	• 백작약(白芍藥)	7.5g	• 전호(前胡)	2.62g
	• 숙지황(熟地黃)	5.62g	• 진피(陳皮)	1.87g
	• 당귀(當歸)	4.87g	• 지각(枳殼)	1.87g
	• 천궁(川芎)	2.62g	• 길경(桔梗)	1.87g
	• 백복령(白茯苓)	2.62g	• 건갈(乾葛)	1.87g
	• 인삼(人蔘)	2.62g	• 소엽(蘇葉)	1.87g
	• 반하(半夏)	2.62g	• 감초(甘草)	1.87g

【목표】 노심하여 토혈하는 것을 다스린다.

◀**학투**▶ 사궁산(莎芎散)을 합방해도 좋다.
① 열이 있으면 인삼을 사삼으로 바꾸고, 생지황·황금·황련 따위를 가한다.

섬어(譫語)

산후에 환상을 보면서 헛소리를 하는 것은 패혈(敗血)이 심장을 침공했기 때문이다.

✍ 소합향원(蘇合香元)

처방					
	• 백출(白朮)	75g	• 서각(犀角)	75g
	• 목향(木香)	75g	• 가자피(訶子皮)	75g
	• 침향(沈香)	75g	• 향부자(香附子)	75g
	• 사향(麝香)	75g	• 필발(蓽撥)	75g
	• 정향(丁香)	75g	• 소합류(蘇合油)	37.5g
	• 안식향(安息香)	75g	• 유향(乳香)	37.5g
	• 백단향(白檀香)	75g	• 용뇌(龍腦)	37.5g
	• 주사(朱砂)	75g		

◀**목표**▶ 기로 인해 일어난 일체의 질환을 다스린다. 심복통(心腹痛), 교심통(絞心痛) 등에 사용한다.

◀**용법**▶ 위의 약미들을 작말하여 안식향고로 이겨서 밀환을 짓되, 37.5g씩 40환을 만들어 두고 2~3환씩 온수, 온주, 혹은 생강탕에서 타서 먹는다.

① 용뇌가 있으면 용뇌소합원(龍腦蘇合元)이고, 용뇌가 없으면 사향소합원(麝香蘇合元)이다.
② 안식향이 건조해 있으면 작고(作膏)할 필요가 없다.

팔물탕(八物湯)

처방					
	• 인삼(人蔘)	4.5g	• 숙지황(熟地黃)	4.5g
	• 백출(白朮)	4.5g	• 백작약(白芍藥)	4.5g
	• 백복령(白茯苓)	4.5g	• 천궁(川芎)	4.5g
	• 감초(甘草)	4.5g	• 당귀(當歸)	4.5g

목표 기와 혈이 다 허한 것을 다스린다.
① 일명 팔진탕(八珍湯)이다.
② 허림(虛淋)에는 황기·호장근·황금·우슬 등을 가한다.

활투 자학이 오래 된 데에는 인삼과 숙지황을 배로 하고, 시호·조금·사인 등을 가한다.
③ 한다에는 계지·황기·방풍을 가한다.
④ 두통에는 천마와 세신을 가한다.

발열(發熱)

산후에 혈이 허하면 열이 혈실로 들어가므로 발열하는데, 번조하고 낮에는 열이 덜 하고 밤에는 심하다. 또 헛소리를 하고 환상이 보이며 오한과 열이 왕래하기도 한다.

시호사물탕(柴胡四物湯)

처방					
	• 시호(柴胡)	7.50g	• 황금(黃芩)	3.75g
	• 생지황(生地黃)	7.50g	• 인삼(人蔘)	1.87g
	• 천궁(川芎)	3.75g	• 반하(半夏)	1.87g
	• 적작약(赤芍藥)	3.75g	• 감초(甘草)	1.87g
	• 당귀(當歸)	3.75g		

【목표】 산후발열과 열이 자궁으로 들어간 것을 다스린다.
① 일명 삼원탕(三元湯)이다.
【학투】 혈열이 심하면 우황고(牛黃膏)에 조복한다.

우황고(牛黃膏)

처방				
	• 주사(朱砂)	11.25g	• 목단피(牧丹皮)	7.5g
	• 울금(鬱金)	11.25g	• 감초(甘草)	3.75g
	• 우황(牛黃)	9.37g	• 용뇌(龍腦)	1.87g

【목표】 산후에 열이 혈실[子宮]로 들어간 것을 다스린다.
【용법】 위의 약미들로 조자(皂子)같이 밀환을 지어 1환씩 물에 타서 먹는다.
【학투】 두후(痘後)의 창진(瘡疹)과 안질 및 유열(遺熱)에도 좋다.

열입혈실(熱入血室)

산후에 열이 혈실에 들어가거나 어혈이 있어서 발열하는 경우.

소시호탕(小柴胡湯)

처방				
	• 시호(柴胡)	11.25g	• 반하(半夏)	3.75g
	• 황금(黃芩)	7.5g	• 감초(甘草)	1.87g
	• 인삼(人蔘)	3.75g		

【목표】 소양병인 반표반리의 왕래 한열을 다스린다.
① 일명 삼금탕(三禁湯 : 汗·吐·下의 3가지 치료법을 금함)이다.
【학투】 식학(食瘧)에는 평위산(平胃散)을 합방하든가 혹은 양위탕(養胃湯)을 합방한다. 서에는 향유·백편두를 가하고, 이질이 겸발되

면 빈랑과 황금을 가하고, 설사가 겹치면 택사와 저령을 또 가한다.

감모풍한(感冒風寒)

산후에 감기로 발열하는 경우.

오적산(五積散)

처방				
• 창출(蒼朮)	7.5g	• 백작약(白芍藥)	3g
• 마황(麻黃)	3.75g	• 백복령(白茯苓)	3g
• 진피(陳皮)	3.75g	• 천궁(川芎)	2.62g
• 후박(厚朴)	3g	• 백지(白芷)	2.62g
• 길경(桔梗)	3g	• 반하(半夏)	2.62g
• 지각(枳殼)	3g	• 계피(桂皮)	2.62g
• 당귀(當歸)	3g	• 감초(甘草)	2.25g
• 건강(乾薑)	3g		

【목표】 풍한으로 인해 두통이 나고 몸이 아프며, 사지가 역랭하고 가슴과 배가 아프며, 구토·설사가 나고, 내상으로 냉증이 생기는 등의 증세를 다스린다.

① 좌섬 및 어혈종통에는 마황을 빼고 회향·목향·빈랑·도인·홍화를 가한다.
② 풍이 신을 상하여 허리의 좌우가 간간이 결리거나 양발이 뻣뻣해지면 방풍과 전갈을 가한다.
③ 백지와 계피를 제외하고 나머지 약미들을 초하면 숙료오적산(熟料五積散)이 된다.

【활투】 외감협체에는 산사·신곡·빈랑을 가한다.
④ 회충이 동하면 오매·화초를 가한다.
⑤ 산후협체와 어혈복통에는 마황을 빼고 산사 7.5g, 현호색 3.75g을

가한다.

혈허발열(血虛發熱)

산후에 혈이 허해서 발열하는 경우.

소요산(逍遙散)

처방				
	• 백출(白朮)	3.75g	• 당귀(當歸)	3.75g
	• 백작약(白芍藥)	3.75g	• 맥문동(麥門冬)	3.75g
	• 백복령(白茯苓)	3.75g	• 감초(甘草)	1.87g
	• 시호(柴胡)	3.75g	• 박하(薄荷)	1.87g

[목표] 월경부조 및 혈허·오심번열·한열이 학질과 같은 증을 다스린다.

[학투] 혈열에 별갑을 가하면 더욱 좋다.

음탈(陰脫)

산후에 힘쓰는 일을 하면 음문이 탈출한다. 마치 항문이 탈출된 것처럼 부어서 압박하고 아프며, 청수가 계속 흘러나오고 소변이 질끔거리는 경우.

당귀황기탕(當歸黃芪湯)

처방				
	• 황기(黃芪)	11.25g	• 승마(升麻)	7.5g
	• 인삼(人蔘)	7.5g	• 감초(甘草)	3.75g
	• 당귀(當歸)	7.5g		

[목표] 산후탈음을 다스린다.

① 1일 3회 복용한다.

[학투] 허가 심하면 인삼을 배가한다.

사물탕(四物湯)

처방				
	• 숙지황(熟地黃)	4.68g	• 천궁(川芎)	4.68g
	• 백작약(白芍藥)	4.68g	• 당귀(當歸)	4.68g

[목표] 혈병을 통치한다.
① 각통(脚痛) 혈열에는 지백과 우슬을 가한다.
② 허양(虛痒)에는 황금을 가하고 부평초(浮萍草) 가루를 첨가한다.
③ 봄에는 천궁을 배로 하고, 여름에는 작약을 배로 하며, 가을에는 지황을 배로 하고, 겨울에는 당귀를 배로 한다.
④ 봄에는 방풍을 가하고, 여름에는 황금을 가하며, 가을에는 천문동을 가하고, 겨울에는 계지를 가한다.

[학투] 혈허(血虛)의 증세로 월경이 고르지 못할 때는 향부자·익모초·오수유·육계·인삼 등을 가한다.

보중익기탕(補中益氣湯)

처방				
	• 황기(黃芪)	5.62g	• 당귀신(當歸身)	1.87g
	• 인삼(人蔘)	3.75g	• 진피(陳皮)	1.87g
	• 백출(白朮)	3.75g	• 승마(升麻)	1.12g
	• 감초(甘草)	3.75g	• 시호(柴胡)	1.12g

[목표] 노역을 아주 심하게 했거나 음식 조절을 못하여 신열이 나고 자한이 나는 것을 다스린다.
① 황백 1.12g, 홍화 0.75g을 가하면 가슴으로 들어가서 양혈한다.
② 자한에는 부자·마황근·부소맥을 가한다.
③ 이질이 오래 되어 물갈이 되는 데는 부자를 가한다.

④ 비색에는 맥문동과 산치자를 가한다.
⑤ 유뇨에는 산약과 오미자를 가한다.
⑥ 이후얼에는 부자·죽여·생강을 가한다.
⑦ 활설에는 가자와 육두구를 가한다.
⑧ 잉부의 소복추와 기함에는 승마와 방풍을 가한다.
⑨ 전신이 마비되는 기허에는 목과·오약·향부자·청피·방풍·천궁을 가하고, 계지도 조금 가한다.
⑩ 폐한과 탈항에는 가자 3.75g과 저근백피를 조금 가한다.
⑪ 도씨보중익기탕(陶氏補中益氣湯)은 인삼·백출·황기·당귀·시호·진피를 합쳐서 2.62g과 감초 1.87g을 가하고, 혹은 승마를 빼고 총백·생강·대추를 넣는다. 내외감의 두통·신열·자한을 다스린다.

(학투) 황기와 백출을 빼고 숙지황과 산약을 가한 것을 보음익기전(補陰益氣煎)이라고 한다.

⑫ 땀이 많으면 계지 7.5g, 방풍 3.75g과 부소맥·오매를 가한다.
⑬ 기가 허해서 요삽이 되면 빈랑·목향을 가하고, 혹 차전자·택사를 가하기도 한다.
⑭ 허리로 하중하면 빈랑·목향·황련을 가하며, 혹 오수유를 가하기도 한다. 복통에는 계심을 가하고, 열이 있을 때는 대황을 가하면 약간 유리하다.
⑮ 기가 허하고 조열이 있으면 시호를 배로 하고 별갑을 가한다.

팔물탕(八物湯)

처방				
	• 인삼(人蔘)	4.5g	• 숙지황(熟地黃)	4.5g
	• 백출(白朮)	4.5g	• 백작약(白芍藥)	4.5g
	• 백복령(白茯苓)	4.5g	• 천궁(川芎)	4.5g
	• 감초(甘草)	4.5g	• 당귀(當歸)	4.5g

〔목표〕 기와 혈이 다 허한 것을 다스린다.
① 일명 팔진탕(八珍湯)이다.
② 허림(虛淋)에는 황기·호장근·황금·우슬 등을 가한다.

〔활투〕 자학이 오래 된 데에는 인삼과 숙지황을 배로 하고, 시호·조금·사인 등을 가한다.
③ 한다에는 계지·황기·방풍을 가한다.
④ 두통에는 천마와 세신을 가한다.

실소산(失笑散)

처방			
• 오령지(五靈脂)	각등분	• 포황(蒲黃)	각등분

〔목표〕 산후에 아침통과 제복통으로 참을 수 없는 증을 다스린다.

〔용법〕 위의 약미들을 작말하여 7.5g씩에다 식초를 가하면서 끓여서 고를 만들어 1잔의 물에 넣고 70%가 되게 달여서 뜨거운 것을 마신다.

〔활투〕 탕용으로 만들어서 달인 후에 좋은 식초 1숟가락을 타서 복용한다.
① 천궁·당귀를 배가하고, 산사육·현호색·계심·택사·난엽 따위를 가하기도 한다.

궁귀탕(芎歸湯)

처방			
• 천궁(川芎)	18.75g	• 당귀(當歸)	18.75g

〔목표〕 산전 산후의 여러 질환 및 혈훈·인사불성·횡산·역산·사태불하·혈붕(血崩)이 멎지 않는 것 등을 다스리며, 산월에 임해서 이 약을 복용하면 축태(縮胎)되어 해산이 용이해지고, 산후에 복용하면

악혈(惡血)이 저절로 내린다.

식체(食滯)

산후에 음식에 체하여 가슴이 답답하고, 춥고 열이 나며 식욕부진의 경우.

이비탕(理脾湯)

처방
- 후박(厚朴)   5.62g
- 창출(蒼朮)   3.75g
- 진피(陳皮)   3.75g
- 신곡(神麯)   3.75g
- 맥아(麥芽)   3.75g
- 산사육(山査肉)   3.75g
- 건강(乾薑)   3g
- 사인(砂仁)   1.87g
- 감초(甘草)   1.87g

목표 산후에 식상으로 인해 흉격이 포민하고, 한열이 있어 음식 생각이 없는 증을 다스린다.

① 설사를 하면 백출과 적복령을 가한다.
② 변폐되면 도인과 홍화를 가한다.
③ 요삽하면 대복피와 차전자를 가한다.

활투 위의 약미 중의 맥아는 모유를 삭히는 성질이 있으므로 꼭 쓸 필요는 없다.

오적산(五積散)

처방
- 창출(蒼朮)   7.5g
- 마황(麻黃)   3.75g
- 진피(陳皮)   3.75g
- 후박(厚朴)   3g
- 길경(桔梗)   3g
- 지각(枳殼)   3g
- 백작약(白芍藥)   3g
- 백복령(白茯苓)   3g
- 천궁(川芎)   2.62g
- 백지(白芷)   2.62g
- 반하(半夏)   2.62g
- 계피(桂皮)   2.62g

| • 당귀(當歸) | 3g | • 감초(甘草) | 2.25g |
| • 건강(乾薑) | 3g | | |

(목표) 풍한으로 인해 두통이 나고 몸이 아프며, 사지가 역랭하고 가슴과 배가 아프며, 구토·설사가 나고, 내상으로 냉증이 생기는 등의 증세를 다스린다.

① 좌섬 및 어혈종통에는 마황을 빼고 회향·목향·빈랑·도인·홍화를 가한다.
② 풍이 신을 상하여 허리의 좌우가 간간이 결리거나 양발이 뻣뻣해지면 방풍과 전갈을 가한다.
③ 백지와 계피를 제외하고 나머지 약미들을 초하면 숙료오적산(塾料五積散)이 된다.

(학투) 외감협체에는 산사·신곡·빈랑을 가한다.
④ 회충이 동하면 오매·화초를 가한다.
⑤ 산후협체와 어혈복통에는 마황을 빼고 산사 7.5g, 현호색 3.75g을 가한다.

울모(鬱冒)

부인이 산후에 실혈하여 흐리멍덩하고 의식이 없거나 눈을 뜨기 싫어하는 등의 증상이 있을 경우.

전생활혈탕(全生活血湯)

처방	• 백작약(白芍藥)	3.75g	• 감초(甘草)	2.62g
	• 승마(升麻)	3.75g	• 고본(藁本)	1.87g
	• 방풍(防風)	2.62g	• 천궁(川芎)	1.87g
	• 강활(羌活)	2.62g	• 생지황(生地黃)	1.50g

• 독활(獨活)	2.62g	• 숙지황(熟地黃)	1.50g
• 시호(柴胡)	2.62g	• 만형자(蔓荊子)	1.12g
• 당귀신(當歸身)	2.62g	• 세신(細辛)	1.12g
• 건갈(乾葛)	2.62g	• 홍화(紅花)	0.37g

【목표】 붕루과다(崩漏過多)로 인한 혼모불성(昏冒不省)을 다스린다. 이 약은 보혈・양혈・생혈・익양해서 수족궐음(手足厥陰)을 보한다.

풍치(風痓)

산후에 중풍으로 입이 열리지 않고, 이를 악물고 손발에 경풍이 이는 경우.

유풍산(愈風散)

처방	• 형개(荊芥)	11.25g

【목표】 산후의 중풍을 다스린다.
① 일명 거경고배산(擧卿古拜散)이다.
【용법】 형개를 약간 초해서 작말한 것을 두림주에 타서 복용한다.

두림주(豆淋酒)

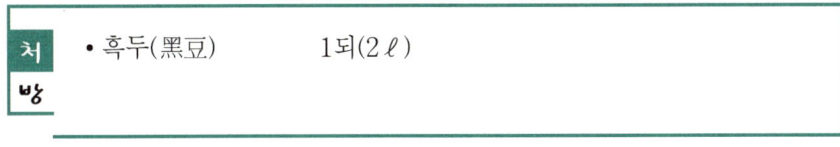

처방	• 흑두(黑豆)	1되(2ℓ)

【목표】 산후 풍증을 다스린다.
【용법】 흑두를 초숙해서 뜨거운 것을 청주 3되에 넣고 밀봉한 후 적

당한 분량을 마신다.

✍ 팔물탕(八物湯)

처방				
	• 인삼(人蔘)	4.5g	• 숙지황(熟地黃)	4.5g
	• 백출(白朮)	4.5g	• 백작약(白芍藥)	4.5g
	• 백복령(白茯苓)	4.5g	• 천궁(川芎)	4.5g
	• 감초(甘草)	4.5g	• 당귀(當歸)	4.5g

【목표】 기와 혈이 다 허한 것을 다스린다.

① 일명 팔진탕(八珍湯)이다.

② 허림(虛淋)에는 황기·호장근·황금·우슬 등을 가한다.

【학투】 자학이 오래 된 데에는 인삼과 숙지황을 배로 하고, 시호·조금·사인 등을 가한다.

③ 한다에는 계지·황기·방풍을 가한다.

④ 두통에는 천마와 세신을 가한다.

✍ 사물탕(四物湯)

처방				
	• 숙지황(熟地黃)	4.68g	• 천궁(川芎)	4.68g
	• 백작약(白芍藥)	4.68g	• 당귀(當歸)	4.68g

【목표】 혈병을 통치한다.

① 각통(脚痛) 혈열에는 지백과 우슬을 가한다.

② 허양(虛痒)에는 황금을 가하고 부평초(浮萍草) 가루를 첨가한다.

③ 봄에는 천궁을 배로 하고, 여름에는 작약을 배로 하며, 가을에는 지황을 배로 하고, 겨울에는 당귀를 배로 한다.

④ 봄에는 방풍을 가하고, 여름에는 황금을 가하며, 가을에는 천문동을 가하고, 겨울에는 계지를 가한다.

활투 혈허(血虛)의 증세로 월경이 고르지 못할 때는 향부자・익모초・오수유・육계・인삼 등을 가한다.

두통(頭痛)

산후에 두통이 나는 경우.

사물탕(四物湯)

처방				
	• 숙지황(熟地黃)	4.68g	• 천궁(川芎)	4.68g
	• 백작약(白芍藥)	4.68g	• 당귀(當歸)	4.68g

목표 혈병을 통치한다.
① 각통(脚痛) 혈열에는 지백과 우슬을 가한다.
② 허양(虛痒)에는 황금을 가하고 부평초(浮萍草) 가루를 첨가한다.
③ 봄에는 천궁을 배로 하고, 여름에는 작약을 배로 하며, 가을에는 지황을 배로 하고, 겨울에는 당귀를 배로 한다.
④ 봄에는 방풍을 가하고, 여름에는 황금을 가하며, 가을에는 천문동을 가하고, 겨울에는 계지를 가한다.

활투 혈허(血虛)의 증세로 월경이 고르지 못할 때는 향부자・익모초・오수유・육계・인삼 등을 가한다.

궁귀탕(芎歸湯)

처방				
	• 천궁(川芎)	18.75g	• 당귀(當歸)	18.75g

목표 산전 산후의 여러 질환 및 혈훈・인사불성・횡산・역산・사태불하・혈붕(血崩)이 멎지 않는 것 등을 다스리며, 산월에 임해서 이

약을 복용하면 축태(縮胎)되어 해산이 용이해지고, 산후에 복용하면 악혈(惡血)이 저절로 내린다.

유뇨(遺尿)

부인의 해산이 불순해서 손상을 입고 산후에 무시로 소변을 흘리는 경우.

삼출고(蔘朮膏)

처방				
	• 인삼(人蔘)	9.37g	• 도인(桃仁)	3.75g
	• 백출(白朮)	7.5g	• 백복령(白茯苓)	3.75g
	• 황기(黃芪)	5.62g	• 감초(甘草)	1.87g
	• 진피(陳皮)	3.75g		

【목표】 산후에 방광이 산상되어 성림(成淋)된 것을 다스린다.
① 멧돼지와 양의 방광을 물로 달인 데다가 위의 약미들을 넣고 다시 달여서 공심에 복용한다.

설리(泄痢)

산후의 설사나 이질인 경우.

사물탕(四物湯)

처방				
	• 숙지황(熟地黃)	4.68g	• 천궁(川芎)	4.68g
	• 백작약(白芍藥)	4.68g	• 당귀(當歸)	4.68g

【목표】 혈병을 통치한다.
① 각통(脚痛) 혈열에는 지백과 우슬을 가한다.
② 허양(虛痒)에는 황금을 가하고 부평초(浮萍草) 가루를 첨가한다.

③ 봄에는 천궁을 배로 하고, 여름에는 작약을 배로 하며, 가을에는 지황을 배로 하고, 겨울에는 당귀를 배로 한다.
④ 봄에는 방풍을 가하고, 여름에는 황금을 가하며, 가을에는 천문동을 가하고, 겨울에는 계지를 가한다.

[학투] 혈허(血虛)의 증세로 월경이 고르지 못할 때는 향부자·익모초·오수유·육계·인삼 등을 가한다.

당귀작약탕(當歸芍藥湯)

처방				
	• 백작약(白芍藥)	5.62g	• 조금(條芩)	3.75g
	• 백출(白朮)	5.62g	• 빈랑(檳榔)	2.62g
	• 당귀(當歸)	3.75g	• 황련(黃連)	2.62g
	• 백복령(白茯苓)	3.75g	• 목향(木香)	2.62g
	• 택사(澤瀉)	3.75g	• 감초(甘草)	2.62g

[목표] 자리를 다스린다.

[학투] ① 자리에는 황금·황련을 빼고 건강을 가한다.
② 서에는 향유와 백편두를 가한다.
③ 태가 불안하면 대복피·사인을 가한다.
④ 대개 산전의 제증에는 대과문에 의거하여 증에 따라 가감한다.

변비(便秘)

해산 직후에 혈이 허한 데다 땀을 많이 흘리면 장과 위가 건조해져서 진액이 고갈되므로 변비가 되는 일이 있다.

궁귀탕(芎歸湯)

처방			
	• 천궁(川芎) 18.75g	• 당귀(當歸)	18.75g

【목표】 산전 산후의 여러 질환 및 혈훈·인사불성·횡산·역산·사태불하·혈붕(血崩)이 멎지 않는 것 등을 다스리며, 산월에 임해서 이 약을 복용하면 축태(縮胎)되어 해산이 용이해지고, 산후에 복용하면 악혈(惡血)이 저절로 내린다.

사마탕(四磨湯)

처방				
	• 빈랑(檳榔)	각등분	• 목향(木香)	각등분
	• 침향(沈香)	각등분	• 오약(烏藥)	각등분

【목표】 기체로 인한 변비를 다스린다.

【용법】 위의 약미들을 물을 가해 진하게 갈아서, 그 즙 70%를 잔에다가 3~5 차례 끓여 미지근한 것을 공심에 먹는다.
① 대황과 지각을 가한 것은 육마탕(六磨湯)인데, 열비를 다스린다.

【활투】 혈이 조하면 사물탕(四物湯)을 합방하며, 산후변비도 다스린다.
② 한결(寒結)되면 생강과 부자를 가한다.

팔물탕(八物湯)

처방				
	• 인삼(人蔘)	4.5g	• 숙지황(熟地黃)	4.5g
	• 백출(白朮)	4.5g	• 백작약(白芍藥)	4.5g
	• 백복령(白茯苓)	4.5g	• 천궁(川芎)	4.5g
	• 감초(甘草)	4.5g	• 당귀(當歸)	4.5g

【목표】 기와 혈이 다 허한 것을 다스린다.
① 일명 팔진탕(八珍湯)이다.
② 허림(虛淋)에는 황기·호장근·황금·우슬 등을 가한다.

⒮ 부인(婦人) / 변비·부종　743

학투 자학이 오래 된 데에는 인삼과 숙지황을 배로 하고, 시호·조금·사인 등을 가한다.
③ 한다에는 계지·황기·방풍을 가한다.
④ 두통에는 천마와 세신을 가한다.

가미소요산(加味逍遙散)

처방				
	• 목단피(牧丹皮)	5.62g	• 산치(山梔)	3g
	• 백출(白朮)	5.62g	• 황금(黃芩)	3g
	• 당귀(當歸)	3.75g	• 길경(桔梗)	2.62g
	• 적작약(赤芍藥)	3.75g	• 청피(靑皮)	1.87g
	• 도인(桃仁)	3.75g	• 감초(甘草)	1.12g
	• 패모(貝母)	3.75g		

목표 담 중에 피가 보이는 것을 다스린다.

부종(浮腫)

산후에 부종이 생기는 것은 어혈이 사지에 흘러들어갔을 경우와 패혈이 괴었다가 물이 되었을 경우, 기와 혈이 허약해졌을 경우와 풍의 작용으로 되는 경우 등이 있다.

이중탕(理中湯)

처방				
	• 인삼(人蔘)	7.5g	• 건강(乾薑)	7.5g
	• 백출(白朮)	7.5g	• 감초(甘草)	3.75g

목표 태음복통과 자리 불갈을 다스린다.
① 원방에 진피와 청피를 가한 것을 치중탕(治中湯)이라고 한다.

【학투】 소건중탕(小建中湯)과 합방한 것을 건리탕(建理湯)이라고 하는데, 비위허랭과 적취와 기가 상공(上攻)한 것을 다스린다.
② 오령산(五苓散)과 합방한 것을 이령탕(理苓湯)이라고 하는데, 양허 부종을 다스린다.
③ 회적(蛔積 : 회충이 한데 뭉쳐 수시로 움직이는 증세)에는 계지·부자·화초·오매를 가한다.
④ 기허에는 인삼을 18.7~26.2g 배량한다.
⑤ 음달에는 이령탕(理苓湯)에 인진을 가하고, 설사에는 육두구·차전자를 가한다.

사군자탕(四君子湯)

처방				
	• 인삼(人蔘)	4.68g	• 백복령(白茯苓)	4.68g
	• 백출(白朮)	4.68g	• 감초(甘草)	4.68g

【목표】 진기가 허약한 것을 보양하고, 기단기소한 것을 다스린다.
① 허손을 다스리기 위해서는 당귀와 황기를 가하는데, 이것은 인삼황기탕(人蔘黃芪湯)이다.
② 사물탕(四物湯)과 합방한 것은 팔물탕(八物湯)이라 하며, 또 황기·육계 각 3.75g을 가한 것은 십전대보탕(十全大補湯)이다.
③ 진피를 가하면 이공산(異功散)이고, 진피와 반하를 가하면 육군자탕(六君子湯)이다.
④ 허설에는 황기·승마·시호·방풍을 가한다.

【학투】 냉에는 육계와 부자를 가한다.
⑤ 부종이 나면 저령과 택사를 가한다.
⑥ 서에는 향유·백편두·백단향 등을 가한다.
⑦ 허설에는 오령산(五苓散)을 합방한다.

주치(主治)

산후 치료에 중요한 약.

보허탕(補虛湯)

처방				
	• 인삼(人蔘)	5.62g	• 황기(黃芪)	3.75g
	• 백출(白朮)	5.62g	• 진피(陳皮)	3.75g
	• 당귀(當歸)	3.75g	• 감초(甘草)	2.62g
	• 천궁(川芎)	3.75g		

목표 산후의 기혈을 대보하는데, 비록 잡증이 있더라도 이를 다 스린다.

① 열이 가벼우면 복령을 배가한다.
② 열이 중하면 술과 황금을 가한다.
③ 열이 심하면 초흑한 건강을 가해서 약을 이끌고 간에 들어가 생혈 하게 한다.

학투 기가 허해서 숨이 차면 인삼을 37.5~75g으로 증량하고, 육계·부자와 흑초한 건강을 가하여, 첩수를 따지지 말고 빨리 복용해서 이를 구하도록 한다.

④ 현기가 겸했으면 형개를 가한다.
⑤ 번열이 나면 시호를 가한다.

54 소아(小兒)

소아과 질환. 남자 열 사람을 치료하기보다는 여자 한 사람을 치료하기가 힘들고, 여자 열 사람을 치료하기보다는 소아 한 사람을 치료하기가 힘들다는 의료 명언이 있다.

▌객오중악(客忤中惡)▐

① 객오는 신기가 연약한 소아가 갑자기 낯선 사물을 대했을 때 놀란 증세인데, 청·황·백색의 연말을 토하고 소화되지 않은 수곡과 잡물을 하리하기도 하며, 얼굴이 오색으로 변하며 배가 아파 뒹굴고, 가벼운 경련과 경간의 발작이 있는데 눈을 치뜨지는 않는다.
② 중악은 갑자기 가슴과 배가 자통하여 기절할 것 같고, 인중이 검푸르게 된다.

✍ 소합향원(蘇合香元)

처방				
• 백출(白朮)	75g	• 서각(犀角)	75g
• 목향(木香)	75g	• 가자피(訶子皮)	75g
• 침향(沈香)	75g	• 향부자(香附子)	75g
• 사향(麝香)	75g	• 필발(畢撥)	75g
• 정향(丁香)	75g	• 소합류(蘇合油)	37.5g
• 안식향(安息香)	75g	• 유향(乳香)	37.5g
• 백단향(白檀香)	75g	• 용뇌(龍腦)	37.5g
• 주사(朱砂)	75g		

【목표】 기로 인한 일체의 질환을 다스린다.

〔용법〕 위의 약미들을 작말하여 안식향고로 이겨서 밀환을 짓되, 37.5g씩 40환을 만들어 두고 2~3환씩 온수, 온주, 혹은 생강탕에서 타서 먹는다.
① 용뇌가 있으면 용뇌소합원(龍腦蘇合元)이고, 용뇌가 없으면 사향소합원(麝香蘇合元)이다.
② 안식향이 건조해 있으면 작고(作膏)할 필요는 없다.

야제(夜啼)

소아가 밤에 우는 증세는 네 가지의 원인이 있다.
① 한기(寒氣) 때문에 배가 아파서 우는 경우.
② 열기 때문에 심장이 조급해서 우는 경우.
③ 구창과 중설(口瘡重舌) 때문에 젖을 빨 때에 우는 경우.
④ 객오(客忤)와 중악(中惡)을 겸해서 우는 경우.

포룡환(抱龍丸)

처방				
	• 우담남성(牛膽南星)	37.5g	• 주사(朱砂)	9.37g
	• 천축황(天竺黃)	18.75g	• 사향(麝香)	3.75g
	• 석웅황(石雄黃)	9.37g		

〔목표〕 경풍으로 조축되고 신열로 혼수되는 것을 다스린다. 담을 내리는 능력이 있으므로 심·폐·간의 약이다.
① 내국처방에서는 천축황을 빼고 조구등으로써 대용한다.

〔용법〕 위의 약미들을 작말하여 삶아서 감초고(甘草膏)로 조협자(皂莢子)만하게 환을 지어 온수에 타서 먹인다. 100일 이내의 아이는 1환을 세 번에 나누어 먹이고, 5세의 아이는 1~2환을 먹인다. 납설수에 감초를 삶아, 그 물로 먹이면 더욱 좋다.

도적산(導赤散)

처방	• 생지황(生地黃)	3.75g	• 감초(甘草)	3.75g
	• 목통(木通)	3.75g		

목표 소장열로 인한 소변불리를 다스린다.
① 사령산(四苓散)과 합방한 것을 이열탕(移熱湯)이라고 하며, 구미·심위의 옹열·구창 등을 다스린다.
② 다른 한 처방에는 죽엽이 있고 등심이 없다.

활투 열이 심하면 황금·황련·맥문동을 가한다.

경풍(驚風)

어린아이가 경련을 일으키면서 깜짝깜짝 놀라는 병. 급경풍(急驚風)·만경풍(慢驚風)·만비풍(慢脾風)의 세 가지가 있다.
소아가 열이 성하면 담이 생기고, 경이 심하면 축이 발작하고, 축이 심하면 아관이 긴급해져서 여러 가지 증후를 나타낸다.

소합향원(蘇合香元)

처방	• 백출(白朮)	75g	• 서각(犀角)	75g
	• 목향(木香)	75g	• 가자피(訶子皮)	75g
	• 침향(沈香)	75g	• 향부자(香附子)	75g
	• 사향(麝香)	75g	• 필발(畢撥)	75g
	• 정향(丁香)	75g	• 소합류(蘇合油)	37.5g
	• 안식향(安息香)	75g	• 유향(乳香)	37.5g
	• 백단향(白檀香)	75g	• 용뇌(龍腦)	37.5g
	• 주사(朱砂)	75g		

【목표】 기로 인한 일체의 질환을 다스린다.

【용법】 위의 약미들을 작말하여 안식향고로 이겨서 밀환을 짓되, 37.5g씩 40환을 만들어 두고 2~3환씩 온수, 온주, 혹은 생강탕에서 타서 먹는다.

① 용뇌가 있으면 용뇌소합원(龍腦蘇合元)이고, 용뇌가 없으면 사향소합원(麝香蘇合元)이다.

② 안식향이 건조해 있으면 작고(作膏)할 필요는 없다.

사청환(瀉靑丸)

처방				
	• 당귀(當歸)	각등분	• 대황(大黃)	각등분
	• 초용담(草龍膽)	각등분	• 강활(羌活)	각등분
	• 천궁(川芎)	각등분	• 방풍(防風)	각등분
	• 치자(梔子)	각등분		

【목표】 간의 실열을 다스린다.

① 누독의 경축을 다스리고 심간의 열을 사하며, 간풍이 스스로 사라지게 하는 데는 이 처방이 좋고, 소변을 통리하게 하여 열이 나지 못하게 하는 데는 도적산(導赤散)이 좋다.

② 두후의 여독이 눈으로 들어가 흐리게 하는 증세에 효력이 크며, 설탕을 탄 죽엽전탕으로 삼킨다.

【용법】 위의 약말들을 감실대의 밀환으로 지어 쓴다.

【학투】 소양의 풍학에는 3~5환을 생강차에 타서 먹으면 신효를 본다.

③ 봄에 상풍된 것이 여름에 이르러 폭사를 하면 3~5환을 고본전탕(藁本煎湯)에 타서 먹는다.

✎ 용뇌안신환(龍腦安神丸)

처방				
	• 백복령(白茯苓)	112.5g	• 우황(牛黃)	18.75g
	• 인삼(人蔘)	75g	• 용뇌(龍腦)	11.25g
	• 지골피(地骨皮)	75g	• 사향(麝香)	11.25g
	• 맥문동(麥門冬)	75g	• 주사(朱砂)	7.5g
	• 감초(甘草)	75g	• 마아초(馬牙草)	7.5g
	• 상백피(桑白皮)	37.5g	• 금박(金箔)	35片
	• 서각(犀角)	37.5g		

【목표】 신구 원근을 불문하고 다섯 가지의 전간을 다스린다.
【확투】 두후의 여열로 인한 여러 가지의 증세에도 좋다.
【용법】 위의 약미들을 작말하여 탄자대의 밀환을 지어 금박을 입혀서 1환씩 겨울에는 온수에, 여름에는 냉수에 타서 먹는다.
※ 백복령 대신 백복신을 쓰는 처방도 있다.

✎ 우황포룡환(牛黃抱龍丸)

처방				
	• 우담남성(牛膽南星)	37.5g	• 진주(眞珠)	3.75g
	• 천축황(天竺黃)	18.75g	• 호박(琥珀)	3.75g
	• 석웅황(石雄黃)	9.37g	• 우황(牛黃)	1.87g
	• 주사(朱砂)	9.37g	• 금박(金箔)	10片
	• 사향(麝香)	3.75g		

【목표】 급성·만성의 경풍·담수·조축을 다스린다.
【용법】 작환법은 포룡환과 같은데 금박을 입힌다.
 ① 박하탕에 타서 먹인다.

포룡환(抱龍丸)

처방				
	• 우담남성(牛膽南星)	37.5g	• 주사(朱砂)	9.37g
	• 천축황(天竺黃)	18.75g	• 사향(麝香)	3.75g
	• 석웅황(石雄黃)	9.37g		

목표 경풍으로 조축되고 신열로 혼수되는 것을 다스린다. 담을 내리는 능력이 있으므로 심·폐·간의 약이다.
① 내국처방에서는 천축황을 빼고 조구등으로써 대용한다.

용법 위의 약미들을 작말하여 삶아서 감초고(甘草膏)로 조협자(皂莢子)만하게 환을 지어 온수에 타서 먹인다. 100일 이내의 아이는 1환을 세 번에 나누어 먹이고, 5세의 아이는 1~2환을 먹인다. 납설수에 감초를 삶아, 그 물로 먹이면 더욱 좋다.

간기(肝氣)

소아가 소화불량으로 식욕이 없어지고, 얼굴이 해쓱해지며 젖을 토하고, 악취가 나는 푸른 대변을 누며 자꾸 울고 보채는 증세.

작약감초탕(芍藥甘草湯)

처방				
	• 백작약(白芍藥)	15g	• 감초(甘草)	7.5g

목표 감한 것(감초)은 기요, 산한 것(백작약)은 갑인데, 갑기는 화토한다. 이런 이치로 처방한 것은 장중경의 묘법이다. 산으로 수렴하고 감으로 완해한다.

활투 소아간기에는 청피·조구등·목과를 가한다.

① 유체에는 진피·맥아를 가한다.
② 협감에는 건갈·소엽·인동 따위를 가하는데, 속칭 갑기탕(甲己湯)이라고 한다.

만경(慢驚)

큰 병을 앓고 난 뒤, 혹은 구토·설사를 많이 한 뒤, 또는 열성병이나 경풍 따위에 한랭약을 너무 먹어서 비장과 위가 허하고 냉해져서 발병한다. 눈을 반쯤 뜨며 감지 못하고 자는 것 같으면서 자지는 않고, 열 손가락을 벌리거나 오므리며, 입·눈·손·발 등이 가끔 당기고 맥이 부하거나 침하며, 몸이 차기도 하고 덥기도 하며 토사를 하기도 하고 안 하기도 하며, 젖을 먹기도 하고 안 먹기도 한다.

백출산(白朮散)

처방
- 건갈(乾葛)　　7.5g
- 인삼(人蔘)　　3.75g
- 백출(白朮)　　3.75g
- 백복령(白茯苓)　3.75g
- 목향(木香)　　3.75g
- 곽향(藿香)　　3.75g
- 감초(甘草)　　3.75g

【목표】 일명 전씨백출산(錢氏白朮散)이라고도 하고 청녕산(淸寧散)이라고도 한다.
① 토사를 오래 하여 진액이 말라 번만하고 내키는 대로 인음해서 된 만경(慢驚)을 다스린다.
② 설사에는 산약·백편두·육두구를 가한다.
③ 만경에는 천마·세신·백부자를 가한다.
④ 7.5g씩 수전해서 임의로 복용한다.
⑤ 목향과 감초를 1.87g씩 줄여도 무방하다.

(학투) 대인이나 소아가 설사로 기탈하면 인삼을 증량하고, 육두구・파고지・금앵자・오수유를 가한다.
⑥ 요불리에는 택사・차전자를 가한다.
⑦ 상한의 여열이 채 가시지 않아 설사를 하는 경우에도 좋다.

치경(痓痙)

상한처럼 한열이 있고 맥이 침지현세하고, 눈이 뒤집히고 머리를 흔들며 이를 악물고 축닉하며 목뒤가 뻣뻣하고 종일토록 깨어나지 못한다.

이중탕(理中湯)

처방					
	• 인삼(人蔘)	7.5g	• 건강(乾薑)	7.5g
	• 백출(白朮)	7.5g	• 감초(甘草)	3.75g

(목표) 태음복통과 자리 불갈을 다스린다.
① 원방에 진피와 청피를 가한 것을 치중탕(治中湯)이라고 한다.
(학투) 소건중탕(小建中湯)과 합방한 것을 건리탕(建理湯)이라고 하는데, 비위허랭과 적취와 기가 상공(上攻)한 것을 다스린다.
② 오령산(五苓散)과 합방한 것을 이령탕(理苓湯)이라고 하는데, 양허부종을 다스린다.
③ 회적(蛔積: 회충이 한데 뭉쳐 수시로 움직이는 증세)에는 계지・부자・화초・오매를 가한다.
④ 기허에는 인삼을 18.7~26.2g 배량한다.
⑤ 음달에는 이령탕(理苓湯)에 인진을 가하고, 설사에는 육두구・차전자를 가한다.

🌿 소속명탕(小續命湯)

처방				
	• 방풍(防風)	5.62g	• 인삼(人蔘)	3.75g
	• 방기(防己)	3.75g	• 천궁(川芎)	3.75g
	• 관계(官桂)	3.75g	• 마황(麻黃)	3.75g
	• 행인(杏仁)	3.75g	• 감초(甘草)	3.75g
	• 황금(黃芩)	3.75g	• 부자(附子)	1.875g
	• 백작약(白芍藥)	3.75g		

【목표】 모든 풍증의 초기와 중간에 무한표실한 것을 다스린다.
① 다른 처방으로는 방기와 부자가 없고, 당귀와 석고가 있는 처방도 있다.
② 열이 있으면 백부자를 쓰고, 6경이 혼효하고 지절이 마비되면 강활과 연교를 가한다.
③ 수족의 구련에는 의이인(薏苡仁) 37.5g을 가한다.

【활투】 중풍 시초의 증세는 흔히 감체를 끼고 발작하니, 먼저 성향정기산(星香正氣散) 1~2첩을 복용한 후 그 허실을 살펴서 이 처방을 쓴다.

【적응증】 뇌일혈·뇌충혈·소변실금·부종

🌿 오약순기산(烏藥順氣散)

처방				
	• 마황(麻黃)	5.62g	• 백강잠(白殭蠶)	3.75g
	• 진피(陳皮)	5.62g	• 지각(枳殼)	3.75g
	• 오약(烏藥)	5.62g	• 길경(桔梗)	3.75g
	• 천궁(川芎)	3.75g	• 건강(乾薑)	1.87g
	• 백지(白芷)	3.75g	• 감초(甘草)	1.12g

【목표】 일체의 풍병을 다스리는데, 먼저 이 약을 복용하여 기도를

소통시킨 다음에 풍병의 약을 쓴다.
- **학투** 기허로 담이 성한 데는 마황을 빼고 육군자탕(六君子湯)과 합방하든가 혹은 도담탕(導痰湯)과 합방한다.

전간(癲癇)

소아 전간의 경우는 어지러워 졸도해서 눈을 치뜨고 침을 흘리며 신기가 답답하며, 사지가 경련하고 말이 없고 혼미해서 죽은 것 같기도 하나, 신음을 하거나 고함을 지르다가 얼마 후에 깨어난다.

자상환(紫霜丸)

처방				
	• 대자석(代赭石)	37.5g	• 파두(巴豆)	30粒
	• 적석지(赤石脂)	37.5g	• 행인(杏仁)	50枚

- **목표** 식간과 담벽 그리고 구역은 하지 않고 토하는 것을 다스린다.
- **용법** 위의 약미들을 잘 찧어 꿀을 조금 가입하여 마자대로 환을 지어 1알을 젖에 타서 먹인다.

※ ① 대자석은 7차례 초하한다.
② 파두는 껍질과 기름을 빼버리고 상을 만든다.
③ 행인은 껍질을 벗기고 첨단을 잘라 버린다.

감질(疳疾)

소아의 감질은 20세 이상 성인의 허로와 같이 빈혈이 심해서 몸이 말라 점점 수척해지는 병이다. 머리가죽이 반질반질해지며 머리털이 말라 빠져 성그러지고, 얼굴과 뺨에 주름살이 지고 콧속이 건조하고 물을 많이 마신다.

발병 초기에는 비열감 증세이며 오래 되면 수냉감이 되고, 냉과 열이 번갈아 일어나는 것을 냉열감이라고 하니 증세를 분간해서 치료를 해야 한다.

✎ 비아환(肥兒丸)

처방					
	• 호황련(胡黃連)	18.75g	• 산사육(山査肉)	13.12g
	• 사군자육(使君子肉)	16.87g	• 백출(白朮)	11.25g
	• 인삼(人蔘)	13.12g	• 백복령(白茯苓)	11.25g
	• 황련(黃連)	13.12g	• 감초(甘草)	11.25g
	• 신곡(神麯)	13.12g	• 노회(蘆薈)	9.37g
	• 맥아(麥芽)	13.12g		

【목표】 여러 가지의 감증을 두루 다스린다.

【용법】 위의 약미들을 작말하여 황미호로 녹두대의 환을 지어 미음으로 20~30환씩 복용한다.

✎ 오복화독단(五福化毒丹)

처방					
	• 현삼(玄蔘)	37.5g	• 청대(靑黛)	9.37g
	• 길경(桔梗)	30g	• 감초(甘草)	3.75g
	• 인삼(人蔘)	18.75g	• 사향(麝香)	1.87g
	• 적복령(赤茯苓)	18.75g	• 금박(金箔)	8片
	• 마아초(馬牙草)	18.75g	• 은박(銀箔)	8片

【목표】 열감으로 인해 창절이 많이 나고, 두창의 여독으로 인해 입에서 침이 흐르며, 잇몸에서는 냄새가 나는 피가 나오는 것과 야맹증을 다스린다.

【용법】 위의 약미들을 작말하여 37.5g으로 12개의 밀환을 지어 금은

박을 입힌다. 1세 아기는 1환을 4회에 박하탕에 타서 먹이는데, 야맹증에는 묵은 좁쌀 뜨물에 타서 먹인다.

🌿 팔물탕(八物湯)

처방				
	• 인삼(人蔘)	4.5g	• 숙지황(熟地黃)	4.5g
	• 백출(白朮)	4.5g	• 백작약(白芍藥)	4.5g
	• 백복령(白茯苓)	4.5g	• 천궁(川芎)	4.5g
	• 감초(甘草)	4.5g	• 당귀(當歸)	4.5g

【목표】 기와 혈이 다 허한 것을 다스린다.

① 일명 팔진탕(八珍湯)이다.

② 허림(虛淋)에는 황기·호장근·황금·우슬 등을 가한다.

【학투】 자학이 오래 된 데에는 인삼과 숙지황을 배로 하고, 시호·조금·사인 등을 가한다.

③ 한다에는 계지·황기·방풍을 가한다.

④ 두통에는 천마와 세신을 가한다.

▌제열(諸熱)▌

소아는 앓는다 하면 곧 열이 난다. 이 열을 잘 집증(執症)하는 것도 소아병 치료에는 큰 도움이 된다.

🌿 소아청심원(小兒淸心元)

처방				
	• 인삼(人蔘)	7.5g	• 주사(朱砂)	7.5g
	• 백복신(白茯神)	7.5g	• 시호(柴胡)	7.5g
	• 방풍(防風)	7.5g	• 금박(金箔)	30片

【목표】 모든 열과 경열번조를 다스린다.
① 내국처방에는 서각과 우황을 가한다.

【용법】 위의 약미들을 작말해서 오자대로 밀환을 지어 1환씩 죽력과 조합해서 복용한다.

✎ 천을환(天乙丸)

처방				
	• 등심(燈心)	60g	• 적복령(赤茯苓)	6.37g
	• 택사(澤瀉)	11.25g	• 백복령(白茯苓)	6.37g
	• 활석(滑石)	9.37g	• 복신(茯神)	6.37g
	• 저령(豬苓)	9.37g		

【목표】 병을 다스림에는 수도를 통리하게 함을 첩경으로 삼는데, 이 약은 그러한 성능이 있어서 온열・단독・경풍・담열・변증・발열・구토・설사병 등에 이르기까지 다스리지 못하는 것이 없다.

【용법】 위의 약미들을 작말하여 인삼 37.5g을 달여서 고(膏)를 만든 것에 버무려 앵도대로 환을 지어 주사를 입히고 금박으로 싼다. 등심맥문동탕이나 박하탕에 1환씩 타서 먹는다.

※ 등심은 60g을 미분장수에 씻어 볕에 말린 것을 맑은 물에 넣어 뜨는 것을 쓰는데, 9.37g을 취해서 쓴다.

✎ 사청환(瀉靑丸)

처방				
	• 당귀(當歸)	각등분	• 대황(大黃)	각등분
	• 초용담(草龍膽)	각등분	• 강활(羌活)	각등분
	• 천궁(川芎)	각등분	• 방풍(防風)	각등분
	• 치자(梔子)	각등분		

【목표】 간의 실열을 다스린다.

① 누독의 경축을 다스리고 심간의 열을 사하며, 간풍이 스스로 사라지게 하는 데는 이 처방이 좋고, 소변을 통리하게 하여 열이 나지 못하게 하는 데는 도적산(導赤散)이 좋다.
② 두후의 여독이 눈으로 들어가 흐리게 하는 증세에 효력이 크며, 설탕을 탄 죽엽전탕으로 삼킨다.

용법　위의 약말들을 감실대의 밀환으로 지어 쓴다.

활투　소양의 풍학에는 3~5환을 생강차에 타서 먹으면 신효를 본다.
③ 봄에 상풍된 것이 여름에 이르러 폭사를 하면 3~5환을 고본전탕(藁本煎湯)에 타서 먹는다.

도적산(導赤散)

처방				
	• 생지황(生地黃)	3.75g	• 감초(甘草)	3.75g
	• 목통(木通)	3.75g		

목표　소장열로 인한 소변불리를 다스린다.
① 사령산(四苓散)과 합방한 것을 이열탕(移熱湯)이라고 하며, 구미·심위의 옹열·구창 등을 다스린다.
② 다른 한 처방에는 죽엽이 있고 등심이 없다.

활투　열이 심하면 황금·황련·맥문동을 가한다.

사백산(瀉白散)

처방				
	• 상백피(桑白皮)	7.5g	• 감초(甘草)	3.75g
	• 지골피(地骨皮)	7.5g		

목표　폐실을 다스린다.
① 건해·수고·화염도 다스린다.

② 비창에 황금·치자·박하를 가하며, 길경·치자·지모·패모·맥문동·생지황을 가하기도 한다.

육미지황원(六味地黃元)

처방				
	• 숙지황(熟地黃)	300g	• 백복령(白茯苓)	112.5g
	• 산약(山藥)	150g	• 목단피(牧丹皮)	112.5g
	• 산수유(山茱萸)	150g	• 택사(澤瀉)	112.5g

【목표】 신수 부족을 다스린다.

① 오미자 150g을 가한 것을 신기환(腎氣丸)이라고 한다. 이는 폐의 원천을 자양하여 신수를 나게 하는 것이다.
② 육계와 부자포를 각 37.5g씩 가하면 팔미원(八味元)인데, 명문 양허를 다스린다.
③ 음허부종에는 우슬과 차전자를 가하여 쓰는데, 금궤신기환(金匱腎氣丸)이라고 한다.
④ 유뇨무도에는 택사를 빼고 인지인을 가한다.
⑤ 노인 및 잉부의 전포에는 택사를 배로 한다.
⑥ 냉림(冷淋)으로 먼저 추워서 떨고 설하지 못하는 데는 팔미원(八味元)이 좋다.

【용법】 위의 약미들을 작말하여 오자대(梧子大)로 밀환을 지어 온주나 염탕으로 50~70알씩 복용한다.

⑦ 신기환(腎氣丸)에 오미자를 37.5g 가하여 속용하기도 한다.

【학투】 20첩으로 분작해서 쓴다.

⑧ 음허부종에는 숙지황을 감하고, 우슬·차전자·계지·부자 등을 가한다.
⑨ 황달 증세가 있을 때는 인진을 가한다.
⑩ 상한이 과경하여 허열이 불퇴하고 입이 조하고 혀가 마르고 맥이

허한 증세 등에는 인삼을 배로 하고 맥문동·귤피 따위를 가한다.
⑪ 가감팔미원(加減八味元)을 소갈에 구복하면 영구히 없어진다. 소질되었으면 신기가 회복된 것이다.

사군자탕(四君子湯)

처방				
	• 인삼(人蔘)	4.68g	• 백복령(白茯苓)	4.68g
	• 백출(白朮)	4.68g	• 감초(甘草)	4.68g

[목표] 진기가 허약한 것을 보양하고, 기단기소한 것을 다스린다.
① 허손을 다스리기 위해서는 당귀와 황기를 가하는데, 이것은 인삼황기탕(人蔘黃芪湯)이다.
② 사물탕(四物湯)과 합방한 것은 팔물탕(八物湯)이라 하며, 또 황기·육계 각 3.75g을 가한 것은 십전대보탕(十全大補湯)이다.
③ 진피를 가하면 이공산(異功散)이고, 진피와 반하를 가하면 육군자탕(六君子湯)이다.
④ 허설에는 황기·승마·시호·방풍을 가한다.

[학투] 냉에는 육계와 부자를 가한다.
⑤ 부종이 나면 저령과 택사를 가한다.
⑥ 서에는 향유·백편두·백단향 등을 가한다.
⑦ 허설에는 오령산(五苓散)을 합방한다.

전씨백출산(錢氏白朮散)

처방				
	• 건갈(乾葛)	7.5g	• 목향(木香)	3.75g
	• 인삼(人蔘)	3.75g	• 곽향(藿香)	3.75g
	• 백출(白朮)	3.75g	• 감초(甘草)	3.75g
	• 백복령(白茯苓)	3.75g		

【목표】 일명 백출산(白朮散)이라고도 하고 청녕산이라고도 한다.
① 토사를 오래 하여 진액이 말라 번만하고 내키는 대로 인음해서 된 만경(慢驚)을 다스린다.
② 설사에는 산약·백편두·육두구를 가한다.
③ 만경에는 천마·세신·백부자를 가한다.
④ 7.5g씩 수전해서 임의로 복용한다.
⑤ 목향과 감초를 각각 1.87g씩 줄여서 전복해도 무방하다.

【학투】 대인이나 소아가 설사로 기탈하면 인삼을 증량하고, 육두구·파고지·금앵자·오수유를 가한다.
⑥ 요불리에는 택사·차전자를 가한다.
⑦ 상한의 여열이 채 가시지 않아 설사를 하는 경우에도 좋다.

보중익기탕(補中益氣湯)

처방				
	• 황기(黃芪)	5.62g	• 당귀신(當歸身)	1.87g
	• 인삼(人蔘)	3.75g	• 진피(陳皮)	1.87g
	• 백출(白朮)	3.75g	• 승마(升麻)	1.12g
	• 감초(甘草)	3.75g	• 시호(柴胡)	1.12g

【목표】 노역을 아주 심하게 했거나 음식 조절을 못하여 신열이 나고 자한이 나는 것을 다스린다.
① 황백 1.12g, 홍화 0.75g을 가하면 가슴으로 들어가서 양혈한다.
② 자한에는 부자·마황근·부소맥을 가한다.
③ 이질이 오래 되어 물갈이 되는 데는 부자를 가한다.
④ 비색에는 맥문동과 산치자를 가한다.
⑤ 유뇨에는 산약과 오미자를 가한다.
⑥ 이후얼에는 부자·죽여·생강을 가한다.
⑦ 활설에는 가자와 육두구를 가한다.

⑧ 잉부의 소복추와 기함에는 승마와 방풍을 가한다.
⑨ 전신이 마비되는 기허에는 목과·오약·향부자·청피·방풍·천궁을 가하고, 계지도 조금 가한다.
⑩ 폐한과 탈항에는 가자 3.75g과 저근백피를 조금 가한다.
⑪ 도씨보중익기탕(陶氏補中益氣湯)은 인삼·백출·황기·당귀·시호·진피를 합쳐서 2.62g과 감초 1.87g을 가하고, 혹은 승마를 빼고 총백·생강·대추를 넣는다. 내외감의 두통·신열·자한을 다 스린다.

(활투) 황기와 백출을 빼고 숙지황과 산약을 가한 것을 보음익기전(補陰益氣煎)이라고 한다.

⑫ 땀이 많으면 계지 7.5g, 방풍 3.75g과 부소맥·오매를 가한다.
⑬ 기가 허해서 요삽이 되면 빈랑·목향을 가하고, 혹 차전자·택사를 가하기도 한다.
⑭ 허리로 하중하면 빈랑·목향·황련을 가하며, 혹 오수유를 가하기도 한다. 복통에는 계심을 가하고, 열이 있을 때는 대황을 가하면 약간 유리하다.
⑮ 기가 허하고 조열이 있으면 시호를 배로 하고 별갑을 가한다.

비아환(肥兒丸)

처방				
	• 호황련(胡黃連)	18.75g	• 산사육(山査肉)	13.12g
	• 사군자육(使君子肉)	16.87g	• 백출(白朮)	11.25g
	• 인삼(人蔘)	13.12g	• 백복령(白茯苓)	11.25g
	• 황련(黃連)	13.12g	• 감초(甘草)	11.25g
	• 신곡(神麯)	13.12g	• 노회(蘆薈)	9.37g
	• 맥아(麥芽)	13.12g		

(목표) 여러 가지의 감증을 두루 다스린다.

【용법】 위의 약미들을 작말하여 황미호로 녹두대의 환을 지어 미음으로 20~30환씩 복용한다.

토사(吐瀉)

더위나 추위로 6기에 외상이 되어 토사하기도 하고, 젖이나 밥을 소화하지 못해서 토사하기도 한다. 토사할 때 배설물이 황색을 띠는 것은 열에 상한 것이고, 청색을 띠는 것은 냉에 상한 것이다.

소침환(燒鍼丸)

처방				
	• 황단(黃丹)	각등분	• 고백반(枯白礬)	각등분
	• 주사(朱砂)	각등분		

【목표】 내상으로 인해 유식을 토사하는 증세가 멎지 않는 것을 다스린다.

【용법】 위의 약미들을 작말하여 조육에 버무려서 감실대로 환을 지은 다음 한 알씩 바늘에 꿰어 등불에 대어 소존성으로 해서 유즙이나 미음에 풀어서 먹인다.

이중탕(理中湯)

처방				
	• 인삼(人蔘)	7.5g	• 건강(乾薑)	7.5g
	• 백출(白朮)	7.5g	• 감초(甘草)	3.75g

【목표】 태음복통과 자리 불갈을 다스린다.

① 원방에 진피와 청피를 가한 것을 치중탕(治中湯)이라고 한다.

【활투】 소건중탕(小建中湯)과 합방한 것을 건리탕(建理湯)이라고 하는데, 비위허랭과 적취와 기가 상공(上攻)한 것을 다스린다.

② 오령산(五苓散)과 합방한 것을 이령탕(理苓湯)이라고 하는데, 양허부종을 다스린다.
③ 회적(蛔積 : 회충이 한데 뭉쳐 수시로 움직이는 증세)에는 계지·부자·화초·오매를 가한다.
④ 기허에는 인삼을 18.7~26.2g 배량한다.
⑤ 음달에는 이령탕(理苓湯)에 인진을 가하고, 설사에는 육두구·차전자를 가한다.

사군자탕(四君子湯)

처방
- 인삼(人蔘)   4.68g
- 백복령(白茯苓)   4.68g
- 백출(白朮)   4.68g
- 감초(甘草)   4.68g

목표 진기가 허약한 것을 보양하고, 기단기소한 것을 다스린다.
① 허손을 다스리기 위해서는 당귀와 황기를 가하는데, 이것은 인삼황기탕(人蔘黃芪湯)이다.
② 사물탕(四物湯)과 합방한 것은 팔물탕(八物湯)이라 하며, 또 황기·육계 각 3.75g을 가한 것은 십전대보탕(十全大補湯)이다.
③ 진피를 가하면 이공산(異功散)이고, 진피와 반하를 가하면 육군자탕(六君子湯)이다.
④ 허설에는 황기·승마·시호·방풍을 가한다.

활투 냉에는 육계와 부자를 가한다.
⑤ 부종이 나면 저령과 택사를 가한다.
⑥ 서에는 향유·백편두·백단향 등을 가한다.
⑦ 허설에는 오령산(五苓散)을 합방한다.

평위산(平胃散)

처방				
	• 창출(蒼朮)	7.5g	• 후박(厚朴)	3.75g
	• 진피(陳皮)	5.25g	• 감초(甘草)	2.25g

목표　비를 조화시키고 위를 튼튼하게 한다. 위가 조화되고 기가 순평하면 복약을 중지한다. 상복은 불가하다.

학투　식체에는 산사·신곡·맥아·빈랑·지실·나복자·사인·초과 따위를 가한다.

① 서체에는 향유산(香薷散)과 합방해서 쓰는데, 이것을 향평산(香平散)이라고 한다.
② 변혈에는 산사 7.5g, 당귀·지각·지유 각 3.75g, 형개 2.62g을 가한다.
③ 한열에는 소시호탕(小柴胡湯)과 합방하는데, 이것을 시평탕(柴平湯)이라고 하며 학질도 다스린다.
④ 체리에는 지각·빈랑·황련 각 3.75g, 목향 1.87g을 가한다.
⑤ 설사를 하면 사령산(四苓散)과 합방한 데다가 등심·차전자 따위를 가하되 증세에 따라 적당히 가감한다.
⑥ 잉부의 제증(諸症)에는 창출을 백출로 바꾸고, 반하·신곡 등의 약만을 기한다.
⑦ 냉적에는 건강과 계지를 가한다.
⑧ 주체에는 건갈 혹은 갈화·양강·초두구 따위를 가한다.

백호탕(白虎湯)

처방				
	• 석고(石膏)	18.75g	• 감초(甘草)	2.62g
	• 지모(知母)	7.5g		

(목표) 양명경의 병으로서 땀이 많고 번갈(煩渴 : 가슴이 답답하고 목이 마름)하며 맥이 홍대(洪大 : 맥이 보통 이상으로 큼)한 것을 다스린다.
① 인삼 3.75g을 가한 것은 인삼백호탕(人蔘白虎湯)이라고 하며,
② 창출 3.75g을 가한 것은 창출백호탕(蒼朮白虎湯)이라고 한다.

이공산(異功散)

처방			
• 인삼(人蔘)	4.68g	• 진피(陳皮)	4.68g
• 백출(白朮)	4.68g	• 감초(甘草)	4.68g
• 백복령(白茯苓)	4.68g		

(목표) 진기가 허약한 것을 보양하고, 기단기소한 것을 다스린다.

보중익기탕(補中益氣湯)

처방			
• 황기(黃芪)	5.62g	• 당귀신(當歸身)	1.87g
• 인삼(人蔘)	3.75g	• 진피(陳皮)	1.87g
• 백출(白朮)	3.75g	• 승마(升麻)	1.12g
• 감초(甘草)	3.75g	• 시호(柴胡)	1.12g

(목표) 노역을 아주 심하게 했거나 음식 조절을 못하여 신열이 나고 자한이 나는 것을 다스린다.
① 황백 1.12g, 홍화 0.75g을 가하면 가슴으로 들어가서 양혈한다.
② 자한에는 부자·마황근·부소맥을 가한다.
③ 이질이 오래 되어 물갈이 되는 데는 부자를 가한다.
④ 비색에는 맥문동과 산치자를 가한다.
⑤ 유뇨에는 산약과 오미자를 가한다.
⑥ 이후얼에는 부자·죽여·생강을 가한다.
⑦ 활설에는 가자와 육두구를 가한다.

⑧ 잉부의 소복추와 기함에는 승마와 방풍을 가한다.
⑨ 전신이 마비되는 기허에는 목과·오약·향부자·청피·방풍·천궁을 가하고, 계지도 조금 가한다.
⑩ 폐한과 탈항에는 가자 3.75g과 저근백피를 조금 가한다.
⑪ 도씨보중익기탕(陶氏補中益氣湯)은 인삼·백출·황기·당귀·시호·진피를 합쳐서 2.62g과 감초 1.87g을 가하고, 혹은 승마를 빼고 총백·생강·대추를 넣는다. 내외감의 두통·신열·자한을 다스린다.

【학두】 황기와 백출을 빼고 숙지황과 산약을 가한 것을 보음익기전(補陰益氣煎)이라고 한다.

⑫ 땀이 많으면 계지 7.5g, 방풍 3.75g과 부소맥·오매를 가한다.
⑬ 기가 허해서 요삽이 되면 빈랑·목향을 가하고, 혹 차전자·택사를 가하기도 한다.
⑭ 허리로 하중하면 빈랑·목향·황련을 가하며, 혹 오수유를 가하기도 한다. 복통에는 계심을 가하고, 열이 있을 때는 대황을 가하면 약간 유리하다.
⑮ 기가 허하고 조열이 있으면 시호를 배로 하고 별갑을 가한다.

전씨백출산(錢氏白朮散)

처방				
	• 건갈(乾葛)	7.5g	• 목향(木香)	3.75g
	• 인삼(人蔘)	3.75g	• 곽향(藿香)	3.75g
	• 백출(白朮)	3.75g	• 감초(甘草)	3.75g
	• 백복령(白茯苓)	3.75g		

【목표】 일명 백출산(白朮散)이라고도 하고 청녕산이라고도 한다.
① 토사를 오래 하여 진액이 말라 번만하고 내키는 대로 인음해서 된 만경(慢驚)을 다스린다.

② 설사에는 산약·백편두·육두구를 가한다.
③ 만경에는 천마·세신·백부자를 가한다.
④ 7.5g씩 수전해서 임의로 복용한다.
⑤ 목향과 감초를 각각 1.87g씩 줄여서 전복해도 무방하다.

(학투) 대인이나 소아가 설사로 기탈하면 인삼을 증량하고, 육두구·파고지·금앵자·오수유를 가한다.

⑥ 요불리에는 택사·차전자를 가한다.
⑦ 상한의 여열이 채 가시지 않아 설사를 하는 경우에도 좋다.

감모(感冒)

소아 감기.

🖉 인삼강활산(人蔘羌活散)

처방				
	• 인삼(人蔘)	0.75g	• 천궁(川芎)	0.75g
	• 시호(柴胡)	0.75g	• 적복령(赤茯苓)	0.75g
	• 전호(前胡)	0.75g	• 감초(甘草)	0.75g
	• 강활(羌活)	0.75g	• 천마(天麻)	0.37g
	• 독활(獨活)	0.75g	• 지골피(地骨皮)	0.37g
	• 지각(枳殼)	0.75g	• 박하(薄荷)	3葉
	• 길경(桔梗)	0.75g		

(목표) 상풍·상한으로 인한 발열을 다스린다.

🖉 작약감초탕(芍藥甘草湯)

처방				
	• 백작약(白芍藥)	15g	• 감초(甘草)	7.5g

◀목표▶ 감한 것[감초]은 기요, 산한 것[백작약]은 갑인데, 갑기는 화토한다. 이런 이치로 처방한 것은 장중경의 묘법이다. 산으로 수렴하고 감으로 완해한다.

◀활투▶ 소아간기에는 청피·조구등·목과를 가한다.
① 유체에는 진피·맥아를 가한다.
② 협감에는 건갈·소엽·인동 따위를 가하는데, 속칭 갑기탕(甲己湯)이라고 한다.

삼소음(蔘蘇飮)

처방				
	• 인삼(人蔘)	3.75g	• 적복령(赤茯苓)	3.75g
	• 소엽(蘇葉)	3.75g	• 진피(陳皮)	2.06g
	• 전호(前胡)	3.75g	• 길경(桔梗)	2.06g
	• 반하(半夏)	3.75g	• 지각(枳殼)	2.06g
	• 건갈(乾葛)	3.75g	• 감초(甘草)	2.06g

◀목표▶ 풍한에 감상한 두통·발열·해수 및 내인의 7정으로 인한 담성과 조열을 다스린다.

◀활투▶ 담성에는 3자(나복자·백개자·소자)를 가한다.
① 폐열에는 인삼 대신 사삼으로 바꾸고 상백피·맥문동을 가한다.
② 허랭에는 인삼을 배로 하고 계지를 가한다.

담천(痰喘)

후간(喉間)에 가래가 성하며, 기침이 나면서 숨차고 가래침이 목 안에 꽉 차서 끼루룩 소리를 낸다.

✍ 사백산(瀉白散)

처방				
	• 상백피(桑白皮)	7.5g	• 감초(甘草)	3.75g
	• 지골피(地骨皮)	7.5g		

목표 폐실을 다스린다.
① 건해・수고・화염도 다스린다.
② 비창에 황금・치자・박하를 가하며, 길경・치자・지모・패모・맥문동・생지황을 가하기도 한다.

✍ 도담탕(導淡湯)

처방				
	• 반하(半夏)	7.5g	• 지각(枳殼)	3.75g
	• 남성(南星)	3.75g	• 적복령(赤茯苓)	3.75g
	• 귤피(橘皮)	3.75g	• 감초(甘草)	3.75g

목표 중풍으로 인한 담성(痰聲 : 목구멍에서 가래가 끓는 소리), 어삽(語澁 : 말이 잘 나오지 않는 증세), 어지럼증을 다스린다.
이 처방에 황금과 황련을 가한 것은 청열도담탕, 강활과 백출을 가한 것은 거풍도담탕, 원지・창포・황련・황금・주사를 가한 것은 영신도담탕, 인삼・창포・죽여를 각 1.87g씩 가한 것은 척담탕이라고 한다.

활투 기허에 쓰도록 백출・전갈・백부자를 가하고 인삼을 배가한 것은 도담군자탕(導痰君子湯)이다.

✍ 청금강화탕(淸金降火湯)

처방				
	• 진피(陳皮)	5.62g	• 전호(前胡)	3.75g
	• 행인(杏仁)	5.62g	• 과루인(瓜蔞仁)	3.75g
	• 적복령(赤茯苓)	3.75g	• 황금(黃芩)	3.75g

• 반하(半夏)	3.75g	• 석고(石膏)	3.75g
• 길경(桔梗)	3.75g	• 지각(枳殼)	3g
• 패모(貝母)	3.75g	• 감초(甘草)	1.12g

【목표】 서열로 인한 해수를 다스리며, 폐와 위의 화를 사할 수 있다. 화가 내리면 담이 꺼지고 해수가 멎는다.

포룡환(抱龍丸)

처방				
	• 우담남성(牛膽南星)	37.5g	• 주사(朱砂)	9.37g
	• 천축황(天竺黃)	18.75g	• 사향(麝香)	3.75g
	• 석웅황(石雄黃)	9.37g		

【목표】 경풍으로 조축되고 신열로 혼수되는 것을 다스린다. 담을 내리는 능력이 있으므로 심·폐·간의 약이다.
① 내국처방에서는 천축황을 빼고 조구등으로써 대용한다.

【용법】 위의 약미들을 작말하여 삶아서 감초고(甘草膏)로 조협자(皂莢子)만하게 환을 지어 온수에 타서 먹인다. 100일 이내의 아이는 1환을 세 번에 나누어 먹이고, 5세의 아이는 1~2환을 먹인다. 납설수에 감초를 삶아, 그 물로 먹이면 더욱 좋다.

설리(泄痢)

설사와 이질 또는 설사를 하다가 이질이 되는 경우. 대변 횟수가 잦고, 배가 아프며 항문 부분이 무지근하다.

✎ 황금작약탕(黃芩芍藥湯)

처방	• 황금(黃芩)	7.5g	• 감초(甘草)	3.75g
	• 백작약(白芍藥)	7.5g		

【목표】 하리를 하면서 농혈이 나오고 신열과 복통이 나고 맥이 홍삭한 것을 다스린다.
① 복통이 심하면 계심 1.12g을 가한다.

【활투】 서기에는 향유·백편두·황련을 가하고, 소변이 삽하면 저령·택사·등심 따위를 가한다.

【적응증】 급성 장염

✎ 익원산(益元散)

처방	• 활석(滑石)	225g	• 감초(甘草)	37.5g

【목표】 일명 육일산(六一散) 또는 천수산(天水散)이라고 한다.
① 중서로 인한 토사와 하리를 다스리며, 지갈·제번하고, 백약과 주식의 사독을 푼다.
② 건강 18.75g을 가한 것을 온육환(溫六丸)이라고 하며, 한으로 인한 토사를 다스린다.
③ 진사 37.5g을 가한 것을 진사익원산(辰砂益元散)이라고 하며, 상한 열의 불퇴로 인한 광증의 헛소리 하는 것을 다스린다.

【용법】 11.25g씩 따뜻한 꿀물에 타서 먹는다.

육신환(六神丸)

처방				
	• 황련(黃連)	각등분	• 적복령(赤茯苓)	각등분
	• 목향(木香)	각등분	• 신곡(神麯)	각등분
	• 지각(枳殼)	각등분	• 맥아(麥芽)	각등분

【목표】 모든 이질을 다스리는 요긴한 약이다.

【용법】 위의 약말들을 신곡호로 오자대의 환을 지어 50~70알씩, 적리에는 감초탕으로 삼키고 백리에는 건강탕으로 삼킨다.

복통(腹痛)

배가 쓰리고 아픈 경우.

황금작약탕(黃芩芍藥湯)

처방				
	• 황금(黃芩)	7.5g	• 감초(甘草)	3.75g
	• 백작약(白芍藥)	7.5g		

【목표】 하리를 하면서 농혈이 나오고 신열과 복통이 나고 맥이 홍삭한 것을 다스린다.

① 복통이 심하면 계심 1.12g을 가한다.

【활투】 서기에는 향유·백편두·황련을 가하고, 소변이 삽하면 저령·택사·등심 따위를 가한다.

【적응증】 급성 장염

🌿 이중탕(理中湯)

처방				
	• 인삼(人蔘)	7.5g	• 건강(乾薑)	7.5g
	• 백출(白朮)	7.5g	• 감초(甘草)	3.75g

목표   태음복통과 자리 불갈을 다스린다.

학투   ① 원방에 진피와 청피를 가한 것을 치중탕(治中湯)이라고 한다. 소건중탕(小建中湯)과 합방한 것을 건리탕(建理湯)이라고 하는데, 비위허랭과 적취와 기가 상공(上攻)한 것을 다스린다.

② 오령산(五苓散)과 합방한 것을 이령탕(理苓湯)이라고 하는데, 양허부종을 다스린다.

③ 회적(蛔積 : 회충이 한데 뭉쳐 수시로 움직이는 증세)에는 계지·부자·화초·오매를 가한다.

④ 기허에는 인삼을 18.7~26.2g 배량한다.

⑤ 음달에는 이령탕(理苓湯)에 인진을 가하고, 설사에는 육두구·차전자를 가한다.

🌿 안회이중탕(安蛔理中湯)

처방				
	• 백출(白朮)	3.75g	• 인삼(人蔘)	2.62g
	• 건강(乾薑)	2.62g	• 백복령(白茯苓)	2.62g

목표   비허와 충통(蟲痛)을 다스린다.

학투   허랭에는 인삼과 생강을 배로 하고, 계심을 가하거나 용안육 11.25~18.75g을 가한다.

연진탕(楝陳湯)

처방				
	• 고연근피(苦楝根皮)	7.5g	• 적백령(赤茯苓)	3.75g
	• 진피(陳皮)	3.75g	• 감초(甘草)	1.87g
	• 반하(半夏)	3.75g		

[목표] 소아의 회충을 다스린다.
[활투] 협체가 있으면 산사·신곡·빈랑을 가한다.
  ① 통증이 심하면 사군자와 오매를 가한다.

복창(腹脹)

배가 더부룩해지는 증세.
① 실증(實症)은 유식상(乳食傷)의 경우.
② 허증(虛症)은 비장과 위가 허약해서 손발이 차고 몸이 점점 파리해지면서 창만하는 경우.

자상환(紫霜丸)

처방				
	• 대자석(代赭石)	37.5g	• 파두(巴豆)	30粒
	• 적석지(赤石脂)	37.5g	• 행인(杏仁)	50枚

[목표] 식간과 담벽 그리고 구역은 하지 않고 토하는 것을 다스린다.
[용법] 위의 약미들을 잘 찧어 꿀을 조금 가입하여 마자대로 환을 지어 1알을 젖에 타서 먹인다.
  ※ ① 대자석은 7차례 초하한다.
  ② 파두는 껍질과 기름을 빼버리고 상을 만든다.
  ③ 행인은 껍질을 벗기고 첨단을 잘라 버린다.

육군자탕(六君子湯)

처방				
	• 반하(半夏)	5.62g	• 백복령(白茯苓)	3.75g
	• 백출(白朮)	5.62g	• 인삼(人蔘)	3.75g
	• 진피(陳皮)	3.75g	• 감초(甘草)	1.87g

[목표] 원기가 허하고, 목구멍에서 가래 끓는 소리가 나는 증세를 다스린다.

[활투] 허랭(虛冷)에는 생강·계지를 가한다.
① 한다(汗多)에는 계지와 황기를 가한다.
② 혈조(血燥)에는 숙지황·당귀·백작약을 가한다.
③ 해수(咳嗽)에는 패모·오미자를 가한다.
④ 기체(氣滯 : 뱃속에 가스가 많이 생겨서 도포증이 일어나는 증세)에는 향부자·목향을 가한다.
⑤ 협감(挾感 : 감기에 걸림)에는 향부자와 건갈을 가한다.
⑥ 협식(挾食 : 위장병)에는 신곡·사인·지실을 가한다.
⑦ 부종(浮腫)에는 사령산(四苓散)을 합방한다.

반장통(盤腸痛)

배가 아프고 헛울음을 울며, 얼굴이 창백해지고 사지가 차며 입술이 검고 청변을 눈다.

소합향원(蘇合香元)

처방				
	• 백출(白朮)	75g	• 서각(犀角)	75g
	• 목향(木香)	75g	• 가자피(訶子皮)	75g
	• 침향(沈香)	75g	• 향부자(香附子)	75g
	• 사향(麝香)	75g	• 필발(畢撥)	75g

• 정향(丁香)	75g	• 소합류(蘇合油)	37.5g
• 안식향(安息香)	75g	• 유향(乳香)	37.5g
• 백단향(白檀香)	75g	• 용뇌(龍腦)	37.5g
• 주사(朱砂)	75g		

【목표】 기로 인한 일체의 질환을 다스린다.

【용법】 위의 약미들을 작말하여 안식향고로 이겨서 밀환을 짓되, 37.5g씩 40환을 만들어 두고 2~3환씩 온수, 온주, 혹은 생강탕에 타서 먹는다.

① 용뇌가 있으면 용뇌소합원(龍腦蘇合元)이고, 용뇌가 없으면 사향소합원(麝香蘇合元)이다.

② 안식향이 건조해 있으면 작고(作膏)할 필요가 없다.

오연(五軟)

① 머리와 목(頭項軟), ② 손(手軟), ③ 다리(脚軟), ④ 몸(身軟), ⑤ 입(口軟)이 탄력이 없어 유연해지는 증세.

보중익기탕(補中益氣湯)

처방				
	• 황기(黃芪)	5.62g	• 당귀신(當歸身)	1.87g
	• 인삼(人蔘)	3.75g	• 진피(陳皮)	1.87g
	• 백출(白朮)	3.75g	• 승마(升麻)	1.12g
	• 감초(甘草)	3.75g	• 시호(柴胡)	1.12g

【목표】 노역을 아주 심하게 했거나 음식 조절을 못하여 신열이 나고 자한이 나는 것을 다스린다.

① 황백 1.12g, 홍화 0.75g을 가하면 가슴으로 들어가서 양혈한다.

② 자한에는 부자 · 마황근 · 부소맥을 가한다.

③ 이질이 오래 되어 물갈이 되는 데는 부자를 가한다.
④ 비색에는 맥문동과 산치자를 가한다.
⑤ 유뇨에는 산약과 오미자를 가한다.
⑥ 이후얼에는 부자・죽여・생강을 가한다.
⑦ 활설에는 가자와 육두구를 가한다.
⑧ 잉부의 소복추와 기함에는 승마와 방풍을 가한다.
⑨ 전신이 마비되는 기허에는 목과・오약・향부자・청피・방풍・천궁을 가하고, 계지도 조금 가한다.
⑩ 폐한과 탈항에는 가자 3.75g과 저근백피를 조금 가한다.
⑪ 도씨보중익기탕(陶氏補中益氣湯)은 인삼・백출・황기・당귀・시호・진피를 합쳐서 2.62g과 감초 1.87g을 가하고, 혹은 승마를 빼고 총백・생강・대추를 넣는다. 내외감의 두통・신열・자한을 다스린다.

[활투] 황기와 백출을 빼고 숙지황과 산약을 가한 것을 보음익기전(補陰益氣煎)이라고 한다.

⑫ 땀이 많으면 계지 7.5g, 방풍 3.75g과 부소맥・오매를 가한다.
⑬ 기가 허해서 요삽이 되면 빈랑・목향을 가하고, 혹 차전자・택사를 가하기도 한다.
⑭ 허리로 하중하면 빈랑・목향・황련을 가하며, 혹 오수유를 가하기도 한다. 복통에는 계심을 가하고, 열이 있을 때는 대황을 가하면 약간 유리하다.
⑮ 기가 허하고 조열이 있으면 시호를 배로 하고 별갑을 가한다.

신기환(腎氣丸)

처방				
	• 숙지황(熟地黃)	300g	• 백복령(白茯苓)	112.5g
	• 산약(山藥)	150g	• 목단피(牧丹皮)	112.5g

| • 산수유(山茱萸) | 150g | • 택사(澤瀉) | 112.5g |
| • 오미자(五味子) | 150g | | |

〖목표〗 신수 부족을 다스린다.

① 폐의 원천을 자양하여 신수를 나게 한다.

✍ 사군자탕(四君子湯)

| 처방 | • 인삼(人蔘) | 4.68g | • 백복령(白茯苓) | 4.68g |
| | • 백출(白朮) | 4.68g | • 감초(甘草) | 4.68g |

〖목표〗 진기가 허약한 것을 보양하고, 기단기소한 것을 다스린다.

① 허손을 다스리기 위해서는 당귀와 황기를 가하는데, 이것은 인삼황기탕(人蔘黃芪湯)이다.

② 사물탕(四物湯)과 합방한 것은 팔물탕(八物湯)이라 하며, 또 황기·육계 각 3.75g을 가한 것은 십전대보탕(十全大補湯)이다.

③ 진피를 가하면 이공산(異功散)이고, 진피와 반하를 가하면 육군자탕(六君子湯)이다.

④ 허설에는 황기·승마·시호·방풍을 가한다.

〖활투〗 냉에는 육계와 부자를 가한다.

⑤ 부종이 나면 저령과 택사를 가한다.

⑥ 서에는 향유·백편두·백단향 등을 가한다.

⑦ 허설에는 오령산(五苓散)을 합방한다.

▎오경(五硬)▎

① 머리와 목(頭項硬), ② 손(手硬), ③ 다리(脚硬), ④ 몸(身硬), ⑤ 입(口硬)이 뻣뻣하고 얼음장같이 차지는 증세.

오약순기산(烏藥順氣散)

처방				
	• 마황(麻黃)	5.62g	• 백강잠(白殭蠶)	3.75g
	• 진피(陳皮)	5.62g	• 지각(枳殼)	3.75g
	• 오약(烏藥)	5.62g	• 길경(桔梗)	3.75g
	• 천궁(川芎)	3.75g	• 건강(乾薑)	1.87g
	• 백지(白芷)	3.75g	• 감초(甘草)	1.12g

[목표] 일체의 풍병을 다스리는데, 먼저 이 약을 복용하여 기도를 소통시킨 다음에 풍병의 약을 쓴다.

[활투] 기허로 담이 성한 데는 마황을 빼고 육군자탕(六君子湯)과 합방하든가 혹은 도담탕(導痰湯)과 합방한다.

해로(解顱)

정수리뼈(숨구멍)가 벌어지는 병.

팔미원(八味元)

처방				
	• 숙지황(熟地黃)	300g	• 목단피(牧丹皮)	112.5g
	• 산약(山藥)	150g	• 택사(澤瀉)	112.5g
	• 산수유(山茱萸)	150g	• 육계(肉桂)	37.5g
	• 백복령(白茯苓)	112.5g	• 부자포(附子炮)	37.5g

[목표] 신수 부족을 다스린다.

① 명문 양허를 다스린다.

십전대보탕(十全大補湯)

처방
- 인삼(人蔘) 4.5g
- 백출(白朮) 4.5g
- 백복령(白茯苓) 4.5g
- 감초(甘草) 4.5g
- 숙지황(熟地黃) 4.5g
- 백작약(白芍藥) 4.5g
- 천궁(川芎) 4.5g
- 당귀(當歸) 4.5g
- 황기(黃芪) 3.75g
- 육계(肉桂) 3.75g

목표 기와 혈이 모두 허할 때 쓴다.

활투 증세에 따라 가감할 수 있다.

신기환(腎氣丸)

처방
- 숙지황(熟地黃) 300g
- 산약(山藥) 150g
- 산수유(山茱萸) 150g
- 오미자(五味子) 150g
- 백복령(白茯苓) 112.5g
- 목단피(牧丹皮) 112.5g
- 택사(澤瀉) 112.5g

목표 신수 부족을 다스린다.

① 폐의 원천을 자양하여 신수를 나게 한다.

팔물탕(八物湯)

처방
- 인삼(人蔘) 4.5g
- 백출(白朮) 4.5g
- 백복령(白茯苓) 4.5g
- 감초(甘草) 4.5g
- 숙지황(熟地黃) 4.5g
- 백작약(白芍藥) 4.5g
- 천궁(川芎) 4.5g
- 당귀(當歸) 4.5g

목표 기와 혈이 다 허한 것을 다스린다.

① 일명 팔진탕(八珍湯)이다.

② 허림(虛淋)에는 황기·호장근·황금·우슬 등을 가한다.

(학투) 자학이 오래 된 데에는 인삼과 숙지황을 배로 하고, 시호·조금·사인 등을 가한다.

③ 한다에는 계지·황기·방풍을 가한다.
④ 두통에는 천마와 세신을 가한다.

신전(顖塡)

많이 울거나 신열이 높을 때에 정수리가 부어 오르는 병.

보중익기탕(補中益氣湯)

처방				
	• 황기(黃芪)	5.62g	• 당귀신(當歸身)	1.87g
	• 인삼(人蔘)	3.75g	• 진피(陳皮)	1.87g
	• 백출(白朮)	3.75g	• 승마(升麻)	1.12g
	• 감초(甘草)	3.75g	• 시호(柴胡)	1.12g

(목표) 노역을 아주 심하게 했거나 음식 조절을 못하여 신열이 나고 자한이 나는 것을 다스린다.

① 황백 1.12g, 홍화 0.75g을 가하면 가슴으로 들어가서 양혈한다.
② 자한에는 부자·마황근·부소맥을 가한다.
③ 이질이 오래 되어 물갈이 되는 데는 부자를 가한다.
④ 비색에는 맥문동과 산치자를 가한다.
⑤ 유뇨에는 산약과 오미자를 가한다.
⑥ 이후얼에는 부자·죽여·생강을 가한다.
⑦ 활설에는 가자와 육두구를 가한다.
⑧ 잉부의 소복추와 기함에는 승마와 방풍을 가한다.
⑨ 전신이 마비되는 기허에는 목과·오약·향부자·청피·방풍·천궁

을 가하고, 계지도 조금 가한다.
⑩ 폐한과 탈항에는 가자 3.75g과 저근백피를 조금 가한다.
⑪ 도씨보중익기탕(陶氏補中益氣湯)은 인삼·백출·황기·당귀·시호·진피를 합쳐서 2.62g과 감초 1.87g을 가하고, 혹은 승마를 빼고 총백·생강·대추를 넣는다. 내외감의 두통·신열·자한을 다 스린다.

【 참투 】 황기와 백출을 빼고 숙지황과 산약을 가한 것을 보음익기전(補陰益氣煎)이라고 한다.

⑫ 땀이 많으면 계지 7.5g, 방풍 3.75g과 부소맥·오매를 가한다.
⑬ 기가 허해서 요삽이 되면 빈랑·목향을 가하고, 혹 차전자·택사를 가하기도 한다.
⑭ 허리로 하중하면 빈랑·목향·황련을 가하며, 혹 오수유를 가하기도 한다. 복통에는 계심을 가하고, 열이 있을 때는 대황을 가하면 약간 유리하다.
⑮ 기가 허하고 조열이 있으면 시호를 배로 하고 별갑을 가한다.

✍ 사청환(瀉靑丸)

처방				
	• 당귀(當歸)	각등분	• 대황(大黃)	각등분
	• 초용담(草龍膽)	각등분	• 강활(羌活)	각등분
	• 천궁(川芎)	각등분	• 방풍(防風)	각등분
	• 치자(梔子)	각등분		

【 목표 】 간의 실열을 다스린다.

① 누독의 경축을 다스리고 심간의 열을 사하며, 간풍이 스스로 사라지게 하는 데는 이 처방이 좋고, 소변을 통리하게 하여 열이 나지 못하게 하는 데는 도적산(導赤散)이 좋다.
② 두후의 여독이 눈으로 들어가 흐리게 하는 증세에 효력이 크며, 설

탕을 탄 죽엽전탕으로 삼킨다.
- **용법** 위의 약말들을 감실대의 밀환으로 지어 쓴다.
- **학투** 소양의 풍학에는 3~5환을 생강차에 타서 먹으면 신효를 본다.
③ 봄에 상풍된 것이 여름에 이르러 폭사를 하면 3~5환을 고본전탕 (藁本煎湯)에 타서 먹는다.

신함(顖陷)

몸이 쇠약하거나 소화불량 등으로 인하여 정수리가 움푹 빠져 들어가는 병.

✍ 보중익기탕(補中益氣湯)

처방				
	• 황기(黃芪)	5.62g	• 당귀신(當歸身)	1.87g
	• 인삼(人蔘)	3.75g	• 진피(陳皮)	1.87g
	• 백출(白朮)	3.75g	• 승마(升麻)	1.12g
	• 감초(甘草)	3.75g	• 시호(柴胡)	1.12g

- **목표** 노역을 아주 심하게 했거나 음식 조절을 못하여 신열이 나고 자한이 나는 것을 다스린다.
① 황백 1.12g, 홍화 0.75g을 가하면 가슴으로 들어가서 양혈한다.
② 자한에는 부자·마황근·부소맥을 가한다.
③ 이질이 오래 되어 물갈이 되는 데는 부자를 가한다.
④ 비색에는 맥문동과 산치자를 가한다.
⑤ 유뇨에는 산약과 오미자를 가한다.
⑥ 이후얼에는 부자·죽여·생강을 가한다.
⑦ 활설에는 가자와 육두구를 가한다.
⑧ 잉부의 소복추와 기함에는 승마와 방풍을 가한다.

⑨ 전신이 마비되는 기허에는 목과·오약·향부자·청피·방풍·천궁을 가하고, 계지도 조금 가한다.
⑩ 폐한과 탈항에는 가자 3.75g과 저근백피를 조금 가한다.
⑪ 도씨보중익기탕(陶氏補中益氣湯)은 인삼·백출·황기·당귀·시호·진피를 합쳐서 2.62g과 감초 1.87g을 가하고, 혹은 승마를 빼고 총백·생강·대추를 넣는다. 내외감의 두통·신열·자한을 다스린다.

【학투】 황기와 백출을 빼고 숙지황과 산약을 가한 것을 보음익기전(補陰益氣煎)이라고 한다.

⑫ 땀이 많으면 계지 7.5g, 방풍 3.75g과 부소맥·오매를 가한다.
⑬ 기가 허해서 요삽이 되면 빈랑·목향을 가하고, 혹 차전자·택사를 가하기도 한다.
⑭ 허리로 하중하면 빈랑·목향·황련을 가하며, 혹 오수유를 가하기도 한다. 복통에는 계심을 가하고, 열이 있을 때는 대황을 가하면 약간 유리하다.
⑮ 기가 허하고 조열이 있으면 시호를 배로 하고 별갑을 가한다.

십전대보탕(十全大補湯)

처방				
	• 인삼(人蔘)	4.5g	• 백작약(白芍藥)	4.5g
	• 백출(白朮)	4.5g	• 천궁(川芎)	4.5g
	• 백복령(白茯苓)	4.5g	• 당귀(當歸)	4.5g
	• 감초(甘草)	4.5g	• 황기(黃芪)	3.75g
	• 숙지황(熟地黃)	4.5g	• 육계(肉桂)	3.75g

【목표】 기와 혈이 모두 허할 때 쓴다.

【학투】 증세에 따라 가감할 수 있다.

치불생(齒不生)

골수가 충만하지 않아 이가 나지 않는 경우.

🖋 십전대보탕(十全大補湯)

처방					
	• 인삼(人蔘)	4.5g	• 백작약(白芍藥)	4.5g
	• 백출(白朮)	4.5g	• 천궁(川芎)	4.5g
	• 백복령(白茯苓)	4.5g	• 당귀(當歸)	4.5g
	• 감초(甘草)	4.5g	• 황기(黃芪)	3.75g
	• 숙지황(熟地黃)	4.5g	• 육계(肉桂)	3.75g

(목표) 기와 혈이 모두 허할 때 쓴다.
(학투) 증세에 따라 가감할 수 있다.

🖋 신기환(腎氣丸)

처방					
	• 숙지황(熟地黃)	300g	• 백복령(白茯苓)	112.5g
	• 산약(山藥)	150g	• 목단피(牧丹皮)	112.5g
	• 산수유(山茱萸)	150g	• 택사(澤瀉)	112.5g
	• 오미자(五味子)	150g		

(목표) 신수 부족을 다스린다.
① 폐의 원천을 자양하여 신수를 나게 한다.

귀흉(龜胸)

거북이 가슴처럼 가슴이 팽창해서 두드러지는 증세.
폐에 열이 쌓인 탓이다.

✎ 사백산(瀉白散)

처방				
	• 상백피(桑白皮)	7.5g	• 감초(甘草)	3.75g
	• 지골피(地骨皮)	7.5g		

(목표) 폐실을 다스린다.
① 건해·수고·화염도 다스린다.
② 비창에 황금·치자·박하를 가하며, 길경·치자·지모·패모·맥문동·생지황을 가하기도 한다.

✎ 이진탕(二陳湯)

처방				
	• 반하(半夏)	7.5g	• 적복령(赤茯苓)	3.75g
	• 귤피(橘皮)	3.75g	• 감초(甘草)	1.87g

(목표) 담음을 통치한다.
① 좌두통은 혈허에 속한다. 조경·석중하면 사물탕(四物湯)을 합방한 데다가 형개·박하·세신·만형자·시호·황금 등을 가한다.
② 기울에는 이 약을 달인 물로 교감단(交感丹)을 삼킨다.

▌단독(丹毒)▐

피부와 살이 부분적으로 붉게 부으며 뜨겁게 퍼진다. 독기가 뱃속으로 들어가면 복창만이 되어 위험하다. 온 몸으로 증세가 돌아 다니는 것을 적유풍이라고 한다.

✍ 서각지황탕(犀角地黃湯)

처방				
	• 생지황(生地黃)	11.25g	• 서각(犀角)	3.75g
	• 적작약(赤芍藥)	7.5g	• 목단피(牧丹皮)	3.75g

【목표】 멎지 않는 육혈과 상초에 어혈이 있어서 대변이 검게 되는 것을 다스린다.

① 회춘방(回春方)에는 황금·황련·당귀를 가한다.

✍ 승마갈근탕(升麻葛根湯)

처방				
	• 갈근(葛根)	7.5g	• 승마(升麻)	3.75g
	• 백작약(白芍藥)	3.75g	• 감초(甘草)	3.75g

【목표】 온병 및 환절기 감기를 다스린다.

【활투】 위풍과 면종에는 소풍산(消風散)을 합방한다.

① 은진·풍독에는 산사육·화피·금은화·현삼·우방자·서각·형방을 가하거나 사물탕(四物湯)을 합방한다.
② 상한인지 두진(痘疹)인지 반신반의면 먼저 이 처방으로 가감하되, 협체(挾滯)하면 산사·진피·신곡 따위를 가하고, 협감(挾感)이면 소엽·인동 따위를 가한다.
③ 한열에는 시호를 가하고, 열이 심하면 황금을 가한다.
④ 마진 초기에는 총백·소엽 따위를 가한다.

✍ 서각소독음(犀角消毒飮)

처방				
	• 우방자(牛蒡子)	15g	• 서각(犀角)	5.62g
	• 형개(荊芥)	7.5g	• 감초(甘草)	3.75g
	• 방풍(防風)	7.5g		

【목표】 단독과 반진 및 은진을 다스린다.
【활투】 패독산(敗毒散)과 합방해도 좋다.

제창(諸瘡)

소아의 창진에는 얼굴 전체가 진무르는 면창과 문둥병 비슷하게 머리에 부스럼이 나는 나두창, 입 속의 부스럼인 구창, 중설·중악·후비종색 등 여러 가지가 있다.

우황해독단(牛黃解毒丹)

처방				
	• 감초(甘草)	37.5g	• 자초롱(紫草茸)	18.75g
	• 금은화(金銀花)	37.5g	• 우황(牛黃)	11.25g

【목표】 소아 태창의 제열을 다스린다.
【용법】 위의 약미들을 작말하여 오자대로 밀환을 짓는다. 복용량은 아이의 대소에 따르되 박하탕이나 선퇴탕에 타서 복용한다.

생료사물탕(生料四物湯)

처방				
	• 생지황(生地黃)	1.12g	• 방풍(防風)	1.12g
	• 적작약(赤芍藥)	1.12g	• 황금(黃芩)	0.75g
	• 천궁(川芎)	1.12g	• 박하(薄荷)	0.75g
	• 당귀(當歸)	1.12g		

【목표】 모든 창병을 다스린다.
【활투】 열독에는 악실과 금은화를 가한다.

✎ 오복화독단(五福化毒丹)

처방				
	• 현삼(玄蔘)	37.5g	• 청대(靑黛)	9.37g
	• 길경(桔梗)	30g	• 감초(甘草)	3.75g
	• 인삼(人蔘)	18.75g	• 사향(麝香)	1.87g
	• 적복령(赤茯苓)	18.75g	• 금박(金箔)	8片
	• 마아초(馬牙草)	18.75g	• 은박(銀箔)	8片

(목표) 열감으로 인해 창절이 많이 나고, 두창의 여독으로 인해 입에서 침이 흐르며, 잇몸에서는 냄새가 나는 피가 나오는 것과 야맹증을 다스린다.

(용법) 위의 약미들을 작말하여 37.5g으로 12개의 밀환을 지어 금은박을 입힌다. 1세 아기는 1환을 4회에 박하탕에 타서 먹인다. 야맹증에는 묵은 좁쌀 뜨물에 타서 먹인다.

✎ 방풍통성산(防風通聖散)

처방				
	• 활석(滑石)	6.37g	• 대황(大黃)	1.68g
	• 감초(甘草)	4.5g	• 마황(麻黃)	1.68g
	• 석고(石膏)	2.62g	• 박하(薄荷)	1.68g
	• 황금(黃芩)	2.62g	• 연교(連翹)	1.68g
	• 길경(桔梗)	2.62g	• 망초(芒硝)	1.68g
	• 방풍(防風)	1.68g	• 형개(荊芥)	1.31g
	• 천궁(川芎)	1.68g	• 백출(白朮)	1.31g
	• 당귀(當歸)	1.68g	• 치자(梔子)	1.31g
	• 적작약(赤芍藥)	1.68g		

(목표) 모든 풍열과 창진흑함(瘡疹黑陷 : 마마가 곪을 때 농포 속에 출혈이 되어 생기는 증세), 풍열창개(風熱瘡疥)·두생백설(頭生白

屑)·면비자적(面鼻紫赤)·폐풍창(肺風瘡)·대풍나질(大風癩疾), 혹은 열결(熱結)로 인한 대소변 불통을 다스린다. 아울러 주독을 푼다.

【학투】 활석과 망초를 빼고 나머지를 아울러 주초한 것을 주제통성산(酒製通聖散)이라고 한다.

① 은진소양(癮疹瘙痒 : 두드러기가 나서 아프고 가려운 증세)에는 금은화·현삼·선퇴를 가한다.

서각지황탕(犀角地黃湯)

처방				
	• 생지황(生地黃)	11.25g	• 서각(犀角)	3.75g
	• 적작약(赤芍藥)	7.5g	• 목단피(牧丹皮)	3.75g

【목표】 멎지 않는 육혈과 상초에 어혈이 있어서 대변이 검게 되는 것을 다스린다.

① 회춘방(回春方)에는 황금·황련·당귀를 가한다.

두진예방(痘疹豫防)

천연두의 두창을 예방하는 약.

희두토홍환(稀痘兎紅丸)

처방		
	• 생토(生兎)	1마리

【목표】 생토 1마리를 음력 섣달 초8일에 잡아 피를 받아 교맥면을 버무린 데다가 웅황 1.5~1.87g을 가해서, 마르거든 떡을 만들어 녹두대로 환을 짓는다. 초생아는 3일 후에 2~3환을 젖에 타서 먹이고, 1세아는 5~7환을, 3세 이상아는 15환을 먹인다. 오래 먹이면 온 몸에 홍

반이 나오는데 이는 약의 효험이다.

🗒 소독보영단(消毒保嬰丹)

처방					
	• 전두등(纏豆藤)	56.25g	• 형개(荊芥)	18.75g
	• 적두(赤豆)	70粒	• 방풍(防風)	18.75g
	• 흑두(黑豆)	30粒	• 독활(獨活)	18.75g
	• 산사육(山查肉)	37.5g	• 감초(甘草)	18.75g
	• 우방자(牛蒡子)	37.5g	• 당귀(當歸)	18.75g
	• 생지황(生地黃)	37.5g	• 적작약(赤芍藥)	18.75g
	• 진사(辰砂)	37.5g	• 황련(黃連)	18.75g
	• 승마(升麻)	28.12g	• 길경(桔梗)	18.75g
	• 연교(連翹)	28.12g	• 사과(絲瓜)	1箇

【목표】 매년 춘분과 추분 때 1환씩 복용하면 두독이 점차 사라진다.

【용법】 위의 약미들을 미리 작말해 두었다가, 설탕과 버무려 오얏씨 만하게 환을 지어 감초탕에 타서 먹는다.

※ 전두등은 모든 경상을 휘감는 가는 홍등인데 8월에 채취해서 음건해 쓴다.

초열(初熱)

천연두 초기에 발열하는 경우.

🗒 승마갈근탕(升麻葛根湯)

처방	• 갈근(葛根)	7.5g	• 승마(升麻)	3.75g
	• 백작약(白芍藥)	3.75g	• 감초(甘草)	3.75g

【목표】 온병 및 환절기 감기를 다스린다.

〔학투〕 위풍과 면종에는 소풍산(消風散)을 합방한다.
① 은진·풍독에는 산사육·화피·금은화·현삼·우방자·서각·형방을 가하거나 사물탕(四物湯)을 합방한다.
② 상한인지 두진(痘疹)인지 반신반의면 먼저 이 처방으로 가감하되, 협체(挾滯)하면 산사·진피·신곡 따위를 가하고, 협감(挾感)이면 소엽·인동 따위를 가한다.
③ 한열에는 시호를 가하고, 열이 심하면 황금을 가한다.
④ 마진 초기에는 총백·소엽 따위를 가한다.

시귀음(柴歸飮)

처방				
	• 당귀(當歸)	7.5g	• 형개(荊芥)	3.75g
	• 백작약(白芍藥)	5.62g	• 감초(甘草)	2.62g
	• 시호(柴胡)	3.75g		

〔목표〕 두진이 생기기 시작할 때 쓴다. 이 처방은 평화하게 양영하는 약이다.

삼소음(蔘蘇飮)

처방				
	• 인삼(人蔘)	3.75g	• 적복령(赤茯苓)	3.75g
	• 소엽(蘇葉)	3.75g	• 진피(陳皮)	2.06g
	• 전호(前胡)	3.75g	• 길경(桔梗)	2.06g
	• 반하(半夏)	3.75g	• 지각(枳殼)	2.06g
	• 건갈(乾葛)	3.75g	• 감초(甘草)	2.06g

〔목표〕 풍한에 감상한 두통·발열·해수 및 내인의 7정으로 인한 담성과 조열을 다스린다.
〔학투〕 담성에는 3자(나복자·백개자·소자)를 가한다.

① 폐열에는 인삼 대신 사삼으로 바꾸고 상백피·맥문동을 가한다.
② 허랭에는 인삼을 배로 하고 계지를 가한다.

포룡환(抱龍丸)

처방				
	• 우담남성(牛膽南星)	37.5g	• 주사(朱砂)	9.37g
	• 천축황(天竺黃)	18.75g	• 사향(麝香)	3.75g
	• 석웅황(石雄黃)	9.37g		

목표 경풍으로 조축되고 신열로 혼수되는 것을 다스린다. 담을 내리는 능력이 있으므로 심·폐·간의 약이다.
① 내국처방에서는 천축황을 빼고 조구등으로써 대용한다.

용법 위의 약미들을 작말하여 삶아서 감초고(甘草膏)로 조협자(皂莢子)만하게 환을 지어 온수에 타서 먹인다. 100일 이내의 아이는 1환을 세 번에 나누어 먹이고, 5세의 아이는 1~2환을 먹인다. 납설수에 감초를 삶아, 그 물로 먹이면 더욱 좋다.

사청환(瀉靑丸)

처방				
	• 당귀(當歸)	각등분	• 대황(大黃)	각등분
	• 초용담(草龍膽)	각등분	• 강활(羌活)	각등분
	• 천궁(川芎)	각등분	• 방풍(防風)	각등분
	• 치자(梔子)	각등분		

목표 간의 실열을 다스린다.
① 누독의 경축을 다스리고 심간의 열을 사하며, 간풍이 스스로 사라지게 하는 데는 이 처방이 좋고, 소변을 통리하게 하여 열이 나지 못하게 하는 데는 도적산(導赤散)이 좋다.
② 두후의 여독이 눈으로 들어가 흐리게 하는 증세에 효력이 크며, 설

탕을 탄 죽엽전탕으로 삼킨다.
- **[용법]** 위의 약말들을 감실대의 밀환으로 지어 쓴다.
- **[활투]** 소양의 풍학에는 3~5환을 생강차에 타서 먹으면 신효를 본다.
③ 봄에 상풍된 것이 여름에 이르러 폭사를 하면 3~5환을 고본전탕(藁本煎湯)에 타서 먹는다.

▌출두(出痘)▌

천연두의 출두·기창·관농·수염 등을 잘 되게 하는 처방.

🌿 보원탕(補元湯)

처방				
	• 인삼(人蔘)	7.5g	• 감초(甘草)	3.75g
	• 황기(黃芪)	3.75g		

- **[목표]** 두진이 2~3일 되어 근과는 비록 둥글되 정함한 것을 다스린다. 기가 허하고 혈이 약해서 잘 모이지 못하면 천궁과 관계를 가한다.
① 두진이 4~5일 되어 근과는 비록 돌기했어도 색은 광택이 나지 않으며, 기가 약하고 혈이 성하면 백작약·관계·나미를 가한다.
② 5~6일 되어 기가 차고 혈이 약하고 색이 흐린 홍자색이면 목향·당귀·천궁을 가한다.
③ 6~7일이 되어 성장이 되지 못하고 기혈이 적어서 한을 제어할 수 없으면 관계와 나미를 가한다.
④ 7~8일이 되어 독이 장으로 되면서도 충만하지 못하면 관계와 아미를 가한다.
⑤ 7~9일이 되어도 장이 불충만하면 나미를 가한다.
⑥ 11~12일이 되어 습윤하고 아물지 않으며 내허하면 백출과 백복령을 가한다.

⑦ 13~15일이 되어 독은 비록 다 풀렸으나 혹 잡증이 있으면, 이 약만
으로 증세에 따라 가감해 쓸 것이며, 대한·대열의 약제를 써서는
안 된다.

기창관농(起脹貫膿)

피부에 나타난 두반이 불에 덴 것처럼 부풀어 올라 창종이 형성되는 기창과 기창된 두과가 곪아서 성창된 관농의 안전을 위한 약.

보원탕(補元湯)

처방				
	• 인삼(人蔘)	7.5g	• 감초(甘草)	3.75g
	• 황기(黃芪)	3.75g		

【목표】 두진이 2~3일 되어 근과는 비록 둥글되 정함한 것을 다스린다. 기가 허하고 혈이 약해서 잘 모이지 못하면 천궁과 관계를 가한다.
① 두진이 4~5일 되어 근과는 비록 돌기했어도 색은 광택이 나지 않으며, 기가 약하고 혈이 성하면 백작약·관계·나미를 가한다.
② 5~6일 되어 기가 차고 혈이 약하고 색이 흐린 홍자색이면 목향·당귀·천궁을 가한다.
③ 6~7일이 되어 성장이 되지 못하고 기혈이 적어서 한을 제어할 수 없으면 관계와 나미를 가한다.
④ 7~8일이 되어 독이 장으로 되면서도 충만하지 못하면 관계와 아미를 가한다.
⑤ 7~9일이 되어도 장이 불충만하면 나미를 가한다.
⑥ 11~12일이 되어 습윤하고 아물지 않으며 내허하면 백출과 백복령을 가한다.
⑦ 13~15일이 되어 독은 비록 다 풀렸으나 혹 잡증이 있으면, 이 약만

으로 증세에 따라 가감해 쓸 것이며, 대한·대열의 약제를 써서는 안 된다.

🖎 사물탕(四物湯)

처방				
	• 숙지황(熟地黃)	4.68g	• 천궁(川芎)	4.68g
	• 백작약(白芍藥)	4.68g	• 당귀(當歸)	4.68g

(목표) 혈병을 통치한다.
① 각통(脚痛) 혈열에는 지백과 우슬을 가한다.
② 허양(虛痒)에는 황금을 가하고 부평초(浮萍草) 가루를 첨가한다.
③ 봄에는 천궁을 배로 하고, 여름에는 작약을 배로 하며, 가을에는 지황을 배로 하고, 겨울에는 당귀를 배로 한다.
④ 봄에는 방풍을 가하고, 여름에는 황금을 가하며, 가을에는 천문동을 가하고, 겨울에는 계지를 가한다.

(활투) 혈허(血虛)의 증세로 월경이 고르지 못할 때는 향부자·익모초·오수유·육계·인삼 등을 가한다.

▌수염(收靨)▐

천연두의 두창이 곪은 뒤에 딱지가 앉아 수렴할 경우.

🖎 용뇌고(龍腦膏)

처방				
	• 박하(薄荷)	600g	• 염초(焰硝)	37.5g
	• 감초(甘草)	112.5g	• 백두구(白豆蔲)	30粒
	• 방풍(防風)	75g	• 사인(砂仁)	5粒
	• 천궁(川芎)	75g	• 편뇌(片腦)	3.75g
	• 길경(桔梗)	75g		

【목표】 목 안이 잠겨서 붓고 아픈 것을 다스린다.
【용법】 위의 약미들의 분말을 탄자대의 밀환으로 지어 금화해서 삼킨다.

✍ 이공산(異功散)

처방				
	• 인삼(人蔘)	4.68g	• 진피(陳皮)	4.68g
	• 백출(白朮)	4.68g	• 감초(甘草)	4.68g
	• 백복령(白茯苓)	4.68g		

【목표】 진기가 허약한 것을 보양하고, 기단기소한 것을 다스린다.

통치(通治)

천연두에 두루 쓰는 약.

✍ 보원탕(補元湯)

처방				
	• 인삼(人蔘)	7.5g	• 감초(甘草)	3.75g
	• 황기(黃芪)	3.75g		

【목표】 두진이 2~3일 되어 근과는 비록 둥글되 정함한 것을 다스린다. 기가 허하고 혈이 약해서 잘 모이지 못하면 천궁과 관계를 가한다.
① 두진이 4~5일 되어 근과는 비록 돌기했어도 색은 광택이 나지 않으며, 기가 약하고 혈이 성하면 백작약·관계·나미를 가한다.
② 5~6일 되어 기가 차고 혈이 약하고 색이 흐린 홍자색이면 목향·당귀·천궁을 가한다.
③ 6~7일이 되어 성장이 되지 못하고 기혈이 적어서 한을 제어할 수 없으면 관계와 나미를 가한다.

④ 7~8일이 되어 독이 장으로 되면서도 충만하지 못하면 관계와 아미를 가한다.
⑤ 7~9일이 되어도 장이 불충만하면 나미를 가한다.
⑥ 11~12일이 되어 습윤하고 아물지 않으며 내허하면 백출과 백복령을 가한다.
⑦ 13~15일이 되어 독은 비록 다 풀렸으나 혹 잡증이 있으면, 이 약만으로 증세에 따라 가감해 쓸 것이며, 대한·대열의 약제를 써서는 안 된다.

시귀음(柴歸飮)

처방				
	• 당귀(當歸)	7.5g	• 형개(荊芥)	3.75g
	• 백작약(白芍藥)	5.62g	• 감초(甘草)	2.62g
	• 시호(柴胡)	3.75g		

【목표】 두진이 생기기 시작할 때 쓴다. 이 처방은 평화하게 양영하는 약이다.

해독(解毒)

두창의 독을 푸는 약.

오복화독단(五福化毒丹)

처방				
	• 현삼(玄蔘)	37.5g	• 청대(青黛)	9.37g
	• 길경(桔梗)	30g	• 감초(甘草)	3.75g
	• 인삼(人蔘)	18.75g	• 사향(麝香)	1.87g
	• 적복령(赤茯苓)	18.75g	• 금박(金箔)	8片
	• 마아초(馬牙草)	18.75g	• 은박(銀箔)	8片

◆**목표**◆ 열감으로 인해 창절이 많이 나고, 두창의 여독으로 인해 입에서 침이 흐르며, 잇몸에서는 냄새가 나는 피가 나오는 것과 야맹증을 다스린다.

◆**용법**◆ 위의 약미들을 작말하여 37.5g으로 12개의 밀환을 지어 금은박을 입힌다. 1세 아기는 1환을 4회에 박하탕에 타서 먹인다. 야맹증에는 묵은 좁쌀 뜨물에 타서 먹인다.

용뇌안신환(龍腦安神丸)

처방				
	• 백복령(白茯苓)	112.5g	• 우황(牛黃)	18.75g
	• 인삼(人蔘)	75g	• 용뇌(龍腦)	11.25g
	• 지골피(地骨皮)	75g	• 사향(麝香)	11.25g
	• 맥문동(麥門冬)	75g	• 주사(朱砂)	7.5g
	• 감초(甘草)	75g	• 마아초(馬牙草)	7.5g
	• 상백피(桑白皮)	37.5g	• 금박(金箔)	35片
	• 서각(犀角)	37.5g		

◆**목표**◆ 신구 원근을 불문하고 다섯 가지의 전간을 다스린다.

◆**활투**◆ 두후의 여열로 인한 여러 가지의 증세에도 좋다.

◆**용법**◆ 위의 약미들을 작말하여 탄자대의 밀환을 지어 금박을 입혀서 1환씩 겨울에는 온수에, 여름에는 냉수에 타서 먹는다.

※ 백복령 대신 백복신을 쓰는 처방도 있다.

서각지황탕(犀角地黃湯)

처방				
	• 생지황(生地黃)	11.25g	• 서각(犀角)	3.75g
	• 적작약(赤芍藥)	7.5g	• 목단피(牧丹皮)	3.75g

◆**목표**◆ 멎지 않는 육혈과 상초에 어혈이 있어서 대변이 검게 되는

것을 다스린다.

① 회춘방(回春方)에는 황금·황련·당귀를 가한다.

구미신공산(九味神功散)

처방				
	• 황기(黃芪) 3.75g		• 홍화(紅花)	3.75g
	• 인삼(人蔘) 3.75g		• 서점자(鼠粘子)	3.75g
	• 백작약(白芍藥) 3.75g		• 전호(前胡)	1.87g
	• 생지황(生地黃) 3.75g		• 감초(甘草)	1.87g
	• 자초룡(紫草茸) 3.75g			

【목표】 마마가 나오고 독기가 몹시 성하여 혈홍이 전신에 퍼지거나, 실혈 혹은 토사하기 7일 전의 제증에 복용해서 해독하는데 좋다.

경축(驚搐)

천연두가 발진하려 할 때의 경련.

사청환(瀉靑丸)

처방				
	• 당귀(當歸)	각등분	• 대황(大黃)	각등분
	• 초용담(草龍膽)	각등분	• 강활(羌活)	각등분
	• 천궁(川芎)	각등분	• 방풍(防風)	각등분
	• 치자(梔子)	각등분		

【목표】 간의 실열을 다스린다.

① 누독의 경축을 다스리고 심간의 열을 사하며, 간풍이 스스로 사라지게 하는 데는 이 처방이 좋고, 소변을 통리하게 하여 열이 나지 못하게 하는 데는 도적산(導赤散)이 좋다.

② 두후의 여독이 눈으로 들어가 흐리게 하는 증세에 효력이 크며, 설

탕을 탄 죽엽전탕으로 삼킨다.
- **용법** 위의 약말들을 감실대의 밀환으로 지어 쓴다.
- **학투** 소양의 풍학에는 3~5환을 생강차에 타서 먹으면 신효를 본다.
③ 봄에 상풍된 것이 여름에 이르러 폭사를 하면 3~5환을 고본전탕(藁本煎湯)에 타서 먹는다.

도적산(導赤散)

처방				
	• 생지황(生地黃)	3.75g	• 감초(甘草)	3.75g
	• 목통(木通)	3.75g		

- **목표** 소장열로 인한 소변불리를 다스린다.
① 사령산(四苓散)과 합방한 것을 이열탕(移熱湯)이라고 하며, 구미·심위의 옹열·구창 등을 다스린다.
② 다른 한 처방에는 죽엽이 있고 등심이 없다.
- **학투** 열이 심하면 황금·황련·맥문동을 가한다.

구토(嘔吐)

두창에 구토를 할 경우.

이중탕(理中湯)

처방				
	• 인삼(人蔘)	7.5g	• 건강(乾薑)	7.5g
	• 백출(白朮)	7.5g	• 감초(甘草)	3.75g

- **목표** 태음복통과 자리 불갈을 다스린다.
① 원방에 진피와 청피를 가한 것을 치중탕(治中湯)이라고 한다.
- **학투** 소건중탕(小建中湯)과 합방한 것을 건리탕(建理湯)이라고 하

는데, 비위허랭과 적취와 기가 상공(上攻)한 것을 다스린다.
② 오령산(五苓散)과 합방한 것을 이령탕(理苓湯)이라고 하는데, 양허 부종을 다스린다.
③ 회적(蛔積 : 회충이 한데 뭉쳐 수시로 움직이는 증세)에는 계지·부자·화초·오매를 가한다.
④ 기허에는 인삼을 18.7~26.2g 배량한다.
⑤ 음달에는 이령탕(理苓湯)에 인진을 가하고, 설사에는 육두구·차전자를 가한다.

설사(泄瀉)

두창에 설사를 할 경우.

이공산(異功散)

처방		
• 인삼(人蔘) 4.68g	• 진피(陳皮) 4.68g	
• 백출(白朮) 4.68g	• 감초(甘草) 4.68g	
• 백복령(白茯苓) 4.68g		

【목표】 진기가 허약한 것을 보양하고, 기단기소한 것을 다스린다.

삼령백출산(蔘苓白朮散)

처방		
• 인삼(人蔘) 11.25g	• 의이인(薏苡仁) 5.62g	
• 백출(白朮) 11.25g	• 연육(蓮肉) 5.62g	
• 백복령(白茯苓) 11.25g	• 길경(桔梗) 5.62g	
• 산약(山藥) 11.25g	• 사인(砂仁) 5.62g	
• 감초(甘草) 11.25g	• 백편두(白扁豆) 5.62g	

【목표】 대병(大病) 후에 조리하여 비와 위를 돕는다.

【용법】 이상의 약제들을 가루로 하여 매 7.5g씩 대추탕으로 조하한다.
① 잘게 썰어서 37.5g에 생강 3쪽·대추 2알을 넣고 달여 먹어도 좋다.
【활투】 ② 비만 증세에는 의이인을 빼고 진피와 백두구를 가한다.
③ 하혈이 오래 된 것에는 지유·형개·초흑 건강·초흑 오매를 가한다.
④ 기함된 데에는 승마와 방풍을 가한다.

🌿 보중익기탕(補中益氣湯)

처방				
	• 황기(黃芪)	5.62g	• 당귀신(當歸身)	1.87g
	• 인삼(人蔘)	3.75g	• 진피(陳皮)	1.87g
	• 백출(白朮)	3.75g	• 승마(升麻)	1.12g
	• 감초(甘草)	3.75g	• 시호(柴胡)	1.12g

【목표】 노역을 아주 심하게 했거나 음식 조절을 못하여 신열이 나고 자한이 나는 것을 다스린다.
① 황백 1.12g, 홍화 0.75g을 가하면 가슴으로 들어가서 양혈한다.
② 자한에는 부자·마황근·부소맥을 가한다.
③ 이질이 오래 되어 물갈이 되는 데는 부자를 가한다.
④ 비색에는 맥문동과 산치자를 가한다.
⑤ 유뇨에는 산약과 오미자를 가한다.
⑥ 이후얼에는 부자·죽여·생강을 가한다.
⑦ 활설에는 가자와 육두구를 가한다.
⑧ 잉부의 소복추와 기함에는 승마와 방풍을 가한다.
⑨ 전신이 마비되는 기허에는 목과·오약·향부자·청피·방풍·천궁을 가하고, 게지도 조금 가한다.
⑩ 폐한과 탈항에는 가자 3.75g과 저근백피를 조금 가한다.
⑪ 도씨보중익기탕(陶氏補中益氣湯)은 인삼·백출·황기·당귀·시호·진피를 합쳐서 2.62g과 감초 1.87g을 가하고, 혹은 승마를 빼

고 총백·생강·대추를 넣는다. 내외감의 두통·신열·자한을 다 스린다.

학투 황기와 백출을 빼고 숙지황과 산약을 가한 것을 보음익기전 (補陰益氣煎)이라고 한다.

⑫ 땀이 많으면 계지 7.5g, 방풍 3.75g과 부소맥·오매를 가한다.
⑬ 기가 허해서 요삽이 되면 빈랑·목향을 가하고, 혹 차전자·택사를 가하기도 한다.
⑭ 허리로 하중하면 빈랑·목향·황련을 가하며, 혹 오수유를 가하기도 한다. 복통에는 계심을 가하고, 열이 있을 때는 대황을 가하면 약간 유리하다.
⑮ 기가 허하고 조열이 있으면 시호를 배로 하고 별갑을 가한다.

담천(痰喘)

두자가 자흑으로 되면서 목에 가래가 성해서 숨찬 증세.

포룡환(抱龍丸)

처방				
	• 우담남성(牛膽南星)	37.5g	• 주사(朱砂)	9.37g
	• 천축황(天竺黃)	18.75g	• 사향(麝香)	3.75g
	• 석웅황(石雄黃)	9.37g		

목표 경풍으로 조축되고 신열로 혼수되는 것을 다스린다. 담을 내리는 능력이 있으므로 심·폐·간의 약이다.

① 내국처방에서는 천축황을 빼고 조구등으로써 대용한다.

용법 위의 약미들을 작말하여 삶아서 감초고(甘草膏)로 조협자(皂莢子)만하게 환을 지어 온수에 타서 먹인다. 100일 이내의 아이는 1환을 세 번에 나누어 먹이고, 5세의 아이는 1~2환을 먹인다. 납설수에 감초를 삶아, 그 물로 먹이면 더욱 좋다.

번갈(煩渴)

두창(痘瘡)에 번갈(煩渴)이 날 경우.

삼령백출산(蔘苓白朮散)

처방				
	• 인삼(人蔘)	11.25g	• 의이인(薏苡仁)	5.62g
	• 백출(白朮)	11.25g	• 연육(蓮肉)	5.62g
	• 백복령(白茯苓)	11.25g	• 길경(桔梗)	5.62g
	• 산약(山藥)	11.25g	• 사인(砂仁)	5.62g
	• 감초(甘草)	11.25g	• 백편두(白扁豆)	5.62g

목표 대병(大病) 후에 조리하여 비와 위를 돕는다.

용법 이상의 약제들을 가루로 하여 매 7.5g씩 대추탕으로 조하한다.

① 잘게 썰어서 37.5g에 생강 3쪽·대추 2알을 넣고 달여 먹어도 좋다.

활투 ② 비만 증세에는 의이인을 빼고 진피와 백두구를 가한다.

③ 하혈이 오래 된 것에는 지유·형개·초흑 건강·초흑 오매를 가한다.

보원탕(補元湯)

처방				
	• 인삼(人蔘)	7.5g	• 감초(甘草)	3.75g
	• 황기(黃芪)	3.75g		

목표 두진이 2~3일 되어 근과는 비록 둥글되 정함한 것을 다스린다. 기가 허하고 혈이 약해서 잘 모이지 못하면 천궁과 관계를 가한다.

① 두진이 4~5일 되어 근과는 비록 돌기했어도 색은 광택이 나지 않으며, 기가 약하고 혈이 성하면 백작약·관계·나미를 가한다.

② 5~6일 되어 기가 차고 혈이 약하고 색이 흐린 홍자색이면 목향·당귀·천궁을 가한다.
③ 6~7일이 되어 성장이 되지 못하고 기혈이 적어서 한을 제어할 수 없으면 관계와 나미를 가한다.
④ 7~8일이 되어 독이 장으로 되면서도 충만하지 못하면 관계와 아미를 가한다.
⑤ 7~9일이 되어도 장이 불충만하면 나미를 가한다.
⑥ 11~12일이 되어 습윤하고 아물지 않으며 내허하면 백출과 백복령을 가한다.
⑦ 13~15일이 되어 독은 비록 다 풀렸으나 혹 잡증이 있으면, 이 약만으로 증세에 따라 가감해 쓸 것이며, 대한·대열의 약제를 써서는 안 된다.

한전교아(寒戰咬牙)

두창에 오한이 나서 떨며 이를 악무는 경우.

보원탕(補元湯)

처방				
	• 인삼(人蔘)	7.5g	• 감초(甘草)	3.75g
	• 황기(黃芪)	3.75g		

【목표】 두진이 2~3일 되어 근과는 비록 둥글되 정함한 것을 다스린다. 기가 허하고 혈이 약해서 잘 모이지 못하면 천궁과 관계를 가한다.
① 두진이 4~5일 되어 근과는 비록 돌기했어도 색은 광택이 나지 않으며, 기가 약하고 혈이 성하면 백작약·관계·나미를 가한다.
② 5~6일 되어 기가 차고 혈이 약하고 색이 흐린 홍자색이면 목향·당귀·천궁을 가한다.

③ 6~7일이 되어 성장이 되지 못하고 기혈이 적어서 한을 제어할 수 없으면 관계와 나미를 가한다.
④ 7~8일이 되어 독이 장으로 되면서도 충만하지 못하면 관계와 아미를 가한다.
⑤ 7~9일이 되어도 장이 불충만하면 나미를 가한다.
⑥ 11~12일이 되어 습윤하고 아물지 않으며 내허하면 백출과 백복령을 가한다.
⑦ 13~15일이 되어 독은 비록 다 풀렸으나 혹 잡증이 있으면, 이 약만으로 증세에 따라 가감해 쓸 것이며, 대한·대열의 약제를 써서는 안 된다.

실혈(失血)

두진에 열이 성하여 코피가 나오거나 토혈하며 대소변으로 출혈하는 경우.

서각지황탕(犀角地黃湯)

처방				
	• 생지황(生地黃)	11.25g	• 서각(犀角)	3.75g
	• 적작약(赤芍藥)	7.5g	• 목단피(牧丹皮)	3.75g

목표 멎지 않는 육혈과 상초에 어혈이 있어서 대변이 검게 되는 것을 다스린다.
① 회춘방(回春方)에는 황금·황련·당귀를 가한다.

요삽(尿澁)

두진에 소변이 안 나오는 경우.

도적산(導赤散)

처방	• 생지황(生地黃)	3.75g	• 감초(甘草)	3.75g
	• 목통(木通)	3.75g		

【목표】 소장열로 인한 소변불리를 다스린다.
① 사령산(四苓散)과 합방한 것을 이열탕(移熱湯)이라고 하며, 구미·심위의 옹열·구창 등을 다스린다.
② 다른 한 처방에는 죽엽이 있고 등심이 없다.

【활투】 열이 심하면 황금·황련·맥문동을 가한다.

두후음(痘後瘖)

두진을 앓고 난 다음에 목이 잠기는 경우.

사물탕(四物湯)

처방	• 숙지황(熟地黃)	4.68g	• 천궁(川芎)	4.68g
	• 백작약(白芍藥)	4.68g	• 당귀(當歸)	4.68g

【목표】 혈병을 통치한다.
① 각통(脚痛) 혈열에는 지백과 우슬을 가한다.
② 허양(虛痒)에는 황금을 가하고 부평초(浮萍草) 가루를 첨가한다.
③ 봄에는 천궁을 배로 하고, 여름에는 작약을 배로 하며, 가을에는 지황을 배로 하고, 겨울에는 당귀를 배로 한다.
④ 봄에는 방풍을 가하고, 여름에는 황금을 가하며, 가을에는 천문동을 가하고, 겨울에는 계지를 가한다.

【활투】 혈허(血虛)의 증세로 월경이 고르지 못할 때는 향부자·익모

초・오수유・육계・인삼 등을 가한다.

🖎 십전대보탕(十全大補湯)

처방				
	• 인삼(人蔘)	4.5g	• 백작약(白芍藥)	4.5g
	• 백출(白朮)	4.5g	• 천궁(川芎)	4.5g
	• 백복령(白茯苓)	4.5g	• 당귀(當歸)	4.5g
	• 감초(甘草)	4.5g	• 황기(黃芪)	3.75g
	• 숙지황(熟地黃)	4.5g	• 육계(肉桂)	3.75g

【목표】 기와 혈이 모두 허할 때 쓴다.

【활투】 증세에 따라 가감할 수 있다.

🖎 감길탕(甘桔湯)

처방				
	• 길경(桔梗)	13.12g	• 감초(甘草)	5.62g

【목표】 소음객한으로 인한 인통을 다스린다.

① 서점자・죽여를 각각 3.75g씩 가하면 더욱 좋다.

▌안예(眼瞖)▌

두후에 여독이 눈에 들어가 예막이 생겨 눈동자를 가리는 경우.

🖎 사청환(瀉靑丸)

처방				
	• 당귀(當歸)	각등분	• 대황(大黃)	각등분
	• 초용담(草龍膽)	각등분	• 강활(羌活)	각등분
	• 천궁(川芎)	각등분	• 방풍(防風)	각등분
	• 치자(梔子)	각등분		

【목표】 간의 실열을 다스린다.
① 누독의 경축을 다스리고 심간의 열을 사하며, 간풍이 스스로 사라지게 하는 데는 이 처방이 좋고, 소변을 통리하게 하여 열이 나지 못하게 하는 데는 도적산(導赤散)이 좋다.
② 두후의 여독이 눈으로 들어가 흐리게 하는 증세에 효력이 크며, 설탕을 탄 죽엽전탕으로 삼킨다.

【용법】 위의 약말들을 감실대의 밀환으로 지어 쓴다.
【활투】 소양의 풍학에는 3~5환을 생강차에 타서 먹으면 신효를 본다.
③ 봄에 상풍된 것이 여름에 이르러 폭사를 하면 3~5환을 고본전탕(藁本煎湯)에 타서 먹는다.

잉두(孕痘)

임신부에게 두창이 났을 경우.

안태음(安胎飮)

처방				
	• 인삼(人蔘)	1.12g	• 백작약(白芍藥)	1.12g
	• 진피(陳皮)	1.12g	• 변향부(便香附)	1.12g
	• 대복피(大腹皮)	1.12g	• 사인(砂仁)	1.12g
	• 백출(白朮)	1.12g	• 소엽(蘇葉)	1.12g
	• 당귀(當歸)	1.12g	• 적복령(赤茯苓)	1.12g
	• 천궁(川芎)	1.12g	• 감초(甘草)	1.12g

【목표】 잉부의 두진을 다스린다.

마진초열(麻疹初熱)

홍역의 발열기에 쓰는 약.

🌿 승마갈근탕(升麻葛根湯)

처방				
	• 갈근(葛根)	7.5g	• 승마(升麻)	3.75g
	• 백작약(白芍藥)	3.75g	• 감초(甘草)	3.75g

〖목표〗 온병 및 환절기 감기를 다스린다.

〖활투〗 위풍과 면종에는 소풍산(消風散)을 합방한다.

① 은진·풍독에는 산사육·화피·금은화·현삼·우방자·서각·형방을 가하거나 사물탕(四物湯)을 합방한다.

② 상한인지 두진(痘疹)인지 반신반의면 먼저 이 처방으로 가감하되, 협체(挾滯)하면 산사·진피·신곡 따위를 가하고, 협감(挾感)이면 소엽·인동 따위를 가한다.

③ 한열에는 시호를 가하고, 열이 심하면 황금을 가한다.

④ 마진 초기에는 총백·소엽 따위를 가한다.

🌿 서각지황탕(犀角地黃湯)

처방				
	• 생지황(生地黃)	11.25g	• 서각(犀角)	3.75g
	• 적작약(赤芍藥)	7.5g	• 목단피(牧丹皮)	3.75g

〖목표〗 멎지 않는 육혈과 상초에 어혈이 있어서 대변이 검게 되는 것을 다스린다.

① 회춘방(回春方)에는 황금·황련·당귀를 가한다.

▍상풍(傷風) ▍

홍역 때 바람을 쐬어 열이 심할 경우.

사령산(四苓散)

처방				
	• 택사(澤瀉)	9.37g	• 백출(白朮)	5.62g
	• 적복령(赤茯苓)	5.62g	• 저령(豬苓)	5.62g

(목표) 태양병이 이(裏)로 들어가 번갈하고 소변이 불리한 것을 다스린다.

한갈(汗渴)

홍역 때 땀이 나면서 갈증이 심할 때.

인삼백호탕(人蔘白虎湯)

처방				
	• 석고(石膏)	18.75g	• 인삼(人蔘)	3.75g
	• 지모(知母)	7.5g	• 감초(甘草)	2.62g

(목표) 양명경의 병으로서 땀이 많이 번갈하고, 맥이 홍대한 것을 다스린다.

번조(煩燥)

홍역 때 열이 많고 번조한 경우.

황련해독탕(黃連解毒湯)

처방				
	• 황련(黃連)	4.5g	• 황백(黃栢)	4.5g
	• 황금(黃芩)	4.5g	• 치자(梔子)	4.5g

(목표) 상한의 대열로 번조하고 잠을 자지 못하는 것을 다스리며,

나은 후의 음주독 및 일체의 열독을 푼다.
① 장풍에 맥이 홍대하면 사물탕(四物湯)과 합방해서 쓴다.

[학투] 은진·단독·내외 실열에는 승마갈근탕(升麻葛根湯)과 합방한 데다가 현삼·형방·선퇴를 가한다.

섬어(譫語)

홍역 때 열이 나면서 헛소리를 하는 경우.

✍ 진사익원산(辰砂益元散)

처방				
	• 활석(滑石)	225g	• 진사(辰砂)	37.5g
	• 감초(甘草)	37.5g		

[목표] 상한열의 불퇴로 인한 광증의 섬어를 다스린다.
[용법] 11.25g씩 따뜻한 꿀물에 타서 먹는다.

천수(喘嗽)

홍역 때 숨이 차고 기침을 하는 경우.

✍ 삼소음(蔘蘇飮)

처방				
	• 인삼(人蔘)	3.75g	• 적복령(赤茯苓)	3.75g
	• 소엽(蘇葉)	3.75g	• 진피(陳皮)	2.06g
	• 전호(前胡)	3.75g	• 길경(桔梗)	2.06g
	• 반하(半夏)	3.75g	• 지각(枳殼)	2.06g
	• 건갈(乾葛)	3.75g	• 감초(甘草)	2.06g

[목표] 풍한에 감상한 두통·발열·해수 및 내인의 7정으로 인한 담

성과 조열을 다스린다.

[학투] 담성에는 3자(나복자·백개자·소자)를 가한다.
① 폐열에는 인삼 대신 사삼으로 바꾸고 상백피·맥문동을 가한다.
② 허랭에는 인삼을 배로 하고 계지를 가한다.

방풍통성산(防風通聖散)

처방				
	• 활석(滑石)	6.37g	• 대황(大黃)	1.68g
	• 감초(甘草)	4.5g	• 마황(麻黃)	1.68g
	• 석고(石膏)	2.62g	• 박하(薄荷)	1.68g
	• 황금(黃芩)	2.62g	• 연교(連翹)	1.68g
	• 길경(桔梗)	2.62g	• 망초(芒硝)	1.68g
	• 방풍(防風)	1.68g	• 형개(荊芥)	1.31g
	• 천궁(川芎)	1.68g	• 백출(白朮)	1.31g
	• 당귀(當歸)	1.68g	• 치자(梔子)	1.31g
	• 적작약(赤芍藥)	1.68g		

[목표] 모든 풍열과 창진흑함(瘡疹黑陷 : 마마가 곪을 때 농포 속에 출혈이 되어 생기는 증세), 풍열창개(風熱瘡疥)·두생백설(頭生白屑)·면비자적(面鼻紫赤)·폐풍창(肺風瘡)·대풍나질(大風癩疾), 혹은 열결(熱結)로 인한 대소변 불통을 다스린다. 아울러 주독을 푼다.

[학투] 활석과 망초를 빼고 나머지를 아울러 주초한 것을 주제통성산(酒製通聖散)이라고 한다.
① 은진소양(癮疹瘙痒 : 두드러기가 나서 아프고 가려운 증세)에는 금은화·현삼·선퇴를 가한다.

인통(咽痛)

홍역 때 인두에 통증이 올 경우.

✍ 감길탕(甘桔湯)

처방	• 길경(桔梗)	13.12g	• 감초(甘草)	5.62g

◖목표◗ 소음객한으로 인한 인통을 다스린다.

① 서점자·죽여를 각각 3.75g씩 가하면 더욱 좋다.

✍ 청금강화탕(清金降火湯)

처방				
	• 진피(陳皮)	5.62g	• 전호(前胡)	3.75g
	• 행인(杏仁)	5.62g	• 과루인(瓜蔞仁)	3.75g
	• 적복령(赤茯苓)	3.75g	• 황금(黃芩)	3.75g
	• 반하(半夏)	3.75g	• 석고(石膏)	3.75g
	• 길경(桔梗)	3.75g	• 지각(枳殼)	3g
	• 패모(貝母)	3.75g	• 감초(甘草)	1.12g

◖목표◗ 서열로 인한 해수를 다스리며, 폐와 위의 화를 사할 수 있다. 화가 내리면 담이 꺼지고 해수가 멎는다.

▍설사(泄瀉)▍

홍역 때 설사가 날 경우.

✍ 시령탕(柴苓湯)

처방				
	• 시호(柴胡)	6g	• 반하(半夏)	2.62g
	• 택사(澤瀉)	4.87g	• 황금(黃芩)	2.25g
	• 백출(白朮)	2.81g	• 인삼(人蔘)	2.25g
	• 저령(豬苓)	2.81g	• 감초(甘草)	2.25g
	• 적복령(赤茯苓)	2.81g	• 계심(桂心)	1.12g

【목표】 상한양증으로 신열이 나며, 맥이 빠르고 번갈·자리하는 것을 다스린다.

【학투】 허열번갈에는 인삼을 배가하고, 맥문동을 가한다.
① 이 처방은 곧 소시호탕(小柴胡湯)과 오령산(五苓散)을 합방한 것인데, 중수의 가감을 참작해서 쓴다.

이질(痢疾)

홍역 때 이질이 생길 경우.

황금작약탕(黃芩芍藥湯)

처방				
	• 황금(黃芩)	7.5g	• 감초(甘草)	3.75g
	• 백작약(白芍藥)	7.5g		

【목표】 하리를 하면서 농혈이 나오고 신열과 복통이 나고 맥이 홍삭한 것을 다스린다.
① 복통이 심하면 계심 1.12g을 가한다.

【학투】 서기에는 향유·백편두·황련을 가하고, 소변이 삽하면 저령·택사·등심 따위를 가한다.

【적응증】 급성장염

구토복통(嘔吐腹痛)

홍역 때 구토하고 복통이 날 경우.

✍ 백호탕(白虎湯)

처방	• 석고(石膏)	18.75g	• 감초(甘草)	2.62g
	• 지모(知母)	7.5g		

【목표】 양명경의 병으로서 땀이 많고 번갈(煩渴 : 가슴이 답답하고 목이 마름)하며 맥이 홍대(洪大 : 맥이 보통 이상으로 큼)한 것을 다스린다.
① 인삼 3.75g을 가한 것은 인삼백호탕(人蔘白虎湯)이라고 하며,
② 창출 3.75g을 가한 것은 창출백호탕(蒼朮白虎湯)이라고 한다.

✍ 익원산(益元散)

처방	• 활석(滑石)	225g	• 감초(甘草)	37.5g

【목표】 일명 육일산(六一散) 또는 천수산(天水散)이라고 한다.
① 중서로 인한 토사와 하리를 다스리며, 지갈·제번하고, 백약과 주식의 사독을 푼다.
② 건강 18.75g을 가한 것을 온육환(溫六丸)이라고 하며, 한으로 인한 토사를 다스린다.
③ 진사 37.5g을 가한 것을 진사익원산(辰砂益元散)이라고 하며, 상한 열의 불퇴로 인한 광증의 헛소리 하는 것을 다스린다.

【용법】 11.25g씩 따뜻한 꿀물에 타서 먹는다.

▌혈증(血症)▐

홍역 때 코피 등 혈류증이 있을 경우.

서각지황탕(犀角地黃湯)

처방				
	• 생지황(生地黃)	11.25g	• 서각(犀角)	3.75g
	• 적작약(赤芍藥)	7.5g	• 목단피(牧丹皮)	3.75g

【목표】 멎지 않는 육혈과 상초에 어혈이 있어서 대변이 검게 되는 것을 다스린다.
① 회춘방(回春方)에는 황금·황련·당귀를 가한다.

황련해독탕(黃連解毒湯)

처방				
	• 황련(黃連)	4.5g	• 황백(黃栢)	4.5g
	• 황금(黃芩)	4.5g	• 치자(梔子)	4.5g

【목표】 상한의 대열로 번조하고 잠을 자지 못하는 것을 다스리며, 나은 후의 음주독 및 일체의 열독을 푼다.
① 장풍에 맥이 홍대하면 사물탕(四物湯)과 합방해서 쓴다.

【활투】 은진·단독·내외 실열에는 승마갈근탕(升麻葛根湯)과 합방한 데다가 현삼·형방·선퇴를 가한다.

통치(通治)

홍역 치료에 통용하는 약.

사물탕(四物湯)

처방				
	• 숙지황(熟地黃)	4.68g	• 천궁(川芎)	4.68g
	• 백작약(白芍藥)	4.68g	• 당귀(當歸)	4.68g

54 소아(小兒) / 통치·잉마·수두

목표 혈병을 통치한다.
① 각통(脚痛) 혈열에는 지백과 우슬을 가한다.
② 허양(虛痒)에는 황금을 가하고 부평초(浮萍草) 가루를 첨가한다.
③ 봄에는 천궁을 배로 하고, 여름에는 작약을 배로 하며, 가을에는 지황을 배로 하고, 겨울에는 당귀를 배로 한다.
④ 봄에는 방풍을 가하고, 여름에는 황금을 가하며, 가을에는 천문동을 가하고, 겨울에는 계지를 가한다.

학투 혈허(血虛)의 증세로 월경이 고르지 못할 때는 향부자·익모초·오수유·육계·인삼 등을 가한다.

사군자탕(四君子湯)

처방				
• 인삼(人蔘)	4.68g	• 백복령(白茯苓)	4.68g
• 백출(白朮)	4.68g	• 감초(甘草)	4.68g

목표 진기가 허약한 것을 보양하고, 기단기소한 것을 다스린다.
① 허손을 다스리기 위해서는 당귀와 황기를 가하는데, 이것은 인삼황기탕(人蔘黃芪湯)이다.
② 사물탕(四物湯)과 합방한 것은 팔물탕(八物湯)이라 하며, 또 황기·육계 각 3.75g을 가한 것은 십전대보탕(十全大補湯)이다.
③ 진피를 가하면 이공산(異功散)이고, 진피와 반하를 가하면 육군자탕(六君子湯)이다.
④ 허설에는 황기·승마·시호·방풍을 가한다.

학투 냉에는 육계와 부자를 가한다.
⑤ 부종이 나면 저령과 택사를 가한다.
⑥ 서에는 향유·백편두·백단향 등을 가한다.
⑦ 허설에는 오령산(五苓散)을 합방한다.

잉마(孕麻)

임신부에 홍역의 발진이 있을 경우.

✎ 자소음(紫蘇飮)

처방				
	• 자소엽(紫蘇葉)	9.37g	• 진피(陳皮)	3.75g
	• 인삼(人蔘)	3.75g	• 백작약(白芍藥)	3.75g
	• 대복피(大腹皮)	3.75g	• 당귀(當歸)	3.75g
	• 천궁(川芎)	3.75g	• 감초(甘草)	1.87g

목표 자현 및 기결로 인한 난산을 다스린다.
활투 천궁과 당귀를 각 7.5~11.25g으로 배가해도 좋다.
① 사인 3.75g을 가하면 더욱 좋다.

수두(水痘)

소아의 피부에 붉고 둥근 발진이 생겼다가 얼마 후에 수포로 변하는 유행병.

✎ 맥탕산(麥湯散)

처방				
	• 지골피(地骨皮)	3.75g	• 숙지황(熟地黃)	1.12g
	• 감초(甘草)	3.75g	• 지모(知母)	1.12g
	• 활석(滑石)	3.75g	• 정력(葶藶)	1.12g
	• 마황(麻黃)	1.12g	• 강활(羌活)	1.12g
	• 인삼(人蔘)	1.12g	• 소맥(小麥)	7粒

목표 수두를 다스린다.

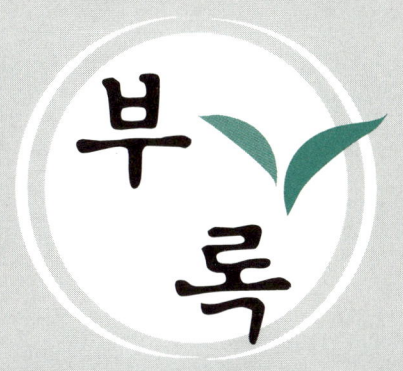

부록

- 알기 쉽게 풀이한
  한방용어 해설 | 825
- 쉽게 찾는
  약이름·식물이름 | 865
- 가나다 색인으로 찾는
  한방약 조제 | 871

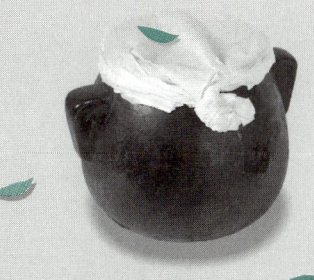

알기 쉽게 풀이한
한방용어 해설

ㄱ 부

[가사] | 假死
한동안 호흡이 정지되고 심장 박동만 있는 인사불성의 상태

[가실증] | 假實證
실제적으로는 허증(虛證)인데 그 정도가 지나쳐 외형상으로 실증(實證)과 유사하게 나타나는 병증.

> **허증** | 虛證 　몸이 쇠약하거나 하여 병에 대한 저항력이 약한 상태
> **실증** | 實證 　여러 증상 중에서 진단하기에 병의 세력이 충분한 증후를 이르는 말

[가열] | 假熱
실제 고열이 아닌데 마치 높은 열이 있는 것처럼 증후를 나타내는 것을 말한다. 일반적으로 고열이 있으면 옷을 벗어 버리고자 하나 이 경우는 도리어 옷을 입고자 하는 것이다. 그래서 더 전문적으로 말하면 진한가열(眞寒假熱)의 상태인 것이다.

[가허증] | 假虛證
실제적으로는 실증(實證)을 가지고 있는 경우이다. 그러나 이 실증이 심하여지면 허증(虛證)과 유사한 증후를 나타나게 되는데 이러한 상태를 말한다.

[각산통] | 脚酸痛
하지(下肢)가 시면서 아픈 통증을 느끼는 경우

> **하지** | 下肢 　사람의 다리 또는 네 발 가진 동물의 뒷다리

[각슬위] | 脚膝痿
다리와 무릎의 운동 및 지각(知覺) 장애

> **지각** | 知覺 　감각 기관을 통하여 외부의 사물을 인식하거나 또는 그 작용에 의해 머

릿속에 떠오르는 상태

[각열통] | 脚熱痛

다리에 열감(熱感)과 통증이 오는 상태

> **열감** | **熱感** 병 때문에 열이 있는 느낌

[각혈] | 咯血

폐나 기관지 조직의 손상으로 출혈이 되는 경우

[간계근련] | 肝瘈筋攣

근육의 경련

[간궐두통] | 肝厥頭痛

간기능 이상에서 오는 두통

[간기] | 肝氣

어린아이가 소화 불량으로 식욕이 줄고 얼굴이 해쓱해지면서 푸른 것을 토하며 악취가 나는 푸른 똥을 누는 증세

[간비] | 肝痺

대엽성 간염(肝葉性肝炎)으로 황달이 따른다.

[간실증] | 肝實證

간장(肝臟) 기능의 과잉 상태

[간열] | 肝熱

간(肝)에 질환이 생김으로써 나타나는 열. 화를 잘 내고 경기(驚氣)를 잘하며 근육이 위약(痿弱)되고 사지(四肢)가 부자유스러워진다. 어린이의 경우에는 소화 불량과 자주 놀라는 증세가 온다.

[간울] | 肝鬱

신경증으로 기분이 우울한 증세

[간증] | 肝證

간증(癎症)과 같은 뜻으로 쓰이는데 깜짝깜짝 놀라면서 갑자기 몸을 뒤틀거나 경련을 일으키는 증상을 말한다. 때로는 경풍(驚風)이나 정신적인 원인에서 오는 신경성 질환 또는 정신병 등을 가리키는 경우도 있다.

간증 | 癎症   갑자기 몸을 뒤틀거나 까무러치는 따위의 증상을 일으키는 질환. 간질 (=지랄병)

[간풍] | 癎風
간(癎)을 일으키는 풍증(風症). 양간(陽癎), 음간(陰癎), 경간(驚癎), 식간(食癎), 풍간(風癎) 등이 있다.

[간허] | 肝虛
간장 기능의 허약. 시력 및 청력 장애, 잘 놀라고 사람을 두려워하는 증상이 있다.

[간화] | 肝火
간열(肝熱). 분노의 뜻으로 쓰이기도 한다.

간열 | 肝熱   간(肝)에 질환이 생김으로써 나타나는 열. 어린아이의 경우에는 소화 불량으로 열이 나고 피부가 이완되는 증세가 나타난다.

[감로] | 疳勞
어린아이의 폐결핵이나 만성 기관지염 등의 병

[감안] | 疳眼
각막건조증(角膜乾燥症), 결핵성 안질, 시신경 위축으로 헐어서 짓무른 눈을 말한다.

[감종] | 疳腫
얼굴이 붓고 배가 불러지는 어린이의 병

[격양증] | 格陽證
내부는 음(陰)이 왕성하나 외부로는 양(陽)의 증상이 나타나는 상태. 가양(假陽)의 상태이므로 구갈이 와도 냉수를 마시지 않는다.

[격음증] | 格陰證
내부의 진한(眞寒)이 왕성하나 외부로는 가열(假熱)이 나타나는 증세

[견비통] | 肩臂痛
어깨에 통증과 마비가 병발하는 신경통.

[견식] | 肩息
어깨를 움직이며 숨을 쉬는 것

[결담] | 結痰

담이 뭉쳐 있는 것

[결양증] | 結陽症

수종(水腫)의 일종으로 신장과 심장 등의 질환으로 인하여 사지가 붓고 쑤시는 통증이 오는 증상.

> **수종** | 水腫 몸의 조직 사이나 체강(體腔) 안에 림프액·장액(漿液)이 많이 괴어 몸이 붓는 병

[결흉증] | 結胸症

명치 아래가 단단해지면서 가슴과 배가 몹시 당기는 듯이 아픈 급성 염증. 양병(陽病)에 하제(下劑)를 잘못 사용하여 열이 가슴으로 몰려 일어난 증상이다.

> **하제** | 下劑 설사를 하게 하는 약. 사제(瀉劑)

[경담] | 驚痰

놀란 담(痰)이 가슴 속에 뭉쳐서 몹시 아플 때는 펄쩍펄쩍 뛰면서 지랄병 같은 증세를 나타낸다. 이것은 히스테리의 한 가지로 여자에게 많다.

[경락] | 經絡

오장 육부(五臟六腑)에 생긴 병들이 몸의 표면에 나타나는 자리들로 이는 인체 내 기(氣)의 운행 통로가 된다. 이 자리에 침을 놓거나 뜸을 떠 자극하면 연관된 장부나 기관의 병이 낫는다. 이 자극하는 부위를 경혈(經穴)이라 한다. 경(經)은 상하로 뻗어 있고, 락(絡)은 경과 경 사이를 이어준다.

[경병] | 痙病

경변성(痙變性) 질환의 일종으로 파상풍(破傷風)과 유사(類似)하다.

> **파상풍** | 破傷風 파상풍균의 감염으로 일어나는 급성 전염병. 파상풍균의 독소가 말초 신경이나 척수 세포를 침범하여 전신의 근육에 강직성 경련을 일으킨다.

[경축] | 驚搐

어린아이가 고열이나 회충 또는 뇌척수(腦脊髓) 질환 등으로 온 몸에 경련이 일어나는 병

> **뇌척수** | 腦脊髓 중추신경계인 뇌와 척수를 통틀어 이르는 말

[경풍] | 驚風
어린아이가 경련을 일으키는 병을 이르는 말. 경기(驚氣). 뇌척수 질환이나 회충으로 생기는 병. 발열병(發熱病) 등에서 나타난다.

[경혈] | 經穴
14경맥의 혈을 이르는 말. 경락(經絡)의 기혈이 신체 표면에 모여 통과하는 부위로 침을 놓거나 뜸을 뜨면 효과가 있는 자리이다.

[계] | 悸
가슴이 두근거리는 현상

[고갈] | 枯渴
체내의 진액(津液)이 말라 버리는 것

[고석] | 枯腊
영양 상태가 부족하여 야위고 피부가 까칠까칠해지는 것

[고장] | 鼓腸
뱃속 장내(腸內)에 가스가 찬 것

[고창] | 鼓脹
단복고창(單腹鼓脹)의 준말로 소화액에 이상이 생겨 위장에 가스가 차거나 복수(腹水)가 충일한 것

> **복수** | 腹水 복막염·간경변 등의 질환으로 복강(腹腔)에 액체가 괸 상태 또는 그 괸 복강

[고창] | 蠱脹
고창(鼓脹)이 만성화되면 다만 복부가 팽팽하게 붓고 내부는 빈다. 이러한 증상은 일종의 벌레가 내부를 침식하는 까닭이라 하여 이 이름을 붙였다.

[곡달] | 穀疸
곡류로 만든 음식만 주로 먹어서 생긴 소화불량성 황달

[골위증] | 骨痿症
골(骨)의 발육 부전과 과로로 허리와 하체를 쓰지 못하는 운동 장애의 증상

[골절비] | 骨節痺
　　관절(關節)의 기능 장애
[골절증] | 骨絶症
　　신기(腎氣)가 절(絶)하여 일어나는 병으로 이가 누런 빛으로 변하여 빠지고 오래지 않아 죽게 된다.
[골한증] | 骨寒症
　　뼈 속에 찬 기운을 느끼는 병. 신경(腎經)에 수분이 고갈되어 골수에 수기(水氣)가 없어짐으로써 발병한다.
　　수기 | 水氣 　신경(腎經)의 음기(陰氣)를 이르는 말
[곽란] | 霍亂
　　여름철에 음식이 체하여 급격한 토사(吐瀉)를 동반한 급성 위장병. 급성 중독성 위염 등이다.
[관격] | 關格
　　음식물이 급하게 체하여 가슴이 꽉 막히고 먹지도 토하지도 못하며, 대소변도 잘 보지 못하고 정신마저 잃는 위급한 병. 급성위염 따위이다.
[구갈] | 口渴
　　내부의 열로 입이 마르고 타는 증세. 양증과 음증이 있는데, 양증은 물을 잘 마시나 음증은 물을 마시지 않는다.
[구금] | 口噤
　　이를 꽉 다물고 열지 않는 위급병증. 즉 아관긴급(牙關緊急)이라고도 한다. 중풍 등에서 온다.
　　아관긴급 | 牙關緊急 　턱의 근육에 경련이 일어나서 입이 벌어지지 않게 되는 증상으로 파상풍·간질 등에서 흔히 일어난다.
[구금리] | 口噤痢
　　설사가 심하여 탈수(脫水)되어서 음식을 먹지 못하는 증세
[구미] | 口糜
　　입 속이 허는 것. 구내염(口內炎)·구각염(口角炎) 등이 이에 속한다.

구내염 | 口內炎 입 안의 점막(粘膜)에 일어나는 세균성 염증

[구수] | 久嗽
기침이 나기 시작하면 오랫동안 그치지 아니하는 병증. 폐나 기관지의 만성질환에서 나타난다.

[구안와사] | 口眼喎斜
안면 신경 마비로 입과 눈이 한쪽으로 쏠리어 비뚤어지는 증상. 돌아간 쪽이 건강한 쪽이다.

[구창] | 口瘡
입 안에 나는 부스럼. 괴양성 구내염 등이다.

[궐역] | 厥逆
냉각(冷却)의 정도가 극심한 상태. 주로 손발이 차가워 온다.

[근혈] | 筋血
항문 주위의 출혈. 치질 및 항문 출혈 등이 이에 속한다.

[금구리] | 噤口利
이질(利疾)로 입이 오므라들어 먹지를 못하는 병.

이질 | 痢疾 뒤가 잦고 곱똥이 나오며 항문 둘레가 당기는 병. 급성 전염병으로 피가 섞여 나오는 것을 적리(赤痢), 흰 곱만 나오는 것을 백리(白痢)라고 한다.

[금기] | 禁忌
복약(服藥)을 할 때 먹어서는 아니 되는 음식물과 지켜야 할 일상생활 그리고 제반 사항

[금창] | 金瘡
금속성의 칼이나 창 같은 것으로 받은 상처

[급간] | 急癇
갑자기 전신에 경련이 일어나면서 그 발작 상태가 반복되며 정신을 잃는 병

[기결] | 氣結
목구멍에 담이 붙어서 답답해하는 병

[기궐] | 氣厥

기혈(氣血)이 없어지고 사기(邪氣)가 위로 떠올라서 머리가 몹시 아픈 병

> **기혈 | 氣血** 인체의 생기와 혈액

[기담] | 氣痰

신경과민으로 담(痰)이 인후에 걸리어서 뱉고 삼키기가 곤란하며 가슴이 답답하고 괴로운 병

[기색] | 氣塞

정신 작용의 과격으로 기운이 막히는 병

[기실열] | 氣實熱

원기가 정상보다 항진된 상태에서 열이 동반되는 것

[기역] | 氣逆

열이 심하여 위기(衛氣-뱃속의 에너지)가 위로 치밀어 오르는 병. 가슴이 답답하고 뻑적지근하며, 두통이 나고 목이 마르며, 숨이 차고 손발이 차진다.

[기울] | 氣鬱

마음이 울적하여 가슴이 답답해져 아픈 병. 칠정(七情)의 손상에 의한 순환 장애로 온다.

> **칠정 | 七情** 사람의 일곱 가지 감정. 희(喜)·노(怒)·애(哀)·낙(樂)·애(愛)·오(惡)·욕(欲)

[기창] | 氣脹

기(氣)의 순환 장애. 즉, 칠정(七情)이 울결하여 일어나는 복부 창만증. 몸도 붓고 팔다리가 여윈다.

[기체] | 氣滯

경락(經絡) 등 기도(氣度)가 순(順)하지 못하여 기가 응체되어서 생기는 병

[기허열] | 氣虛熱

원기 부족으로 발생하는 병

ㄴ 부

[나력] | 瘰癧
경부임파선(頸部淋巴線) 만성종창(腫瘡). 결핵성의 것과 비결핵성의 것 두 가지가 있다.

[나력루] | 瘰癧瘻
목 부위에 결핵성 임파선염이 생겨서 농이 많이 나오는 외과적인 병

[내공] | 內攻
몸 표면의 질병이 내장으로 전입되는 것

[내상] | 內傷
체내 조건에 따라 생긴 병들로 과로나 식상(食傷), 신경과민으로 생긴 병들이 내상의 예가 된다. 내상의 반대는 외상(外傷) 또는 외감(外感)이다.

> **식상** | 食傷 음식에 체했거나 중독이 되었거나 하여 일어나는 병. 식체·식중독

[내옹] | 內癰
신체의 내부에서 생기는 종기. 폐농양·화농성 늑막염 등이 그 예다.

[내풍] | 內風
중풍(中風)을 이르는 말로 이는 풍이[외래풍사(外來風邪)] 밖으로부터 침입하는 풍사로 생기는 것이 아니고 내인(內因)으로 발생되기 때문에 이렇게 부르기도 한다.

[냉담] | 冷痰
담병(痰病)의 한 종류로 팔다리가 차고 마비되어서 근육이 군데군데 뭉쳐 쑤시고 아픈 병. 사지(四肢)의 신경통과 유사하다.

> **담병** | 痰病 체액(體液)이 큰 열을 받아서 생기는 병을 통틀어 이르는 말로 풍담·냉담·습담·열담·주담 따위 등이 있다. 담증(痰症)

[냉병] | 冷病

하체(下體)를 차게 하여 생기는 병의 총칭. 장카타르나 자궁병 등이 이에 속한다.

[냉비] | 冷痺

찬 기운으로 손발이 마비되는 병

[냉약] | 冷藥

약에는 각기 그 약성(藥性)이 있는데, 그 약성이 찬 약을 말하는 것으로 이런 약은 대개 소염(消炎)·해열(解熱)·진정(鎭靜)의 효과가 있다.

[냉적] | 冷積

냉기(冷氣)로 인해서 혈액 순환에 장애를 일으켜 뱃속에 응어리가 생긴 병

[노수] | 勞嗽

주색(酒色)이나 노동이 지나쳐서 몸이 허약하여지고 기침과 오한(惡汗)·도한(盜汗) 및 열이 나는 병

> **도한 | 盜汗** 몸이 허약하여 잠자는 동안에 나는 식은땀

[노학] | 勞瘧

만성으로 이행되기 전의 학질. 항상 경미한 오한과 신열이 따른다.

> **학질 | 瘧疾** 학질모기가 매개하는 말라리아 병원충의 기생으로 일어나는 전염성 열병. 이는 발작적인 고열(高熱)이 주기적으로 되풀이 된다.

[노화] | 勞火

분노에서 오는 간열(肝熱).

[녹맹] | 綠盲

녹풍(綠風)과 같은 뜻으로 녹내장(綠內障)의 일종.

[농루] | 膿漏

고름이 계속 흘러나오는 증상. 부비강염(副鼻腔炎) 등이 이에 속한다.

> **부비강염 | 副鼻腔炎** 늑막강·부비강·관절 따위로 체강(體腔) 안에 고름이 괴는 병. 축농증

[누풍증] | 漏風症

술의 과음으로 몸에서 항상 열과 땀이 나면서 목이 마르고 나른하여지는 병. 주풍(酒風).

ㄷ부

[단기] | 短氣
숨이 차서 호흡이 빠르고 거친 증세. 호흡 곤란

[단방] | 單方
한 가지 약재(藥材)로 병을 치료하는 처방(處方)

[단유아] | 單乳蛾
열이 나면서 한 쪽 편도선이 붓는 병

[단전] | 丹田
배꼽 아래 한 치(一寸) 다섯 푼(五分)되는 곳(배꼽 아래 약 3cm 되는 곳)에 위치한 침혈(針穴)로 여기에 힘을 주면 건강과 용기를 얻는다.

[담] | 痰
몸의 분비액(分泌液)이 어느 국부에서의 수분 대사 장애(삐거나 겹질리는 것)로 응결되어 결리고 아픈 증상. 수독(水毒)이라고도 한다. 또 가래를 총칭하기도 한다.

[담궐] | 痰厥
원기가 허약하여 수분 대사의 순환 장애를 일으켜서 사지(四肢)가 차갑고 마비가 오며 현기증과 기(氣)의 순행이 차단되고 맥이 약해지는 병

[담설] | 膽泄
수분 대사의 장애로 생긴 설사

[담울] | 痰鬱
천촉(喘促)의 한 증후로 담이 가슴에 뭉치어서 기침이 나며 속이 답답하고 숨이 찬 병증

천촉 | 喘促 숨이 차서 헐떡이며, 힘없이 기침을 연달아 하는 병증

[담음] | 痰飮
장(腸)이나 위(胃)에 물기가 있어 출렁출렁 소리가 나며 가슴이 답답한 증세. 위확장증에서 잘 보인다.

[대하] | 帶下
자궁내막염 등의 병증으로 인해 자궁에서 흘러 나오는 여러 가지 색깔의 이상 액체 분비물, 냉

[도한] | 盜汗
몸이 허약하여 잠자는 동안에 나는 식은땀

[독창] | 禿瘡
원형탈모증(圓形脫毛症). 머리에 생기는 피부 질환으로 둥근 홍색의 반점이 생기고, 군데군데 둥글게 머리털이 빠진다.

원형탈모증 | 圓形脫毛症 머리카락이 둥글게 군데군데 빠지는 병증

[동계] | 動悸
심장의 고동이 평소보다 심하게 가슴이 울렁거리는 증상으로 심계(心悸)가 항진(亢進)된 상태이다.

심계 | 心悸 왼쪽 가슴에 손을 대어 느낄 수 있는 심장의 고동

[두모] | 頭冒
모자를 쓴 것같이 머리에 중압감이 오는 증상. 때로는 현기증도 수반한다.

[두중] | 頭重
머리가 무거운 느낌이 드는 것

[두창] | 痘瘡
천연두나 마진(痲疹)으로 일어나는 부스럼

[두현] | 頭眩
머리가 어지러운 증상

ㅁ 부

[마도창] | 馬刀瘡

양명경락상(陽明經絡上)에 생기는 임파 결절(結節)의 하나. 연주창(連珠瘡)등이 이에 속한다.

> **연주창** | 連珠瘡 연주 나력이 터져서 생긴 부스럼

[마목] | 痲木

운동 마비로 오는 것으로 근육이 굳어져 감각이 없고 운동이 자유롭지 못한 것. 마(痲)는 기허(氣虛)에서 오고 목(木)은 습(濕)·담(痰)과 사혈(死血)에서 온다.

[만경풍] | 慢驚風

뇌막염(腦膜炎)성 질환에서 오는 만성 경풍증. 경련을 일으킨다.

> **뇌막염** | 連珠瘡 뇌막에 생기는 염증으로 유행성·화농성·결핵성의 세 가지가 있다.

[망양] | 亡陽

양기(陽氣)가 탈진된 상태. 땀이 흐르는 증상과 흐르지 않는 증상이 있다.

[망음양증] | 亡陰陽症

발한과다(發汗過多)·토사과다(吐瀉過多)·출혈과다(出血過多) 등으로 음양이 모두 허탈한 상태. 예후(豫後)가 나쁘다.

[매핵기] | 梅核氣

인후에 무엇이 걸린 것 같은데 뱉거나 삼키려 해도 없어지지 않는 신경성 질환

[면통] | 面通

삼차신경통(三叉神經痛)의 일종

> **안면신경통** | 顔面神經痛 삼차신경(三叉神經)이 침해됨으로써 안면에 통증이 되풀이하여 일어나는 병. 삼차신경통, 안면통

[명현] | 瞑眩

약물에 의해서 일어나는 일시적인 어지럼증

[모현] | 冒眩
머리에 모자를 쓴 것같이 중압감을 느끼면서 어지러운 증상

[목설] | 木舌
심(心)과 비(脾)의 열이 옹색(壅塞)하여 혀가 점점 커지면서 굳어져 입 안을 폐쇄함으로써 호흡 곤란도 따른다. 구급(救急)을 요하는 병

[목신증] | 木腎症
퇴산(癩疝)의 일종으로 힘없이 음경이 팽대하고 딴딴해서 아픈 것. 통증이 없을 때도 있다.

> **퇴산 | 癩疝** 불알이 붓는 병을 통틀어 말함

[몽설] | 夢泄
성적인 쾌감을 꿈을 꾸면서 사정(射精)하는 것. 몽유(夢遺), 몽정(夢精), 설정(泄精)

[문무화] | 文武火
약을 달이는 열에 쓰이는 말로 세지도 약하지도 않은 화력(火力).

[미능골통] | 眉稜骨痛
미능골(眉稜骨-눈썹 부위의 뼈)에서 눈까지 아파 눈을 뜨지 못하는 병. 밤에 더 심하다.

ㅂ 부

[반관맥] | 反關脈
요골동맥의 약동이 손바닥 쪽에서 촉진되지 않고 손등 쪽에서 촉진되는 맥

[반위] | 反胃
만성 구토(嘔吐). 위의 건고(乾枯)로 구역질이 나는 것으로 위의 내용물을 반출(反出)시킨다. 위암(胃癌) 등에서 나타난다.

[백독풍] | 白禿風
피부가 벗겨지고 흰 반점이 생기는 병. 백선(白癬) 등이 이에 속한다.

> **백선 | 白癬** 백선균에 의하여 일어나는 전염성 피부병. 쇠버짐

[백안통] | 白眼痛

눈의 홍채(虹彩)나 강막(綱膜)에 생기는 염증(炎症).

> **홍채 | 虹彩** 백안통 눈알의 각막과 수정체 사이에서 동공(瞳孔)을 둘러싸고 있는 둥근 막. 눈의 조리개 역할을 한다.

[번갈] | 煩渴

병적으로 가슴이 답답하고 갈증이 심한 증상

[번계] | 煩悸

가슴이 답답하면서 심계항진(心悸亢進)까지 수반되는 상태.

> **심계항진 | 心悸亢進** 질병·흥분·운동 등으로 심장의 고동이 높아지는 일

[번열] | 煩熱

몸에 열이 몹시 나고 가슴 속이 답답하여 괴로운 증상으로 겨울철에도 이불 밖으로 손발을 내놓아야 할 정도로 화끈거리는 열증.

[번위] | 翻胃

구토나 구역질과 같은 증세로 위암 등에서 나타난다.

[번조] | 煩躁

신열(身熱)이 나서 갑갑하고 체온이 높아져 손발을 가만히 못 두는 것.

[변독] | 便毒

서혜부(鼠蹊部)의 임파 결절(淋巴結節). 일명 가래톳이라 한다.

서혜부(鼠蹊部) 하복부의 하지(下肢)와 맞닿은 안쪽. 치골부(恥骨部)의 양쪽에 있는 세모꼴의 범위 이름

[변옹] | 便癰

가래톳이 서서 명울이 생기는 병. 임질이나 음식창(陰蝕瘡)의 미독성(微毒性)으로 일어난다. 혈산(血疝)이라고도 한다.

> **음식창 | 陰蝕瘡** 남녀의 음부에 나는 창병. 변독(便毒). 하감(下疳).

[변탁] | 便濁

신염(腎炎) 또는 방광염의 일종이다.

[변혈] | 便血
대변에 피가 섞여 나오는 것. 장출혈이나 치(痔)출혈로 일어난다.

[병병] | 併病
한 병증(病症)이 진행되고 있는데 또 다른 병증이 병발하는 경우

[보법] | 補法
인체 기혈의 부족을 보충하는 치료대법(治療大法).

[보사] | 補瀉
보(補)하는 경우와 사(瀉)하는 경우를 아울러 이르는 말로 보(補)는 보제(補劑)를 써서 기혈을 보충하는 것이며, 사(瀉)는 하제(下劑-설사약)나 공제(攻劑-설사·발한·토제 등 총칭)를 써서 질병의 극성을 제거하는 것이다.

[복량] | 伏梁
위경련이나 심하(心下)의 응어리를 말한다.

[복수] | 腹水
복강(腹腔) 내에 체액(體液-수분)이 괴어 있는 상태. 간경변증·간암·복막염·신장염·장폐색·난소종양·백혈병 등에 의해서 이루어진다.

[복창] | 腹脹
뱃속에 탈이 생겨 팽팽하게 부어오르는 병으로 얼굴과 수족에는 부종이 없다. 복부 창만증

[복통리] | 腹痛痢
복통이 따르는 이질

[복학] | 腹瘧
비장염의 일종. 비장(脾臟)이 부어 배 속에 뜬뜬한 것이 생기면서 한열(寒熱)이 심하게 나는 어린아이의 병

[부종] | 浮腫
온 몸이 부어 오르는 병. 심장병이나 신장병 또는 어느 국부(局部)의 혈액 순환 이상 등으로 일어난다.

[불급] | 不及
　부족 상태. 기능 감퇴.

[불리] | 不利
　순조롭게 나가지 못하는 것.

[불매] | 不寐
　잠은 오지 않으면서 눈을 감으면 눈앞에 무서운 환상이 나타나는 증상

[비] | 痺
　풍·한·습(風·寒·濕)에 의해 감각이 마비되는 병증으로 신경통이 그 대표적인 것이다.

[비구] | 鼻䪏
　급성 비염(鼻炎)으로 코가 막히고 맑은 콧물이 자꾸 흐른다.

[비기] | 痞氣
　가슴이 그득한 기분. 상초(上焦)의 장애로 온다.

　　상초 | 上焦　한방에서 이르는 삼초(三焦)의 하나. 횡격막(橫膈膜)의 위. 혈액의 순환과 호흡 기능을 맡은 부위로 심장과 폐장이 이에 딸림

[비색증] | 鼻塞症
　코가 막히어 숨 쉬기에 힘이 들고 냄새를 못 맡게 되는 병으로 급성 비염이나 비후성비염(肥厚性鼻炎) 등이 있다.

[비선] | 鼻扇
　호흡 장애로 비공(鼻孔-콧구멍)을 들먹이면서 숨을 쉬는 비익 호흡(鼻翼呼吸)

[비통] | 脾痛
　저리면서 아픈 증세

[비허증] | 脾虛症
　소화기의 기능이 허약한 상태

ㅅ 부

[사리] | 瀉利
　설사.

[사법] | 瀉法
　체내의 병사(病邪-병의 원인과 진행 요인)를 파산(破散)시키고 해소(解消)시키며 또는 공하(攻下)시키는 치료대법(治療大法)을 말한다.

[사상] | 四象
　조선 왕조 고종(高宗) 때 동무(東武) 이제마(李濟馬)가 주창한 의학설(醫學說)로, 모든 인체는 엄격히 양체(陽體)·음체(陰體)가 있는가 하면 이것은 나아가 양체는 더욱 순수한 태양(太陽), 덜 순수한 소양(少陽)으로 나누어지며, 음체는 더욱 순수한 태음(太陰), 덜 순수한 소음으로 구별되어지며 이에 따라 진단 치료 그 외 모든 것이 결정지워진다는 것이다. 사상(四象)은 바로 그 네 유형(類形) 태음·태양·소음·소양을 말한다.

[사수] | 邪祟
　긴장되어 망각하는 병증

[사역] | 四逆
　손발이 차가운 것

[사열] | 瀉熱
　열을 내리게 하는 것. 해열

[사지구급] | 四肢拘急
　손발의 경련증

[사혈] | 瀉血
　삼릉침(三稜針) : 등을 이용하여 출혈시키는 것

[사혈복통] | 死血腹痛
　타박상이나 산후(産後) 악혈(惡血)이 응결되어 복중 일정 부위에 동

통(疼痛)이 일어나는 것.

동통 | 疼痛 신경의 자극으로 몸이 쑤시고 아픈 증상

[산기] | 疝氣
하복통. 고환과 음낭 그리고 장(腸) 등에서 오는 신경통과 요통(腰痛) 등의 원인으로 온다.

[산리] | 疝痢
냉(冷)해서 하복통이 수반되는 설사

[산후오로] | 産後惡露
산후에 악혈(惡血)과 분비물 등이 유출되는 것

[산후풍치] | 産後風痓
산후에 발열하며 혀가 말려 오므라들고 손가락이 미동(微動)하면서 경련을 일으키는 것

[삼초] | 三焦
한방에서 이르는 육부(六腑)의 하나. 상초(上焦)·중초(中焦)·하초(下焦)를 가리킨다.

[상] | 霜
약물 수치(수치(修治-약 다루는 법)의 한 방법으로 약물을 초흑(炒黑)함으로써 그 성분을 잃지 않은 채 독성(毒性)만을 제거하는 약 다루는 법제(法製).

초흑 | 炒黑 한약재를 볶아서 꺼멓게 만드는 것

[상초] | 上焦
삼초(三焦)의 하나로 횡격막(橫膈膜) 이상의 부위. 이 부위는 혈액의 순환과 호흡기능을 맡은 부위로 양기(陽氣)가 발생되고 피부를 윤택하게 하면서 체력을 조절해 준다.

[상충] | 上衝
기(氣)가 위로 솟아오르는 것

[상한] | 傷寒
추위 때문에 생기는 열병으로 감기·유행성 열병 등이 있다. 넓은 뜻

으로는 일체의 고열과 전염성의 외감성(外感性) 질환을 뜻한다.

[상혈] | 上血
각혈·구혈·토혈 등 상부로 배출되는 피

[상화] | 相火
명문(命門-명치. 몸을 지탱하는 물질을 다루는 기관)이나 신(腎)의 화(火).

> **명문 | 命門** 사람 몸에 있는 급소의 하나로, 가슴뼈 아래 한가운데 오목하게 들어간 곳. 심와(心窩).

[서설] | 暑泄
더위를 먹고 설사하는 것

[서열] | 暑熱
일사병(日射病) 또는 열사병(熱射病)의 일종

> **일사병 | 日射病** 한여름의 뙤약볕 따위 강한 햇볕을 오래 쬠으로써 일어나는 병. 열이 나고 심한 두통과 현기증이 일어나며, 심하면 경련과 졸도를 한다.

[서체] | 暑滯
더위에서 오는 소화불량증

[서풍] | 暑風
더위에 상한데다가 풍(風)에까지 감촉된 것으로 발열·두통·경련·인사불성 등의 증상이 일어난다.

[석림] | 石淋
신(腎)·방광(膀胱)·요도(尿道) 등에 생기는 결석(結石)

[섬어] | 譫語
병세가 악화되어 열이 심할 때 헛소리를 하는 것

[소갈] | 消渴
당뇨병의 주증상으로 목이 마르고 배가 몹시 고프며 배뇨량이 많고 오줌에 당(糖)이 많이 나온다.

[소곡] | 消穀
소화가 너무 잘 되어서 즉시 공복감을 느끼는 것

[소변불금] | 小便不禁

소변이 자주 마려운 오줌을 참지 못하는 증상

[소변불리] | 小便不利
소변이 잘 나오지 않는 증상

[소변자리] | 小便自利
소변이 자주 저절로 나오는 증세

[소복구급] | 小腹狗急
하복부의 복직근이 경련되는 증상

[소복급결] | 小腹急結
하복부에 어혈의 증후가 있는 것

[소복불인] | 小腹不仁
하복부의 지각 둔마(鈍痲)나 마비

[소유] | 消乳
젖이 적어지거나 단유(斷乳)한다는 뜻

[손설] | 飱泄
소화력이 약해서 먹는 대로 설사하는 것. 이유(離乳) 후의 소아에 잘 일어난다.

> **이유** | **離乳**   젖먹이가 젖을 먹지 않게 되거나 먹지 못하게 젖을 땜

[수결흉] | 水結胸
흉부에 수독(水毒)이 차인 증상으로 습성 늑막염 등이 이에 속한다.

[수독] | 水毒
신진대사의 장애에서 생기는 노폐물로 담병(痰病)의 원인이 된다.

[수역] | 水逆
구갈(口渴)을 느껴 물을 마시나 마시는 대로 토해내는 증상

[수음] | 水飮
담음(痰飮)이 위내(胃內)에 괴어 있는 상태

[수족궐랭] | 手足闕冷
손발이 차가운 것

[수종] | 水腫

신체의 조직 간격(間隔)이나 체강(體腔) 안에 림프액이나 장액(漿液)이 많이 괴어 몸이 붓는 병. 신장(腎臟)이나 장액(漿液)이 많이 괴어 몸이 붓는 병. 신장(腎臟)이나 심장(心臟) 그리고 영향 등의 장애로 나타난다.

[수해] | 水咳
습성(濕性) 늑막염 등으로 오는 기침의 일종

[습각기] | 濕脚氣
부종성(浮腫性) 각기

[습담] | 濕痰
습사(濕邪)로 신진대사에 장애가 생겼을 때 일어나는 노폐물이 체액의 형태로 정체되는 현상

습사 | 濕邪 습기(濕氣)에 의해서 인체를 손상시키는 일체의 요인들

[습노] | 濕勞
습사(濕邪)로 인하여 신체의 허약이 오는 것

[습리] | 濕痢
습사에 의한 이질

[습비] | 濕痺
습사에 의한 마비증

[습사] | 濕邪
습기(濕氣)에 의해서 인체를 손상시키는 일체의 요인들. 발열·코막힘·전신동통·설사·소변불리·복통 등의 증상이 오면서 몸이 누렇게 변한다.

[습설] | 濕泄
습사에 의한 설사. 비만 체질자의 설사도 습설이라 한다.

[습열] | 濕熱
소변의 원활을 방해하는 열

[습온] | 濕溫
습사(濕邪)의 침공에 뒤이어 더위까지 먹는 것

[습울] | 濕鬱
전신 관절의 이동성 동통. 허리의 무력증, 산통(疝痛)이 이에 속한다.

[시역] | 時疫
유행성 고열병(高熱病)

[시종] | 顋腫
이하선염(耳下腺炎)의 일종

> **이하선염** | 耳下腺炎 침샘, 특히 이하선이 염증으로 부어오르는 여과성 병원체에 의한 전염병

[식간] | 食癎
소화 장애를 수반하는 경련성 급성 질환

[식담] | 食痰
소화기의 기능 장애로 신진대사에 이상이 생겨 노폐물이 쌓여서 생기는 담(痰)으로, 복강 내에 괴(塊)를 만들고 비만증이 온다.

[식상증] | 食傷症
먹는 음식이 소화되지 아니하여 복통(復痛)과 토사(吐瀉) 등의 급성 병변을 일으키는 것

[식역] | 食㑊
대장의 적열(積熱)이 위장에 미쳐 식욕이 나서 음식을 많이 먹으나 몸이 마르는 것

[식울] | 食鬱
위산과다, 식욕부진 등의 증상

> **위산과다증** | 胃酸過多症 위산이 너무 많이 분비되어 위벽을 헐게 하는 병증
> **식욕부진** | 食慾不振 끼니때가 되어도 먹고 싶은 마음이 생기지 아니함

[식적] | 息積
기(氣)가 솟아올라 소화 장애로 옆구리가 팽만되며 복통이 일어나는 증상. 식욕이 떨어지며 대변 후복통이 가라앉는다.

[신수] | 腎水
신장(腎臟)의 수기(水氣). 생화력의 근간이 되는 정력(精力)과 양기(陽氣)를 뜻하기도 한다.

수기 | 水氣　신경(腎經)의 음기(陰氣)를 이르는 말임

[신허열] | 腎虛熱
　신장(腎臟)의 기능 장애에 수반되는 열

[실] | 實
　허(虛)의 반어로 충실(充實)을 뜻하나 병리적(病理的)으로는 병사(病邪)가 강한 것을 뜻한다.

병사 | 病邪　오래 된 병자가 정신이 이상해져서 부리는 야릇한 성미를 말함

[실열] | 實熱
　병사(病邪)와 정기(正氣)가 대항하는 과정에서 발생되는 실증성(實證性) 고열

[실정] | 失精
　유정(遺精)이나 몽정(夢精) 또는 과음·과로(過淫過勞)와 영양 흡수 장애 등으로 체액(體液)의 순환이 원활치 못한 상태

[실증] | 實證
　사기(邪氣). 즉 강력한 병원력(病原力)에 의하여 생기는 여러 증상들. 표부(表部)에서는 근육과 경락의 기능 장애가 일어나고, 속에서는 장부(臟腑)의 기능 장애가 나타난다.

장부 | 臟腑　오장 육부(五臟六腑)의 준말로 내장을 통틀어 이르는 말

[실혈현운] | 失血眩暈
　출혈 과다로 일어나는 현기증

[심열] | 心熱
　울화로 일어나는 열. 가슴이 답답하고 아픈 것 같으며 손바닥이 화끈거리고 이마가 붉고 심하면 눈을 위로 뜨고 이를 악물고 머리를 흔든다.

[심통] | 心痛
　심장에 일어난 질병. 심근염·심내막염·협심증 등이 이에 속한다.

[심하] | 心下
　명치, 검상돌기(劍狀突起) 부위

| 검상돌기 | 劍狀突起 | 앞가슴 아래쪽에 툭 불거진 돌기

[심하급] | 心下急
　명치에 무엇이 걸려 막힌 것 같으면서 아픈 것
[심하비] | 心下痞
　명치에 무엇이 걸린 것같이 받치고 딱딱한 것
[심허열] | 心虛熱
　심장 기능이 허약하여 일어나는 열
[심허증] | 心虛證
　심장의 기능 쇠약에서 오는 증상으로 가슴과 배가 더부룩하고 옆구리와 허리가 당기면서 아픈 증상으로 슬퍼하기를 잘 한다.

ㅇ 부

[아감] | 雅鑑
　잇몸에 일어나는 치조궤양(齒槽潰瘍).
[아구창] | 鵝口瘡
　기생성 구내염(口內炎)의 일종으로 잇몸이 벌겋게 붓고 헐어 아픈 증상. 열독이 위에 몰려서 생김.
[아장풍] | 牙掌風
　창병(瘡病)에 경분(輕粉)이 들어가 손바닥에 부스럼이나 허물이 나고 허물이 벗는 수장각피증(手掌角皮症).
　| 창병 | 瘡病 | '매독'을 이르는 말. 당창(唐瘡). 창질(瘡疾)
[아침통] | 兒枕痛
　산후, 태반의 잔류에서 오는 자궁 경련통
[야수] | 夜嗽
　음허(陰虛)하여 밤에 많이 나는 기침
　| 음허 | 陰虛 | 날마다 오후에 춥고 조열(潮熱)이 나는 병

[야제] | 夜啼
소아가 경기(驚氣)로 밤에만 우는 증상

[양궐사음] | 陽厥似陰
군화(君火)와 상화(相火)가 허약하여 상대적으로 음증(陰症)이 나타나는 것. 수족이 싸늘하고 하복부가 냉하며 설서가 난다.
> **음증** | **陰證** 병세가 몸 안에 뭉치고 있으면서 겉으로 내솟지 않은 상태. 상한음증(傷寒陰症)의 준말

[양허화동] | 陽虛火動
양허(陽虛)하여 허열(虛熱)이 오르는 것.
> **양허** | **陽虛** 양기가 허하여 으스스 춥고 떨리는 병
> **허열** | **虛熱** 열과 땀이 나고 입맛이 떨어지면서 쇠약해지는 병증

[어혈] | 瘀血
혈액이 정체된 상태.

[여달] | 女疸
과로나 성교 과다에서 오는 황달. 여로달(女勞疸)이라고도 한다.
> **여로달** | **女勞疸** 황달병의 한 가지. 오한(惡寒)이 들고 오줌이 잦으며, 이마가 거무스름해짐.

[여로복] | 女勞復
고열성 질환의 회복기에 성교 과다로 재발한 것

[역기] | 逆氣
기(氣)가 상승되는 것

[역절풍] | 歷節風
다발성 관절염 등에서 오는 관절통

[열] | 熱
신진대사의 항진(亢進)이나 화(火)를 뜻한다. 또한 체온 상승의 자각적이거나 타각적인 현상도 의미한다.

[열격] | 熱膈
음식물을 삼키기 곤란한 병. 식도 협착증이나 분문 협착증 또는 식도암 등이 이에 속한다.

[열궐] | 熱厥
열이 심하면서 손발이 차고 아픈 증상

[열담] | 熱痰
열로 인해 신진대사의 장애를 일이켜 생긴 노폐물들

[염창] | 臁瘡
경골 부위에 생기는 습진의 일종. 농가진(膿痂疹)이라고도 한다.

> **농가진** | 膿痂疹 고름집이 생겼다가 딱지가 앉는 피부병 종류

[영] | 營
영혈(營血)을 이르는 것으로 소화 흡수된 영양소

[영위] | 榮衛
영혈과 위기(衛氣)로 진액과 병사에 대한 저항력을 가리킨다.

> **위기** | 衛氣 음식의 양분이 피부와 주리를 튼튼히 하여 몸을 지켜 주는 기운

[오경] | 五硬
어린아이의 손·다리·허리·살·목 등이 뻣뻣하게 굳어지는 증상. 풍사(風邪)가 간에 침입해서 일어나는 것으로 본다.

[오로] | 五勞
심로(心勞)·폐로(肺勞)·간로(肝勞)·비로(脾勞)·신로(腎勞) 등 오장의 과로를 뜻하는 것으로 질병의 병인(病因)이 된다.

[오림] | 五淋
기림(氣淋)·혈림(血淋)·석림(石淋)·고림(膏淋)·허림(虛淋)의 다섯 가지 소변의 증상을 뜻한다.

[오미] | 五味
맵고, 쓰고, 달고, 시고, 짠맛을 가리키는데, 매운맛은 폐, 쓴맛은 심, 단맛은 비, 신맛은 간, 짠맛은 신 등의 오장과 관계를 갖는다.

[오심번열] | 五心煩熱
전신에서 일어나는 번열증(煩熱症).

> **번열증** | 煩熱症 몸에 열이 몹시 나고 가슴 속이 답답하며 괴로운 증상

[오연] | 五軟

어린아이의 뼈에 힘이 없는 뇌성(腦性) 소아마비로 두항연(頭項軟)·수연(手軟)·각연(脚軟)·신연(身軟)·구연(口軟) 등이 있다.

수연 | 手軟 손이 흐늘흐늘하고 힘이 없어지는 어린아이의 병

각연증 | 脚軟症 다리의 힘이 풀려 걸음걸이에 어려움을 느끼는 증세

신연증 | 身軟症 소아마비의 한 증세. 뇌척수의 병으로 말미암아 몸과 힘줄이 약해지는 어린아이의 병

[어풍] | 惡風
바람이 없으면 아무렇지도 않고 바람을 싫어하며 바람을 쐬면 한기가 든다.

[오한] | 惡寒
병적으로 갑자기 몸에 열이 나면서 오슬오슬 춥고 괴로운 증세. 급성 열성병이 발생할 때 피부의 혈관이 갑자기 오그라져서 일어나는 증세로 대개 이 기운이 끝나면 열기(熱氣)가 온다.

[온병] | 溫病
겨울철에 침입한 상한(傷寒)이 잠복해 있다가 다음 해 봄이나 여름에 발병하는 질병

[와사] | 蝸斜
안면에 일어나는 삼차 신경마비

[완마] | 頑麻
지각 마비(知覺痲痺)가 심한 증세

[왕래한열] | 往來寒熱
오한(惡寒)과 열이 교차되는 증세

[외인] | 外因
자체에서 생긴 것이 아닌 외부로부터 생기는 발병. 풍(風)·한(寒)·서(暑)·습(濕)·조(燥)·화(火) 등이 있다.

[요삭] | 尿數
소변을 자주 보는 증상

[요삽] | 尿澁
요의(尿意)를 느끼면서도 소변이 시원하게 나오지를 못하고 조금씩

나오는 것

[요혈] | 尿血
색이 붉은 오줌으로 사구체신염(絲毬體腎炎)이나 신장 결핵 등에서 잘 나타난다.

[울담] | 鬱痰
신경성 장애로 신진대사가 저해되어 생기는 노폐물의 응집으로 노담(老痰)·조담(燥痰) 등이 있다.

[울모] | 鬱冒
졸지에 의식이 몽롱해지는 상태. 부인들에게 많다.

[울혈] | 鬱血
병소(病巢)의 정맥(靜脈)이 확대되어 정맥의 피가 막혀서 충혈이 되는 혈액 순환의 장애

> **병소** | 病巢 병원균이 침입하여 조직이 허물어진 부분

[위궐] | 衛厥
손발에 힘이 없고 기가 상충하는 것

[위내정수] | 胃內停水
위 안에 수분이 다량 괴어 있는 상태

[유뇨] | 遺尿
소변의 유출을 감각하지 못하는 상태. 오줌싸개.

> **야뇨증** | 夜尿症 오줌을 가릴 나이가 지나고서도 밤 잠결에 오줌을 자주 싸는 병증. 유뇨증(遺尿症)

[유선염] | 乳腺炎
유선의 염증성 질환. 초산 부인의 수유기에 많다.

[유음] | 溜飮
먹은 음식물이 소화가 되지 않고 위 속에 머물러 수분이 정체되어 호흡곤란이 오고 신물이 나오는 증상

[유정] | 遺精
성행위 없이 자기도 모르는 사이에 정액(精液)이 나오는 일. 누정(漏精)

[유종] | 乳腫

젖샘에 염증이 생겨 젖이 곪는 종기. 젖멍울.

[유중풍] | 類中風

중풍증과 유사한 발작을 하나 중풍은 아닌 것. 졸도와 언어 장애만 온다.

[유풍] | 油風

원형 탈모증

> 원형탈모증 | 圓形脫毛症 머리카락이 둥글게 군데군데 빠지는 병증

[육부] | 六腑

소장·대장·담낭·위장·방광 및 삼초의 내장기로 오장(五臟)에 대칭하여 양성(陽性) 기능을 수행하는 장기로 본다.

[음극사양] | 陰極似陽

체내의 냉기가 극심하여 겉으로는 그와 반대로 양증처럼 나타나는 증상

[음양] | 陰陽

주역(周易)의 중심 사상으로 상대성 이원론(二元論). 만물이 음과 양으로 생성된다는 원리를 한의학(韓醫學)에는 병리론(病理論)에도 원용한다.

[음증발반] | 陰證發斑

반점이 백색으로 돋아나는 것

[음증] | 陰證

병상(病狀)이 정적(靜的)이고 침울·한성(寒性)이며 신진대사의 기능 장애가 일어나는 병증

[음탈] | 陰脫

자궁 탈출(脫出).

[음허토혈] | 陰虛吐血

신(腎) 기능 허약자가 과음(過淫)으로 정력이 더욱 약해져서 발열(發熱)하여 이열이 폐에 미쳐 폐출혈이 되는 것

[음허화동] | 陰虛火動
음허하여 화(火)가 동(動)한 증상. 음은 신(腎) 즉, 수(水)를 뜻하고 화(火)는 심(心)을 뜻한다.

[이급] | 裏急
복부의 피하(皮下)에서 경련이 일어나 속에서 잡아당기는 것 같은 통증이 오는 것

[이급후중] | 裏急後重
이질이나 대장염의 질환 때 뒤가 무주룩하고 시원하지 않은 상태

[이명] | 耳鳴
귀의 질환이나 정신 흥분 등으로 청신경(聽神經)에 병적 자극이 생겨 어떤 소리가 잇달아 울리는 것처럼 느껴지는 일. 귀울림.

[이실] | 裏實
복부에 탄력이 있고 실(實)하면서 변비증이 있는 상태. 체온이 보통 상태보다 높아지고 가슴이 답답하다. 복부의 창만, 변비·헛소리·발광 등의 증세가 따른다.

[이한] | 裏寒
속이 냉한 것. 메스껍고 토하거나 설사를 하며 복통과 수족이 냉해지는 증상이 따른다.

[이허] | 裏虛
속이 허한 것. 복부에 탄력이 없고 연약하면서 머리가 무겁고 어지러우며 전신 권태의 증상이 따른다.

[인음] | 引飮
갈증이 심해서 물을 많이 마시는 것

[일음] | 溢飮
전신이 무겁고 수족에 부종(浮腫)이 오는 증세

[일포열] | 日晡熱
저녁때 일어나는 조열(潮熱)

ㅈ 부

[자모] | 子冒
  임신 중의 감기
[자번] | 子煩
  임신 중 가슴이 답답한 증세
[자수] | 子嗽
  임신 중 해수가 멎지 않는 증상
[자학] | 子瘧
  임부가 학질을 앓아 한열(寒熱)이 왕래하는 것
[장열] | 壯熱
  병으로 인한 매우 높은 신열(身熱)
  > 신열 | 身熱 병 때문에 오르는 몸의 열
[적] | 積
  오장(五臟)에 일어나는 종양체(腫瘍體). 기(氣)가 축적되어 발병한다.
  > 적취 | 積聚 오랜 체증으로 말미암아 뱃속에 덩어리가 생기는 병. 적(積). 적기(積氣). 적병(積病).
[적백리] | 赤白痢
  점액변과 출혈이 동반되는 이질
[적열토혈] | 積熱吐血
  열이 축적되어 심해졌을 때 오는 토혈
[적취] | 積聚
  오장 육부에 생기는 질환으로 적(積)은 오장에 주로 생기는 종양이고 취(聚)는 육부(六腑)에 기(氣)가 뭉쳐서 생기는 괴(塊)인데 이동성이 있다.
[전경] | 轉經
  질병의 전입 방법인데 표사(表邪)가 양경(陽經)에서 속으로 이전하여 음경(陰莖)에 침입된 것.
[전광] | 癲狂

정신질환으로 전(癲)은 음증성이고 광(狂)은 양증성이다.

[전기] | 轉氣

위나 장내의 가스, 즉 방귀를 뜻한다.

[전진] | 顫振

손발이 떨리는 무도병(舞蹈病)으로 진전양(振顫樣) 마비의 유형이다. 원인은 명확치 않다.

> **무도병** | **舞蹈病** 신경병의 한 가지. 손·얼굴·발·혀 따위 근육이 저절로 심하게 움직이거나 발작을 일으키는 병

[정기] | 正氣

병사(病邪)의 침범을 막아내는 인체의 저항력.

[정성] | 鄭聲

헛소리의 일종으로 낮은 음성으로 같은 말을 중얼거린다. 섬어(譫語)가 실증(實證)인데 비해 정성은 허증이다.

> **섬어** | **譫語** 헛소리

[제중] | 除中

사망 전에 일시적으로 병세가 호전되는 것

[제하구급] | 臍下拘急

하복부의 복직근이 딴딴하면서 당기는 증상

[제하불인] | 臍下不仁

하복부가 탈력을 잃고 마비감이 오는 것

[조시] | 燥屎

딱딱하게 굳은 대변

[조열] | 潮熱

마음이 답답하면서 일어나는 열로 소변의 양이 감소되지 않는 특징을 가졌다.

[조잡] | 嘈雜

트림을 할 때 위(胃)의 내용물이 올라오며 가슴이 답답해지는 증상

[좌섬] | 挫閃

삔 것. 얻어맞거나 부딪혀서 뼈마디가 물러앉는 바람에 둘레의 막(膜)

이 상하여 붓고 아픈 병. 염좌(捻挫)라고도 한다.

[주달] | 酒疸
술 중독으로 오줌이 막히고 열이 나는 따위의 증세가 일어나는 황달

[주리] | 腠理
피부에 있는 자디잔 결 또는 점막

[주마담] | 走馬痰
온 몸을 돌아다니는 담종(痰腫)

[주하병] | 注夏病
봄이나 여름을 타는 증상

[중서증] | 中暑證
서열(暑熱)의 침범으로 더위 먹는 것

> **서열** | 暑熱   힘한 더위. 서염(暑炎)

[중설] | 重舌
혀의 밑에 또 하나의 작은 혀 같은 것이 발생하는 것. 설종양(舌腫瘍)의 하나다.

[중소] | 中消
소화기의 기능 장애로 일어나는 당뇨병

[중풍] | 中風
전신이나 반신 또는 팔다리 따위 몸의 일부가 마비되는 병. 뇌의 출혈이나 연화(軟化) 또는 염충(炎衝)이나 척추의 기질적 변화 등에 의해 일어난다.

[증] | 症
증후군(症候群)의 부분적 증상

> **증후군** | 症候群   몇 가지 증세가 늘 함께 인정되나, 그 원인이 분명하지 않거나 단일(單一)이 아닐 때에 병명(病名)에 따라 붙이는 명칭

[증] | 證
증후군의 경련과 마비

[지비] | 指痺
손끝의 경련과 마비

[지음] | 支飮
횡격막 부위의 수분 정체로 호흡 곤란이 오는 것
[직중증] | 直中症
상한(傷寒)이 표부(表部)의 삼양경(三陽經)을 거치지 않고 직접 이부(裏部)까지 침범된 상태
[진한] | 津寒
오한(惡寒)으로 몸이 떨리는 것
[징] | 癥
복부에 생긴 종양(腫瘍)으로 응어리가 져 있으며 고정되어 있다. 이에 비해 이동성 종양을 가라고 한다.

ㅊ 부

[창만] | 脹滿
복강(腹腔) 내에 가스나 체액 등이 차서 부어오른 것
[천] | 喘
호흡이 급박하고 곤란한 것
[천행병] | 天行病
유행성 질환
[청곡] | 淸穀
소화불량성 설사
[청변] | 靑便
어린아이의 소화불량성 푸른 변
[체설] | 滯泄
소화의 장애로 오는 설사
[체이] | 滯頤
침을 흘리는 것
[체증] | 嚏證

재채기
[촬구] | 撮口
　　입을 오므리고 젖을 빨지 못하는 병
[최산] | 催産
　　약물 따위를 써서 임부(姙婦)의 해산을 쉽고 빠르게 하는 것. 분만 촉진
[최유] | 催乳
　　젖의 분비 촉진
[치루] | 齒瘻
　　치질의 일종으로 항문 주위염(肛門周圍炎)
[치분] | 眵糞
　　눈곱

ㅌ 부

[타태] | 墮胎
　　유산(流産)
[탄산] | 呑酸
　　위산과다증의 일종
[탄탄] | 癱瘓
　　좌측 수족마비를 탄(癱), 우측을 탄(瘓)이라 한다.
[탈영] | 脫營
　　부(富)나 신분의 몰락에서 오는 정신병
[태독] | 胎毒
　　태반의 독으로 오는 어린아이의 피부병
[태동] | 胎動
　　임신 5개월 이후에 나타나는 태아의 운동
[태루] | 胎漏

임신 중의 자궁 출혈
[태자] | 胎刺
영아(嬰兒)의 홍진(紅疹)
[태황] | 胎黃
신생아의 황달
[토산] | 吐酸
위산과다증의 일종
[통풍] | 痛風
류머티즘의 일종
[퇴산] | 㿉疝
음낭(陰囊)이 종대(腫大)되는 것

ㅍ 부

[판증] | 辨證
증상을 감별하는 것
[팔각충] | 八脚虫
음모(陰毛)에 생기는 이
[패독] | 敗毒
독을 중화시키는 것. 해독(解毒).
[편고] | 偏枯
반신불수(半身不遂)
[편추] | 偏墜
음낭의 종대(腫大)
　　음낭 | 陰囊　불알을 싸고 있는 주머니 모양으로 생긴 부분. 신낭(腎囊)
[폐로] | 肺勞
폐의 기능 장애
[폐옹] | 肺癰

폐농양이나 기관지농양의 류(類)
[폐위] | 肺痿
폐가 기능의 손상으로 위축된 것
[폐창] | 肺脹
폐염(肺炎)과 천식(喘息)
[포의불하] | 胞衣不下
태반이 나오지 않는 상태
[표실증] | 表實證
오한(惡寒)과 무한(無汗)의 상태에서 다시 발열(發熱)이 오는 증상. 맥은 부긴(浮緊)한 것
[풍담] | 風痰
풍사(風邪)에 의해서 생긴 담(痰)
[풍비] | 風痹
신경마비의 하나로 사지(四肢)나 전신 운동의 기능에 장애가 온다.
[풍비] | 風痹
풍사(風邪)에 의한 신경마비의 하나
[풍수] | 風嗽
감기에 의해 일어나는 기침
[풍습병] | 風濕病
풍(風)과 습(濕)이 병발 원인으로 일어난 질병
[풍의] | 風懿
졸도 후에 언어 장애와 안면 신경마비가 오는 것
[풍치] | 風痓
경련성 질환
[풍한천] | 風寒喘
외감(外感)에 의한 천식
[피부갑착] | 皮膚甲錯
피부가 윤택하지 못하고 거친 것

ㅎ부

[학슬풍] | 鶴膝風
  결핵성 관절염
[한산] | 寒疝
  한랭에 감촉되어 하복통이 일어난 상태
[항강] | 項强
  목덜미가 뻣뻣해지는 것
[해역] | 解㑊
  추운 것 같으면서도 춥지 않고, 열이 없는데도 있는 듯이 느껴지면서 식욕이 없고 온 몸이 나른하면서 권태감이 오는 증상
[해역] | 解逆
  딱국질
[허로] | 虛勞
  신체 내의 원기가 부족하거나 피로가 지나쳤을 때 따르는 증상
[허번] | 虛煩
  몸이 허약하여 가슴이 번거롭고 답답한 것
[허손] | 虛損
  기능이 감퇴되는 상태
[허화] | 虛火
  피로나 기능 장애 등으로 일어나는 열
[현음] | 縣飮
  늑골 사이에서 물소리가 나면서 당기고 아프며 기침이 나는 것
[혈고] | 血蠱
  응어리가 심해서 딱딱해진 상태
[혈력통] | 血瀝痛
  월경불순에 따르는 요통
[혈림] | 血淋

임독성(淋毒性) 요도염
[혈붕] | 血崩
자궁 출혈이 심한 것
[혈비병] | 血痺病
비만하나 골격이 가늘고 근육이 물렁한 상태로 쇠약해지는 증상
[혈한] | 血汗
빈혈에서 오는 발한증(發汗症)
[혈허열] | 血虛熱
혈액의 기능장애에서 오는 열(熱)
[협하경만] | 脇下硬滿
늑골 밑이 딴딴하고 막힌 듯하며 충만된 상태
[호기] | 胡氣
겨드랑이에서 나는 악취로 호취(胡臭)라고도 한다.
[황한] | 黃汗
황달병에 걸린 환자가 땀을 흘릴 때 글로블린이 같이 분비되어 땀이 노란 것
[휴식리] | 休息痢
설사가 멈추었다가 재발되어 오래 되는 이질
[흉비] | 胸痞
가슴이 막히는 듯한 증상
[흉만] | 胸滿
명치, 흉부를 팽만, 충만감.
[흉협고만] | 胸脇苦滿
명치에서부터 양 옆구리에 걸쳐 사지(四指)로 누르면 긴장감과 저항이 느껴지고 압통이 있다. 명치 부위에도 충만감이 있어 답답한 상태
[흘역] | 吃逆
딱국질

쉽게 찾는 약이름·식물이름

한 방 편

약이름	식물이름
감국	감국
감수	개감수
강활	강활
개자	왕갓
검인	가시연
결명자	결명자
경천	꿩의비름
고삼	고삼
과체	참외
곽향	배초향
관동화	머위
관중	관중
괄루인	하늘타리
구맥	패랭이꽃
구자	부추
구절초	구절초
권백	부처손
권삼	범꼬리
급성자	봉선화
길경	도라지
길초근	쥐오줌풀
내복자	무
냉초	냉초
노근	갈대
녹두	녹두
녹제초	노루발풀
누로	절굿대
단삼	단삼
당귀	참당귀
당삼	만삼
대계	엉겅퀴
대극	대극
대산	마늘
대황	대황
독활	독활
동규자	아욱
등심초	골풀
량탕근	미치광이풀
마두령	쥐방울덩굴
마인	삼
마치현	쇠비름
마편초	마편초
만타라엽	독말풀
맥문동	맥문동
맥아	보리
면실자	목화
모근	띠
목적	속새

- 박하
- 반하
- 방풍
- 백굴채
- 백급
- 백두옹
- 백미
- 백삼
- 백선피
- 백지
- 백출
- 백합
- 번홍화
- 부평
- 비마자
- 사간
- 사과락
- 사삼
- 사상자
- 산약
- 산자고
- 삼릉
- 상륙
- 생강
- 생지황
- 석곡
- 석위
- 석창포
- 선복화

- 박하
- 반하
- 방풍
- 애기똥풀
- 자란
- 할미꽃
- 민백미꽃
- 인삼
- 백선
- 구릿대
- 삽주
- 참나리
- 사프란
- 개구리밥
- 피마자
- 범부채
- 수세미오이
- 잔대
- 사상자
- 참마
- 약난초
- 매자기
- 자리공
- 생강
- 지황
- 석곡
- 석위
- 석창포
- 금불초

- 세신
- 소계
- 소자
- 속단
- 승마
- 시호
- 식방풍
- 아마인
- 아편말
- 애엽
- 양제근
- 양지황엽
- 여로
- 연자육
- 연전초
- 옥초서예
- 와송
- 왕불류행
- 용규
- 용담
- 용아초
- 우방근
- 우슬
- 운대자
- 위릉채
- 위유
- 육종용
- 율초
- 은시호

- 족도리풀
- 조뱅이
- 차조기
- 속단
- 승마
- 시호
- 갯기름나물
- 아마
- 양귀비
- 쑥
- 소리쟁이
- 디기탈리스
- 여로
- 연
- 병꽃풀
- 옥수수
- 바위솔
- 장구채
- 까마중
- 용담
- 짚신나물
- 우엉
- 쇠무릎
- 유채
- 딱지꽃
- 둥굴레
- 오리나무더부살이
- 환삼덩굴
- 대나물

- 음양곽
- 의이인
- 인진호
- 임자
- 자근
- 자원
- 자화지정
- 저마근
- 적소두
- 적작약
- 적전
- 전호
- 정력자
- 제니
- 즙채
- 지모
- 지부자
- 지유
- 진교
- 차전자
- 창이자
- 천골
- 천궁
- 천남성
- 천문동
- 천초근
- 청대
- 청상자
- 초오

- 삼지구엽초
- 율무
- 사철쑥
- 들깨
- 지치
- 개미취
- 제비꽃
- 모시풀
- 팥
- 작약
- 천마
- 전호
- 꽃다지
- 모싯대
- 약모밀
- 지모
- 댑싸리
- 오이풀
- 진범
- 질경이
- 도꼬마리
- 개연꽃
- 천궁
- 천남성
- 천문동
- 꼭두서니
- 쪽
- 개맨드라미
- 놋젓가락나물

- 촉규화
- 총백
- 충위자
- 택란
- 택사
- 토목향
- 토사자
- 판람근
- 패모
- 패장
- 편축
- 포공영
- 포황
- 하고초
- 하수오
- 학슬
- 한련초
- 향유
- 현초
- 현호색
- 호이초
- 호장근
- 홀포
- 홍화
- 황금
- 황기
- 황정
- 황촉규
- 회향

- 접시꽃
- 파
- 익모초
- 쉽싸리
- 택사
- 목향
- 실새삼
- 대청
- 패모
- 뚝갈
- 마디풀
- 민들레
- 부들
- 꿀풀
- 하수오
- 담배풀
- 한련초
- 향유
- 이질풀
- 현호색
- 바위취
- 호장근
- 호프
- 잇꽃
- 황금
- 황기
- 진황정
- 닥풀
- 회향

- 흑두
- 흑지마
- 흑축
- 희첨
- 흰초근

- 콩
- 참깨
- 나팔꽃
- 털진득찰
- 원추리

민 간 편

약이름
- 가자
- 견우자
- 결명자
- 경천초
- 계관화
- 고량
- 고삼
- 고의
- 고채
- 과체
- 관동화
- 괄루근
- 교맥
- 구
- 구맥
- 구서구
- 권백
- 궐채
- 규

식물이름
- 가지
- 나팔꽃
- 결명자
- 꿩의비름
- 맨드라미
- 수수
- 고삼
- 감국
- 씀바귀
- 참외
- 머위
- 하늘타리
- 메밀
- 부추
- 패랭이꽃
- 참산부추
- 부처손
- 고사리
- 아욱

- 근채
- 금선초
- 급성자
- 길경
- 낙화생
- 남과
- 녹제초
- 능실
- 당송초
- 당약
- 대계
- 대마인
- 대맥
- 대산
- 대총
- 도
- 독활
- 두견란
- 라마자
- 려채
- 료람
- 료자
- 률초
- 마령서
- 마린자
- 마치현
- 만삼
- 만타라자
- 맥문동

- 미나리
- 이삭여뀌
- 봉선화
- 도라지
- 땅콩
- 호박
- 노루발풀
- 마름
- 산꿩의다리
- 쓴풀
- 엉겅퀴
- 삼
- 보리
- 마늘
- 파
- 벼
- 독활
- 약란
- 박주가리
- 명아주
- 쪽
- 여뀌
- 환삼덩굴
- 감자
- 타래붓꽃
- 쇠비름
- 만삼
- 독말풀
- 맥문동

- 명이
- 미채
- 박하
- 반하
- 방풍
- 백굴채
- 백급
- 백모
- 백합
- 번가
- 번루
- 번행
- 번홍화
- 부평초
- 사간
- 사과락
- 산구
- 산모
- 산모
- 산약
- 산와거
- 산우두
- 산장초
- 삼백초
- 상륙근
- 생강
- 서과피
- 서국초
- 서미

- 산마늘
- 고비
- 박하
- 반하
- 방풍
- 애기똥풀
- 자란
- 띠
- 참나리
- 토마토
- 별꽃
- 번행초
- 사프란
- 개구리밥
- 범부채
- 수세미오이
- 두메부추
- 수영
- 싱아
- 마
- 왕고들빼기
- 얼레지
- 꽈리
- 삼백초
- 자리공
- 생강
- 수박
- 떡쑥
- 조

- 석산
- 석위
- 선모초
- 선복화
- 선인장
- 선화
- 선황연
- 소두
- 소산
- 소연교
- 소엽
- 소호로
- 수선
- 수양매
- 압척초
- 애
- 야근채
- 야현
- 양유
- 양제근
- 여지
- 연실
- 영란
- 옥촉서
- 와경천
- 완두
- 왕과인
- 용규
- 용아초

- 꽃무릇
- 세뿔석위
- 구절초
- 금불초
- 선인장
- 메꽃
- 깽깽이풀
- 팥
- 달래
- 고추나물
- 차조기
- 표주박
- 수선화
- 뱀무
- 닭의장풀
- 쑥
- 참나물
- 비름
- 더덕
- 소리쟁이
- 여주
- 연
- 은방울꽃
- 옥수수
- 돌나물
- 완두
- 왕과
- 까마중
- 짚신나물

- 우방근
- 우슬
- 우자
- 웅소
- 음양곽
- 의이인
- 일전호
- 임
- 자초근
- 작약근
- 적전
- 제채
- 즙채
- 지유근
- 진교
- 차전초
- 창이자
- 창출
- 채복자
- 천골
- 천궁
- 천남성
- 천초
- 초용담
- 촉규근
- 충위자
- 취숭
- 측금잔화
- 친초

- 우엉
- 쇠무릎
- 토란
- 곰취
- 삼지구엽초
- 율무
- 바디나물
- 들깨
- 지치
- 작약
- 천마
- 냉이
- 약모밀
- 오이풀
- 쥐꼬리망초
- 질경이
- 도꼬마리
- 삽주
- 무
- 개연꽃
- 천궁
- 천남성
- 꼭두서니
- 용담
- 접시꽃
- 익모초
- 앉은부채
- 복수초
- 톱풀

- 컴프리
- 택사
- 토통초
- 파초
- 패장
- 편축
- 포공영
- 포과
- 포황
- 피마자
- 필두채
- 하고초
- 향과
- 향수란
- 향유
- 향일규
- 현초
- 호라복
- 호마인
- 호유
- 호이초
- 호장근
- 홍초
- 홍화
- 황정
- 회채화
- 회향
- 훤초
- 흑태

- 컴프리
- 택사
- 으름난초
- 파초
- 마타리
- 마디풀
- 민들레
- 박
- 부들
- 피마자
- 쇠뜨기
- 꿀풀
- 오이
- 향등골나무
- 향유
- 해바라기
- 이질풀
- 당근
- 참깨
- 고수
- 바위취
- 호장근
- 털여뀌
- 잇꽃
- 둥굴레
- 방아풀
- 회향
- 원추리
- 콩

가나다 색인으로 찾는
한방약조제

ㄱ 부

간기(肝氣) ······················· 751
간열구고(肝熱口苦) ··············· 505
간옹(肝癰) ······················· 655
간허(肝虛) ······················· 146
감모(感冒) ··················· 55 · 769
감모풍한(感冒風寒) ··············· 730
감질(疳疾) ······················· 755
객오중악(客忤中惡) ··············· 746
건구(乾嘔) ······················· 162
건망(健忘) ······················· 295
건수(乾嗽) ······················· 180
겁약(劫藥) ··················· 548 · 619
결핵(結核) ······················· 662
결흉(結胸) ······················· 50
겸창(臁瘡) ······················· 666
경계(驚悸) ······················· 290
경담(驚痰) ······················· 344
경래신통(經來身痛) ··············· 678
경중양통(莖中痒痛) ··············· 382
경지(經遲) ······················· 673
경축(驚搐) ······················· 802
경풍(驚風) ······················· 748
경항(頸項) ······················· 527
계통(悸痛) ······················· 541
고정(固精) ······················· 273

고창(蠱脹) ······················· 221
곡창(穀脹) ······················· 218
골증(骨蒸) ······················· 102
과채적(果菜積) ··················· 204
곽란(霍亂) ······················· 156
관격(關格) ······················· 368
괴증(壞症) ······················· 48
교장증(交腸症) ··················· 387
구규출혈(九竅出血) ··············· 318
구급(救急) ······················· 6
구기(九氣) ······················· 278
구리(久痢) ······················· 436
구미(口糜) ······················· 505
구사(求嗣) ······················· 688
구설(口舌) ······················· 503
구설(嘔泄) ······················· 564
구열(久熱) ······················· 130
구토(嘔吐) ··················· 162 · 803
구토복통(嘔吐腹痛) ··············· 818
구학(久瘧) ······················· 257
궐음(厥陰) ······················· 241
궤후(潰後) ······················· 645
귀흉(龜胸) ······················· 787
근산(筋疝) ······················· 613
금구리(噤口痢) ··················· 421
기(氣) ·························· 277
기결폐(氣結閉) ··················· 447
기담(氣痰) ······················· 342

기리(氣痢) ·················· 431
기산(氣疝) ·················· 615
기수(氣嗽) ·················· 181
기울(氣鬱) ·················· 288
기창(氣脹) ·················· 218
기창관농(起脹貫膿) ·········· 797
기체(氣滯) ·················· 286
기체비통(氣滯臂痛) ··········· 591
기통(氣痛) ·········· 286・535・572
기허마목(氣虛麻木) ··········· 589
기허열(氣虛熱) ··············· 106
기허요삽(氣虛尿澁) ··········· 366
기혈통(氣血痛) ··············· 466
기훈(氣暈) ·················· 456

ㄴ 부

나력(瘰癧) ·················· 661
낭습(囊濕) ·················· 624
낭종(囊腫) ·················· 622
내상발반(內傷發癍) ··········· 582
내상외감(內像外感) ············ 57
내장(內障) ·················· 482
냉리(冷痢) ·················· 436
냉적(冷積) ·················· 208
냉체(冷滯) ·················· 119
냉통(冷痛) ·················· 536
노급허인(老及虛人) ··········· 328
노복(勞復) ··················· 51
노상(勞傷) ·················· 128
노상토혈(勞傷吐血) ··········· 304

노수(勞嗽) ·················· 167
노인비(老人秘) ··············· 451
노인요삭(老人尿數) ··········· 268
노인훈(老人暈) ··············· 458
노학(勞瘧) ·················· 252
농혈리(膿血痢) ··············· 420

ㄷ 부

단기(短氣) ·················· 281
단독(丹毒) ············ 584・788
담결비(痰結痞) ··············· 546
담괴(痰塊) ·················· 348
담궐(痰厥) ·················· 346
담궐통(痰厥痛) ··············· 460
담설(痰泄) ·················· 408
담성(痰盛) ············· 14・648
담열통(痰熱痛) ··············· 513
담음(痰飮) ·················· 335
담음통치(痰飮通治) ··········· 349
담천(痰喘) ············ 770・806
담천기천(痰喘氣喘) ··········· 190
담체(痰滯) ············ 118・600
담체비통(痰滯臂痛) ··········· 591
담통(痰痛) ·········· 542・558・567
담학(痰瘧) ·················· 247
담허(膽虛) ·················· 290
담훈(痰暈) ·················· 453
대두온(大頭瘟) ················ 64
대변(大便) ·················· 392
대양(戴陽) ··················· 44

대탁(帶濁) ·················· 679
대풍창(大風瘡) ············ 659
도포(倒飽) ·················· 122
도한(盜汗) ·················· 332
독기상공(毒氣上攻) ······ 647
동계(動悸) ·················· 42
두(頭) ························ 452
두생백설(頭生白屑) ······ 471
두진예방(痘疹豫防) ······ 792
두창(頭瘡) ·················· 664
두통(頭痛) ·················· 739
두풍(頭風) ·················· 452
두후음(痘後瘖) ············ 810

ㅁ 부

마목(麻木) ·················· 587
마비(麻痺) ············ 592 · 606
마양(麻痒) ·················· 586
마진초열(痲疹初熱) ······ 812
만경(慢驚) ·················· 752
매촉유정(每觸遺精) ······ 273
매핵(梅核) ·················· 524
면대양(面戴陽) ············ 481
면열(面熱) ·················· 473
면한(面寒) ·················· 474
몽(夢) ························ 321
무로(霧露) ·················· 82
미릉골통(眉稜骨痛) ······ 471

ㅂ 부

반산(半産) ·················· 695
반위(反胃) ·················· 165
반장통(盤腸痛) ············ 777
반진(癍疹) ·················· 581
반표리(半表裡) ············ 37
발광(發狂) ·················· 42
발열(發熱) ·················· 728
배(背) ························ 528
배통(背痛) ·················· 528
배한(背寒) ·················· 529
백음(白淫) ·················· 275
번갈(煩渴) ······ 40 · 73 · 646 · 807
번열(煩熱) ·················· 41
번조(煩燥) ············ 40 · 814
변비(便秘) ·················· 741
변조혈옹(便燥血壅) ······ 470
변폐(便閉) ·················· 445
변혈(便血) ·················· 312
병후(病後) ·················· 326
보기(補氣) ·················· 72
보산(保産) ·················· 697
보익(補益) ·················· 123
복(腹) ························ 555
복서(伏暑) ·················· 77
복창(腹脹) ·················· 776
복통(腹痛) ·················· 774
복통리(腹痛痢) ············ 443
부골저(附骨疽) ············ 657
부인(婦人) ·················· 671

부조(不調) …………………………… 671
부종(浮腫) ……………………… 211・743
분돈산(奔㹠疝) …………………… 618
불금(不琴) ………………………… 369
불리(不利) ………………………… 358
불수(不睡) ………………………… 321
불어(不語) ………………………… 726
불통(不通) ………………………… 359
붕루(崩漏) ………………………… 683
비(鼻) ……………………………… 495
비기(痞氣) ………………………… 48
비두통(鼻頭痛) …………………… 11
비사(鼻齄) ………………………… 497
비색비통(鼻塞鼻痛) ……………… 497
비성자(肥盛者) …………………… 691
비신설(脾腎泄) …………………… 413
비연비구(鼻淵鼻衄) ……………… 495
비치비창(鼻痔鼻瘡) ……………… 500
비허(脾虛) ……………………… 121・147

ㅅ 부

사기유주(四氣流注) ……………… 604
사수(邪祟) ………………………… 264
산후(産後) ………………………… 327
산후폐(産後閉) …………………… 676
산후허로(産後虛勞) ……………… 718
삼음(三陰) ………………………… 28
삽약(揷藥) ………………………… 653
상기역기(上氣逆氣) ……………… 280
상소(上消) ………………………… 223

상초열(上焦熱) …………………… 96
상풍(傷風) ………………………… 813
상한(傷寒) ………………………… 717
색상(色傷) ………………………… 326
서(暑) ……………………………… 66
서곽(暑霍) ………………………… 159
서설(暑泄) ………………………… 400
서종(暑腫) ………………………… 214
서체(暑滯) ………………………… 71
서풍(暑風) ………………………… 68
선천부족과복냉약(先天不足
　過服冷藥) ……………………… 272
설리(泄痢) ……………………… 740・772
설사(泄瀉) ……………………… 804・817
설종(舌腫) ………………………… 510
섬어(譫語) …………………… 43・727・815
성음(聲音) ………………………… 323
세안(洗眼) ………………………… 488
소갈(消渴) ………………………… 223
소기(少氣) ………………………… 282
소변(小便) ………………………… 358
소복상추(小腹常墜) ……………… 699
소아(小兒) ………………………… 746
소아유뇨(小兒遺尿) ……………… 374
소양(少陽) ……………………… 26・238
소유(消乳) ………………………… 553
소음(少陰) ……………………… 28・241
손설(飱泄) ………………………… 412
수(手) ……………………………… 591
수겁자(瘦怯者) …………………… 690
수결흉(水結胸) …………………… 549
수두(水痘) ………………………… 822
수약(漱藥) ………………………… 516

수염(收靨) ·································· 798
수적(水積) ·································· 205
수해(水咳) ·································· 188
숙체(宿滯) ·································· 121
습(濕) ·· 82
습담(濕痰) ···················· 270・339・676
습독(濕毒) ·································· 638
습리(濕痢) ·································· 428
습비(濕痺) ··································· 92
습설(濕泄) ·································· 395
습수(濕嗽) ·································· 179
습양(濕痒) ·································· 628
습열(濕熱) ······················· 91・230・271
습열통(濕熱痛) ······························ 469
습온(濕溫) ··································· 89
습체(濕滯) ·································· 597
습체각기(濕滯脚氣) ························ 594
습학(濕瘧) ·································· 245
시종(始終) ·································· 645
식담(食痰) ·································· 343
식복(食復) ··································· 52
식비토식(食痺吐食) ······················· 160
식상(食傷) ·································· 113
식적(食積) ·································· 202
식적급담수(食積及痰嗽) ·················· 187
식적유상한(食積類傷寒) ···················· 62
식체(食滯) ·································· 735
식통(食痛) ···················· 540・559・567
식학(食瘧) ·································· 250
신(神) ······································· 290
신기상공(腎氣上攻) ······················· 545
신열구함(腎熱口鹹) ······················· 504
신옹(腎癰) ·································· 656

신전(顖塡) ·································· 783
신풍창(腎風瘡) ····························· 667
신함(顖陷) ·································· 785
신허(腎虛) ·································· 149
신허통(腎虛痛) ····························· 566
신형(身形) ·································· 267
실열(實熱) ·································· 227
실열면부(實熱面浮) ······················· 479
실유아(實乳蛾) ····························· 517
실통(實痛) ······················· 560・575
실혈(失血) ·································· 809
실혈현훈(失血眩暈) ······················· 319
심비통(心脾痛) ····························· 531
심신통(心腎痛) ····························· 531
심열(心熱) ··································· 98
심열구고(心熱口苦) ······················· 504
심허(心虛) ·································· 144

ㅇ 부

아치(牙齒) ·································· 512
아침통(兒枕痛) ····························· 720
악조(惡阻) ·································· 692
안(眼) ······································· 482
안동(眼疼) ·································· 487
안예(眼瞖) ·································· 811
안혼(眼昏) ·································· 487
애기(噫氣) ·································· 132
야수(夜嗽) ·································· 185
야제(夜啼) ·································· 747
양극사음(陽極似陰) ························ 39

양매창(楊梅瘡)	660	온역(瘟疫)	63
양명(陽明)	26 · 237	옹저(癰疽)	643
양허(陽虛)	139	와사(喎斜)	10
양허오한(陽虛惡寒)	108	외장(外障)	484
양허토혈(陽虛吐血)	302	요(腰)	566
양허통(陽虛痛)	464	요삽(尿澁)	809
양협통(兩脇痛)	574	요혈(尿血)	309
어해적(魚蟹積)	203	우통(右痛)	574
어혈통(瘀血痛)	513	울노(鬱怒)	678
여달(女疸)	232	울담(鬱痰)	341
여로복(女勞復)	52	울모(鬱冒)	736
역절풍(歷節風)	22	울수(鬱嗽)	176
역충오색리(疫蟲五色痢)	442	울화(鬱火)	677
열격(噎膈)	166	위열통(胃熱痛)	512
열궐통(熱厥痛)	468	위풍(胃風)	477
열담(熱痰)	339	위허천(胃虛喘)	193
열리(熱痢)	429	유(乳)	550
열림(熱淋)	374	유뇨(遺尿)	740
열수(熱嗽)	178	유상한(類傷寒)	135
열입혈실(熱入血室)	729	유암(乳巖)	550
열증(熱症)	15	유옹(乳癰)	551
열창(熱脹)	220	유주(流注)	345
열통(熱痛)	538 · 558	유핵(乳核)	552
열폐(熱閉)	448	육울(六鬱)	201
열학(熱瘧)	246	육혈(衄血)	300 · 724
열훈(熱暈)	457	은종(齦腫)	515
영유(癭瘤)	663	은진(癮疹)	578
예방옹저(豫防癰疽)	229	음극사양(陰極似陽)	38
오경(五硬)	780	음랭(陰冷)	622
오심(惡心)	165	음수(陰水)	211
오연(五軟)	778	음식창(陰蝕瘡)	665
오장허하(五臟虛下)	687	음양허(陰陽虛)	141
오탄제충(誤呑諸蟲)	525	음즉소변(飮卽小便)	389

음증(陰症)	29
음증발반(陰症發癍)	583
음탈(陰脫)	731
음허(陰虛)	109 · 137
음허격양(陰虛格陽)	525
음허면부(陰虛面浮)	474
음허오한(陰虛惡寒)	109
음허천(陰虛喘)	192
음허토혈(陰虛吐血)	303
음허통(陰虛痛)	462
음허화동(陰虛火動)	111
음호종(陰戶腫)	627
음호출(陰戶出)	624
음황(陰黃)	232
이(耳)	491
이롱(耳聾)	491
이변폐(二便閉)	449
이증(裡症)	35
이질(痢疾)	818
이후한얼(痢後寒噦)	199
익수(益壽)	267
인종(咽腫)	519
인창(咽瘡)	521
인통(咽痛)	522 · 816
인후(寒)	517
일구(日久)	633
임신통치(姙娠通治)	696
잉두(孕痘)	812
잉마(孕麻)	822
잉부상한(孕婦傷寒)	53
잉부전포(孕婦轉脬)	710

ㅈ 부

자간(子癇)	704
자리(自利)	46
자리(子痢)	712
자림(子淋)	708
자번(子煩)	705
자수(子嗽)	709
자음(子瘖)	716
자종(子腫)	706
자학(子瘧)	714
자한(自汗)	329
자현(子懸)	716
장부정한(臟腑停寒)	51
장열(腸熱)	637
장풍(腸風)	634
장학(瘴瘧)	260
적담(積痰)	681
적리(赤痢)	416
적리(積痢)	439
적백리(赤白痢)	417
적백탁(赤白濁)	381
적열(積熱)	98
적열토혈(積熱吐血)	301
적취(積聚)	206
적혈토혈(積血吐血)	308
전간(癲癇)	295 · 755
전광(癲狂)	297
전근(轉筋)	157
전율(戰慄)	45
전음(前陰)	610

점안(點眼) ················· 488
정(精) ····················· 269
정농(聤膿) ················· 493
정충(怔忡) ················· 293
제복(臍腹) ················· 562
제열(諸熱) ················· 757
제창(諸瘡) ········ 659 · 669 · 790
제축증(臍築症) ············· 564
조(燥) ······················ 95
조기(調氣) ·················· 18
조보(調補) ················· 134
조열(潮熱) ·················· 99
조잡(嘈雜) ················· 132
족(足) ····················· 594
종습(腫濕) ·················· 85
종천(腫喘) ················· 214
좌섬(挫閃) ················· 570
좌통(左痛) ················· 573
주달(酒疸) ················· 231
주담(酒痰) ················· 343
주상(酒傷) ················· 126
주상신설(酒傷晨泄) ········· 410
주수구수(酒嗽久嗽) ········· 187
주적(酒積) ················· 203
주치(主治) ················· 745
주하(注夏) ·················· 78
중갈(中暍) ·················· 67
중기(中氣) ················· 279
중부(中腑) ···················· 4
중부중장(中腑中臟) ············ 5
중서(中暑) ·················· 66
중설(重舌) ················· 511
중소(中消) ················· 225

중습(中濕) ·················· 82
중장이변폐(中臟二便閉) ········ 4
중풍(中風) ············· 3 · 326
중한(中寒) ·················· 55
진액(津液) ················· 329

ㅊ 부

창만(脹滿) ················· 218
창종(瘡腫) ················· 215
척열몽유(脊熱夢遺) ········· 274
천수(喘嗽) ············ 725 · 815
첩약(貼藥) ················· 649
체설(滯泄) ················· 392
초발(初發) ················· 643
초열(初熱) ················· 793
최산(催産) ················· 700
출두(出痘) ················· 796
충(蟲) ····················· 352
충상(衝上) ················· 601
충적(蟲積) ················· 206
충통(蟲痛) ················· 544
치경(痓痙) ················· 753
치루(痔瘻) ················· 630
치불생(齒不生) ············· 787
치설육(齒舌衄) ············· 317
칠기(七氣) ················· 277
칠정통(七情痛) ············· 532

ㅌ 부

탁기(濁氣) ……………………… 221
탄산(吞酸) ……………………… 131
탄탄(癱瘓) ……………………… 12
탈항(脫肛) ……………………… 638
태동(胎動) ……………………… 693
태루(胎漏) ……………………… 693
태양(太陽) ………………… 25 · 236
태음(太陰) ………………… 27 · 240
토사(吐瀉) …………… 75 · 156 · 764
토회(吐蛔) ……………………… 49
통치(通治) ……………… 18 · 80 · 92 · 95
 · 151 · 216 · 227 · 261 · 264 · 289
 · 320 · 380 · 444 · 490 · 565 · 604
 · 620 · 799 · 820
퇴산(㿉疝) ……………………… 617

ㅍ 부

파상풍(破傷風) ………………… 24
편두통(偏頭痛) ………………… 458
편추(偏墜) ……………………… 621
폐실(肺實) ……………………… 185
폐열구신(肺熱口辛) …………… 503
폐옹(肺癰) ……………………… 654
폐창폐위(肺脹肺痿) …………… 184
포의불하(胞衣不下) …………… 703
폭음(暴瘖) ……………………… 8

ㅎ 부

표증(表症) ……………………… 33
풍(風) …………………………… 3
풍담(風痰) ……………………… 335
풍리(風痢) ……………………… 422
풍비(風痺) ……………………… 20
풍설(風泄) ……………………… 403
풍수(風嗽) ……………………… 171
풍습(風濕) ……………………… 594
풍열(風熱) ……………………… 479
풍열이명(風熱耳鳴) …………… 492
풍열통(風熱痛) ………………… 514
풍자(風刺) ……………………… 481
풍종(風腫) ……………………… 215
풍치(風痓) ……………………… 737
풍통(風痛) ………………… 544 · 568
풍학(風瘧) ……………………… 253
풍한수(風寒嗽) ………………… 174
풍한습(風寒濕) ………………… 83
풍한실음(風寒失音) …………… 323
풍한천(風寒喘) ………………… 194
풍한통(風寒痛) ………………… 469
피(皮) …………………………… 578

ㅎ 부

하사태(下死胎) ………………… 702
하소(下消) ……………………… 225
하유(下乳) ……………………… 550
하초열(下焦熱) ………………… 96
학슬풍(鶴膝風) ………………… 607
학질(瘧疾) ……………………… 236

한(寒)	25	혈가(血瘕)	682
한갈(汗渴)	814	혈결(血結)	44
한담(寒痰)	336	혈결폐(血結閉)	446
한리(寒痢)	426	혈고(血枯)	674
한산(寒疝)	610	혈림(血淋)	376
한설(寒泄)	398	혈붕(血崩)	722
한수(寒嗽)	172	혈산(血疝)	615
한습(寒濕)	598	혈수(血嗽)	183
한전교아(寒戰咬牙)	808	혈열(血熱)	600
한창(寒脹)	220	혈적(血積)	205
한통(寒痛)	555	혈증(血症)	819
한학(寒瘧)	242	혈창(血脹)	219
항강(項强)	527	혈통(血痛)	534・559
해독(解毒)	800	혈폐(血閉)	674
해로(解顱)	781	혈허발열(血虛發熱)	731
해수(咳嗽)	167	혈허열(血虛熱)	108
해역(咳逆)	198	혈허통(血虛痛)	467
해타객혈(咳唾咯血)	306	혈훈(血暈)	457・723
허구(虛嘔)	162	협(脇)	572
허로(虛勞)	137	호산(狐疝)	616
허리(虛利)	46	화(火)	96
허리(虛痢)	432	화동(火動)	269
허설(虛泄)	405	화사통(火邪痛)	468
허양(虛痒)	585	화수(火嗽)	181
허열(虛熱)	104	화천(火喘)	188
허유아(虛乳蛾)	518	활설(滑泄)	409
허증(虛症)	16・593	황달(黃疸)	230
허치(虛痔)	630	회궐(蛔厥)	352
허통(虛痛)	547・561・576	효후(哮吼)	196
허학(虛瘧)	254	후음(後陰)	630
허한(虛寒)	681	휴식리(休息痢)	424
허훈(虛暈)	454	흉(胸)	531
현옹(懸癰)	656	흉비(胸痞)	548
혈(血)	300	흉통(胸痛)	355